このインプラントなに？

他医院で治療されたインプラントへの対応ガイド

編著 築瀬武史
村上 弘
江黒 徹
竹島明道
野村智義
溝口 尚

2011

医歯薬出版株式会社

執筆者一覧

●編著

簗瀬 武史	(公社)日本歯科先端技術研究所名誉会長／(医)泰峰会　ヤナセ歯科医院
村上 　弘	愛知学院大学歯学部　高齢者・在宅歯科医療学講座　口腔インプラント科　特殊診療科教授
江黒 　徹	(公社)日本歯科先端技術研究所／江黒歯科クリニック
竹島 明道	(公社)日本歯科先端技術研究所／竹島歯科医院
野村 智義	(公社)日本歯科先端技術研究所／(医)健湧会　尾澤歯科医院
溝口 　尚	(公社)日本歯科先端技術研究所／(医)溝口デンタルオフィス

●執筆

村上 　弘	愛知学院大学歯学部　高齢者・在宅歯科医療学講座　口腔インプラント科　特殊診療科教授
簗瀬 武史	(公社)日本歯科先端技術研究所名誉会長／(医)泰峰会　ヤナセ歯科医院
江黒 　徹	江黒歯科クリニック／(公社)日先研
竹島 明道	竹島歯科医院／(公社)日先研
野村 智義	(医)健湧会　尾澤歯科医院／(公社)日先研
溝口 　尚	(医)溝口デンタルオフィス／(公社)日先研
上野 温子	愛知学院大学歯学部　高齢者・在宅歯科医療学講座　口腔インプラント科
加藤 大輔	愛知学院大学歯学部　高齢者・在宅歯科医療学講座　口腔インプラント科
宮前 　真	愛知学院大学歯学部　高齢者歯科学講座　口腔インプラント科
志賀 泰昭	(医)伸正会　志賀歯科医院／(公社)日先研
荒木 久生	明海大学歯学部　病態診断治療学講座　総合臨床歯科学教授

●執筆協力・資料提供

天野 錦治	アマノ歯科		高橋 　淳	(医)筍会　たけの子歯科／(公社)日先研
荒谷 和弘	あらや歯科医院		田川 　清	田川歯科医院／口腔インプラント生涯研修センター
安藤 正実	(医)新正会　安藤歯科医院		田島 伸也	(医)伸葉会　田島伸也デンタルオフィス／(公社)日先研
市川 博彰	紀和歯科医院／(公社)日先研		田中 　悟	田中歯科医院／(公社)日先研
今井 健二	(医)修愛会　上前津歯科医院		月岡 庸之	(医)庸明会　つきおか歯科医院
入江 靖雄	入江歯科診療所／(公社)日先研		津田 忠政	(医)光揚会　津田デンタルオフィス
上西 研二	上西歯科医院		富田 達洋	富田歯科診療所／(公社)日先研
江頭 有三	江頭歯科医院／(公社)日先研		中村 直史	中村歯科診療所／(公社)日先研
榎本 紘昭	榎本歯科医院		中山 尚仁	ナカヤマデンタルオフィス　成人総合歯科／(公社)日先研
奥森 直人	(医)緑森会　おくもり歯科医院／(公社)日先研		野原 栄二	野原歯科室／愛知学院大学歯学部
小野寺 良修	小野寺歯科／愛知学院大学歯学部		野村 明広	のむら歯科クリニック／(公社)日先研
金田 克宣	カナタ歯科医院／(公社)日先研		蓮井 義則	(医)蓮成会　蓮井歯科・ファミリークリニック／(公社)日先研
河尻 克己	ケーナイン　ファンクション　デンタルラボ／(公社)日先研		藤野 　茂	(医)藤仁会　ふじの歯科医院
岸 　民祐	(医)ティース　プラザ歯科／(公社)日先研		船登 彰芳	なぎさ歯科クリニック
木村 英一郎	きむら歯科医院／(公社)日先研		古澤 利武	古澤歯科医院
倉本 弘樹	倉本歯科医院／(公社)日先研		牧草 一人	牧草歯科医院
栗山 壮一	田園調布デンタルクリニック／(公社)日先研		三嶋 　顕	(医)柏葉会　三嶋歯科医院／(公社)日先研
古賀 剛人	古賀テクノガーデン歯科		村上 浩子	(医)歯聖会　村上記念歯科医院／ヒロ歯科医院
小室 美樹	(医)崇仁会　小室歯科／(公社)日先研		村田 　功	(医)愛光会　村田歯科医院　ペリオインプラントセンター／(公社)日先研
小森谷 亮	こもりや歯科／(公社)日先研		森本 恭司	森本歯科医院／(公社)日先研
斎間 広憲	にじいろ歯科医院／(公社)日先研		山根 　進	山根歯科医院／(公社)日先研
白鳥 徳彦	しらとり歯科医院／(公社)日先研		横山 隆道	横山歯科医院
鈴木 健造	健造デンタルクリニック＆インプラントセンター		吉岡 喜久雄	吉岡歯科医院／愛知学院大学歯学部
鈴木 正史	(医)GY会　銀座柳通り歯科クリニック／GY歯科美容外科総合インプラントセンター／(公社)日先研		吉永 　勉	(医)吉永歯科医院／(公社)日先研
鈴木 　龍	(医)八龍会　すずき歯科医院／愛知学院大学歯学部		吉本 　泰	吉本歯科
墨 　　尚	墨歯科医院／愛知学院大学歯学部		渡邉 文彦	日本歯科大学新潟生命歯学部　歯科補綴学第2講座教授
高木 幸人	高木歯科医院		東海大学医学部付属八王子病院口腔外科	
高橋 恭久	高橋歯科医院／(公社)日先研			

This book is originally published in japanese
under the title of：
Kono-Inpulanto Nani
(WHAT IS IMPLANT? —Diagnosis based on characteristic X-ray appearance)
Editors：
YANASE, Takeshi et al.
Honorary Chairman, Official Publication of Japan Institute for Advanced Dentistry

Ⓒ 2011 1st ed.

ISHIYAKU PUBLISHERS, INC.
　7-10, Honkomagome 1 chome, Bunkyo-ku,
　Tokyo 113-8612, Japan

はじめに

人類の病を治したい、失われた身体の機能を再生させたいという切なる願いは、古代から現在まで変わることはありません。

歯科治療の歴史も、古くは前5世紀、古代エジプト時代にまで遡ります。前3世紀には、金の板を使ったブリッジ様の治療法まであったというから驚きます。本格的な歯科医学の発達は、18世紀の西洋歯科医学の祖、ピエール・フォシャール出現をもって始まるとされていますが、日本では江戸時代には仏師の手慰みから始まった機能的に優れた木床の入れ歯が作られていました。さらに驚くことには、15世紀のインカ帝国では、すでに象牙やエメラルドを使って、デンタルインプラント治療が行われていました。

デンタルインプラントの歴史は、浅いように思われがちですが、顎骨に人工物を埋入し、歯の代用とするというコンセプトは20世紀初頭より多くの歯科医師が研究してきました。しかし、生体親和性のある素材の研究開発が進んできたのは20世紀も半ばを迎えてからでした。1952年に、スウェーデンの整形外科医ペル・イングヴァール・ブローネマルク博士が、基礎実験中に、ウサギの骨再生の過程において、チタンと骨とが親和性をもって結合することを発見したことから、チタンをヒトの歯に代用する研究が始まり、デンタルインプラントの歴史は新たな1ページを開いたのです。その後、1965年には同博士が、下顎無歯顎にスクリュータイプのインプラントの埋入施術を成功させ、ボーンアンカードブリッジを装着しました。同時代、アメリカの歯科医レオナルド・リンコー博士によるブレードタイプのインプラントの開発も進み、1970年代には日本にも導入され、デンタルインプラントの臨床は夜明けを迎えました。

現在に至る40年余の変遷のなかで、生体親和性を有する多種の素材により、骨内インプラント、歯内骨内インプラント、骨膜下インプラントなど多様なデザインのインプラントが開発されました。フィクスチャーの表面性状だけでもマシーンドサーフェスから各種の処理を施されたラフサーフェス、HAコーティングなどがあり、また上部構造もスクリューリテインからセメントリテイン、パッシブフィットからプラットホームシフティングなど、形状や表面性状を列挙するだけでも、数え切れないシステムが登場し、淘汰されてきました。

現在では、日本国内においてだけでも年間約62万本のインプラントが販売され、1万5千もの医療機関で、インプラントが施術されています。

最近では、乳歯、永久歯に継ぐ、第三の歯をつくるという再生医療の研究が盛んに行われています。幹細胞から患者さんの歯を再生し、その歯を埋入するといった施術が、臨床の現場でルーティンワークとして行われる日が、近い将来、来るのかもしれません。

つまり、今日、最先端の臨床システムが、明日には過去のものとなり、数年後には陰も形もなくなるといったスピードで、多様性をもって進化しているのが現在のインプラント治療の現実です。このスピードについていくことが、現代の臨床医に求められていることは、言うまでもありません。

さらに、日本人の人生観の変化や昨今の世界的な経済のグローバル化に伴い、生まれ育った街で一生を終えるという昔は一般的であったライフスタイルが、ここ数年で完全に過去のものとなってしまいました。それが何を意味するかというと、「自らが施術したインプラント治療の患者さんのアフターフォローに一生涯責任を持つ」という当然、臨床医が持つべき信念を全うできるケースが、年々減少しつつあるということなのです。たとえば、東京で施術されたインプラントのメインテナンスを地方で受けたい、あるいは海外で施術されたインプラントのリカバリーを日本で行いたいなど、患者さんのニーズがきわめてフレキシブルかつ地域性が広範囲になっている現状を直視しなければなりません。一般の歯科治療であれば、画像診断や口腔内所見などを通じて、既往歴は比較的推測しやすいのですが、前述したように多岐に及ぶ現代のインプラントシステムは、所見による把握がきわめて困難であり、デザインコンセプトや素材となるチタン合金の組成比にも差異があるためメーカー同士のシステムの互換性も少なく、ましてや海外のメーカーまですべてフォローするとなると、頭をかかえざるをえないというのが現状です。

本書の刊行の目的は、臨床の現場の悩みや患者さんのニーズに応えることです。
本書は、患者さんのインプラントシステムを前医からの情報提供が得られなかった場合でも、画像から容易に特定できるように、フィクスチャーならびに実際の臨床でのデンタルエックス線写真と参照できるように構成されています。数多くの臨床医のご協力のもと、豊富な臨床例と、システムの名称や分類、連絡先企業名などできるかぎりの情報を網羅しました。

インプラント治療に疑義を抱く先生方から、われわれに「患者さんが高齢になって来院できなくなったら、インプラントのメインテナンスはどうするのか?」という質問があります。大変よい質問だと思います。QOLの見地から、壮年期の咀嚼や発音の機能を格段に向上させられるというインプラント治療には大きなメリットがあります。しかしながら、定期的なメインテナンスが必要という点だけをみれば、老後の口腔ケアは総義歯のほうが確かに楽かも知れません。実際、合併症や寝たきりなどの症状で、万が一老後のメインテナンスに支障が出た場合を考えると、現在のアフターフォローの体制には遅れがあることは否めません。現実問題として、今後右肩上がりに増え続ける高齢のインプラント患者さんのメインテナンスの問題は、歯科医だけにゆだねられるのではなく、医

はじめに

師、看護師、介護福祉士などをはじめとする医療、福祉関係者が口腔ケアへの正しい知識を持てるよう、歯科医療と連携して口腔内の健康を管理することの重要性を認識していくことが求められます。口腔ケアコーディネーターとしての新たな役割を持った歯科衛生士の出現が待たれるところです。

近年、卒前教育にも口腔インプラント学が取り入れられるようになりました。しかしながら、われわれ、臨床医には氾濫している情報をどのように見極め、取捨選択していくかという悩みが、常につきまとっていると思います。現在、インプラントに関する情報が、多くはメーカー主導であり、メーカーのコンセプトに沿った内容の情報が、一方的に発信されている場合があります。

言うまでもないことですが、インプラントシステムの選択において、最優先されるべきは、確とした学術情報であり、それはあくまでも、患者さんの良好な予後の獲得を裏付けるものでなくてはいけません。そのほか、その製品の形状や性状だけでなく、価格や長期的な供給の保証、補綴パーツの選択肢の幅など考慮しなくてはならないファクターは無数にあります。

近年、歴史が、現在の価値観、常識で評価される傾向が強いように思います。今までのインプラントの歴史にしても、現在の医療レベルからみれば、過去に行われてきた数多くのインプラント治療は、否定せざるをえないようなものも少なくありません。しかしながら、先人たちの行ってきたさまざまな試行錯誤、努力が、今の安全・安心なインプラント治療をもたらしていることを忘れてはいけません。現在、ベストと言われているインプラントシステムも、数十年、いや数年後には、時代遅れと言われるかもしれません。今、われわれにできることは、先人の教えをふまえつつ、日々過去を反省し、日々改善を試み、日々研鑽を積み、氾濫する情報のなかから、最善のものを取捨選択できる確かな目を養う努力を怠らないことしかありません。困難な道ですが、それこそが、患者さんの笑顔と理想の歯科医療の構築につながっていく唯一の道であると思います。

本書がそのささやかな一助になれることを、願ってやみません。

われわれ、公益社団法人日本歯科先端技術研究所は、山根稔夫初代会長により創設され、数多くの口腔インプラント医を育成し、発展してきました。これまで公益社団法人日本歯科先端技術研究所の学術活動にかかわっていただいた日本全国の会員諸氏、愛知学院大学歯学部口腔インプラント科、全国のインプラント臨床医のご尽力とご協力に心より感謝申し上げます。

編者代表　簗瀬武史

CONTENTS

はじめに ………………………………………………………………………………………………… iii

インプラント治療を受けたあるいは受けている患者が来院したら ……… 2
 チェアサイドにおける歯列診断 ……………………………………………………………………… 3
 インプラント部位に主訴がある場合 ………………………………………………………………… 6
 上部構造やコンポーネントに問題がある場合 ……………………………………………………… 7
 補綴コンポーネントやインプラント体に問題がある場合 ………………………………………… 8
 インプラントの隣在歯に問題がある場合 …………………………………………………………… 8
 情報収集の基本は患者への医療面接 ………………………………………………………………… 9
 有効な手がかりを求めて上部構造を撤去する ……………………………………………………… 10
 インプラントシステムの特定ができたなら ………………………………………………………… 11
 再補綴処置 ……………………………………………………………………………………………… 11
 上部構造の破折を繰り返す症例への対処法 ………………………………………………………… 13

インプラント治療におけるリカバリー処置 …………………………………… 16
特にインプラント体およびアバットメントスクリューのさまざまな撤去方法について
 インプラント体撤去に有効なツールとその使用法の実際 ………………………………………… 17
 アバットメントスクリューの撤去あるいはリカバリーに有効なツールとその使用法 ……… 23
 撤去に代わる代替策の応用 …………………………………………………………………………… 26

インプラントの形態分類 ………………………………………………………… 29

Parallel walled ……………………………………………………………………………… 30

#			
1	ブローネマルク スタンダード	Brånemark Standard	32
2	ブローネマルク マークⅡ	Brånemark Mark II	34
3	ブローネマルク マークⅢ	Brånemark Mark III	36
4	ブローネマルク マークⅢ グルービー	Brånemark Mark III Groovy	38
5	ブローネマルク マークⅣ	Brånemark Mark IV	40
6	リプレイスセレクト ストレート	Replace Select Straight	42
7	ノーベルリプレイス ストレート グルービー	NobelReplace™ Straight Groovy	44
8	ノーベルスピーディー・グルービー	NobelSpeedy™ Groovy	46
9	ノーベルスピーディー・リプレイス	NobelSpeedy™ Replace	48
10	オッセオタイト ストレート エクスターナル	OSSEOTITE Straight External hex	50
11	オッセオタイト XP エクスターナル	OSSEOTITE XP External hex	52
12	オッセオタイト（ナノタイト）Certain® ストレート	OSSEOTITE (NanoTite™) Certain® Straight	54
13	オッセオタイト XP Certain®	OSSEOTITE XP Certain®	56
14	Certain® PREVAIL® ストレートカラー	Certain® PREVAIL® Straight Collar	58
15	Certain® PREVAIL® エクスパンデッドカラー	Certain® PREVAIL® Expanded Platform	60
16	IAT EXA® 2 ステージスクリュー	IAT EXA® Screw for 2 stage	62
17	IAT EXA® 1 ステージスクリュー	IAT EXA® Screw for 1 stage	64
18	アストラテック インプラント ストレート	AstraTech Implants Microthread	66
19	レストアー インプラント	Restore Implant	68
20	ジーシーインプラント Re セティオ® ストレート	GC Implant Re SETiO® Straight	70
21	ジーシーインプラント Re セティオ® テーパー	GC Implant Re SETiO® Tapered	72
22	ジーシーインプラント Re ジェネシオ® ストレート	GC Implant Re GENESiO® Straight	74

23	ジーシーインプラント Re ジェネシオ® テーパー	GC Implant Re GENESiO® Tapered ……… 76
24	カムログ インプラント スクリューライン	Camlog Implant Screw Line ……… 78
25	スクリューベント	Screw-Vent ……… 80
26	スプライン® ツイスト MP-1®(HA)	Spline® Twist MP-1® (HA) ……… 82
27	SPI® システム・エレメント	SPI® System Element ……… 84
28	SPI® システム・ワンタイム	SPI® System Onetime ……… 86
29	ステリオス スレッド Non-HL	Steri-oss Threaded Non-Hex Lock Implant ……88
30	ステリオス スレッド HL	Steri-oss Threaded Hex Lock Implant ……… 90
31	バイオホライゾン エクスターナル	BioHorizons External ……… 92
32	バイオホライゾン インターナル	BioHorizons Internal ……… 94

Tapered anatomic ……… 96

33	カムログ インプラント ルートフォーム	Camlog implant rootform ……… 98
34	リプレイスセレクト テーパード	Replace Select Tapered ……… 100
35	ノーベルリプレイス テーパード グルービー	NobelReplace™ Tapered Groovy ……… 102
36	オッセオタイト テーパード (NT) エクスターナル	OSSEOTITE Tapered (NT) External hex ……… 104
37	オッセオタイト(ナノタイト) テーパード Certain®	OSSEOTITE (NanoTite™) Taperd Certain® ……106
38	テーパード・スクリューベント	Taperd Screw-Vent ……… 108
39	ストローマン® テーパードエフェクト(TE)	Straumann® Taperd Effect(TE) ……… 110
40	SPI® システム・コンタクト	SPI® System Contact ……… 112
41	POI EX インプラント テーパータイプ	POI EX Implant Tapered Type ……… 114
42	プラトンインプラント タイプⅣ	PLATON Implant Type IV ……… 116
43	アンキロス インプラントシステム	ANKYLOS Implant System ……… 118
44	ザイブ インプラントシステム	XiVE Implant System ……… 120
45	テーパード スイスプラス	Taperd SwissPlus ……… 122
46	アストラテック インプラント テーパード	Astra Tech Implants Microthread ……… 124
47	アルファタイト F タイプ	Alphatite F-type ……… 126
48	アルファタイト TF タイプ	Alphatite TF-type ……… 128
49	アルファタイト SS タイプ	Alphatite SS-type ……… 130
50	アルファタイト SB タイプ	Alphatite SB-type ……… 132
51	マイティス アローインプラント B タイプ	Mytis Arrow Implant B-type ……… 134
52	マイティス アローインプラント C タイプ	Mytis Arrow Implant C-type ……… 136
53	マイティス アローインプラント E タイプ φ4.0・4.6mm	Mytis Arrow Implant E-type ……… 138
54	マイティス アローインプラント E タイプ φ3.3・3.7mm	Mytis Arrow Implant E-type Taperd ……… 140
55	マイティス アローインプラント EW タイプ	Mytis Arrow Implant EW-type ……… 142
56	リプレイス	Replace ……… 144
57	バイオホライゾン テーパード	BioHorizons Tapered ……… 146

Cylinder screw ……… 148

58	ITI ソリッドスクリューインプラント	ITI Solidscrew Implant ……… 150
59	ストローマン® スタンダード(プラス)	Straumann® Standard(Plus) ……… 152
60	ストローマン® スタンダード(プラス) ワイドネック	Straumann® Standard(Plus) Wideneck ……… 154
61	ストローマン® ナローネック	Straumann® Narrowneck ……… 156
62	ストローマン® ボーンレベル	Straumann® Bonelevel ……… 158
63	POI システム 2 ピースタイプ	POI System Two-piece Type ……… 160
64	POI システム 3 ピースタイプ	POI System Three-piece Type ……… 162
65	POI EX インプラント ストレートタイプ	POI EX Implant Straight Type ……… 164
66	プラトンインプラント タイプⅠ	PLATON Implant Type I ……… 166

67	プラトンインプラント タイプⅡ, タイプⅢ	PLATON Implant Type II & Type III ……… 168
68	スイスプラス	SwissPlus ……………………………………… 170
69	ステージ 1 インプラント	Stage 1 Implant …………………………… 172
70	カムログ インプラント スクリューシリンダー	Camlog Implant Screw Cylinder ………… 174
71	IAT FITⅡ スクリュータイプ	IAT FIT II Screw Type …………………… 176
72	AQB インプラント・SOL システム	AQB Implant SOL System………………… 178

Cylinder …………………………………………………………………………………………… 180

73	インテグラル	Integral …………………………………… 182
74	スプライン® シリンダー MP-1®（HA）	Spline® Cylinder MP-1®（HA）………… 184
75	IAT FITⅡ プレスフィット	IAT FIT II PressFit ……………………… 186
76	IAT EXA® 2 ステージシリンダー	IAT EXA® Cylinder for 2 stage ………… 188
77	カムログ インプラント シリンダー	Camlog Implant Cylinder ……………… 190
78	ステリオス シリンダー HL	Steri-oss Cylindrical Hex Lock Implant ……… 192
79	ステリオス シリンダー Non-HL	Steri-oss Cylindrical Non-Hex Lock Implant … 194
80	サステイン インプラント	Sustain® Implant ………………………… 196
81	IMZ インプラントシステム	IMZ Implant System ……………………… 198

Others ……………………………………………………………………………………………… 200

82	ノーベルアクティブ	NobelActive™ …………………………… 202
83	エンドポア インプラント インターナル	Endopore Implant Internal ……………… 204
84	エンドポア インプラント エクスターナル	Endopore Implant External ……………… 206
85	フリアリット -2 ステップシリンダー	Frialit-2 Step Cylinder …………………… 208
86	フリアリット -2 ステップスクリュー	Frialit-2 Step Screw ……………………… 209
87	バイコン インプラント	Bicon Implant …………………………… 210
88	サルゴン インプラント	Sargon Immediate Load Implant ………… 211
89	ITI インプラント 中空シリンダー	ITI Hollow Cylinder ……………………… 212
90	ITI インプラント 中空スクリュー	ITI Hollow Screw………………………… 213

One-piece ………………………………………………………………………………………… 214

91	ノーベルダイレクト グルービー	Nobel Direct Groovy …………………… 216
92	ノーベルダイレクト インサイザル	Nobel Direct Incisal ……………………… 216
93	ノーベルダイレクト ポステリア	Nobel Direct Posterior …………………… 216
94	AQB インプラント	AQB Implant……………………………… 218
95	JIAD (KOM) インプラント	JIAD (KOM) Implant ……………………… 219
96	マイティス アローインプラント A タイプ	Mytis Arrow Implant A-type …………… 220
97	ミューワン HA インプラント 初期モデル	μ-one HA Implant Proto type…………… 221
98	ミューワン HA インプラント S タイプ	μ-one HA Implant S-type ……………… 222
99	ミューワン HA インプラント L タイプ	μ-one HA Implant L-type ……………… 223
100	ITI インプラント C タイプ	ITI Implant C-type ……………………… 224
101	ITI インプラント E タイプ	ITI Implant E-type ……………………… 225
102	ITI インプラント K タイプ	ITI Implant K-type ……………………… 226
103	ITI インプラント H タイプ	ITI Implant H-type ……………………… 227
104	ITI インプラント F タイプ	ITI Implant F-type ……………………… 228
105	ITI インプラント スイススクリュー	ITI Implant Swiss-Screw ………………… 229
106	オガインプラント シンクレストタイプ	OGA Implant Thincrest …………………… 230
107	オガインプラント スパイラルタイプ	OGA Implant Spiral ……………………… 231
108	バイオセラムインプラント	Bioceram Implant………………………… 232
109	イムテック（MDI）インプラント	IMTEC (MDI) Implant …………………… 233

この
インプラント
なに？

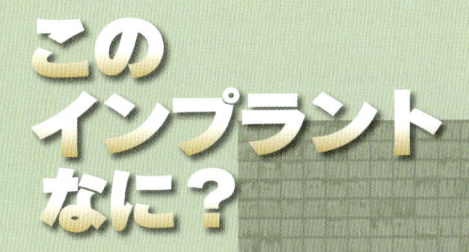

他医院で治療された
インプラントへの対応ガイド

インプラント治療を受けた あるいは受けている 患者が来院したら

(公社)日本歯科先端技術研究所 理事
竹島明道 Takeshima Akimichi

愛知学院大学歯学部 口腔インプラント科 教授
村上　弘 Murakami Hiroshi

(公社)日本歯科先端技術研究所 名誉会長
簗瀬武史 Yanase Takeshi

(公社)日本歯科先端技術研究所 専務理事
江黒　徹 Eguro Toru

(公社)日本歯科先端技術研究所 理事
野村智義 Nomura Tomoyoshi

(公社)日本歯科先端技術研究所 常任理事
溝口　尚 Mizoguchi Takashi

自院、連携施設で治療を行った患者の場合

　われわれ歯科医療従事者が患者の口腔内のインプラントと対面するとき、ひとつは自院で施術した場合、あるいは連携施設（高次医療機関を含む）で施術された場合が考えられる。その場合、治療履歴などが保管されていることから、その患者に使用されたインプラントシステムの特定は容易な場合が多い。また、それがトラブルを抱えたインプラントであっても、術者と患者の相互関係のなかで対処が可能と思われる。

他医院、他施設で治療を行った患者の場合

　一方、他の施設でインプラント治療を施術された患者に遭遇することもあるだろう。主訴が他部位である場合、偶然にスクリーニングの全顎エックス線検査で発見したり、口腔内所見として咬合面のアクセスホールから発見されたりする。あるいは、インプラント部位に主訴が存在することも考えられる。

まずはじめに健全度の診査・診断をする

　いずれにしても、まずは非破壊的な検査としてエックス線検査を行ったり、インプラント体および上部構造を揺さぶったり、周囲の軟組織をボール状のストッパーで圧迫したときの滲出液や排膿の有無を調べて、インプラント自体やインプラント周囲組織の健全度を診査する。
　さらにチェアサイドにおいて簡単な歯列診断、歯列の健全性などを診査する。

チェアサイドにおける歯列診断

歯列の健全性

完全無欠な歯列や咬合は存在しない。しかし、日常の診療のなかで、歯列の診断は重要な項目であるので、まずその診断基準を列挙する（**表1**）。

1	正中線と前歯
2	咬合平面　基準平面と咬合平面
3	咬合彎曲
4	（放物線状）歯列形態
5	モンソンカーブ
6	その他：経年的に天然歯は咬耗、変色する。歯肉の退縮が起きる
	上部構造は咬耗以外、経年変化がほとんどない

表1　歯列の健全性の診断基準

チェアサイド簡単歯列診断（図1～10）

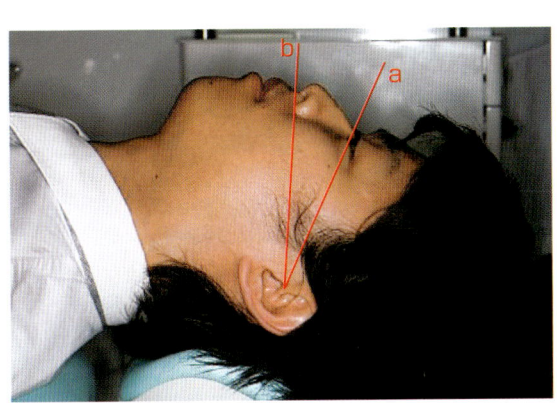

図1　チェアを水平位にし基準平面〈フランクフルト平面（a）、カンペル平面（b）〉を床に垂直にする

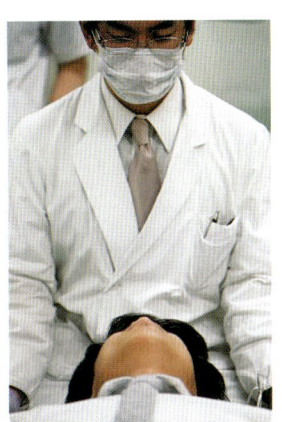

図2　正中線上に立ち、眉間、鼻梁、人中、オトガイなどをチェックし、正中線を確認し、正中線に対する前歯の位置を確認

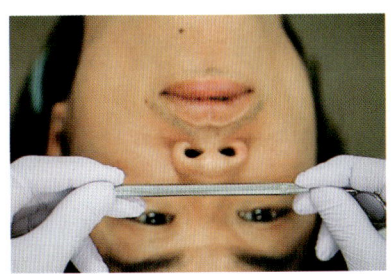

図3-1, 2　フランクフルト平面、カンペル平面、ショルダーラインなどの水平基準面を確認する

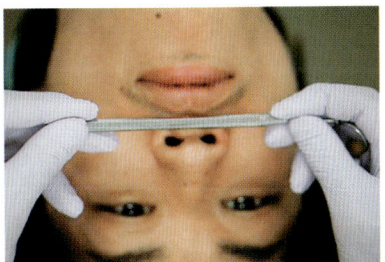

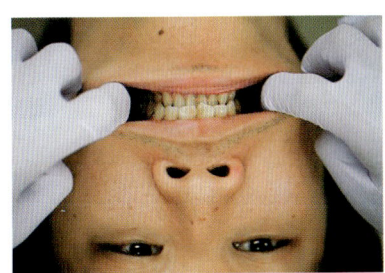

図4　口角を基準平面と水平に引き、フランクフルト平面、口角線、耳珠下縁を参考に咬合平面の傾斜を確認

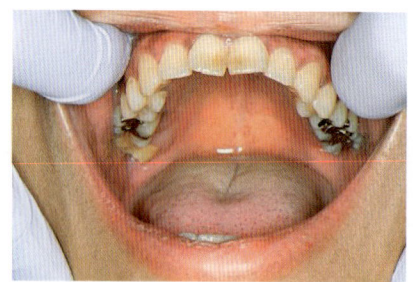
図5-1 開口させ、上顎の頬側咬頭、舌側咬頭を参考にモンソンカーブを確認

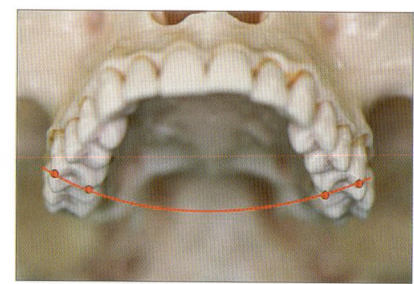
図5-2 前頭面からみたモンソンカーブ

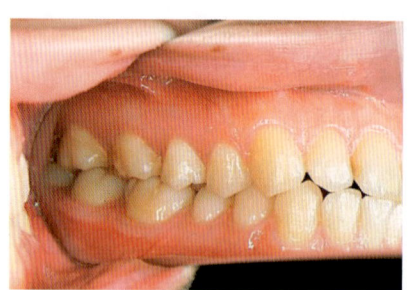
図6-1 口角を左側、右側に引き、咬合彎曲を確認する

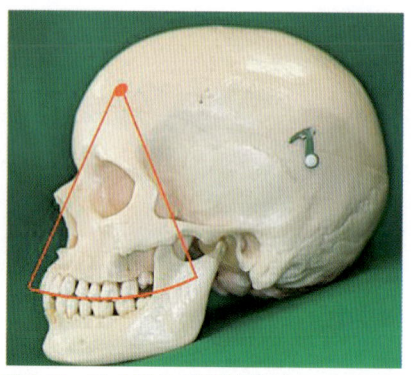
図6-2 咬合彎曲が形態学的に4インチの球面に類似している（モンソンの球面説）

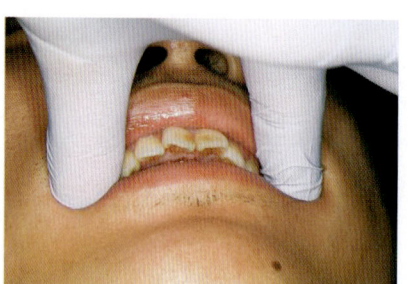
図7 右親指、人差し指を上顎歯列頬側に当て、軽くタッピングさせて、咬合干渉を確認

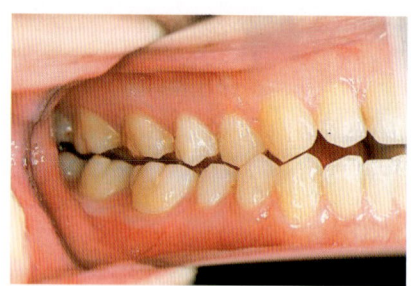
図8 ゆっくり側方運動させ、指を前歯、小臼歯、大臼歯と移動させ、側方運動時の、犬歯、小臼歯の咬耗状態と側方接触を確認、大臼歯の離開をチェックする

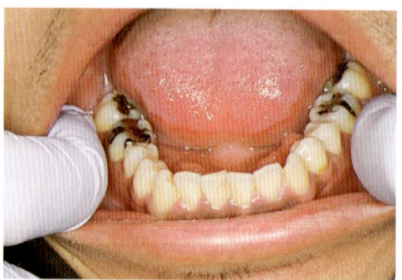
図9 歯列形態（放物線状）は上顎が見にくいので、下顎歯列で確認

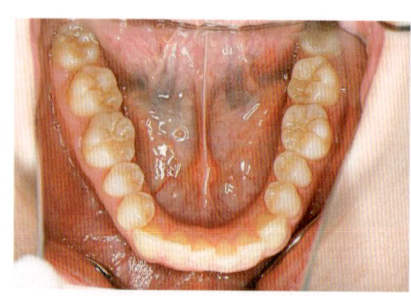
図10 下顎犬歯、小臼歯舌側の骨の隆起状態の確認

このような診査で、隣在歯も含めて問題ないインプラント体であれば、システムの特定を急ぐ必要はない。現状を維持すべく、適切なメインテナンスを施せばよい。念のために今後のリスクやトラブルに備えて、インプラントシステムの特定に向けて情報を収集するのは長期的視点からは有効である。近年、BRONJ（ビスホスフォネート関連顎骨壊死あるいは顎骨骨髄炎）の問題で注目されているビスホスフォネート製剤については、埋入2年経過後に投与開始された結果、すべてのインプラント体周囲に大きなエックス線透過像を認めたため2.5年で喪失したというStarkら[1]の報告もあり、現在問題がないインプラントであったとしてもビスホスフォネート製剤の投与には注意を要する（図11）。

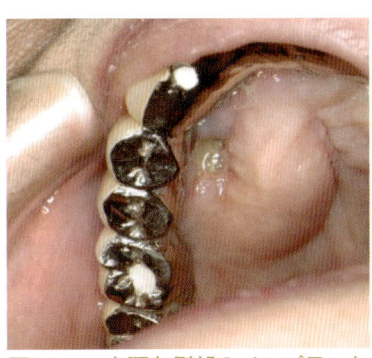

図11-a　上顎左側部のインプラント周囲の持続的排膿を主訴に紹介受診

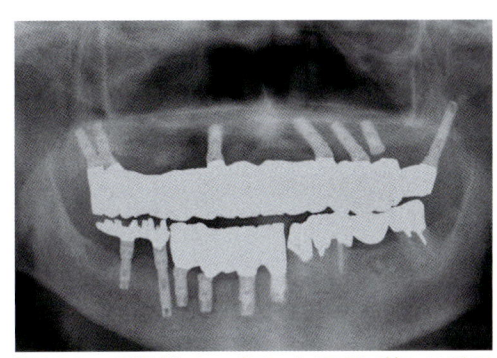

図11-b　当該部インプラント周囲に著しい骨吸収像を認める

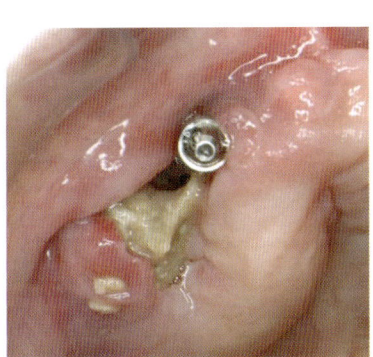

図11-c　上部構造を撤去したところ、インプラント体の動揺と大きな腐骨を認めた

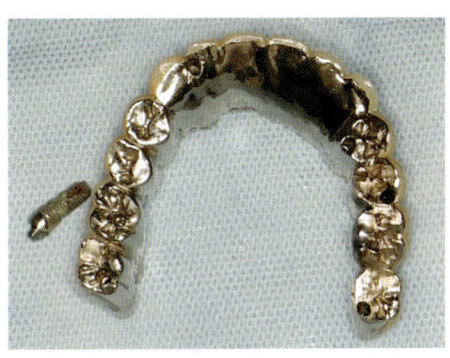

図11-d　診査のために撤去した上部構造と動揺のため撤去したインプラント体

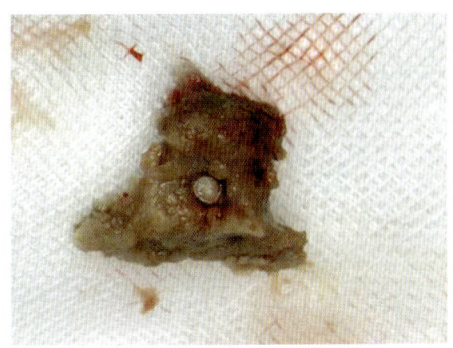

図11-e　除去した腐骨は全体に汚染しており、中央にはインプラント窩にほぼ一致した円形の穴がみられた

図11　ビスホスフォネート投与患者のインプラント治療に継発したBRONJの一例（参考症例）

インプラント部位に主訴がある場合

しかし、インプラント部位に主訴が存在している場合や、当該インプラントに問題を生じている場合は少々困難である。インプラント体周囲に炎症を呈している場合の対応としては、Langらの提唱する累積的防御法[2,3]（Cumulative Interceptive Supportive Therapy：CIST）が広く用いられている（図12）。インプラント体周囲に骨吸収をきたしているものの、動揺をきたしていない場合はその対応にあたり、周囲環境に十分留意すべきである。たとえば、下顎管や上顎洞などの隣接構造物、隣在歯の骨レベルなどに影響を及ぼすかは、撤去か温存かを判断する基準の一つとなりえる。インプラント体自体が動揺している場合は、時期をみて撤去の対象となることが多い。その場合、患者の感情に十分配慮したインフォームドコンセントが要求される。本来、インプラント埋入手術を受ける時点で、十分なインフォームドコンセントのもと、患者も施術されたインプラントに撤去しなければならない時期がくる可能性を理解していてほしいが、実際の患者感情は非常に複雑であり、「理解はできるが、許容はできない」といった事態からトラブルに発展する場合もある。特に、他医院で施術後早期のインプラント体撤去の診断・提示は、患者にとって受け入れがたいことは容易に想像がつく。十分に、患者に治療歴などの問診を重ねることが望ましい。もちろん、撤去自体が手術療法であり、患者のリスクとベネフィットを十分に考慮したうえで決断がなされるべきである。

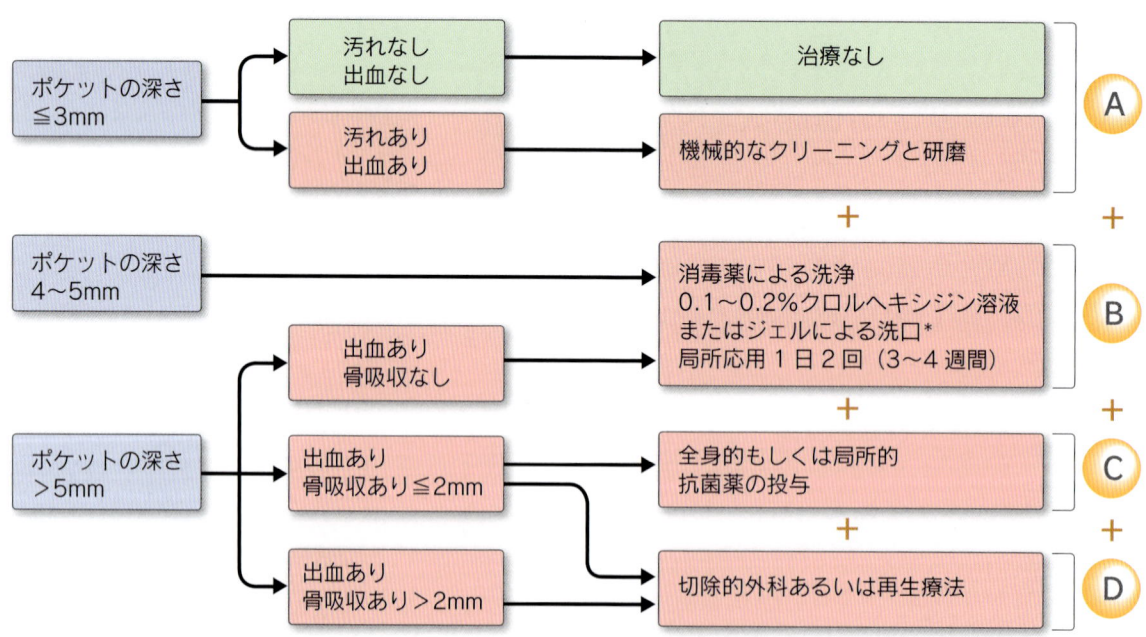

図12　CIST（Cumulative Interceptive Supportive Therapy：累積的防御法）
＊わが国では高濃度のクロルヘキシジンの口腔内応用は認可されていないため代替薬の使用が推奨される

上部構造やコンポーネントに問題がある場合

　炎症という問題以外には、上部構造のポーセレン等のチッピングやスクリューの緩みなどの補綴物の問題は比較的多いようである[4]。チッピングに対して、形態修正での対応や口腔内でのリペアが可能な場合（図13～16）は、インプラントシステムや補綴様式にリカバリー処置は左右されない。しかし、口腔外でのリペアが必要な場合やスクリューの再締結が必要な場合は、補綴様式（スクリュー固定かセメント固定か、ポーセレンかハイブリッドレジンかなど）や当該インプラントのシステムを知る必要性にせまられる。

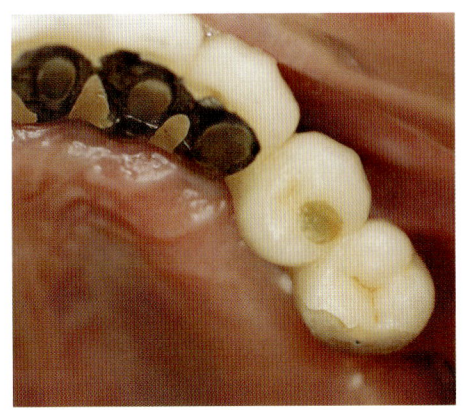
図13　遠心カンチレバー部のポーセレンが破折

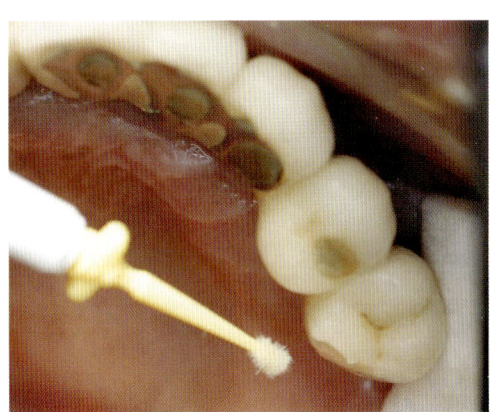
図14　口腔内でのリペアを試みる

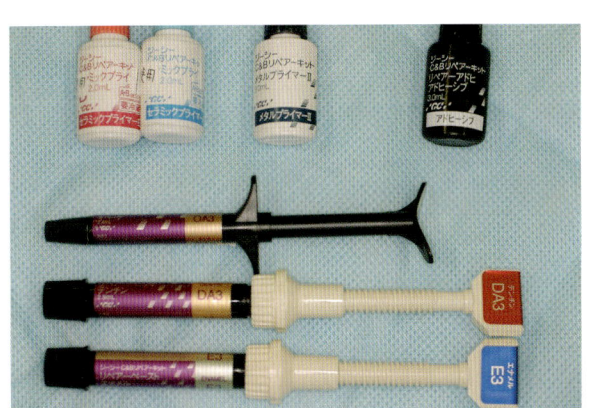
図15　本症例で使用したC＆Bリペアーキット（ジーシー）

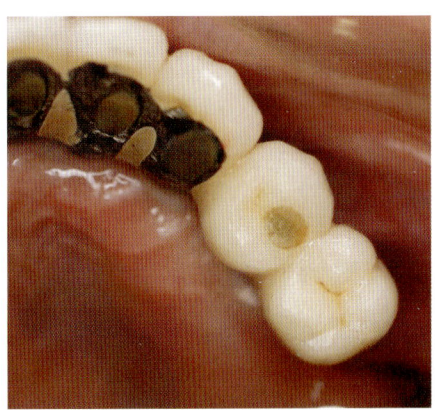
図16　口腔内リペア後の状態

補綴コンポーネントやインプラント体に問題がある場合

　ほかには、補綴スクリューやアバットメントスクリューなどの補綴コンポーネントの破損も考えられる。各種インプラントシステムによって、破損したコンポーネントの撤去や（使用可能なコンポーネントを含めた）交換の方法が異なるため、やはりインプラントシステムの特定は重要である。（具体的なスクリュー撤去の方法は別項を参照）
　インプラント体自体の破損は、一部の破損でとどまり周囲に炎症がなければ、インプラント体内部にポストホールを形成して、鋳造体のカスタムアバットメントを製作し再補綴することも不可能ではない。あるいは完全埋入状態にできるシステムなら、いわゆるスリーピングも一考する。いずれの方法も不可能であれば、インプラント体の撤去が第一選択となる。

インプラントの隣在歯に問題がある場合

　現在のインプラント自体に問題がなくても、周囲の診査を行ったときに隣在歯に問題を生じていた場合は、追加埋入あるいはそれに伴う上部構造の連結や、上部構造の改変の可能性がある。あるいは、多数歯の欠損や要抜去歯が生じた顎骨に少数のインプラントが固定式の上部構造を有して残存している場合には、オーバーデンチャーへの変更を含めて上部構造の改変の可能性がある。その場合もシステムを把握しなければ後の処置に支障を生じることは想像に難くない。

連結天然歯の喪失とブレードインプラントの上部構造の製作

　ブレードインプラントは天然歯と連結されており、長期経過の間に、連結された天然歯の破折等が起きることが多い。天然歯が保存不可能となり、抜歯に至ったり、その部位にルートフォームタイプのインプラントを埋入することも少なくないと思われる。その際、ブレードインプラントが骨内にしっかり把持されており、十分固定されていれば、除去する必要はなく、ブレードインプラントとルートフォームタイプのインプラントを連結してブリッジタイプの上部構造を装着して機能させればよい。その際のブレードインプラントの上部構造の辺縁の位置は歯肉縁上1mmに設定する（図17）。

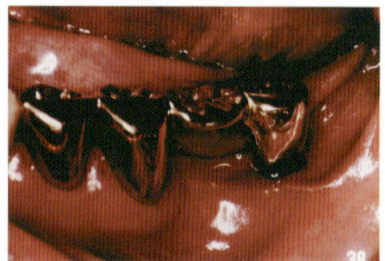

図17　上部構造の辺縁の位置は歯肉縁上1mmに設定

情報収集の基本は患者への医療面接

　インプラントシステム特定の基本は医療面接である。患者（あるいは認知症患者などの場合はその家族）に「こちらにインプラントが入っていますが、いつ頃どちらで（インプラント治療を）なさいましたか？　そちらには（メインテナンスなどで）通院を続けていらっしゃいますか？」と直接問いかけてみる。前医と患者の関係が良好なままであれば、現状について説明し診療情報提供書を作成のうえ、前医を再受診して対応してもらうよう勧めるのが無難である。

　問題は前医との関係が崩壊している患者の場合である。高次医療機関に紹介し対応してもらうことをお勧めするが、患者の希望や処置の緊急性によっては自院での対応を迫られる場合もある。「インプラント専門医院」「インプラントセンター」などを標榜し、それを頼って来院した患者に対しては、標榜医が当然患者のアフターフォローを行うべきと考える。

　自院での対応が必要な場合、患者に用いられているインプラントシステムについて、さらに突っ込んで問わねばならない。「国内で販売されているだけでも30社以上のインプラントが存在するので、どの会社のシステムを使用しているのかわからないと対応が難しいのです。もし、おわかりでしたら教えて頂きたいのです。おわかりでなければ、担当された先生に問い合わせてみたいのですがいかがでしょうか？」というような問いかけをしてみても、ほとんどの患者は自分に入っているものがインプラントであることは理解していても、システムは把握していない。また、日本人特有の奥ゆかしさからか、関係が崩壊した前医の名前を明かすのを渋る場合も多い。「電話するにしても患者氏名は伏せる」ことを明言し、「医院名さえわかればインターネットなどで調査可能な場合もあるため、前医には迷惑をかけない」ことを説明してみるが、なお渋る場合には調査は行き詰まる。

デンタルエックス線などの形態からインプラントシステムの類推

　そこで、今度は形態の特徴などから、そのインプラントシステムの類推をはじめることとなる。もちろんここでもまずは、非破壊的な方法から形態をみていくこととなる。有効なのは、詳細な形態的特徴を観察するのに役立つデンタルエックス線写真である。本書を紐解きながら、自身が観察しているデンタルエックス線写真と類似したインプラントシステムを徐々に絞り込んで頂きたい。

有効な手がかりを求めて上部構造を撤去する

　問診やデンタルエックス線写真でも当該インプラントのシステムがわからない場合は、インプラント体のクレストモジュールの形態やスクリュートップの形態が有効な手がかりとなるため、上部構造が脱離していなければ、システム特定のために上部構造を撤去することとなる。固定スクリューや補綴コンポーネントにトラブルが生じている上部構造の撤去方法は、特殊な器具や方法が必要となるので、別項の「アバットメントスクリューの撤去あるいはリカバリーに有効なツールと使用法の実際：P38」を参照されたい。上部構造撤去後は、やはり本書を紐解き、プラットフォームの形態写真を参考にインプラントシステムの特定にあたって頂きたい。

スクリュー固定の上部構造の撤去

　咬合面にスクリューのアクセスホールが開くため、コンポジットレジン等を充填して同ホールを封鎖していることが多く、充填物の除去は慎重に行う必要がある。スクリュー固定の場合は、上部構造を定期的に取り外してメインテナンスに備えることが前提であるため、充填物をバー等で削り取る際に固定スクリューのヘッド部を損傷させないように充填物とスクリューヘッドの間に緩衝材の役割を果たすストッピングなどのマテリアルを入れていることが多い。誤ってスクリューヘッド部を損傷させると、ドライバーが使用できなくなり、上部構造が外せなくなるからである。しかし、まれに緩衝材を使用せずに直接レジン等を充填しているケースもあるので、除去には十分注意が必要である。

　また、すでにスクリューが破折していたり、スクリューのドライバーホールが変形や破損している場合は、スクリューを外すことが困難であり、リカバリーに有効なツールなどを使用する必要がある（P38参照）。

　固定スクリューのドライバーホールはインプラントメーカーによりデザインが異なる。六角穴が比較的多いが、旧世代のインプラントでは十字穴も使用されていた。また、いじり止めネジといわれる通常の工具では回すことができない特殊なデザインのものもあり、それらの形態からインプラントメーカーを特定できることもある。

　インプラントメーカーが特定できた場合、メーカー指定のドライバーあるいは本書「インプラント形態分類」を参考に同じ径のドライバーを用意する。ただし、メーカーが発表している径が同じだとしても、数十μm〜数百μmの単位で誤差があるので、できればメーカー指定のドライバーが望ましい。長期にわたりスクリューを外していない場合は、簡単に外すことができないこともあるので、スクリューヘッド部のドライバーホールの形態を変形させないように、慎重に回転させる必要がある。また、ドライバーホールの汚れを完全に除去していないと、ドライバーが正しく嵌合しないため、適正な力が伝わらないので注意が必要である。

　スクリューを除去し、再度固定する場合は、フィクスチャー内部の汚れを可及的に取り除いてから固定する。また、インプラントメーカーの推奨するトルクで締め付けることが重要である。

現在は国内で応用されているインプラントシステムに対応したユニバーサルスクリュードライバーも販売されている(図18)。

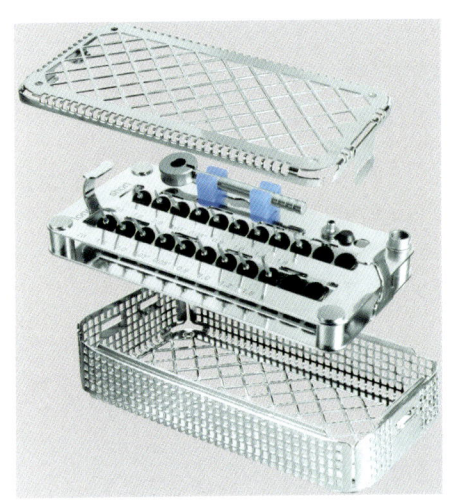

図18　アバットメントスクリュードライバーキット
(和田精密歯研株式会社)

セメント固定の上部構造の撤去

　上部構造物はその材質により、合着用セメントにより固定される場合があり、その場合、リムービング操作での脱着は困難である。インプラントシステムにおける装着は上部構造物の材質によって合着用セメントと指定されているものを除けば、仮着用セメントにより装着されているものも少なくない。その場合、通常のリムービング操作により脱着が可能である。また最近はレジンセメントやグラスアイオノマーセメントで接着強さと強度が合着用と仮着用の中間にチューニングされたセメントも登場し、そのなかでもデュアルキュア対応の製品もある。このように多種多様なセメントのなかから何を使用したか、仮着なのか合着なのかを特定するのは不可能であり、どうしても上部構造を取り外す必要がある場合は、上部構造を一部破壊して再製作することも視野に入れなくてはならない。

インプラントシステムの特定ができたなら

　インプラントシステムの特定ができたら、そのインプラントシステムの販売メーカーに連絡を取りシステムの特徴について教えを請うことが望ましい。誰しも、すべてのインプラントシステムに精通したエキスパートになることは不可能であり、システムの不習熟は思わぬミスにつながると肝に銘じておくべきである。歯科医師個人の自尊心などといったエゴイズムや誤りのヒロイズムで患者を苦しめてはいけない。

再補綴処置

　スクリュー固定、セメント固定は単に上部構造の維持に関する方法論の違いだけではない。スクリュー固定では、アクセスホールの位置から、フィクスチャーの埋入方向の自由度がセメント固定に比べて制限される。複数フィクスチャーの場合には、高度な外科手技に加え、個々のインプラント支台間での格段に高い印象精度や技工操作

が求められる。わずか数μmの歪みのため、スクリューが締らなかったり、応力が蓄積し後のスクリュー破折につながる場合もある。

　また、日本人の大臼歯部はクリアランスがなく、システムにもよるが、一般にセメント固定では、維持を考慮するとフィクスチャーのプラットフォームから最低でも8～9mm程度クリアランスが必要である。スクリュー固定では、インプラントレベルの上部構造であればプラットフォームから2.5～3mmのクリアランスがあればよい(図19)。

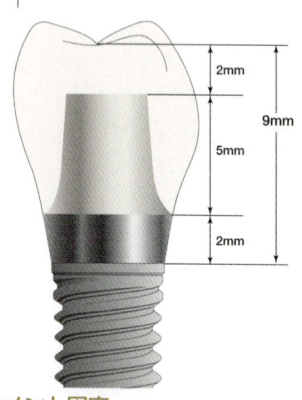

図19-a　セメント固定
セメンティングによる上部構造とアバットメントのセメント層がマクロギャップとなり細菌感染のリスクを高める。そのため、フィクスチャーのプラットフォームからセメント層までの距離を2mm以上は離す必要がある。また、上部構造の維持力を考慮するとアバットメントの高さも5mm程度は必要であり、対合歯とのクリアランスは9mm以上確保したい。

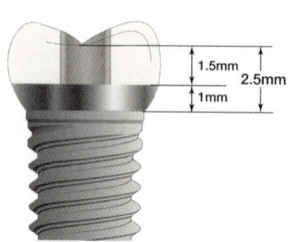

図19-b　スクリュー固定
セメントを使用しないためにセメントの取り残しやセメント層のマクロギャップの問題は生じない。セメント固定のようにマージン設定の制限は少ないので、対合歯との十分なクリアランスが確保できない場合はスクリュー固定が有利となる。ただし、最低でも2.5mmのクリアランスは確保したい。

インプラントの咬合

　数十年前、インプラントの咬合については、その咬合様式とともに解剖学的咬合面形態、二線咬合理論、V-Shape W-Lineなどの非解剖学的咬合面形態など、さまざまな理論が考案された。これらはいずれも食物破砕力が大きく、有害な側方干渉力を少なくしたいということがその根底にあった。現在では、基本的な補綴学的咬合様式と解剖学的咬合面形態が採用されているが、有害な側方干渉力を避けることは同様で、中心咬合位や偏心位の咬合調整がきわめて重要である。

歯列の健全性：インプラントの咬合診断においては、歯列全体の健全性が第一に重要である。咬合平面の傾斜、正中線、歯列彎曲、放物線状の咬合面歯列形態などである。これらをチェアサイドで、簡便に行うのにはモンソン球面などを参考にするのがよい(P3参照)。

可撤性上部構造：コーヌスクローネ、その他のアタッチメント類を使用する可撤性の上部構造は清掃、口腔外での調整が容易でフルマウス固定に対するさまざまな不安材料が解消できる。しかし、技工操作が繁雑で適合させることが難しく、下部構造であるインプラントが動揺する可能性がある。

　インプラントの上部構造の諸問題はインプラントの失敗に直接関係するだけでなく、インプラント周囲の硬・軟組織、顎関節などの口腔周囲機構に与える影響ははかりし

れない。したがって、インプラントを成功に導くためには術前に十分なマウスプレパレーションを施すとともにその患者の固有の咬合を認識し、それに調和させることを目的とした咬合学的検討を十分に行うことが必須条件となる。

上部構造の破折を繰り返す症例への対処法

　上部構造の咬合面をハイブリッドレジンやポーセレンで製作した場合、装着後に上部構造の最後方臼歯が破折を繰り返す場合がしばしばある。

　この原因には、ヒトの顎の構造的問題、咬合の問題、上部構造の製作上の問題、上部構造の材料の選択の問題、などがあげられる。

　しかし、実際に破折を繰り返している場合や、その結果、他医院に来院する場合には、すでに治療に対する不信感をもっており、「ヒトの顎の構造上、クルミ割りのように、最後方歯に最も力が掛かり、上部構造が破折しやすいのです」と説明したとしても、咬合再構成や上部構造の全面的再製作となれば、患者の担当医に対する不信を増大させかねない。そこで、このような症例への対応の一例を紹介する（図20 〜 29）。

　患者は62歳、女性、6 年前に右下臼歯部にインプラント治療を行ったが、3 年ほど前より上部構造の $\overline{6|}$ 部が繰り返し破折するようになった。前方、側方運動時にdisclusionしていた。

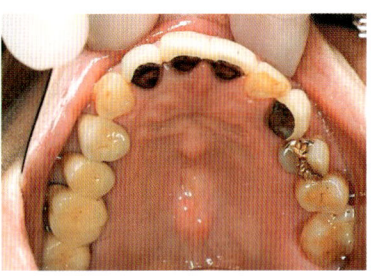
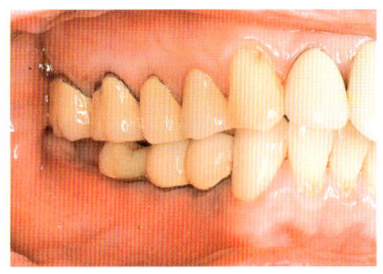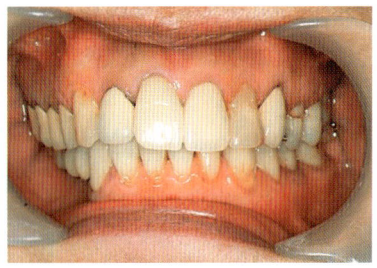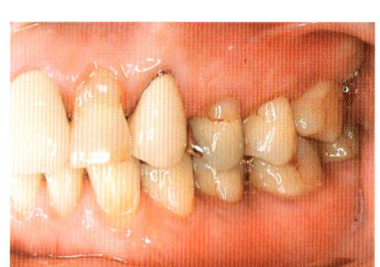
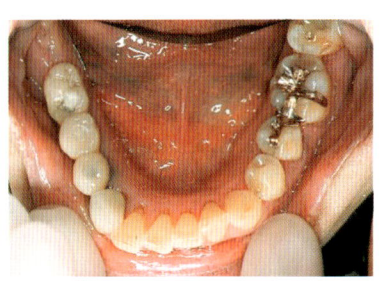

図20　初診時の口腔内写真

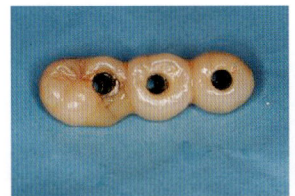
図21 上部構造（6̲部近心頬側に修理痕がある）

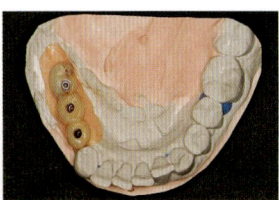
図22 上部構造を装着したまま、シリコーン印象し、作業用模型を製作

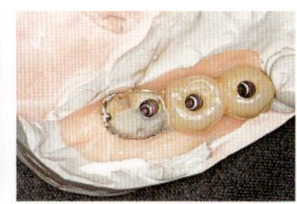
図23 6̲部の支台歯形成（咬合面観）

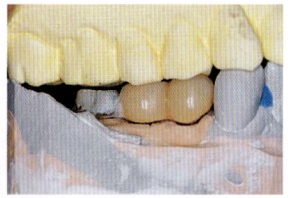
図24 6̲部の支台歯形成（頬側面観）

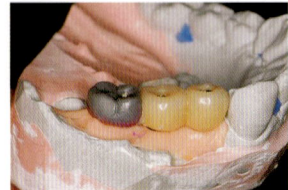
図25 6̲部のワックスアップ

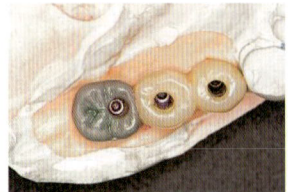
図26 6̲部のワックスアップ（咬合面観）

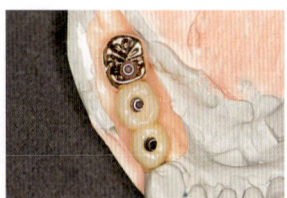
図27 6̲部に全部鋳造冠を装着

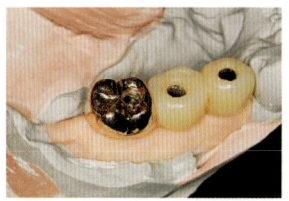
図28 6̲部に全部鋳造冠を装着。遠心部を示す

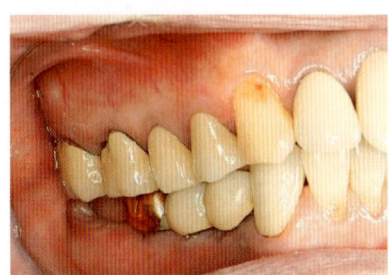
a：中心位の右側側方面観

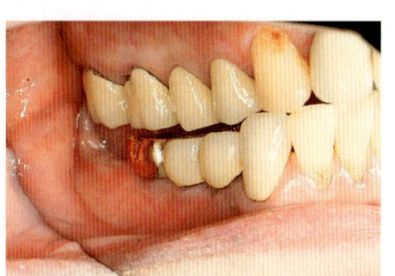
b：右側側方運動時

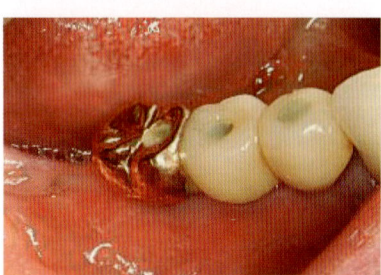
c：修理後の上部構造側方面観

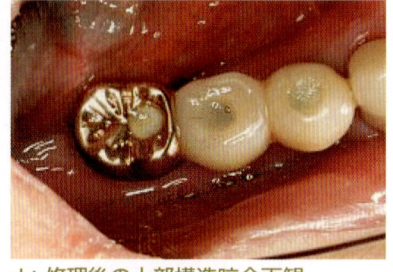
d：修理後の上部構造咬合面観

図29 修理後の口腔内

本書の有効活用により患者に喜びを

　現在では、適正に治療されたインプラントは十分な予知性をもつことが広く知られている。その恩恵を受けた患者と喜びを共有するにつけ、インプラント治療に従事した達成感という美酒を味わうことができる。しかし、わが国においては（あるいは世界的にも）、学会などの示すガイドラインの確立が遅れるうちに、インプラント治療が先んじて独り歩きをするかのように普及している現状がある。本来、患者の希望を叶えるべくして誕生したインプラント治療が、患者を苦しめることになっている場合もあることは非常に残念でならない。そういった迷える患者や迷えるインプラントが存在するならば、少しでも多くサルベージするために本書が有効活用されることを願っている。

参考文献
1) Stark WJ, Epker BN：Failure of osseointegrated dental implants after diphosphonate therapy for osteoporosis；A case report. Int J Oral Maxillofac Implants, 10：74-78, 1995.
2) Lang NP, Bragger U, et al：Basic Information. Treatment strategie with the ITI dental implant system. Institute Straumann AG, Switzerland. 1995.
3) Lang NP, et al：Consensus statements and recomended clinical procedures regarding implant survival and complications. Int J Oral Maxillofac Implants 19 Suppl, 150-154, 2004
4) Goodacre CJ, Bernal G, Rungcharasseng K et al：Clinical complications with implants and prostheses. J Prosthe Dent 90：121-130, 2003.

インプラント治療における リカバリー処置

特にインプラント体およびアバットメントスクリューの さまざまな撤去方法について

(公社)日本歯科先端技術研究所 名誉会長　　(公社)日本歯科先端技術研究所 理事　　愛知学院大学歯学部 口腔インプラント科 教授
簗瀬武史 *Yanase Takeshi*　　**竹島明道** *Takeshima Akimichi*　　**村上　弘** *Murakami Hiroshi*

　近年、インプラント治療の普及ならびに長期経過症例の増加、または患者サイドの要望の高レベル化に伴い、インプラントのトラブルやそのリカバリーの必要な状況に遭遇することも少なくない。そうした場合でも、われわれ臨床家は、患者の利益を優先した最大限の治療結果を求められる。

　たとえば、不幸にしてインプラント体の撤去が必要な場合は、撤去時の侵襲を最低限に抑え、可能ならば同部の再補綴に耐えうるインプラント体の再埋入を行えるような状況をつくりだすことが求められているといっても過言ではない。

　また、強固にオッセオインテグレーションを獲得したインプラント体において、不幸にもアバットメントスクリューが破折し残留した場合でもインプラント体を損傷することなく、できればメーカー純正の製品で再補綴をすることを可能にしたい。あるいは、そうしてもらいたいと患者から求められている風潮すらある。

　本項では、そういった患者ニーズに応えられるリカバリー方法をそれに有効なツールの紹介を交えて論ずる。

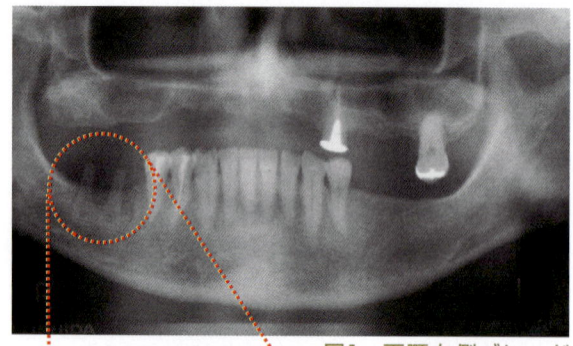

図1　下顎右側ブレードインプラント埋入

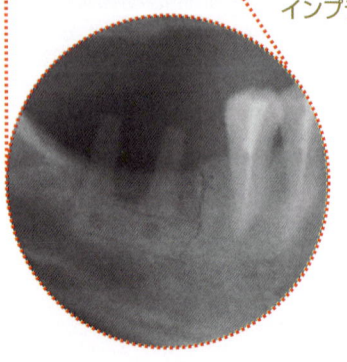

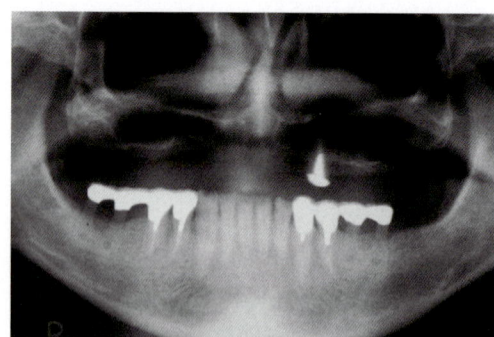

図2　下顎左右側ブレードインプラント上部構造装着

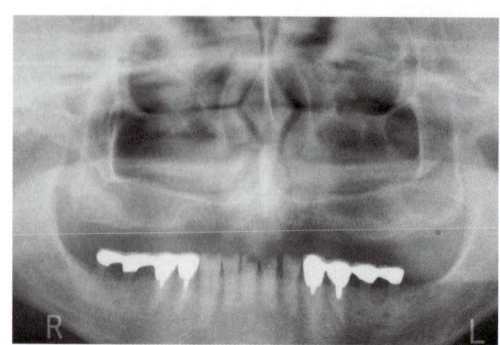

図3　下顎左側ブレードインプラントに沈下傾向を認める

インプラント体撤去に有効なツールとその使用法の実際

1 ピエゾエレクトリックデバイス

近年、口腔外科分野で脚光を浴びているツールの一つにピエゾエレクトリックデバイスがあげられる。正確かつ安全な骨切削を可能にするこの機器は、インプラント体の撤去においても威力を発揮する。本機器はスクリュータイプ、シリンダータイプ、ルートフォーム、ブレードタイプなどさまざまな形状のインプラント体の撤去に応用可能であり、汎用性が高い。

特に、長期経過の結果として沈下をきたしたブレードタイプのインプラントでは、下顎において下顎管に近接しているケースに多々遭遇する(図1～5)。こういった場合、下歯槽神経麻痺を事前にきたしていなければ、その発現を回避すべく、早期の撤去が推奨される。撤去にあたっては、動揺した状態であっても、長期経過したブレードタイプのインプラント体の周囲は、皮質骨様あるいは慢性硬化性骨炎を思わせる非常に

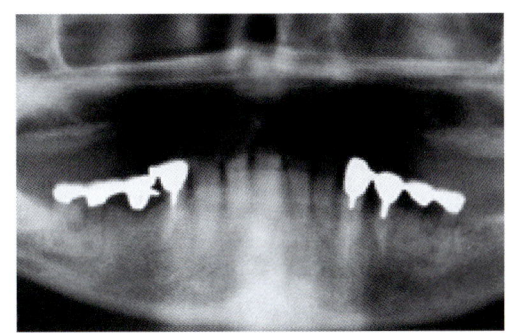

図4　下顎右側の上部構造は破折し、大きく沈下している

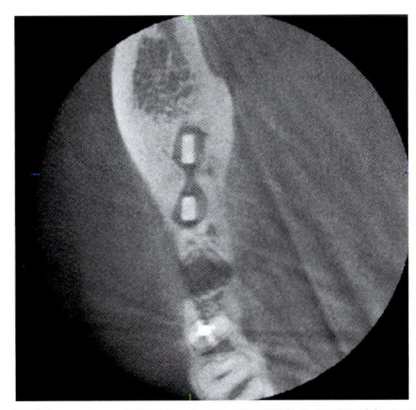 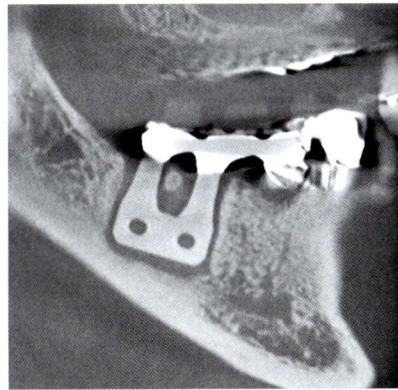 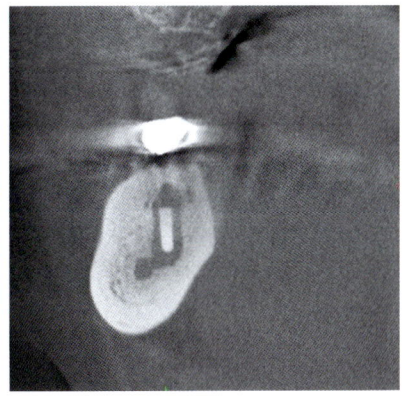

図5　インプラント体の下端と下顎管の近接を認める。上部には中隔様の骨が存在し、インプラント体の撤去には骨削を要する。また、インプラント体周囲のみ骨梁構造が緻密で硬化していることにも注目したい

硬い骨が取り囲んでいることが多いため、低侵襲にブレない正確な骨削を行うには、このピエゾエレクトリックデバイスが非常に有効に活用できる。また、前述の下歯槽神経麻痺の発現の回避にも、ピエゾエレクトリックデバイス特有の軟組織に対する安全性が大きく寄与すると思われる。

また、ブレードタイプのインプラントを撤去するには、ブレード上部の骨の完全除去に加えて、頬側あるいは舌側いずれか、残存骨量が多く安全な領域が多い側のブレードと接する骨に対するスリット形成を行って、インプラント体周囲を開放し、アンダーカット部に骨の嵌合がない、ストレスフリーな状態にしてから撤去することが重要である（図6〜11）。応力をかけて撤去すると神経損傷などのリスクが高まることはいうまでもない。さらには、その周囲の骨の性質上、撤去後は4壁性の骨欠損であっても海綿骨髄からの出血が乏しく、血餅で満たされにくいためか、骨の治癒が悪いケースに陥りやすい。その場合に、低侵襲に海綿骨髄からの出血をうながすデコルチケーションにも、本機器を有効に活用できるかもしれない。

現時点での注意点としては、骨切削機器としてわが国で許認可を得ているピエゾエレクトリックデバイスは、ピエゾサージェリー（Mectron社）、ピエゾンマスターサージェリー（EMS社）などの数種類であり、その他の機器は適応外使用となるものがあるため、その使用にあたっては術者と患者間に十分なインフォームドコンセントを要することを付記しておく。

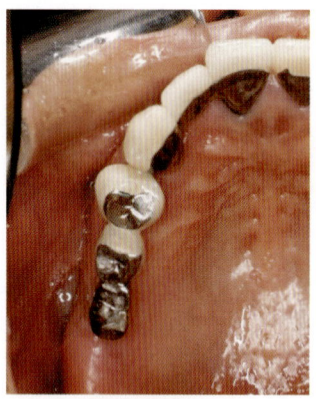

図6　上顎右側のブレードインプラントが周囲炎をきたしており、ネック部で破折していたため撤去依頼で来院

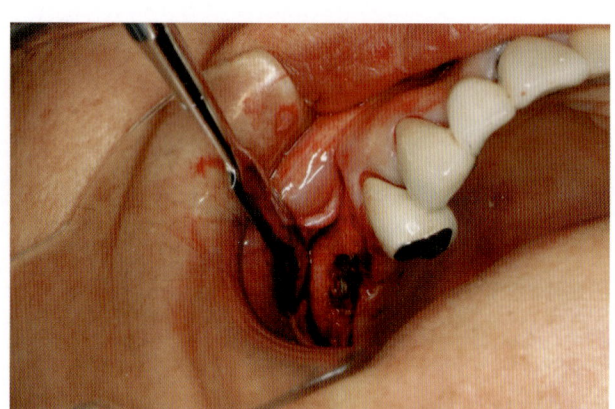

図7　中掘れ型に炎症性の肉芽が存在している

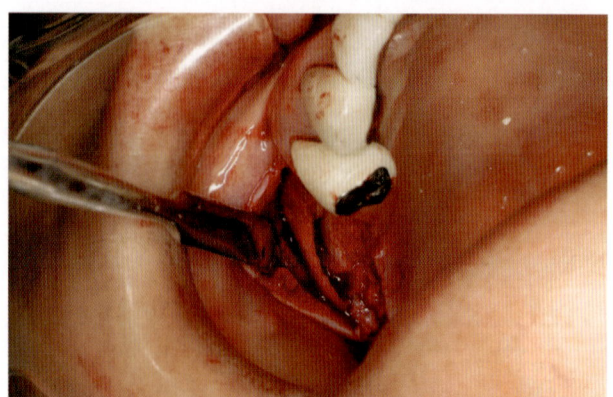

図8　撤去および肉芽掻爬後の状態。骨の欠損は最小限にとどめられたものと思われる

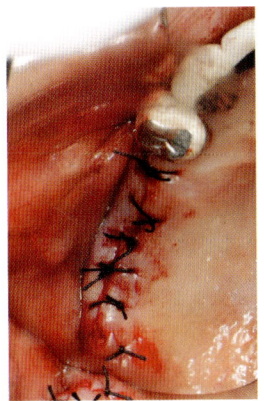
図9　単純縫合のみで緊密な縫合。止血が可能であった。

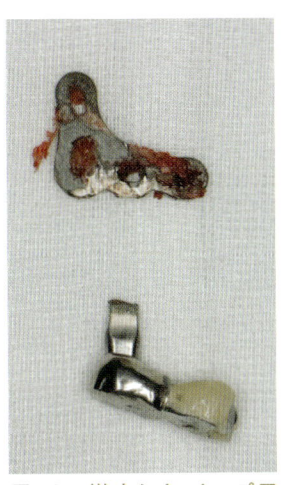
図10　撤去したインプラント体。ブレード内部の孔には骨が存在し、骨削なく撤去することは不可能だったことがわかる。

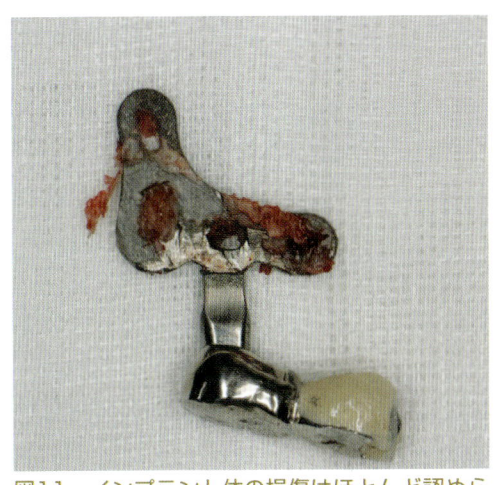
図11　インプラント体の損傷はほとんど認められず、インプラント体周囲に付着した骨はごくわずかである。

形状記憶ブレードインプラントの除去法

　形状記憶インプラントは、形状記憶合金（Ni-Ti）を使用し、約40℃に加温することにより、脚部の先端を頬側および舌側にそれぞれ30°、計60°開脚できるように記憶させてある。このインプラントを除去する場合、開脚しているため、周囲の歯槽骨を大きく開削して除去されていることも多いが、形状記憶原理を逆利用し、除去すれば骨の開削が少なくて済む。

　すなわち、顎骨内で開脚している状態はオーステナイト相となっている。そこで、ショルダー部の骨を削除後、冷水などを注水して、インプラント体を4℃程度に冷却する。すると、双晶マルテンサイト相に変態し、外力で変形しやすくなるので、プライヤーでネック部を把持し、近心に回転させるように撤去する。

　形状記憶インプラントのエックス線像を**図12、13**に示す。

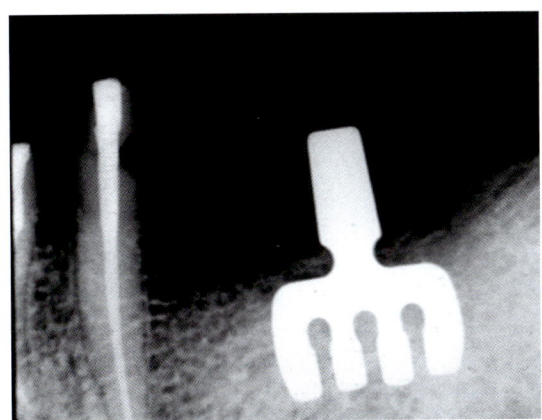
図12　形状記憶インプラント-1
ヘッド部が1本で前歯2本の補綴、あるいは小臼歯2本の補綴に適応するとされていた。

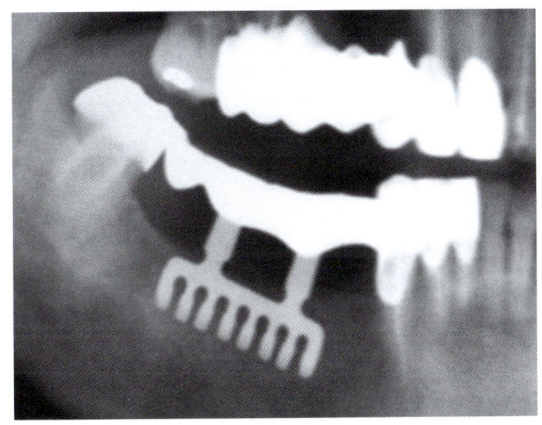
図13　形状記憶インプラント-2
ヘッド部が2本で小臼歯2本+大臼歯1本の計3本の補綴、あるいは大臼歯2本の補綴に適応するとされていた。

2 高トルク逆回転ツール

　Brånemarkによるオッセオインテグレーテッドインプラントの発表以来、近年の主流となっているスクリュータイプのインプラント体の撤去において、特化した形で開発された機器であるが、シリンダータイプのインプラント体の撤去にも応用可能である。

　オッセオインテグレーションで得られた骨とインプラント体との結合力以上のトルク（ソリューションキットでは400Ncmまでのトルクをかけることが可能）でインプラント体を逆回転することにより、周囲の骨に侵襲を与えずに、骨からインプラント体を引きはがすことを目的としている。これにより、インプラント体周囲の骨を切削することなく保存したままに撤去を可能としている（**図14、15**）。

　ソリューションキット（フォレストワン社、**図16**）、ヘルプキット（マイクロテック社、**図17**）などが国内販売されており、ほぼすべてのインプラントシステムに対応可能であるが、一部のシステムや破損したインプラント体においては適応不可能な場合もあり、注意を要する。

　また、バイオインテグレーションとよばれるような骨との結合様式を背景とする、ハイドロキシアパタイト表面のインプラント体はチタン表面のインプラント体と比較してより強固に骨と結合するとの報告もあるため、一部インプラント体と骨が結合したまま撤去される場合も想像にかたくない。このように逆回転トルクによる骨自体の損傷に配慮すべき場合には、前述のピエゾエレクトリックデバイスの併用も有効である。具体的には、逆回転トルクをかけてもビクともしない場合、インプラント頸部のみピエゾエレクトリックデバイスを用いて、骨とインプラント体の間にスリットを形成し、骨と結合している表面積を減らしたうえで、再度逆回転トルクをかける操作を適宜繰り返して撤去するという方法があげられる。

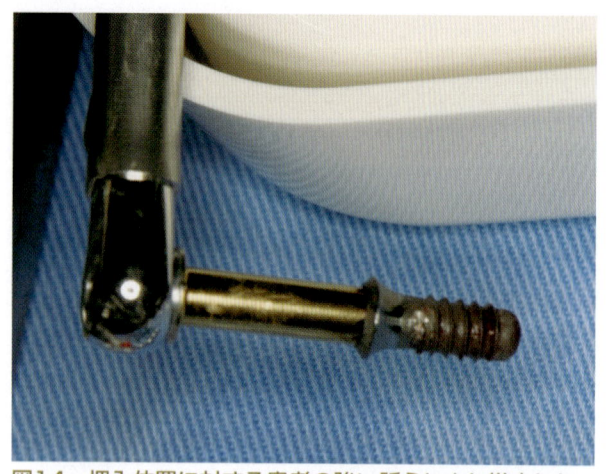

図14　埋入位置に対する患者の強い訴えにより撤去した。周囲炎もなく、オッセオインテグレーションしていたため、ネック部をわずかに削除して高トルク逆回転ツールで撤去した

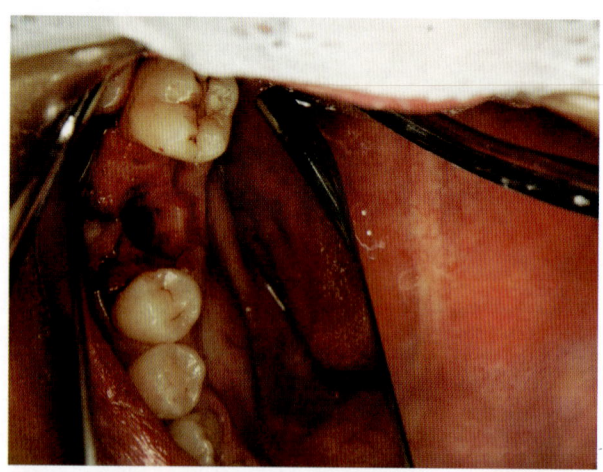

図15　撤去後の骨には肉芽の存在はなく、インプラント体のスレッドの圧痕が確認できる。頰側の陥凹した骨形態と比較すると埋入位置は悪くないと思うのだが、患者は強く撤去を求めた。こういった術者・患者間の認識の違いもトラブルを招く

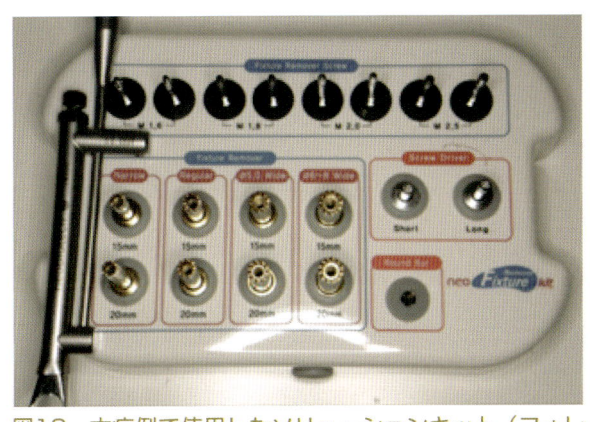

図16 本症例で使用したソリューションキット（フォレストワン社）。高トルク逆回転用のトルクレンチ、各種径のフィクスチャーリムーバースクリューおよびそのスクリューと嵌合し、効果的に逆回転トルクを加えるフィクスチャーリムーバーからなり、その組み合わせで各種インプラントに対応可能である

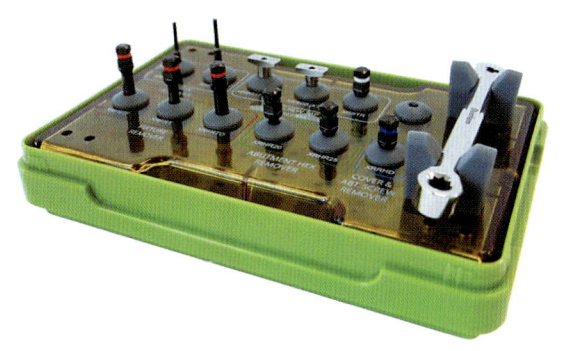

図17 ヘルプキット（マイクロテック社）

3 トレフィンバー（ドリル）およびチタン切削用バー

　インターナルジョイントのインプラント体に散見するインプラント体の縦破折（クラックを含む）や骨吸収をきたした場合に多くみられるインプラント体の横破折、あるいはアバットメントにスクリューを用いないワンピースタイプなどのインプラント体の撤去が必要な場合、ピエゾエレクトリックデバイスとともに効力を発揮する道具である。

　トレフィンバーは内部が中空で先端（あるいは外側面にも）に刃部を有する円筒型の回転切削器具であり、内径・外径ともにさまざまな種類のものが各社より発売されている。撤去するインプラント体の骨内径よりやや大きな内径のトレフィンバーを選択し、埋入方向に平行に挿入し、インプラント体周囲の骨を一層付着させた状態で、インプラント体もろともくり抜くように切削し撤去する（**図18〜25**）。切削時に、内径が小さすぎるトレフィンバーを用いると、インプラント体とバーの間に摩擦抵抗が生じ、骨火傷をきたす場合があるので注意を要する。また、過大な抵抗を受け続け、撤去用のトレフィンバーが骨内で破折したケースもあるため、内径の選択には十分な配慮が必要である。

　また、一部のインプラントシステムでは、インプラント体の骨内径よりもネック部の外径が大きく広がった形態を有するため、ネック部外径より大きな内径のトレフィンバーを用いてしまうと、撤去後に必要以上に大きな骨欠損をきたしてしまうことがある。こういったケースでは、インプラント体の骨内径より外側に張り出した部分をチタン切削用のバーで事前に削り飛ばしてから、骨内径よりやや大きな内径を有するトレフィンバーを使用すると、侵襲は比較的少なく撤去を完了できる。チタン切削用バーの使用時も十分な注水下のもとに、骨火傷の予防に注意を要する。

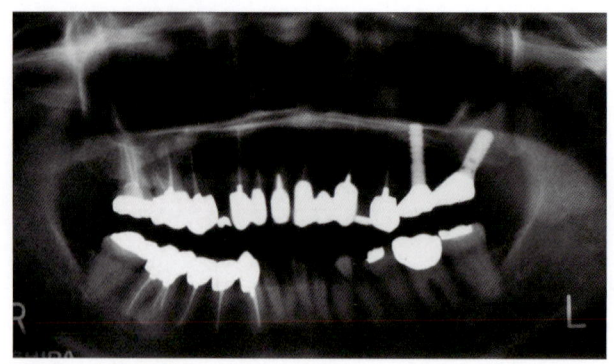
図18 上顎左側大臼歯部に2本のインプラントを埋入し、補綴した

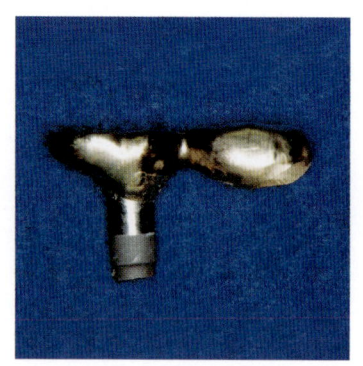
図19 インプラント体の破折に伴って、上部構造が脱離した

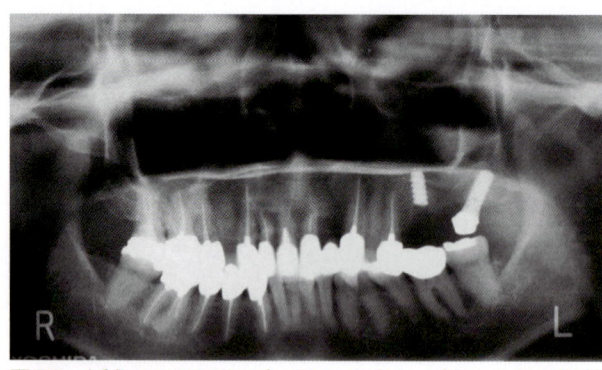
図20 近心のAQBワンピースタイプインプラント体が破折し、骨内に残留している

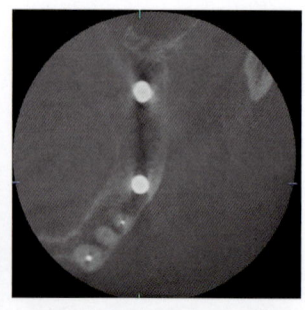
図21 破折したインプラント体の尖端部が上顎洞底を貫通している

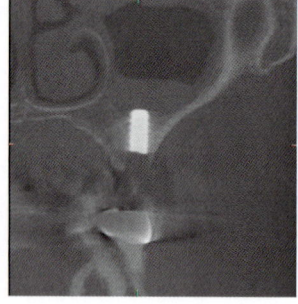

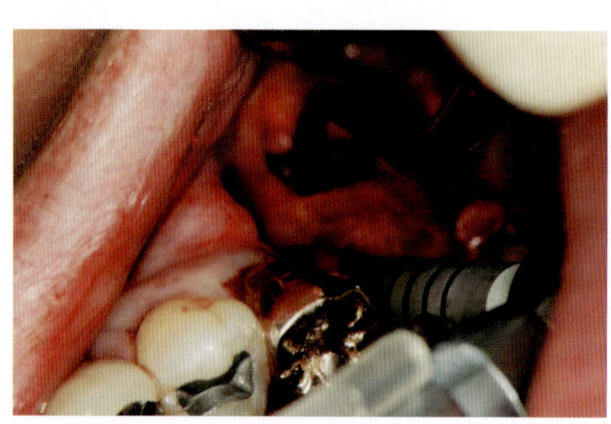

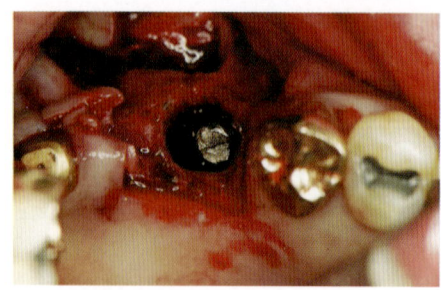
図23 撤去するインプラント体よりやや大きな骨欠損を生じる（ミラー像）

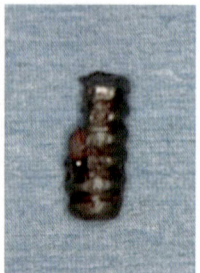
図24 骨の切削量を少しでも減らせられるよう、撤去したインプラント体自体も削っている

図22 上顎洞粘膜を損傷せずにインプラント体を撤去すべく、ラテラルウインドウを形成したうえで、トレフィンバーでインプラント体周囲の骨ごと撤去する

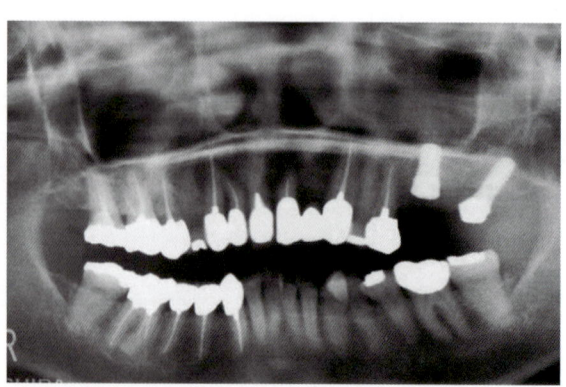
図25 撤去窩の径を考慮してネックの太いストローマンTEインプラントを埋入してリカバリーを行った

アバットメントスクリューの撤去あるいはリカバリーに有効なツールとその使用法の実際

1 探針、超音波振動装置

　破折した補綴用のオクルーザルスクリューやアバットメントスクリューがすでに緩んでいる場合や緩みそうな状態において、破折スクリューの破断面の微小な凹凸にひっかけて逆回転させるように用いる。これで緩むようなら、リカバリーは容易である。オクルーザルスクリューは視認しやすく比較的容易に撤去可能である（図26、27）。

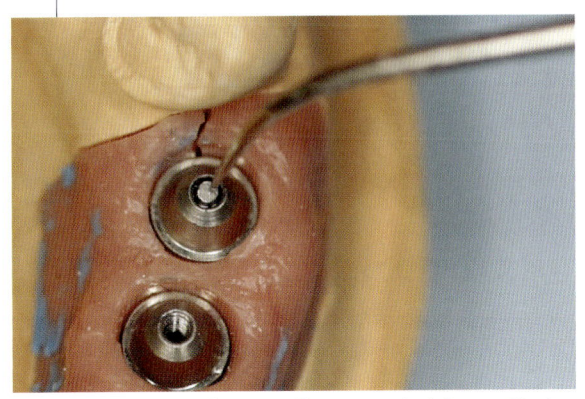

図26　模型上で規定トルク値15Ncmとされているノーベルバイオケア社の補綴スクリューに30Ncmのトルクをかけて実験的に破折させてみた。30Ncmのトルクをかけたにもかかわらず、探針で逆回転させるだけでスルスルと浮き上がってくる

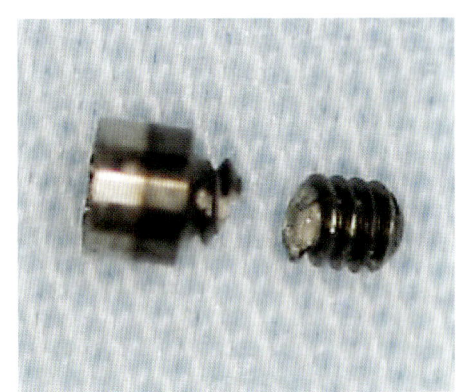

図27　実験で破折させた補綴スクリューの断面はまっ平らではなく、凹凸があるのがわかる

2 （ユニバーサルタイプあるいはメーカー指定の）スクリュー撤去ツール

　ユニバーサルタイプとしてはアバットメントスクリューリムーバー（フォレストワン社）、ヘルプキット（マイクロテック社）などが販売されている。種々のインプラントシステムを想定してフィクスチャー内面を損傷せずにアバットメントスクリューを撤去できるように、ガイドスリーブを用いてインプラント体内面を保護しながら、インスツルメントを操作可能にしている。もちろん、当該インプラントのメーカーがわかれば、そのメーカー独自のリトリーバブルキットを用意しているシステムもあるため問い合わせてみる価値はある。

　まずは、スクリューの破断面の微小な凹凸に嵌合するよう設計されたツールをガイドスリーブでアバットメントスクリューの中央に安定させつつ、かみ込ませて逆回転させることで残留した破折スクリュー片を緩ませる。

　それでも撤去困難で緩まないものには、やはりガイドスリーブを用いつつ、破折スクリュー中央にバーでホールを形成する。その際に用いるバーは、逆回転で切削できるよう設計されており、スクリューのさらなるかみ込みを防止している。形成されたホールに撤去用のインスツルメントを強くはめ込み、逆回転させることで破折スクリューを緩めて撤去する（図28、29）。

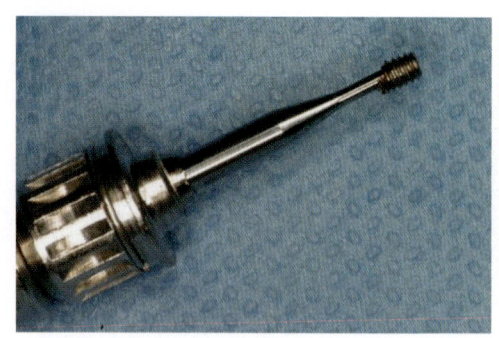

図28 アストラテックインプラントのアバットメントスクリューの破折。埋入した医院で撤去に難渋したため、患者自身が撤去を求めて来院した。慎重にスクリューにディンプルを形成して、スクリュー撤去ツールをマレッティングして形成したディンプルに嵌合させて逆回転したところ、アバットメントスクリューの撤去に成功した

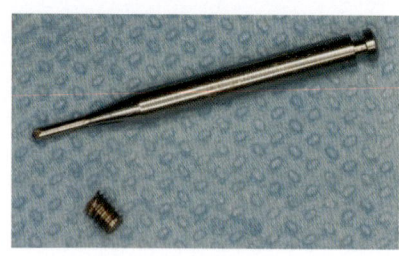

図29 撤去後のアバットメントスクリューと撤去用ツール

　撤去の際、無理に逆回転力を持続的にかけ続けると、強固にかみ込んだスクリューで、なおかつオッセオインテグレーションが脆弱な場合には、インプラント体自体が緩んで骨からはがされる場合もあるので、事前の説明は十分にしておくべきであるし、スクリュー本来の特性を理解し瞬発的なモーションでスクリューを逆回転させるよう心がけたい。たった1カ所緩めば、スクリューの撤去は容易に達成できる。

　撤去後はフィクスチャー内面に変形がないかを検証するために、メーカー純正のコンポーネントがきっちりとパッシブフィットするかチェックする必要がある。

3 修復用タップ

　上記の方法を試みても撤去がかなわないほど強固にインプラント体にかみ込んでしまったアバットメントスクリューは、やむをえずインプラント体内部に留置せざるをえない場合がある。

　この場合、やはりガイドスリーブを用いて、アバットメントスクリューの中央にアバットメントスクリューよりもやや小さいホールを形成する。システムによって可能ならば、このホールはスクリューを貫通させるほうがよい。

　このホールに、新たにアバットメントスクリューと適合するスクリュータップを形成し、スクリューのメス部を修復するのが、修復用タップである。

　そのため、新たに形成されたスクリュータップが既製のコンポーネントと適合する必要性から、できれば当該インプラントシステム指定の修復用タップの使用が望ましい。

　システムを問わないユニバーサルタイプのものとしては、ヘルプキット（マイクロテック社）が販売されているが、使用前に、そのインプラントシステムのアバットメントスクリューの規格を把握しておかなければならない。

　修復用タップ使用後は、メーカー純正のコンポーネントがパッシブフィットするかチェックを怠ってはならない（図30～39）。

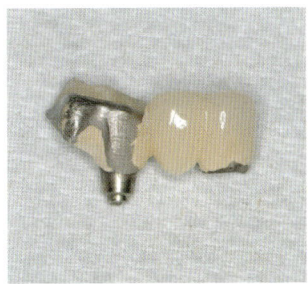
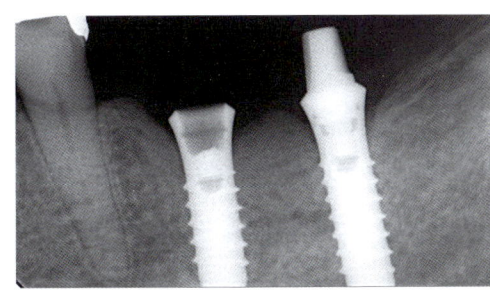
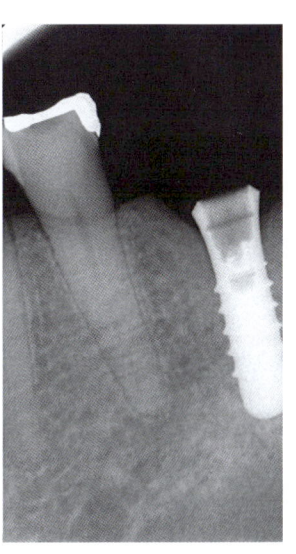

図30（左） 上部構造の脱離で来院。前医で埋入および補綴をしたが、複数回にわたって脱離を繰り返し、そのつどセメントで再装着していたとのこと。機能咬頭にあたる頬側のポーセレンは近心において大きく剥離し、近心はアバットメントが破折して上部構造と一緒に脱離している。また、近心カンチレバー形態になっている

図31（中） 6̲部のストローマンインプラントのソリッドヘッドが破折してインプラント体の内部に残留している

図32（右） アバットメントにセメントを塗布して締結しているようで、簡単には撤去できない。スクリューの中央を狙ってディンプルを形成するがそれでも撤去はかなわなかった

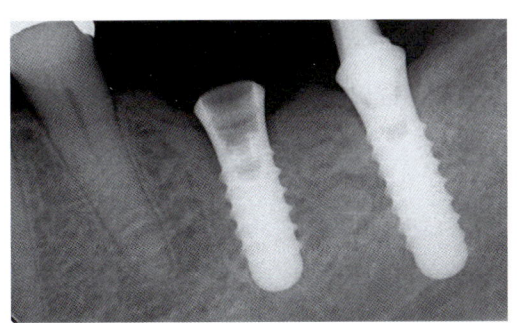
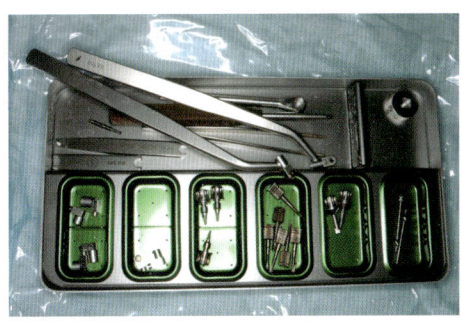
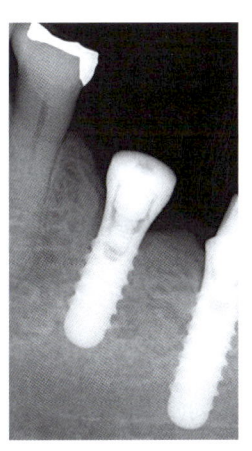

図33 さらに深く削り込んで、アバットメントスクリューを貫通するまでホールを形成した

図34 ストローマン社リカバリーツールセット。インプラント体の内面を損傷しないように設計されたガイドスリーブ、逆回転で掘り進めるドリル、スクリュー撤去、インプラント体撤去、スクリュータップリペアのツールなど一式がまとまっている

図35 スクリュータップを形成し、ヒーリングキャップの適合を確認した

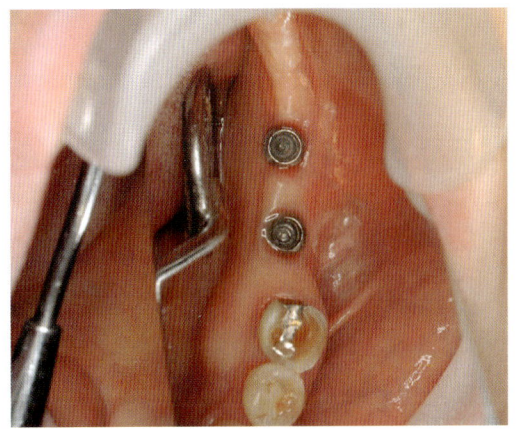
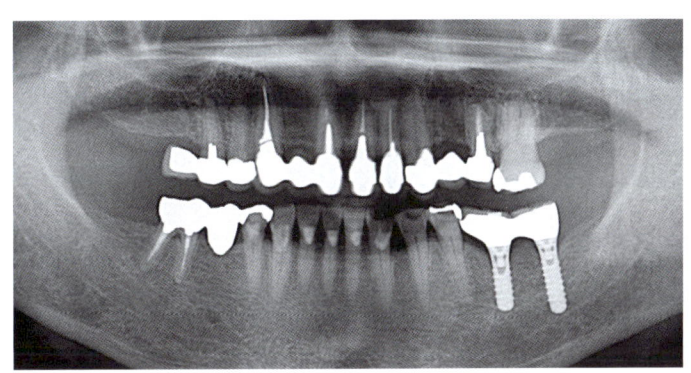

図36 7̲部のソリッドヘッドは逆回転で撤去可能であったが、インプラント体の内面にはセメントが残留している。また、スクリュータップを形成した6̲部のインプラント体の内面はアバットメントスクリューを残留させたままなので、よく観察すると二重構造にみえる

図37 再補綴後のパノラマエックス線写真。6̲の挺出とそれに伴う5̲の補綴物の挺出様の所見がみられる

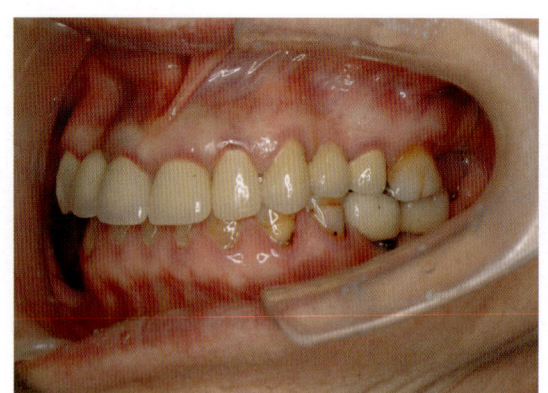
図38 再補綴後。咬合高径の低下とⅢ級の臼歯部咬合関係がみられる

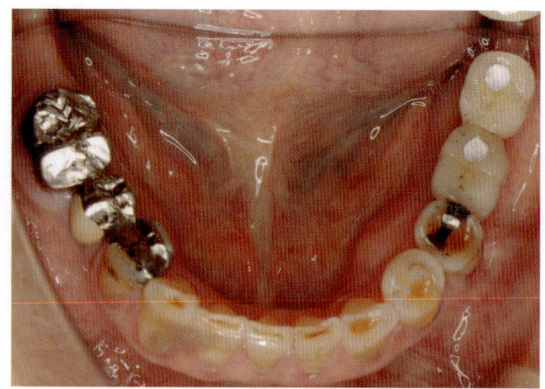
図39 残存歯の咬合面はエナメル質が欠損するほど咬耗し、ブラキシズムの関与が疑われる。本症例において咬合の問題が大きいが、インプラント部分のみの対応を求められた。そのため、リトリバビリティに富んだスクリュー固定式を採用した。

撤去に代わる代替策の応用

1 インプラント体の撤去が困難な場合

　たとえば深部に残留した横破折のインプラント体などで、それを骨内に留置したとしてもその後の補綴処置に問題をきたさない状況であって、インプラント体周囲に感染や肉芽の介在がない場合、撤去の作業で起こりうる偶発症や侵襲が患者に不利益となる場合には、インプラント体のいわゆるスリーピングを選択することも一考である。

　その場合、既存の偶発症の有無の確認はもちろん、スリーピングにしたことで今後起こりうる不快事象などについては十分に診査診断を行ったうえで、患者との間に十分なインフォームドコンセントが得られていなければならない。

2 インプラント体を損傷することなくアバットメントスクリュー破折をリカバリーすることが困難な場合

　長いメインテナンス期間にはスクリューが破折することもしばしばある。

　この原因には、①ヒトの顎の構造上の問題、②フィクスチャーと上部構造の連結様式の問題、③咬合の問題、④上部構造の製作上の問題などがあげられる。

　多くの場合、フィクスチャー内でスクリューが破折しても除去できる場合が多い。しかし、古いタイプの金合金スクリューなどでは破折部分がフィクスチャー内に嵌合し、撤去できない場合もある。このような場合には、撤去を断念せざるをえなかったり、やむをえずインプラント体を損傷させてしまうこともあるだろう。

　その場合、損傷によって、インプラント体が再補綴不可能な状態になってしまったか、再補綴に耐えうるかによって、方針が大きく異なる。

　再補綴不可能であれば、インプラント体の撤去あるいは、スリーピングを選択せざるをえない。よって、アバットメントスクリューの破折症例では、容易に撤去できるケース（すでに緩んでいる場合など）以外は、リカバリーに取り組む以前にインプラント体の撤去に至る可能性とその場合のリスクについても十分なインフォームドコン

セントを確立しておかなければならない。

　再補綴可能であっても、インプラント体の損傷によって既製のコンポーネントが使用不可能となった場合は、インプラント体を従来の失活歯にみたてて印象採得し、再補綴用のコンポーネントを自作する必要がある（**図40〜46**）。その場合、既製品以外の使用であるため、患者に十分な説明をし、インフォームドコンセントを得ておくべきである。

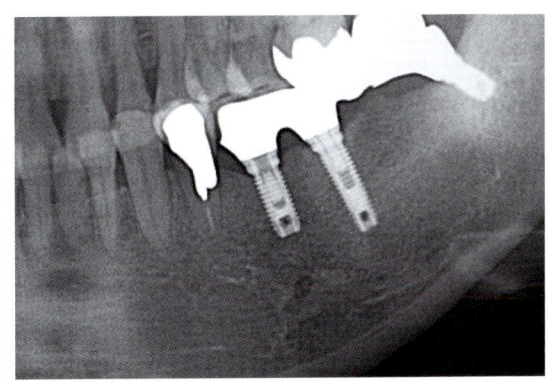

図40　└5 部のエックス線写真

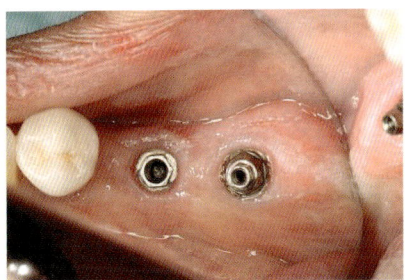

図41　└5 部の破折部（ミラー像）。フィクスチャーはブローネマルクスタンダード

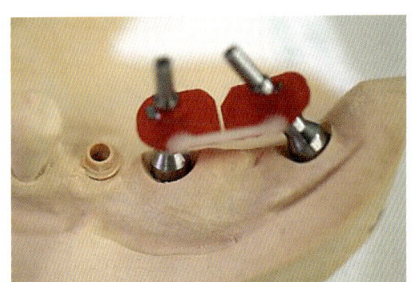

図42　破折部分のフィクスチャーの模型

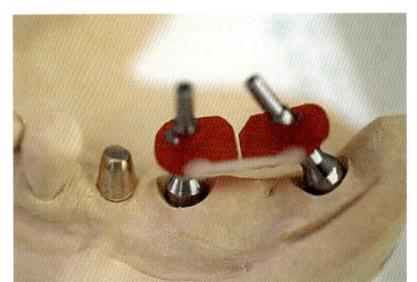

図43　金合金でカスタムアバットメントを製作

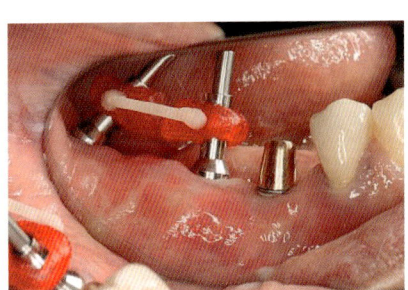

図44　オープントレーにて取り込み印象を行った（ミラー像）

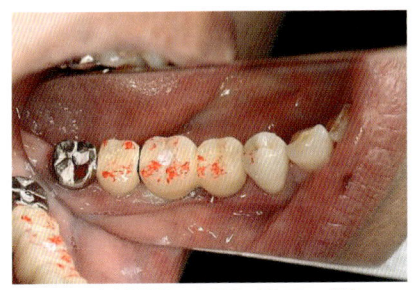

図45　上部構造の試適（ミラー像）

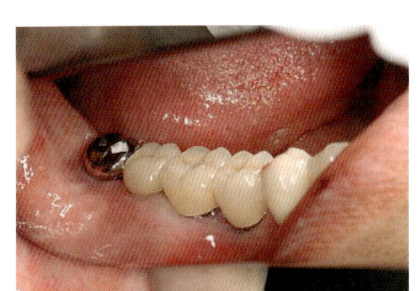

図46　上部構造の装着（ミラー像）

おわりに

　われわれ歯科医療従事者は、患者の利益を最優先し、無理のない安全な配慮のもとに、長期安定した治療結果を模索しなければならない。しかし、長期経過を経ることは、裏腹に、患者の身体にもインプラントのコンポーネントにも疲労の蓄積や損傷を強いる宿命を有している。

　今後も、インプラント治療が存在するかぎり、そのリカバリーを必要とする患者は決してなくなることはないだろう。

　そういった事例に遭遇した際に、本書が一助となれば幸甚である。

インプラントの形態分類

本書で使用しているフィクスチャー各部の名称

プラットフォーム
インプラントフィクスチャーがアバットメントと接合する面

クレストモジュール
インプラントフィクスチャーとアバットメントの連結構造およびその形状

フィクスチャー尖端部
骨内埋入時に根尖側の端部となるため、本書では先端部ではなく尖端部という表現で統一した

フィクスチャー尖端底部

Parallel walled

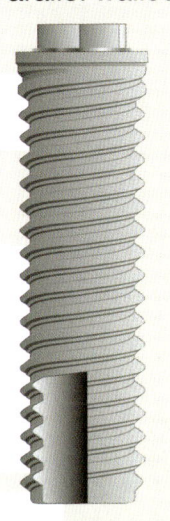

Tapered anatomic

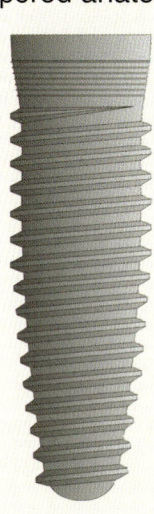

Cylinder screw

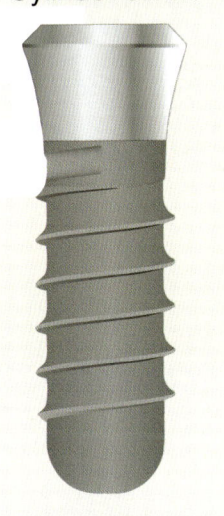

Cylinder

Others

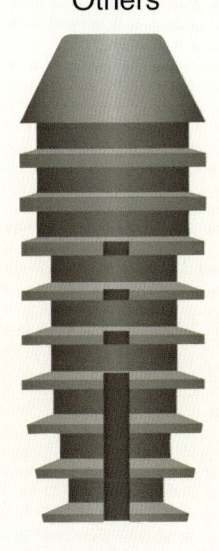

One-piece

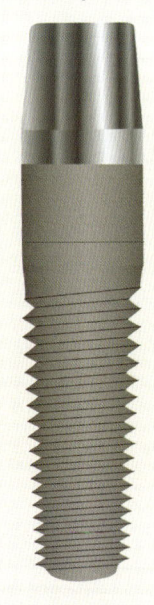

29

Parallel walled

　ストレートの円柱状のインプラントである。ストレートのフィクスチャーとはいっても、多くのシステムは円柱状フィクスチャー尖端部にカッティングチャンバーが付与されているため、エックス線像の方向によっては尖端部が細くテーパー状になっているようにみえる場合もある。ここではフィクスチャーの 1/2〜2/3 以上が平行でストレートの形状を有しているものは、このカテゴリーに含めた。あくまでもエックス線像における形状を優先しているので、メーカーによるシステムの名称にテーパーと記載されていたとしても、上記に該当する場合は Parallel walled のカテゴリーに分類している。

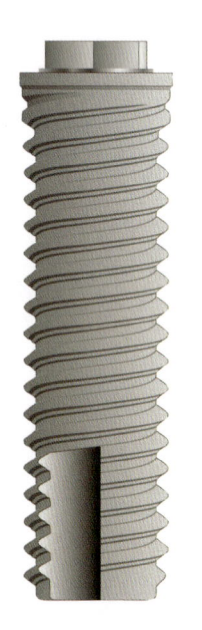

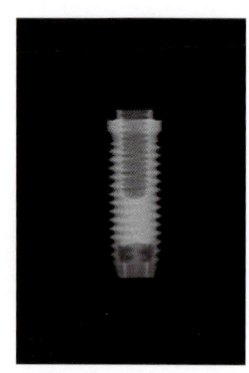

ブローネマルク スタンダード	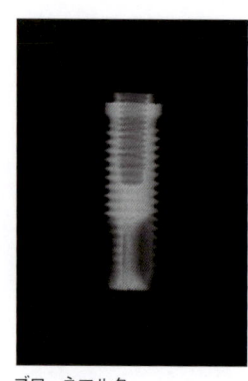 ブローネマルク マークⅡ	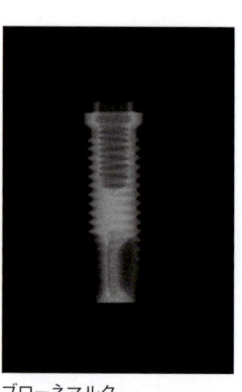 ブローネマルク マークⅢ	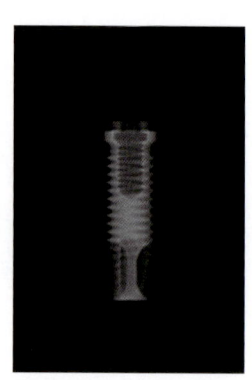 ブローネマルク マークⅢ グルービー
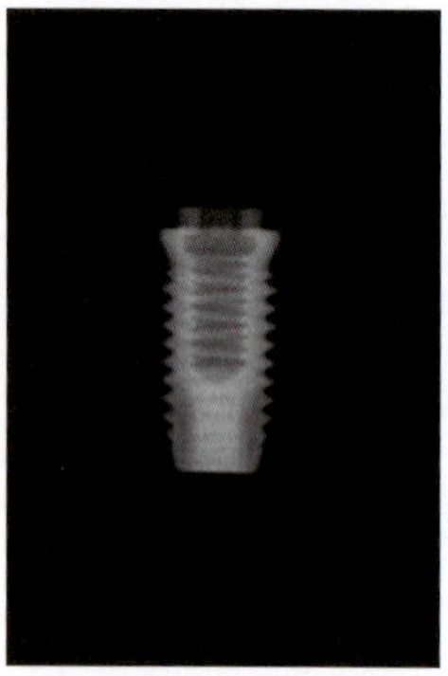 ブローネマルク マークⅣ	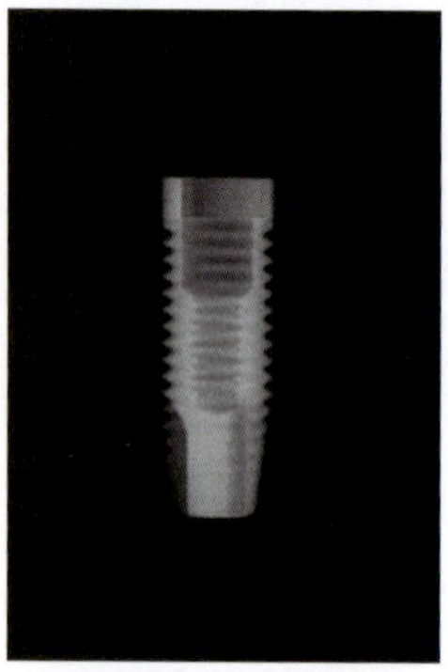 リプレイスセレクト ストレート	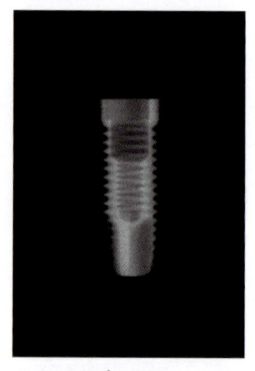 ノーベルリプレイス・ストレート・グルービー	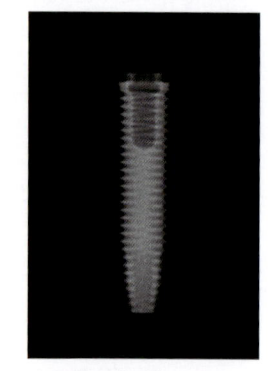 ノーベルスピーディー・グルービー
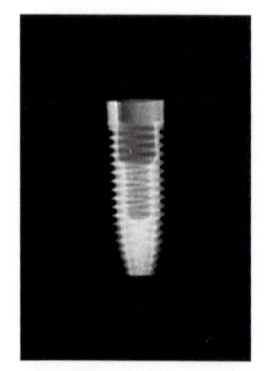 ノーベルスピーディー・リプレイス	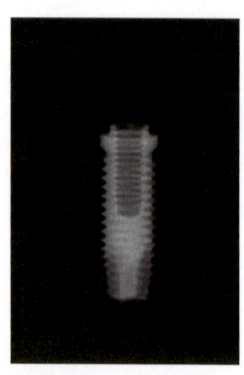 オッセオタイト ストレート エクスターナル	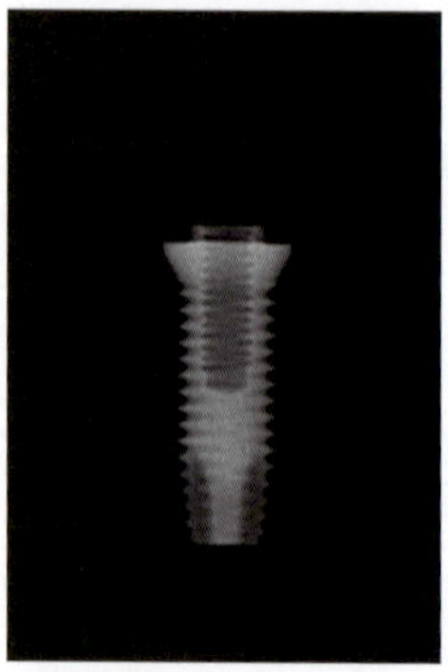 オッセオタイト XP エクスターナル	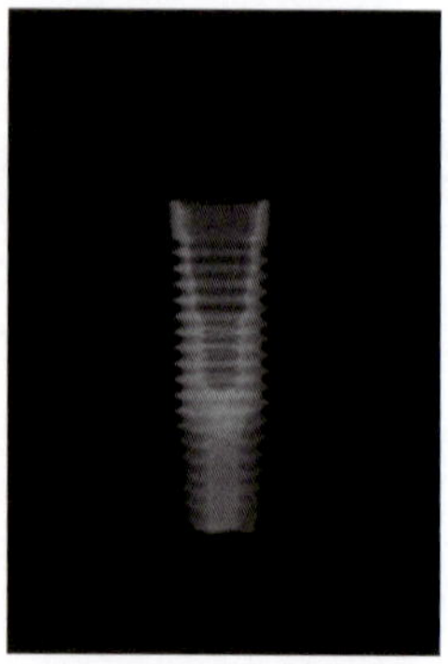 オッセオタイト（ナノタイト）Certain® ストレート	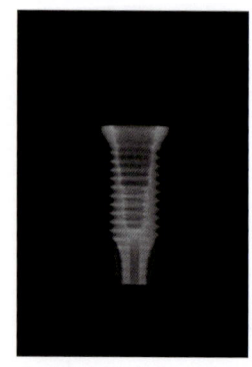 オッセオタイト XP Certain®

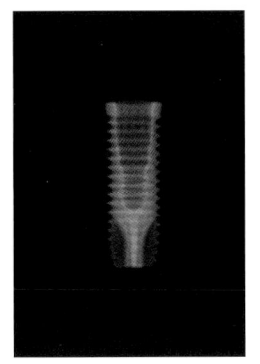

Certain® PREVAIL® ストレートカラー	Certain® PREVAIL® エクスパンデッドカラー	IAT EXA® 2ステージ スクリュー	IAT EXA® 1ステージ スクリュー	アストラテック インプラント ストレート
レストアー インプラント	ジーシーインプラント Re セティオ® ストレート	ジーシーインプラント Re セティオ® テーパー	ジーシーインプラント Re ジェネシオ® ストレート	ジーシーインプラント Re ジェネシオ® テーパー
カムログ インプラント スクリューライン	スクリューベント	スプライン® ツイスト MP-1® (HA)	SPI® システム・エレメント	SPI® システム・ワンタイム
ステリオス スレッド Non-HL	ステリオス スレッド HL	バイオホライゾン エクスターナル	バイオホライゾン インターナル	

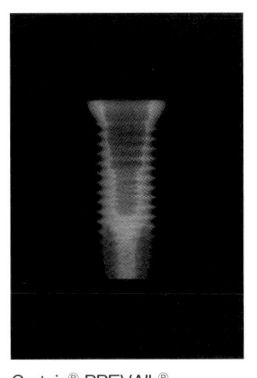

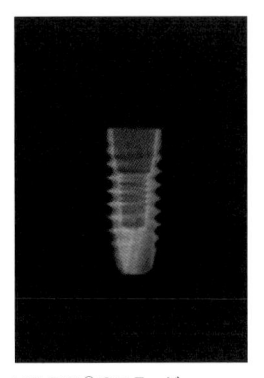

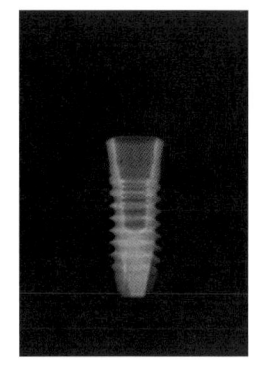

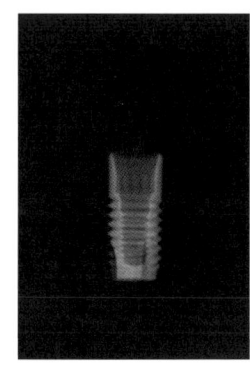

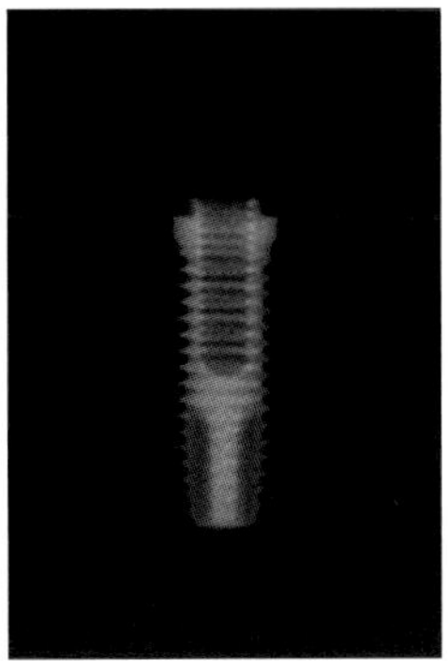

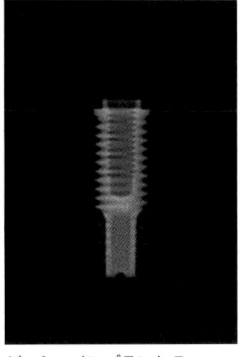

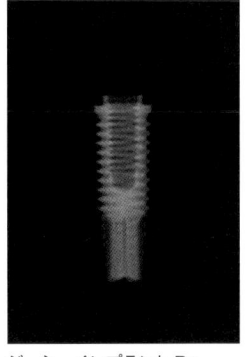

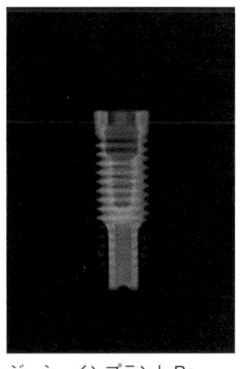

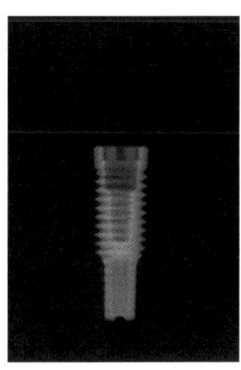

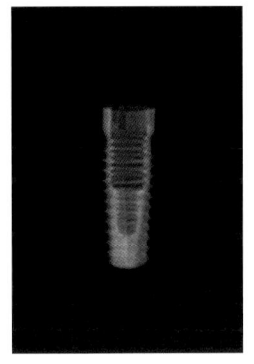

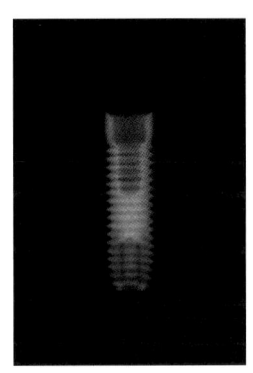

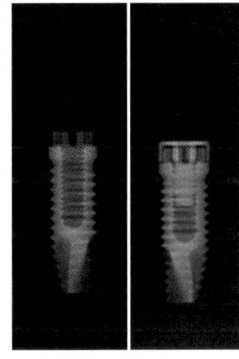

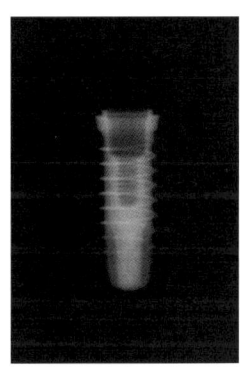

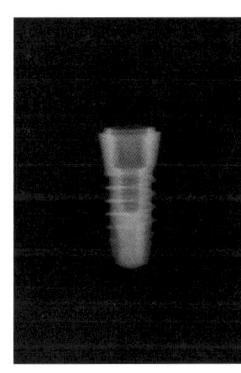

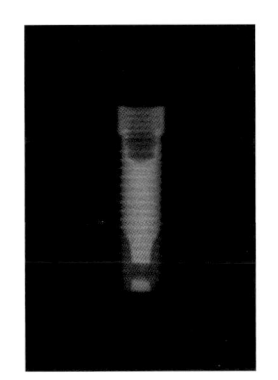

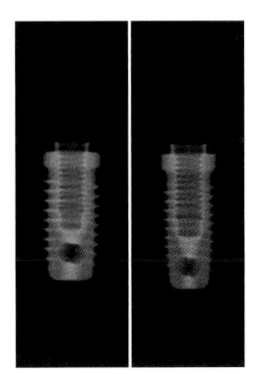

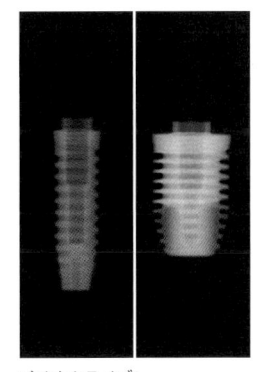

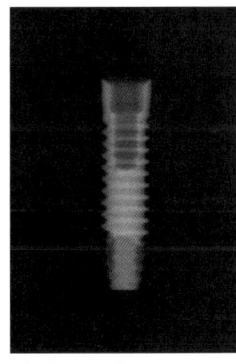

31　インプラントの形態分類

Parallel walled

ブローネマルク スタンダード
BRÅNEMARK STANDARD

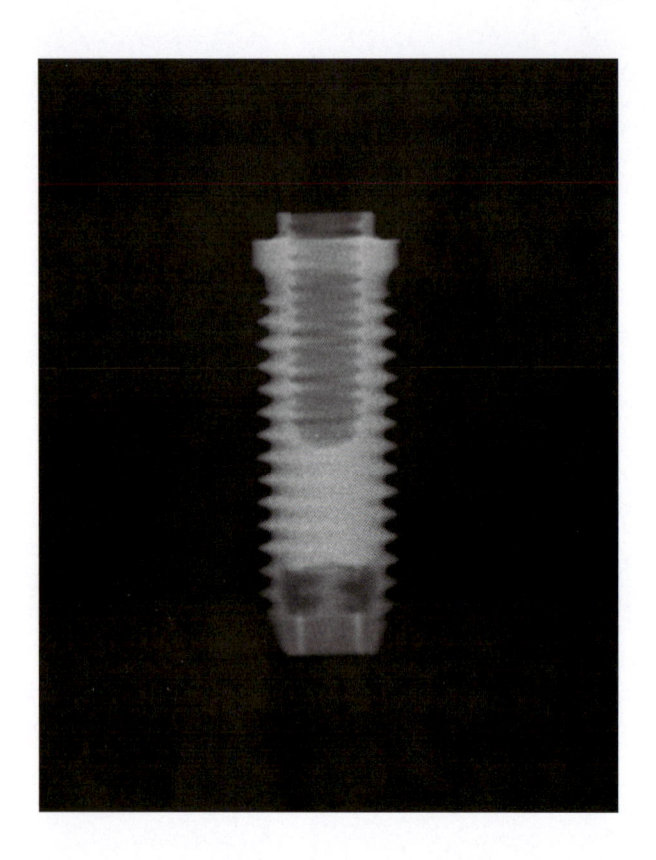

● フィクスチャーの特徴

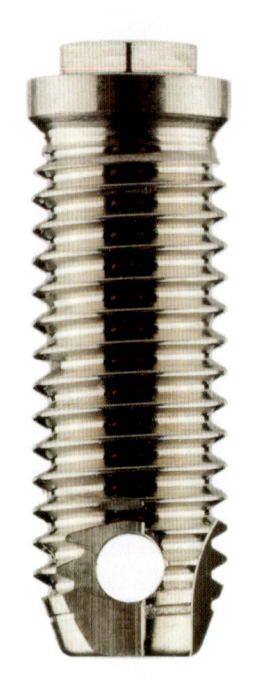

マシーンドサーフェスで、形状はストレート。尖端に少し丸みがある。スタンダードは尖端部分に付与された丸形の貫通孔が特徴である。
　尖端部はやや丸みを持った平面である。

● クレストモジュール

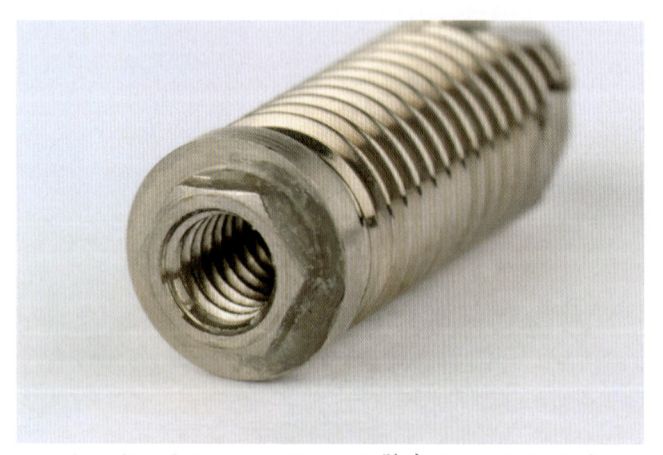

エクスターナルヘックスで、口腔内でクレストモジュールを確認できれば、システムを絞り込むことは比較的容易だと思われる。

● ドライバー先端の形状と径
　　形状：六角
　　径：1.20mm

| Parallel walled |

● エックス線像のポイント

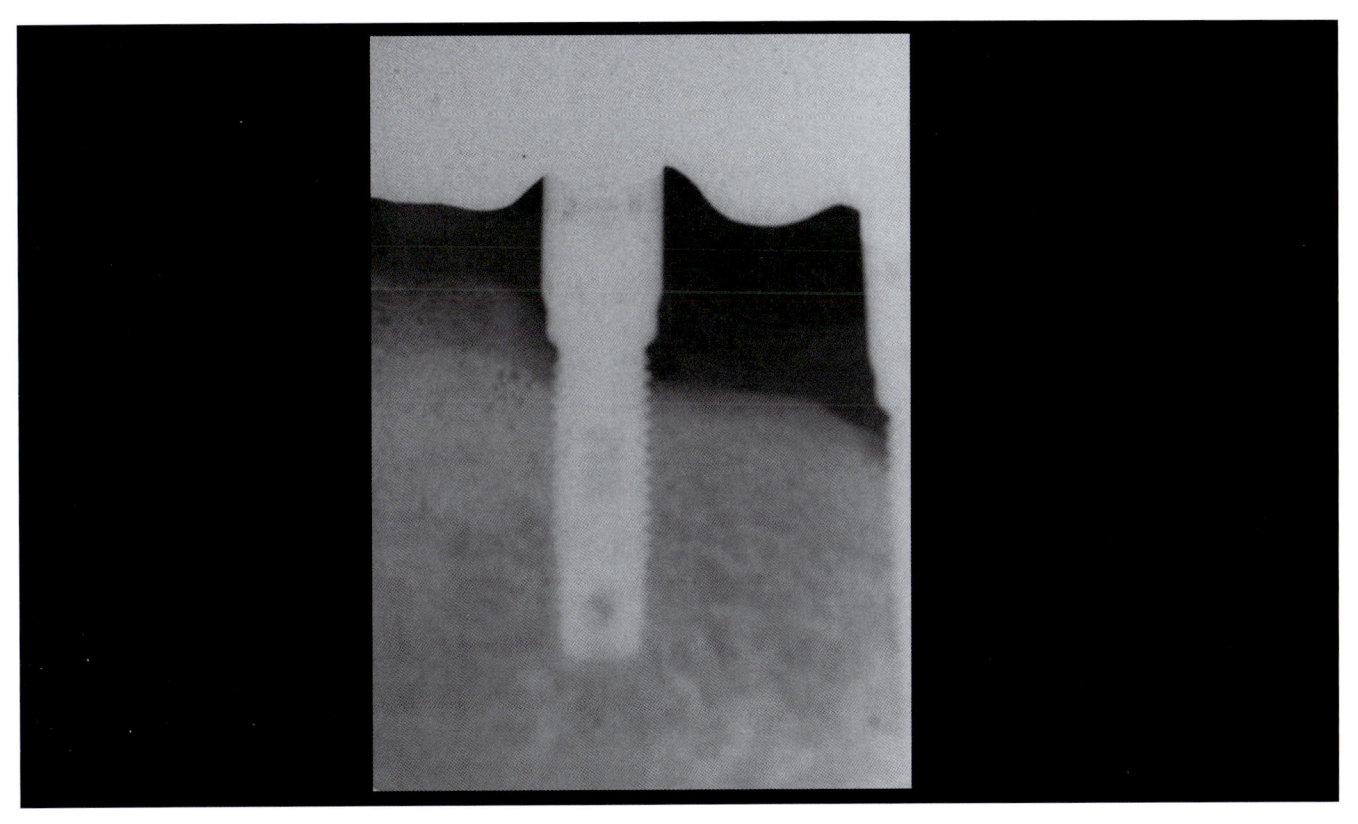

● 他社比較エックス線像

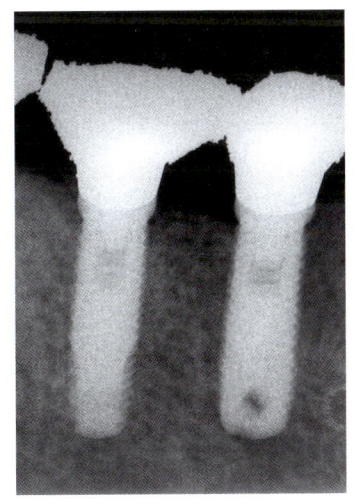

図a：ステリオス スレッド HL（P90）のエックス線像。フィクスチャー尖端部のカッティングチャンバーが長いところが特徴である。

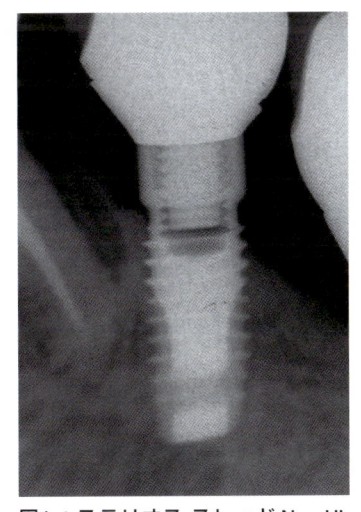

図b：ステリオス スレッド Non-HL（P88）のエックス線像。カラー部が広く、フィクスチャー尖端部のカッティングチャンバーが長いところが特徴である。また、フィクスチャー内部のスクリューホールは短い。

ほぼストレートにみえ、尖端部には丸形の貫通孔が確認できる。ステリオスと区別が難しい。

図aおよびbにステリオスのHLとNon-HLを掲載するので、比較してみたい。

● ブローネマルク スタンダード

ノーベル・バイオケア・ジャパン株式会社
Tel. 03-6717-6191
www.nobelbiocare.co.jp

Parallel walled

ブローネマルク マークⅡ
Brånemark Mark II

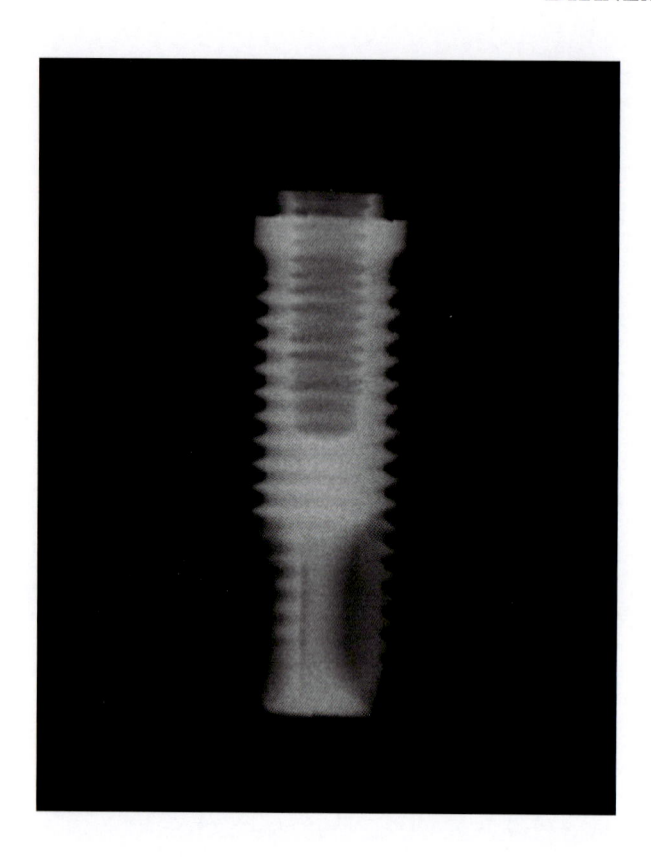

● フィクスチャーの特徴

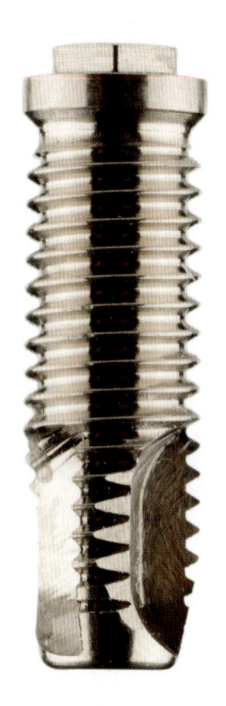

マシーンドサーフェスで、形状はストレート。尖端に少し丸みがある。カッティングチャンバーが大きく、全体にはスタンダードよりシリンダー状にみえる。尖端部はやや丸みを持った平面である。

● クレストモジュール

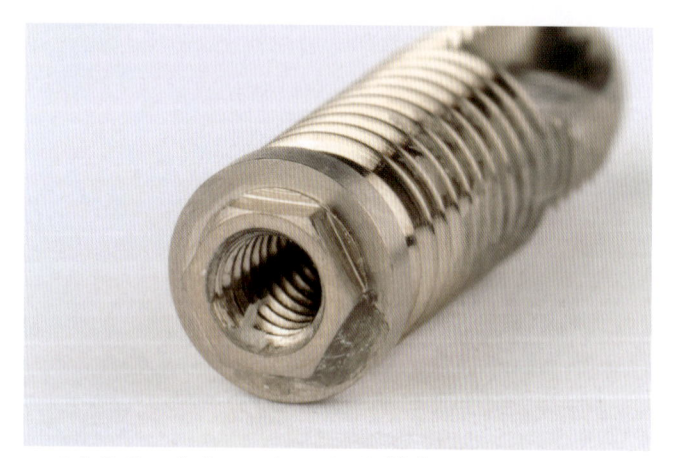

エクスターナルヘックスで、口腔内でクレストモジュールを確認できれば、システムを絞り込むことは比較的容易だと思われる。

● ドライバー先端の形状と径

形状：六角
径：1.20mm

| Parallel walled |

● エックス線像のポイント

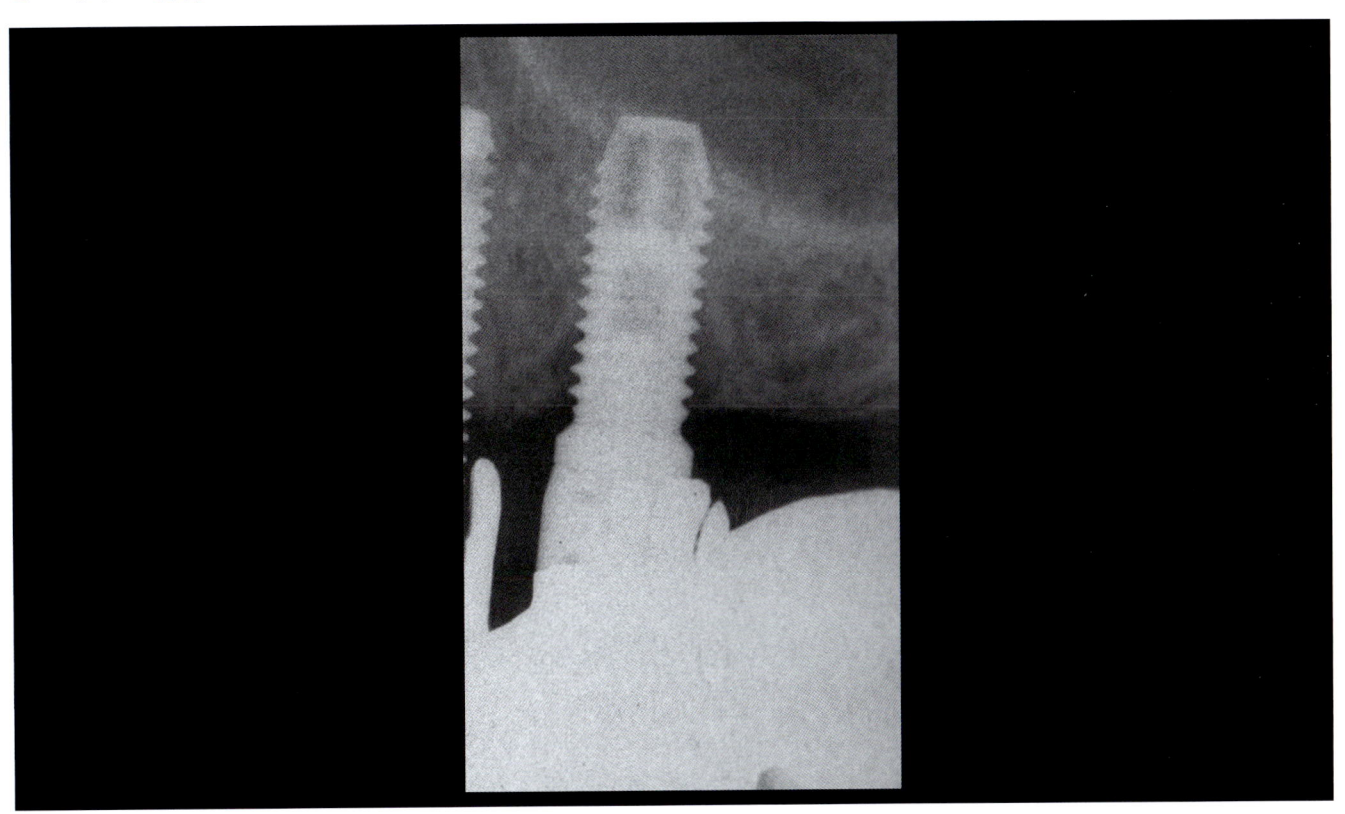

● 他社比較エックス線像

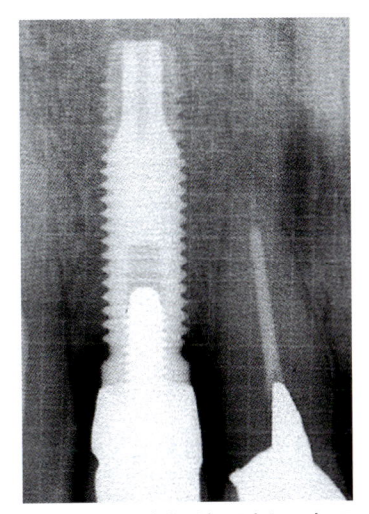

図a：オッセオタイト ストレート エクスターナル（P50）のエックス線像。フィクスチャーの内部スペースを示す透過像からみられる固定スクリューの尖端部がやや丸みを帯びている。

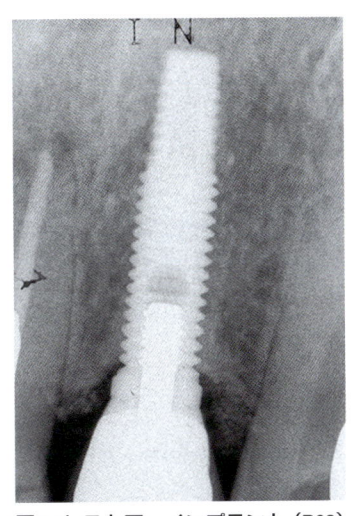

図b：レストアーインプラント（P68）のエックス線像。フィクスチャー尖端部はテーパーが付与されスレッドは徐々に小さくなっている。カッティングチャンバーは浅めなのでエックス線像には反映されにくい。

ほぼストレートにみえ、底部がほぼ四角にみえることとカッティングチャンバーが特徴である。

図aおよびbに他社の類似システムを掲載するので、比較してみたい。

● ブローネマルク マークⅡ

ノーベル・バイオケア・ジャパン株式会社
Tel. 03-6717-6191
www.nobelbiocare.co.jp

Parallel walled

ブローネマルク マークⅢ
Brånemark Mark III

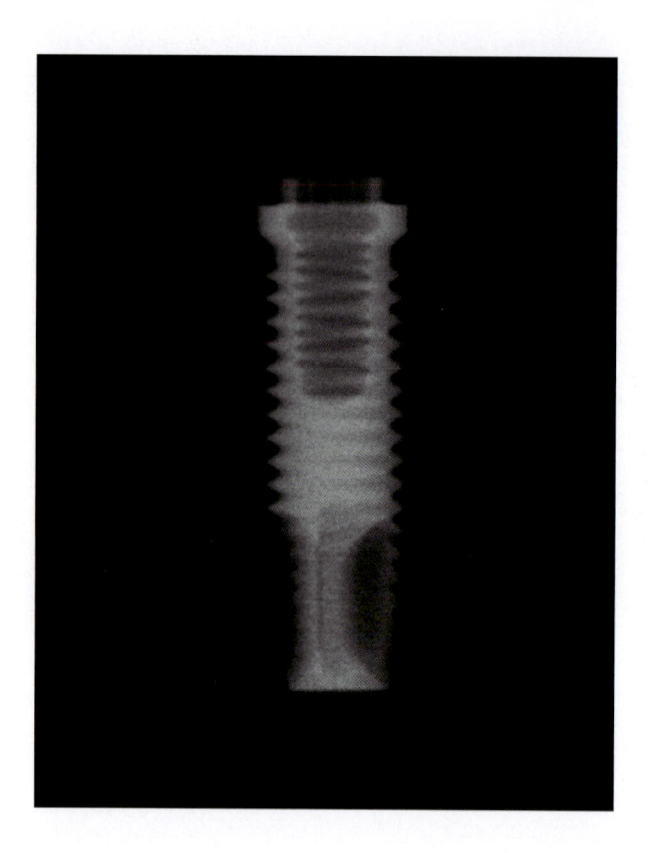

● フィクスチャーの特徴

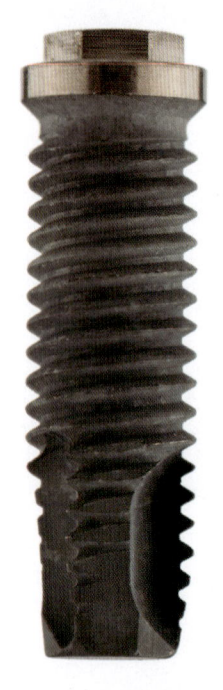

マークⅢは研磨面のカラー部を持つ。フィクスチャー表面はTiUnite加工で形状はストレート、カッティングチャンバーが広く、尖端に向かってしぼられている。尖端はわずかに丸みがある平面である。

● クレストモジュール

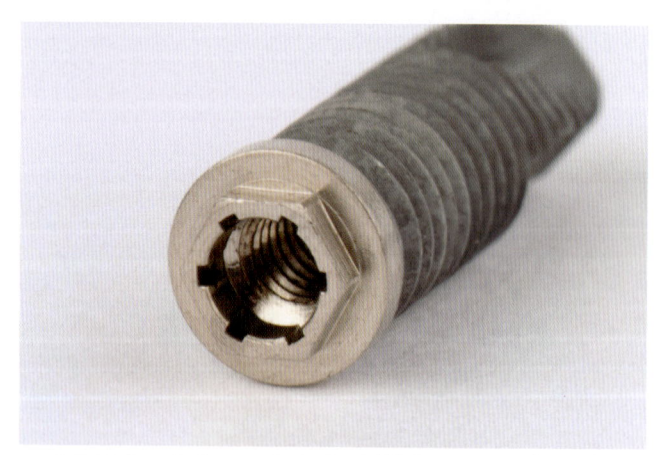

エクスターナルヘックスで、口腔内でクレストモジュールを確認できれば、システムを絞り込むことは比較的容易だと思われる。

● ドライバー先端の形状と径

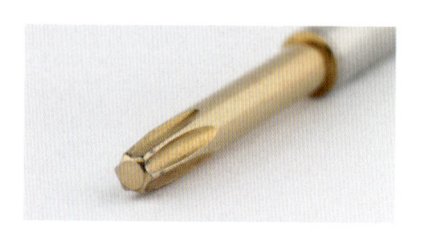

形状：ユニグリップ（オリジナル）

Parallel walled

● エックス線像のポイント

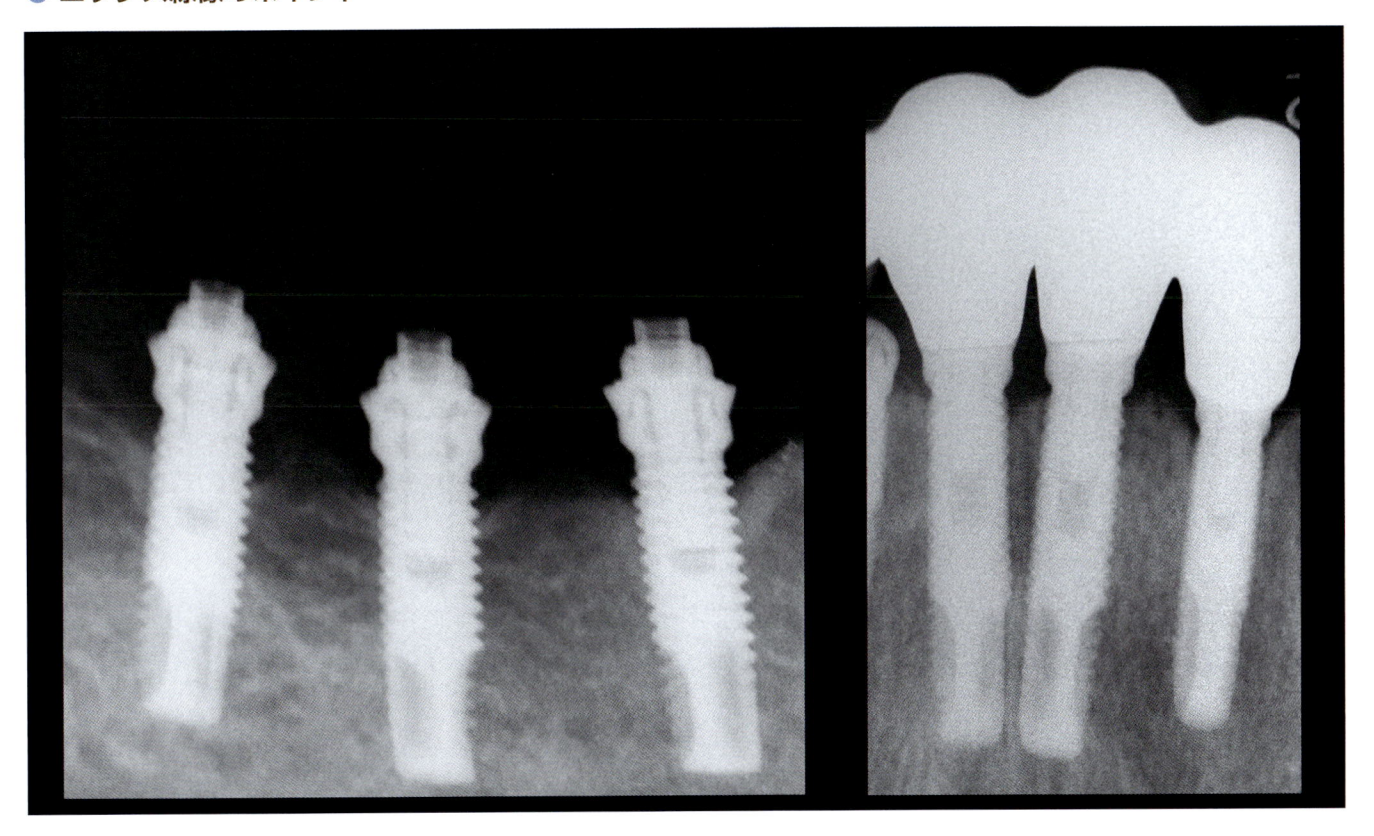

● 他社比較エックス線像

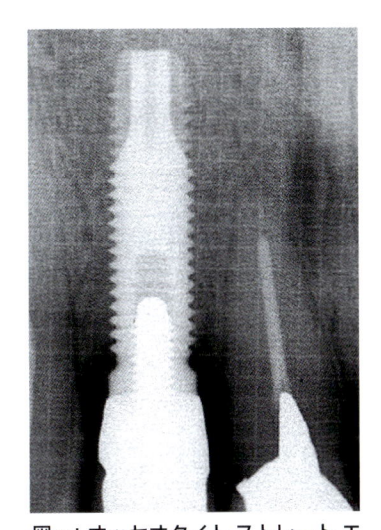

図a：オッセオタイト ストレート エクスターナル（P50）のエックス線像。フィクスチャーの内部スペースを示す透過像からみられる固定スクリューの尖端部がやや丸みを帯びている。

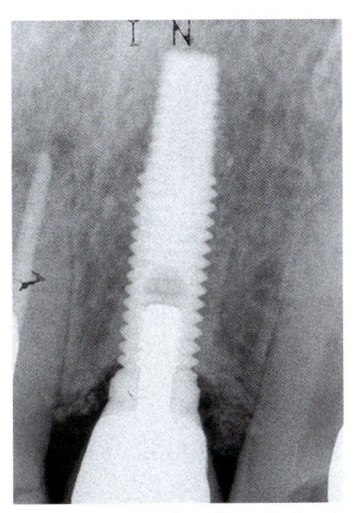

図b：レストアーインプラント（P68）のエックス線像。フィクスチャー尖端部はテーパーが付与されスレッドは徐々に小さくなっている。カッティングチャンバーは浅めなのでエックス線像には反映されにくい。

フィクスチャーの尖端1/3〜1/4の広いカッティングチャンバーが特徴である。3iとの区別が難しい。

図aおよびbに他社の類似システムを掲載するので、比較してみたい。

● ブローネマルク マーク III

ノーベル・バイオケア・ジャパン株式会社
Tel. 03-6717-6191
www.nobelbiocare.co.jp

Parallel walled

ブローネマルク マークIII グルービー
BRÅNEMARK MARK III GROOVY

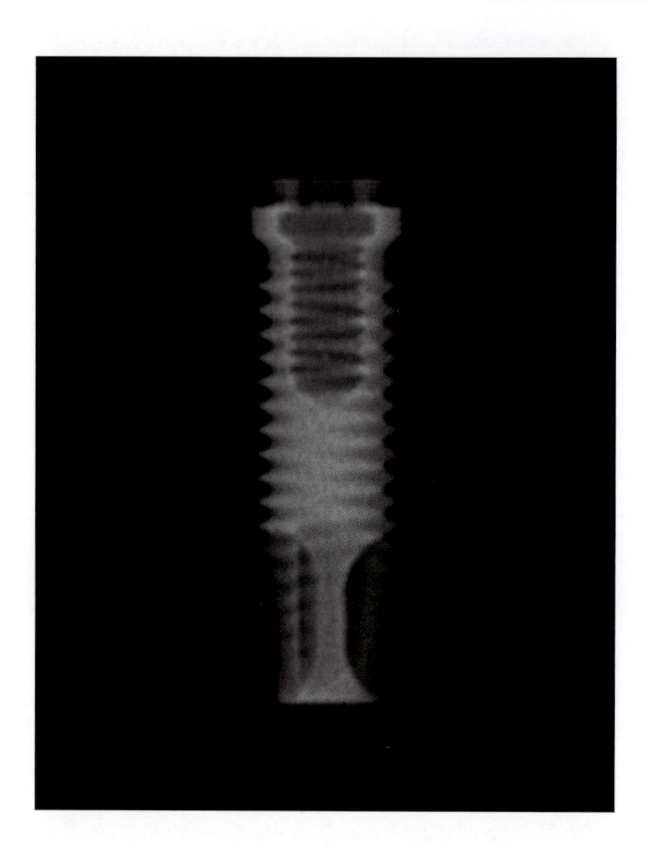

● フィクスチャーの特徴

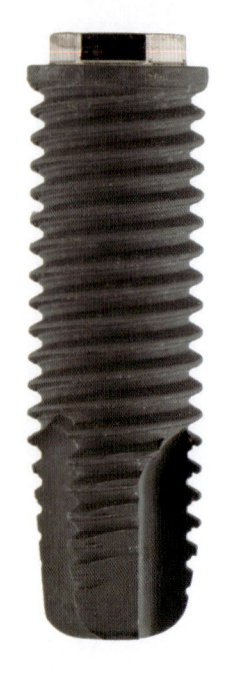

フィクスチャーはカラー部までTiUnite加工で、形状はストレート。カッティングチャンバーが広く、尖端に向かってしぼられている。尖端はわずかに丸みがある平面である。

● クレストモジュール

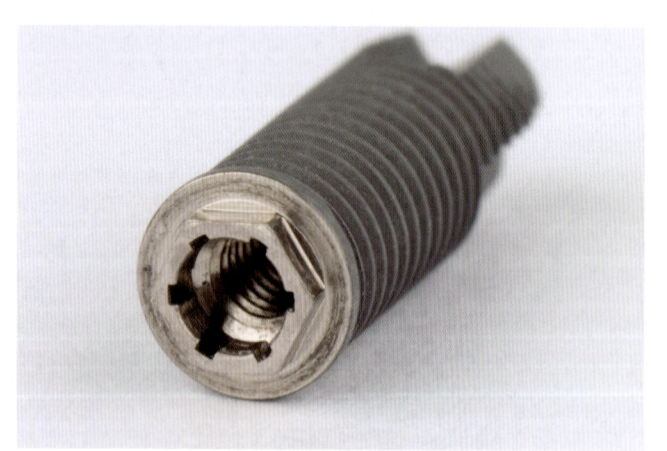

エクスターナルヘックスで、口腔内でクレストモジュールを確認できれば、システムを絞り込むことは比較的容易だと思われる。

● ドライバー先端の形状と径

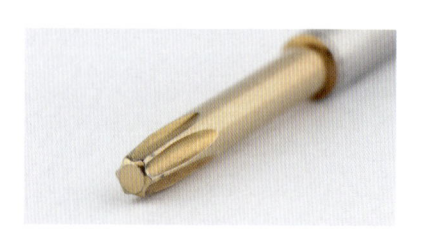

形状：ユニグリップ（オリジナル）

| Parallel walled |

● エックス線像のポイント

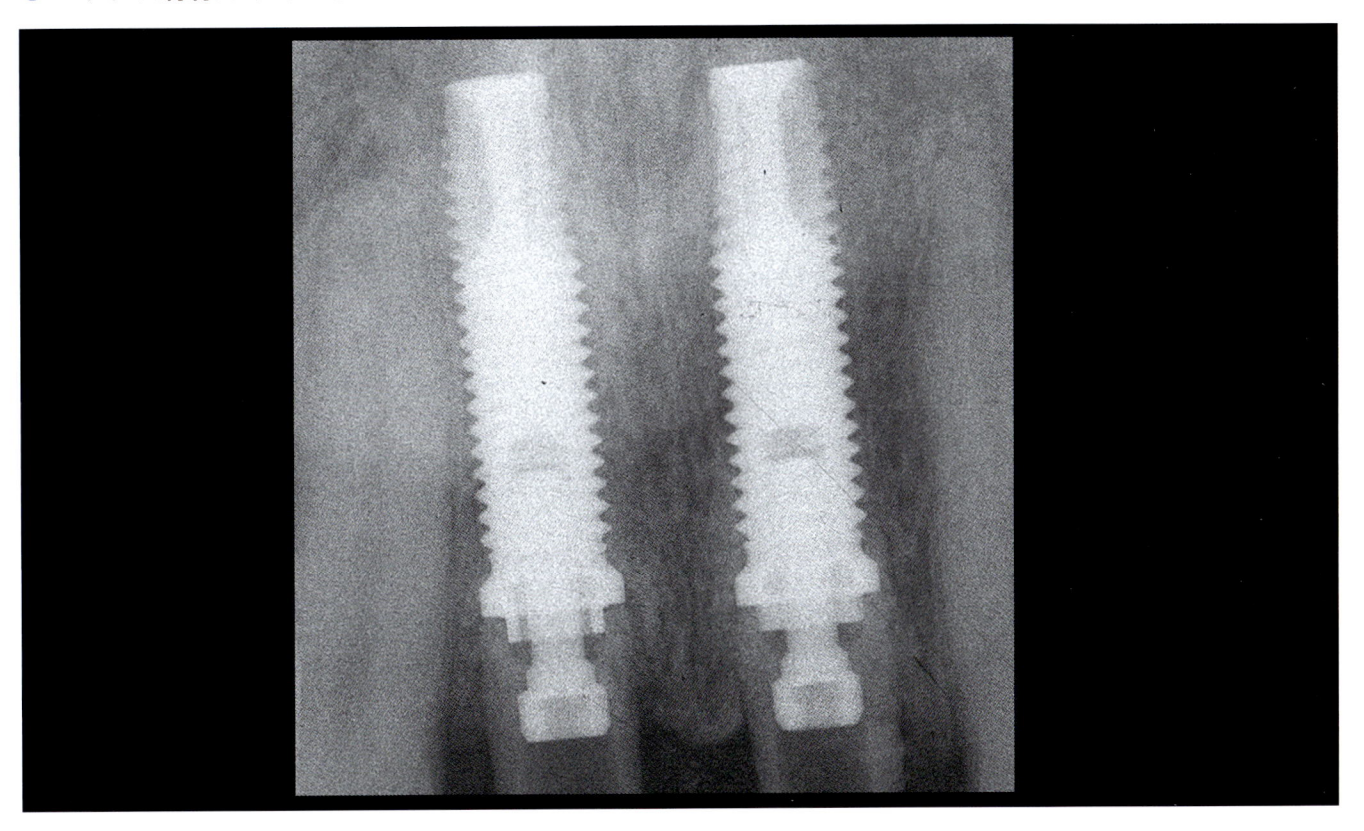

● 他社比較エックス線像

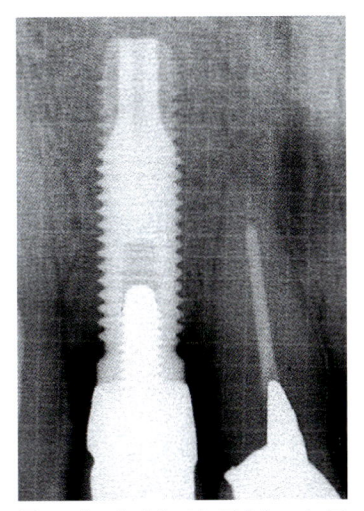

図a：オッセオタイト ストレート エクスターナル（P50）のエックス線像。フィクスチャーの内部スペースを示す透過像からみられる固定スクリューの尖端部がやや丸みを帯びている。

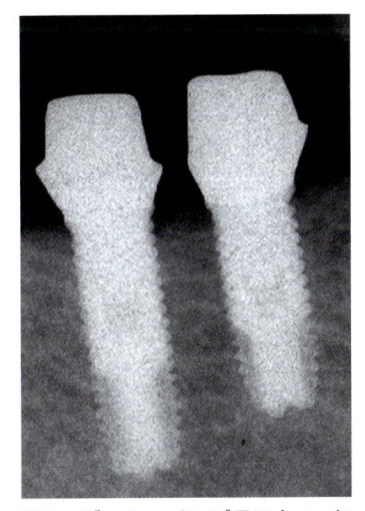

図b：ジーシーインプラント Re セティオ® ストレート（P70）のエックス線像。アバットメントとフィクスチャーの境界は不明瞭で、フィクスチャー尖端底面に十字溝の凹みが認められる。

フィクスチャーの尖端1/3〜1/4の広いカッティングチャンバーが特徴である。3iとの区別が難しい。

図aおよびbに他社の類似システムを掲載するので、比較してみたい。

● ブローネマルク マークIII グルービー

ノーベル・バイオケア・ジャパン株式会社
Tel. 03-6717-6191
www.nobelbiocare.co.jp

他医院で治療されたインプラントへの対応ガイド

Parallel walled

ブローネマルク マークIV
BRÅNEMARK MARK IV

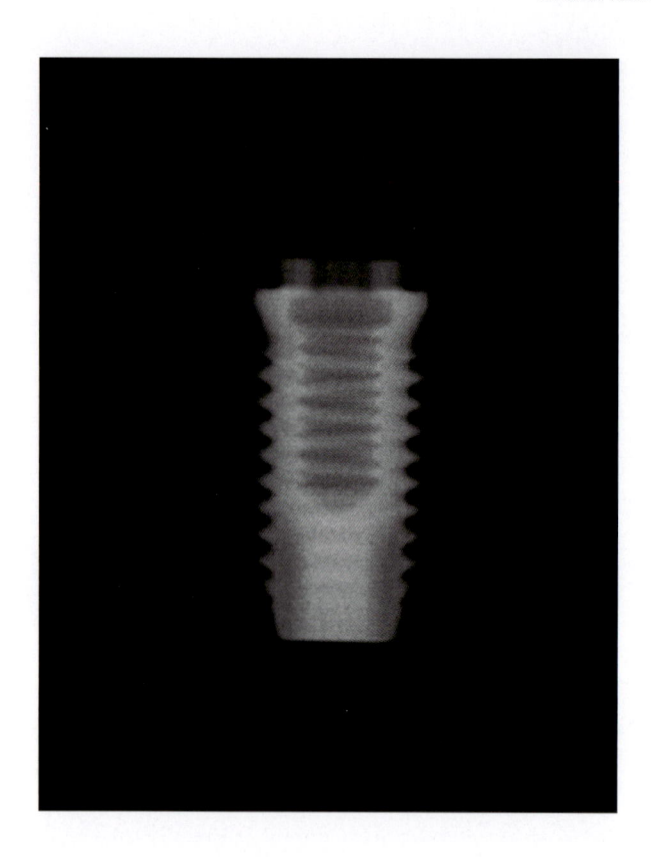

● フィクスチャーの特徴

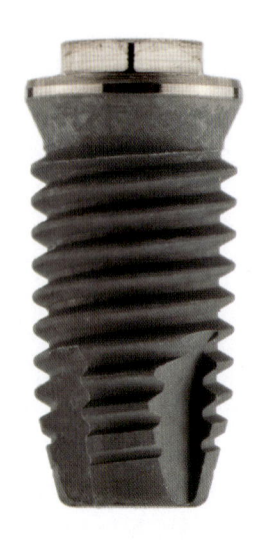

カラー部が狭く、頸部までスレッドがある。フィクスチャー表面はTiUnite加工で形状はストレート、カッティングチャンバーが広く、尖端に向かってしぼられている。尖端はわずかに丸みがある平面である。

● クレストモジュール

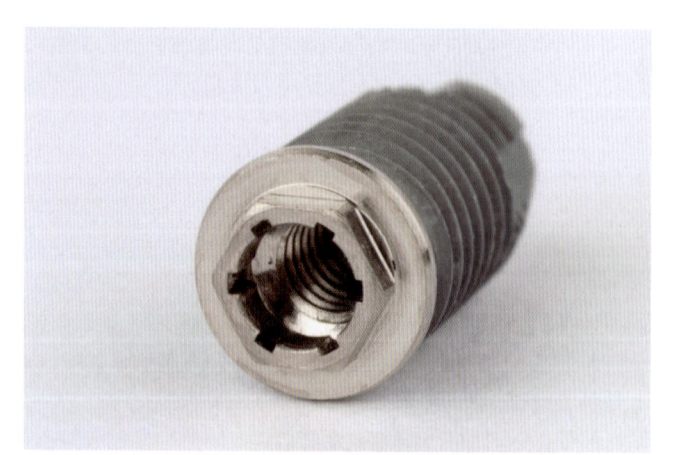

エクスターナルヘックスで、口腔内でクレストモジュールを確認できれば、システムを絞り込むことは比較的容易だと思われる。

● ドライバー先端の形状と径

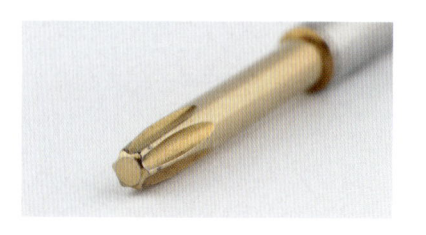

形状：ユニグリップ（オリジナル）

| Parallel walled |

● エックス線像のポイント

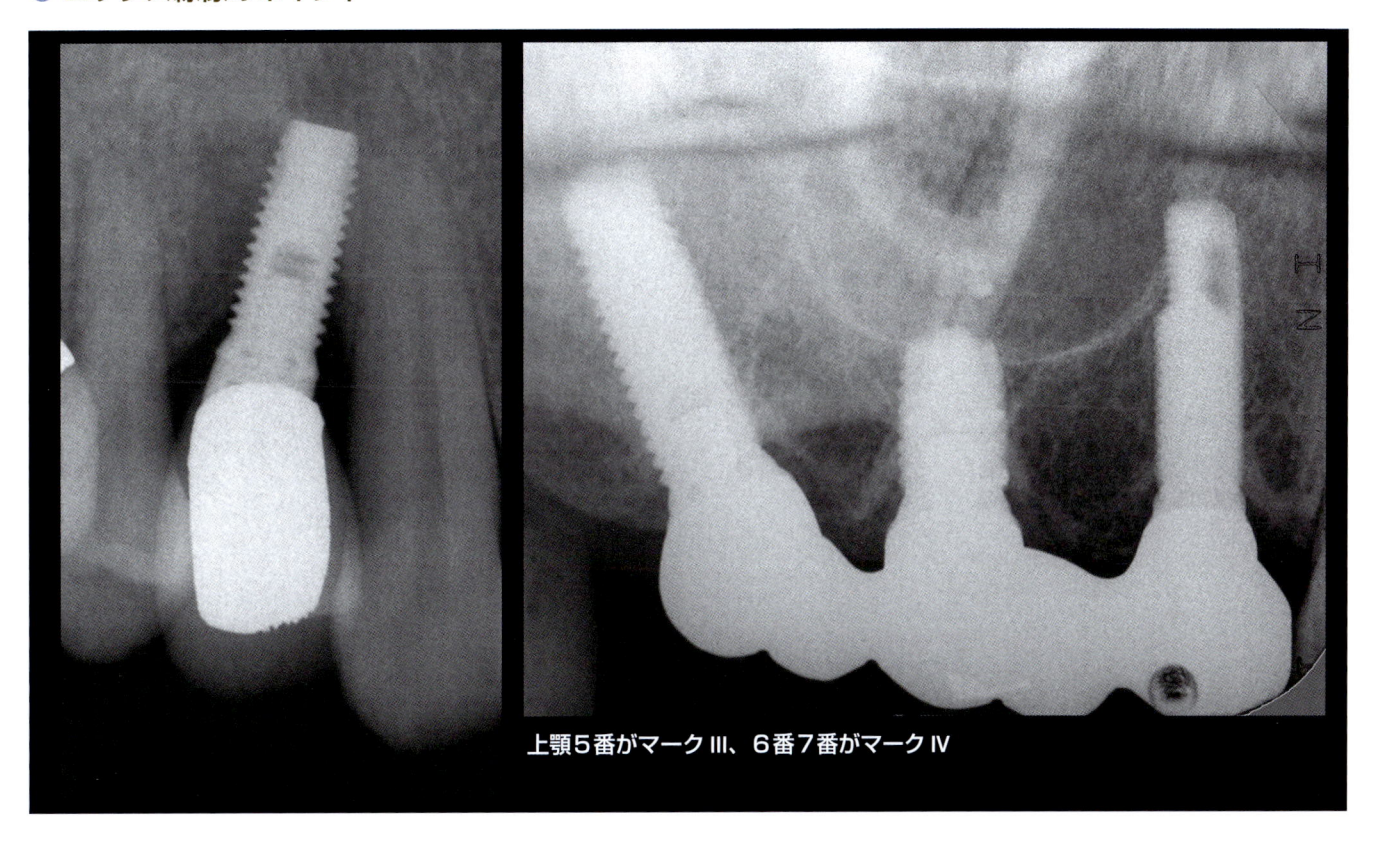

上顎5番がマークⅢ、6番7番がマークⅣ

● 他社比較エックス線像

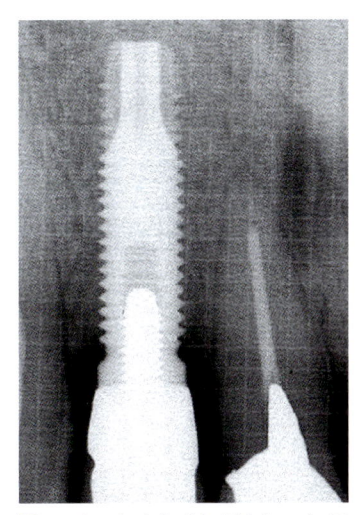

図a：オッセオタイト ストレート エクスターナル（P50）のエックス線像。フィクスチャーの内部スペースを示す透過像からみられる固定スクリューの尖端部がやや丸みを帯びている。

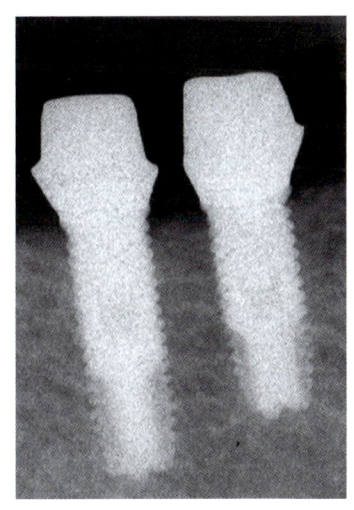

図b：ジーシーインプラント Re セティオ® ストレート（P70）のエックス線像。アバットメントとフィクスチャーの境界は不明瞭で、フィクスチャー尖端底面に十字溝の凹みが認められる。

フィクスチャーの尖端1/3～1/4の広いカッティングチャンバーが特徴である。スレッド部からカラー部までは外開きのテーパーが付与されており、カラー部は狭い。3iとの区別が難しい。

図aおよびbに他社の類似システムを掲載するので、比較してみたい。

● ブローネマルク マークⅣ

ノーベル・バイオケア・ジャパン株式会社
Tel. 03-6717-6191
www.nobelbiocare.co.jp

他医院で治療されたインプラントへの対応ガイド

Parallel walled

リプレイスセレクト ストレート
REPLACE SELECT STRAIGHT

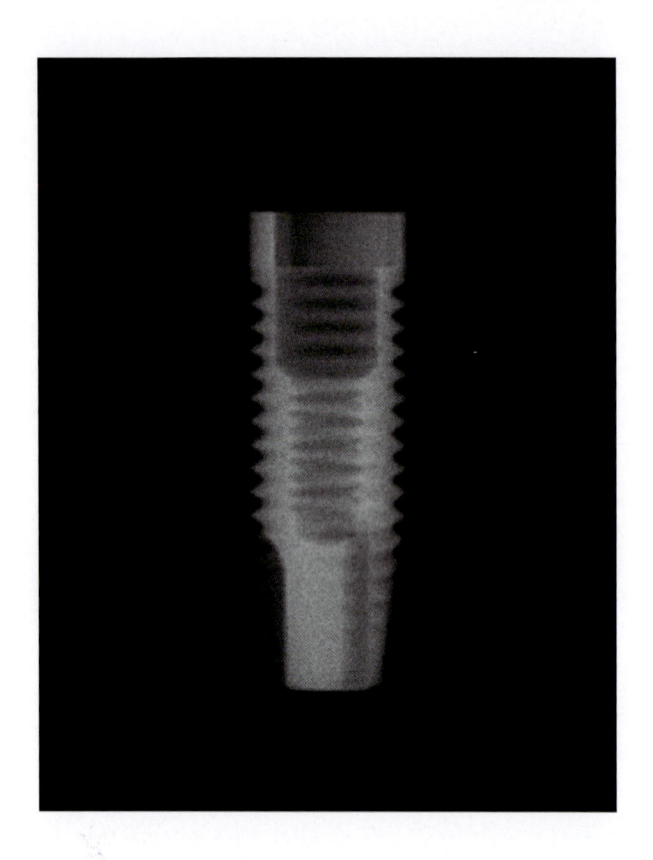

● フィクスチャーの特徴

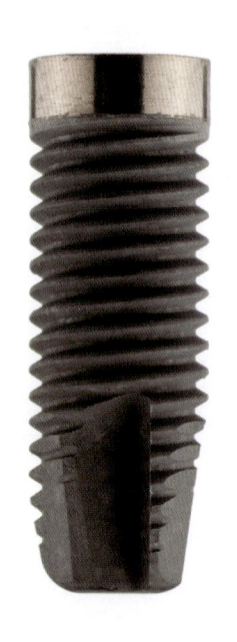

研磨面のカラー部を持つ。ブローネマルクシステムをベースとしており、尖端のテーパー形状が小さい。スレッドもブローネマルクシステムに類似している。

フィクスチャーは全面にTiUnite加工されている。スレッドは長さ・形態が尖端1/3〜1/4から少しずつ短く、鈍化している。

● クレストモジュール

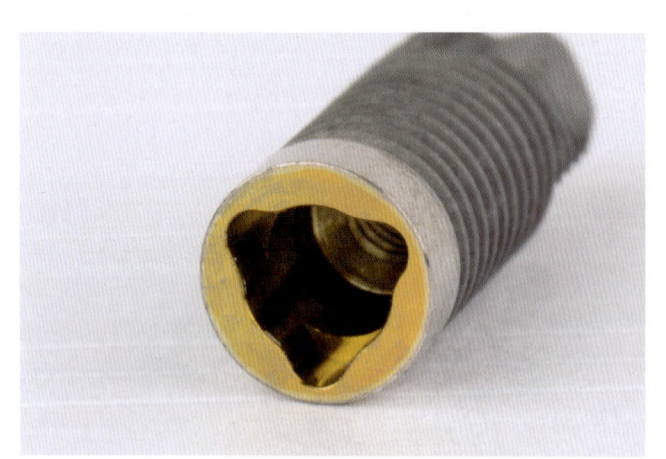

歪んだ三角おにぎりのような独特のインターナルコネクション機構を有しており、カラーコードされているので口腔内でクレストモジュールを確認できれば、システムを絞り込むことは比較的容易だと思われる。

● ドライバー先端の形状と径

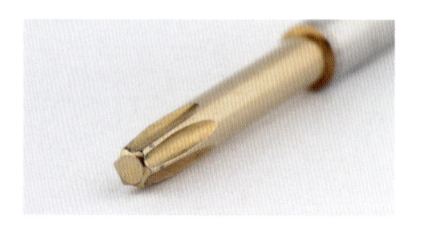

形状：ユニグリップ（オリジナル）

Parallel walled

● エックス線像のポイント

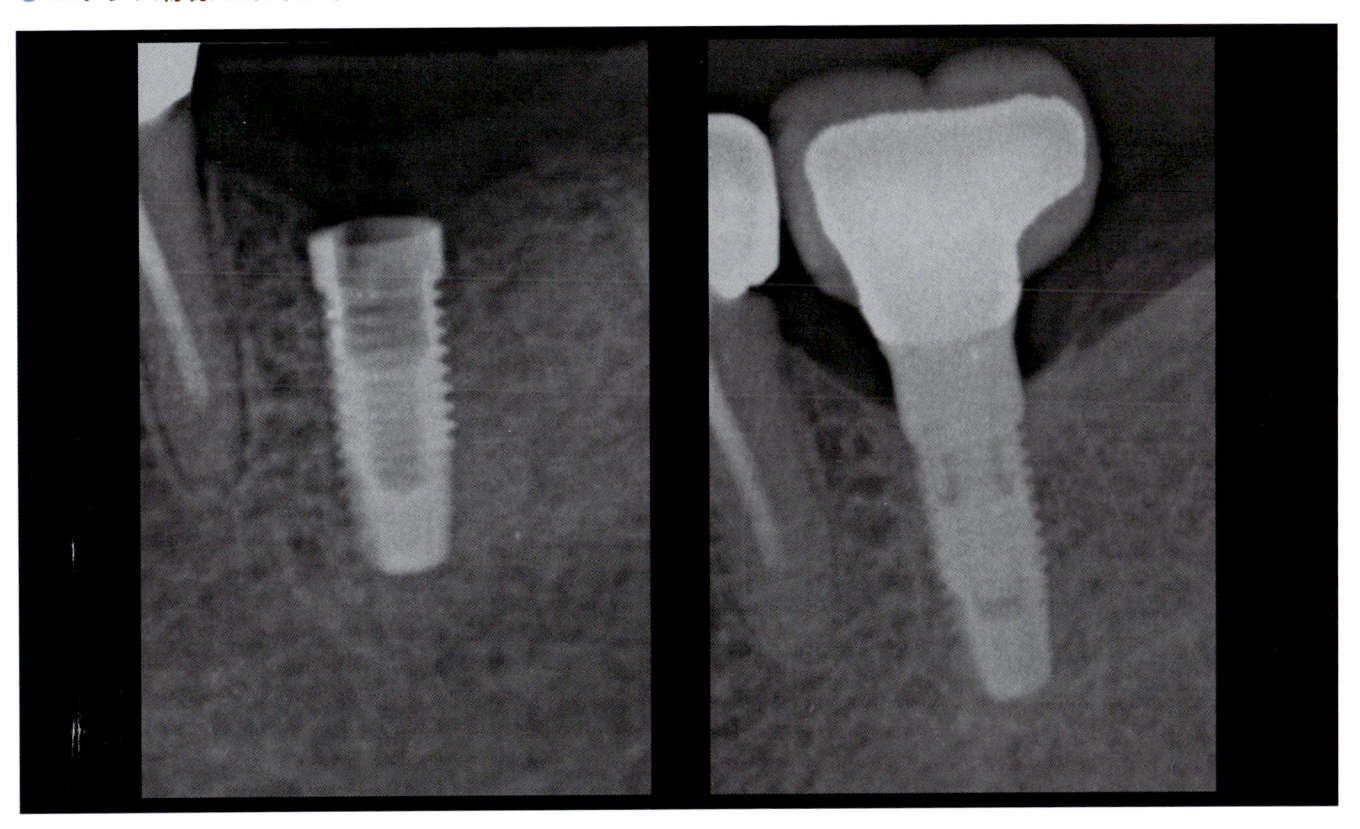

● 他社比較エックス線像

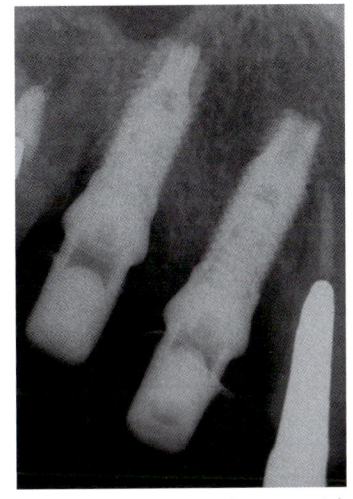

図a：オッセオタイト（ナノタイト）Certain® ストレート（P54）のエックス線像。Certain® は、プラットフォームから固定スクリュー部に至るまでに3カ所（撮影方向によっては2カ所）のステップがエックス線像にみられる。

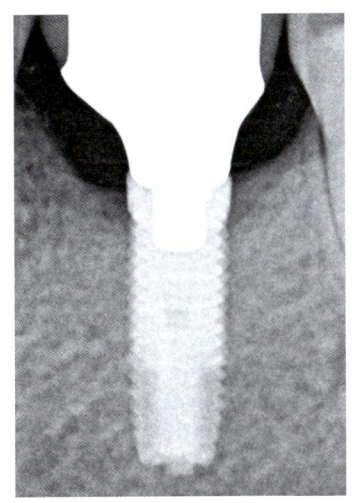

図b：ジーシーインプラント Re ジェネシオ® ストレート（P74）のエックス線像。フィクスチャー尖端底面に十字溝が付与されているので、尖端部に凹みが認められる。

　一般的なパラレルウォールドスレッドのフィクスチャーの場合は、類似した形状が多いため、まずコネクション様式がエクスターナルかインターナルかを確認する。インターナルの場合はフィクスチャー内部に嵌合機構が存在するため、プラットフォームからフィクスチャー内部にかけての一定の距離のテーパー形態やステップ形態などの像が存在する。

　本システムではフィクスチャー内部のスクリュー周囲のスペースを示す透過像がみられることでブローネマルクシステムとの判別ができる。

　図aおよびbに他社の類似システムを掲載するので、比較してみたい。

● リプレイスセレクト ストレート

ノーベル・バイオケア・ジャパン株式会社
Tel. 03-6717-6191
www.nobelbiocare.co.jp

他医院で治療されたインプラントへの対応ガイド

Parallel walled

ノーベルリプレイス ストレート グルービー
NOBELREPLACE™ STRAIGHT GROOVY

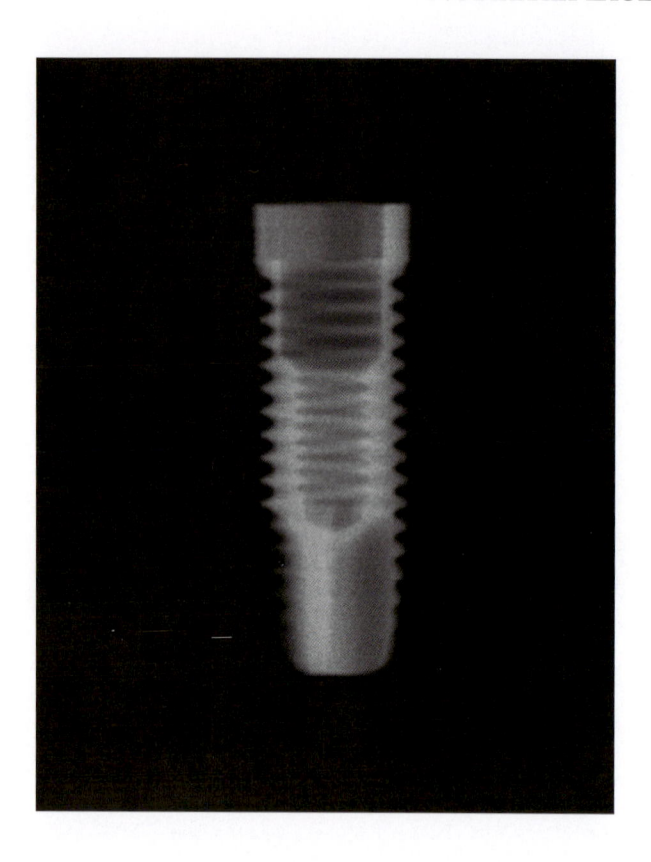

● フィクスチャーの特徴

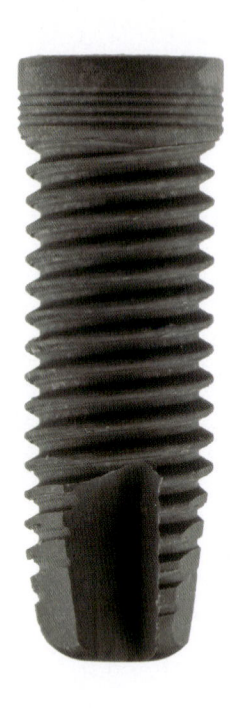

　カラー部はマイクロスレッドと TiUnite 加工。ブローネマルクシステムをベースとしており、尖端のテーパー形状が小さい。スレッドもブローネマルクシステムに類似している。
　スレッドの下部側面にマイクログルーブが付与されており、尖端のテーパー形状がセレクトより大きい。
　フィクスチャーは全面に TiUnite 加工されている。スレッドは長さ・形態が尖端1/3～1/4から少しずつ短く、鈍化している。

● クレストモジュール

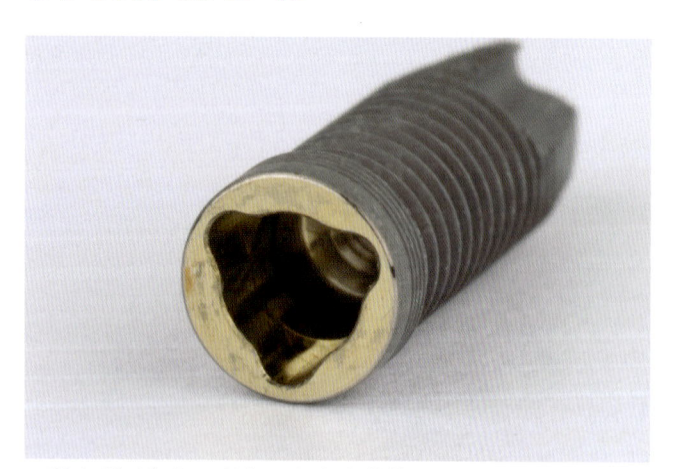

歪んだ三角おにぎりのような独特のインターナルコネクション機構を有しており、カラーコードされているので口腔内でクレストモジュールを確認できれば、システムを絞り込むことは比較的容易だと思われる。

● ドライバー先端の形状と径

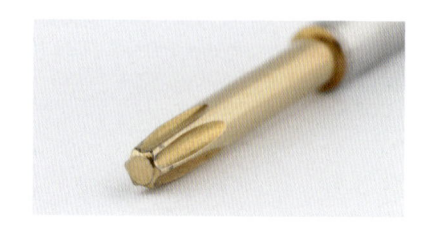

形状：ユニグリップ（オリジナル）

Parallel walled

● エックス線像のポイント

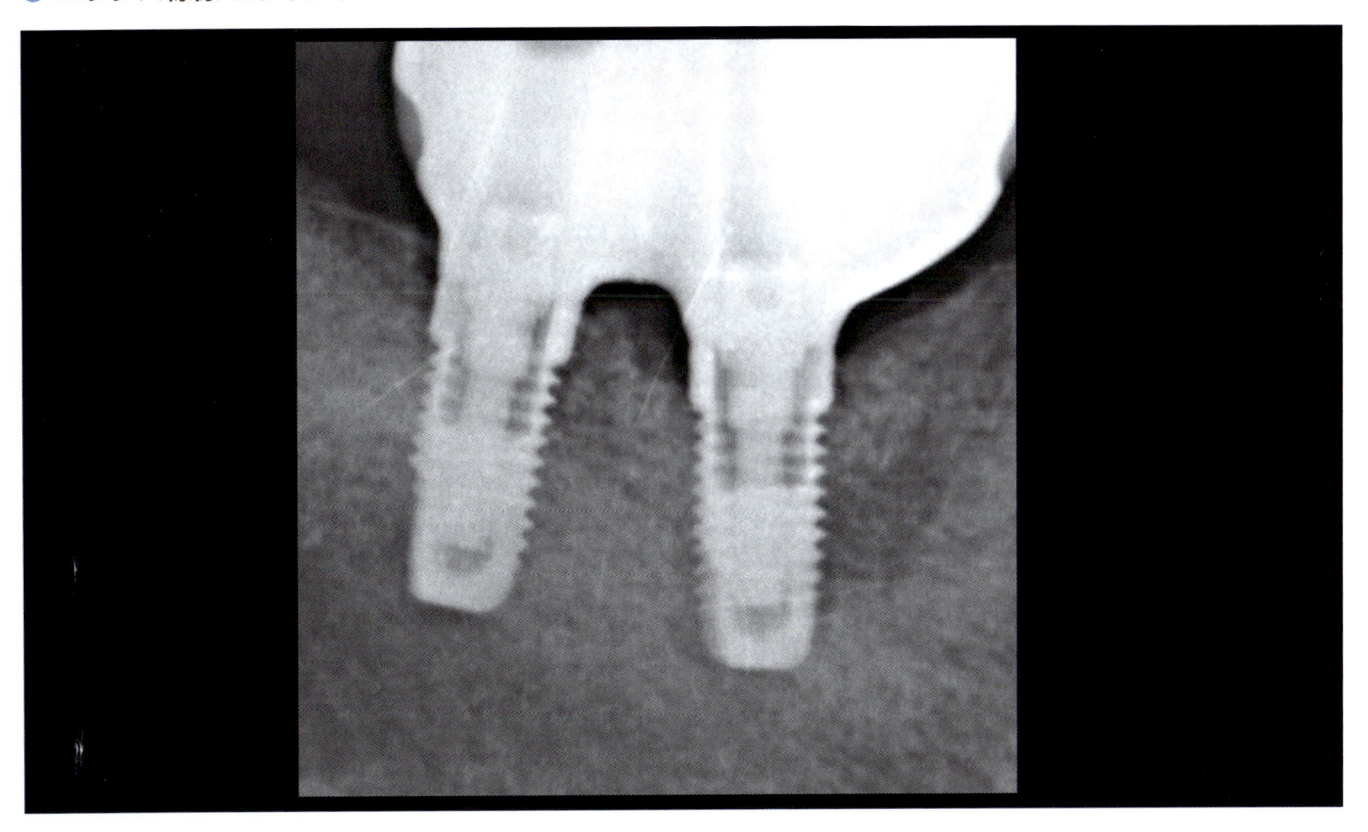

● 他社比較エックス線像

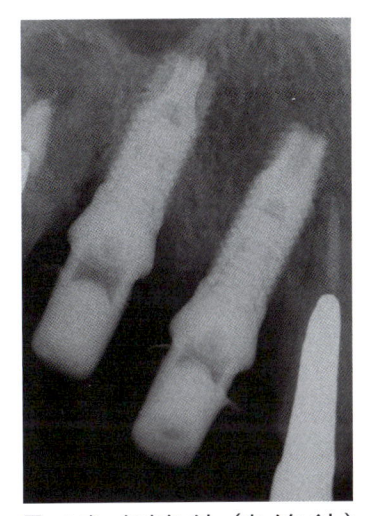

図a：オッセオタイト（ナノタイト）Certain® ストレート（P54）のエックス線像。Certain® は、プラットフォームから固定スクリュー部に至るまでに3カ所（撮影方向によっては2カ所）のステップがエックス線像にみられる。

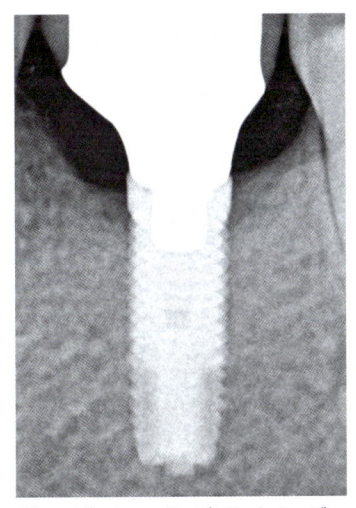

図b：ジーシーインプラントReジェネシオ®ストレート（P74）のエックス線像。フィクスチャー尖端底面に十字溝が付与されているので、尖端部に凹みが認められる。

フィクスチャー内部に嵌合機構が存在するため、インターナルコネクションであることがわかる。また、フィクスチャー内部のスクリュー周囲にスペースを示す透過像がみられる。カラー部はマイクロスレッドがあるため、直線ではなく、歪んでみえる。テーパー形状は強い。

図aおよびbに他社の類似システムを掲載するので、比較してみたい。

● ノーベルリプレイス ストレート グルービー

ノーベル・バイオケア・ジャパン株式会社
Tel. 03-6717-6191
www.nobelbiocare.co.jp

Parallel walled

ノーベルスピーディー・グルービー
NOBELSPEEDY™ GROOVY

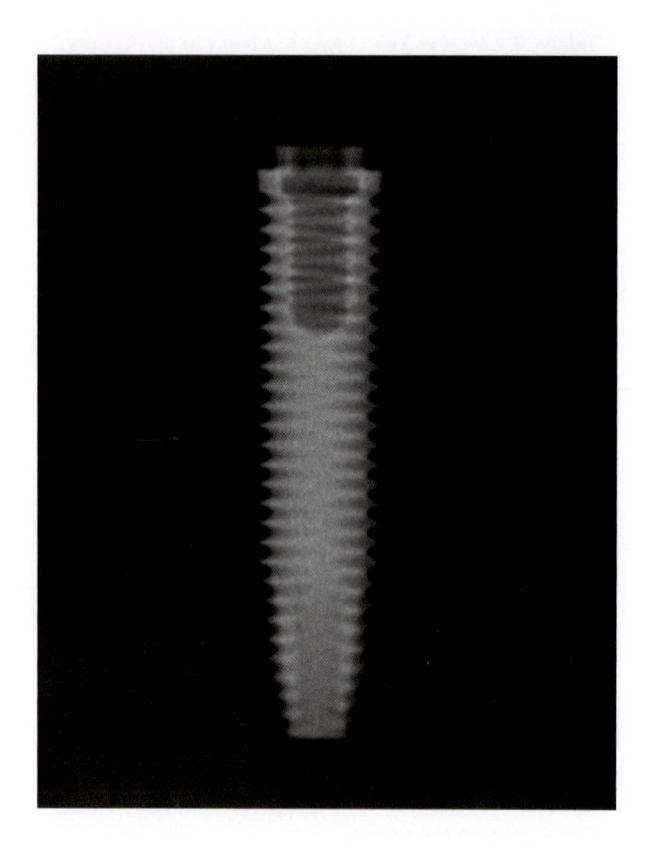

● フィクスチャーの特徴

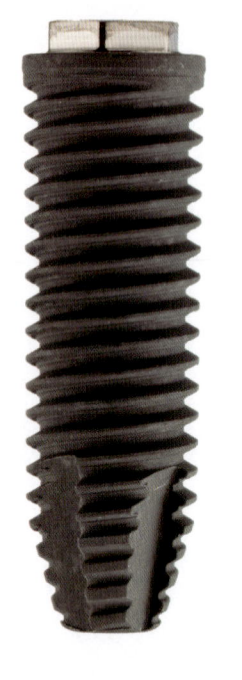

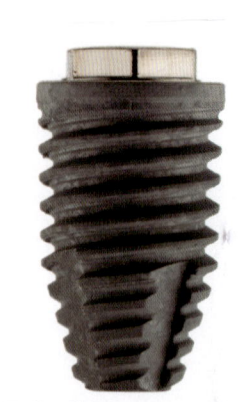

スピーディー・ショーティー

　カラー部はマイクロスレッドと TiUnite 加工。
　フィクスチャーは TiUnite 加工で、形状はほぼストレート。カッティングチャンバーはやや狭く、チャンバー部からテーパー形状である。スレッドの下部にマイクログルーブがある。尖端は狭い平面である。
　同様の仕様で長さが短いスピーディー・ショーティーがある。

● クレストモジュール

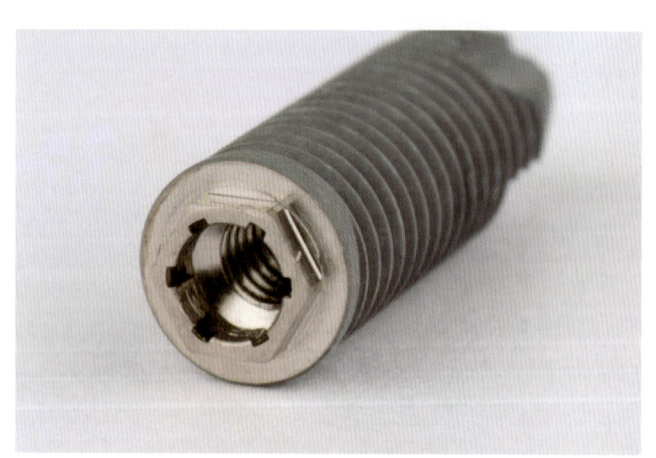

　エクスターナルヘックスで、口腔内でクレストモジュールを確認できれば、システムを絞り込むことは比較的容易だと思われる。

● ドライバー先端の形状と径

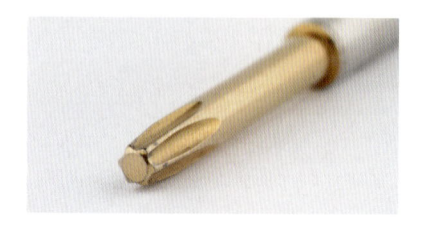

形状：ユニグリップ（オリジナル）

46

Parallel walled

● エックス線像のポイント

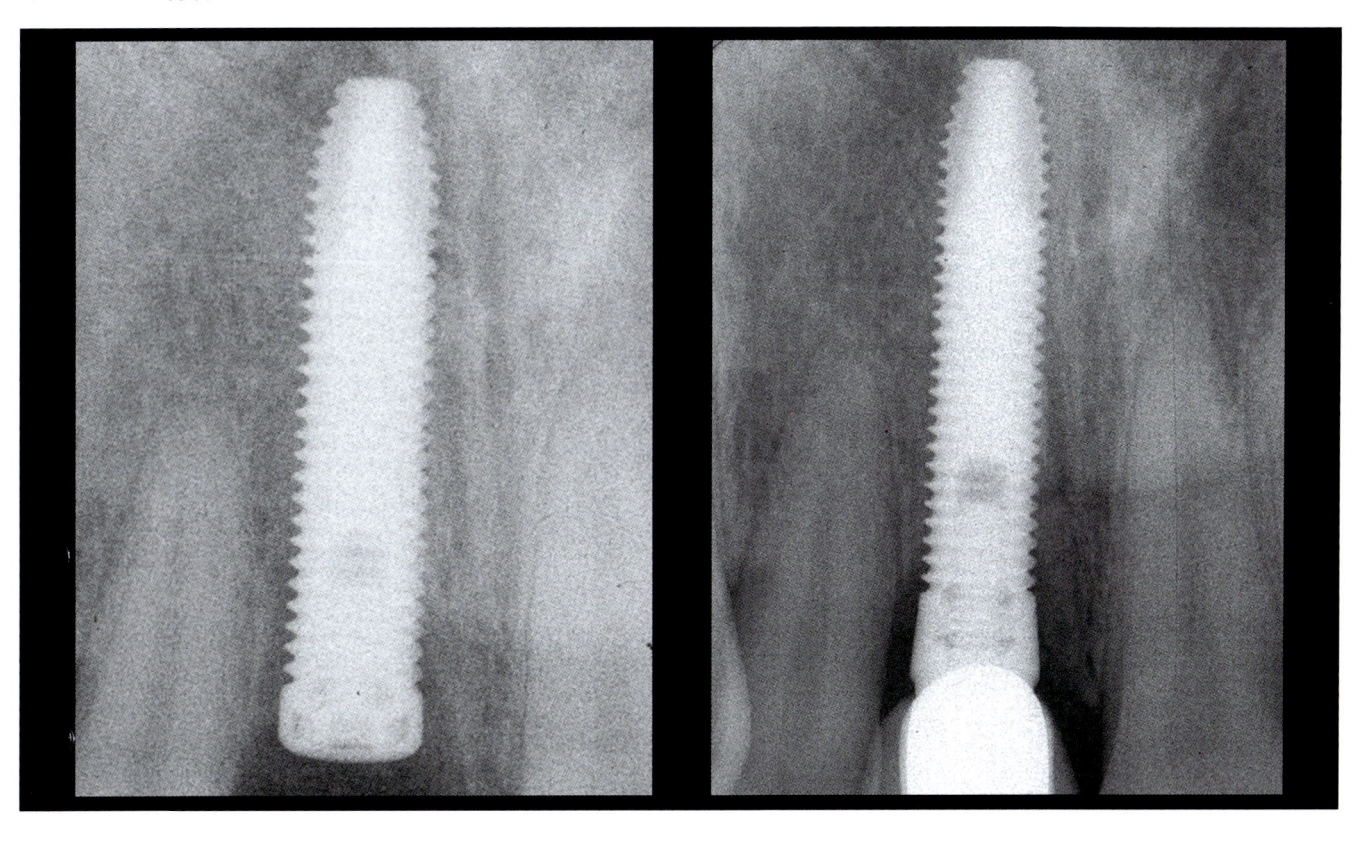

● 他社比較エックス線像

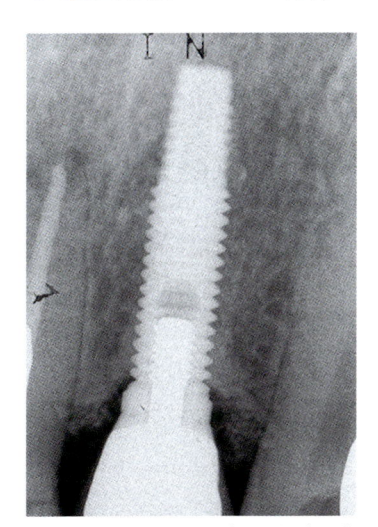

図a：レストアーインプラント（P68）のエックス線像。フィクスチャー尖端部のテーパーは比較的広い範囲に付与されている。また、テーパーの角度は緩い。

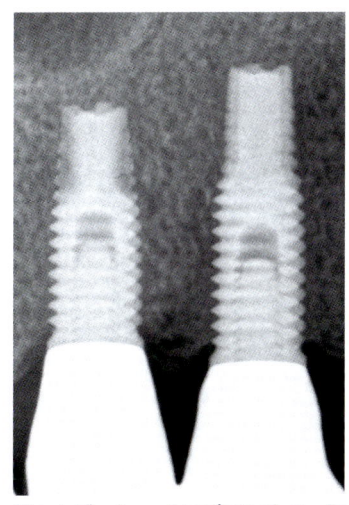

図b：ジーシーインプラントReセティオ®テーパー（P72）のエックス線像。フィクスチャー尖端底面に十字溝の凹みが認められる。

フィクスチャーはストレートにみえ、ミサイル型である。カッティングチャンバーははっきりしない。

図aおよびbに他社の類似システムを掲載するので、比較してみたい。

● ノーベルスピーディー・グルービー

ノーベル・バイオケア・ジャパン株式会社
Tel. 03-6717-6191
www.nobelbiocare.co.jp

Parallel walled

ノーベルスピーディー・リプレイス
NOBELSPEEDY™ REPLACE

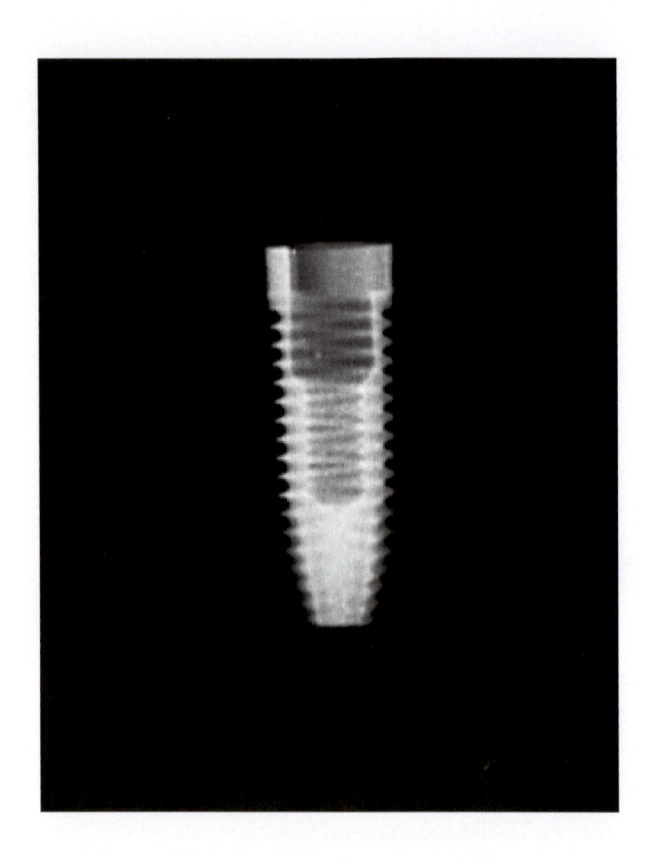

● フィクスチャーの特徴

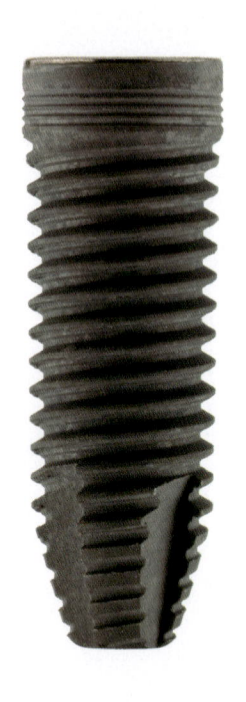

　カラー部はマイクロスレッドと TiUnite 加工。フィクスチャーは TiUnite 加工で、形状はほぼストレート。カッティングチャンバーはやや狭く、チャンバー部からテーパー形状である。スレッドの下部にマイクロスレッドがある。尖端は狭い平面である。

● クレストモジュール

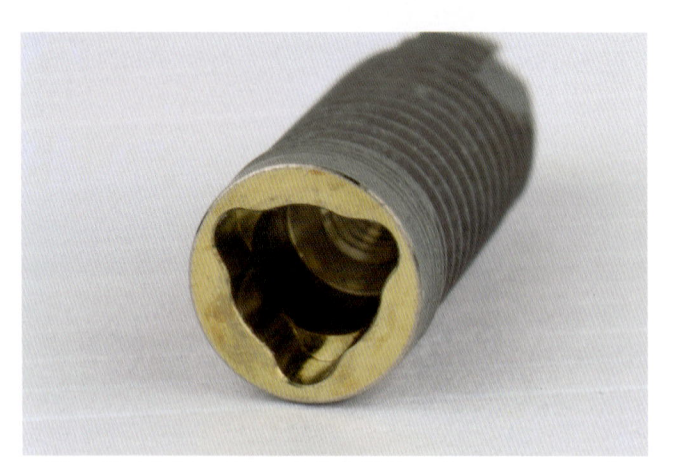

　歪んだ三角おにぎりのような独特のインターナルコネクション機構を有しており、カラーコードされているので口腔内でクレストモジュールを確認できれば、システムを絞り込むことは比較的容易だと思われる。

● ドライバー先端の形状と径

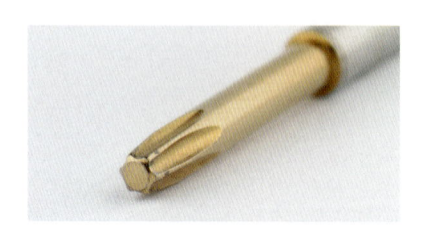

　形状：ユニグリップ（オリジナル）

Parallel walled

● エックス線像のポイント

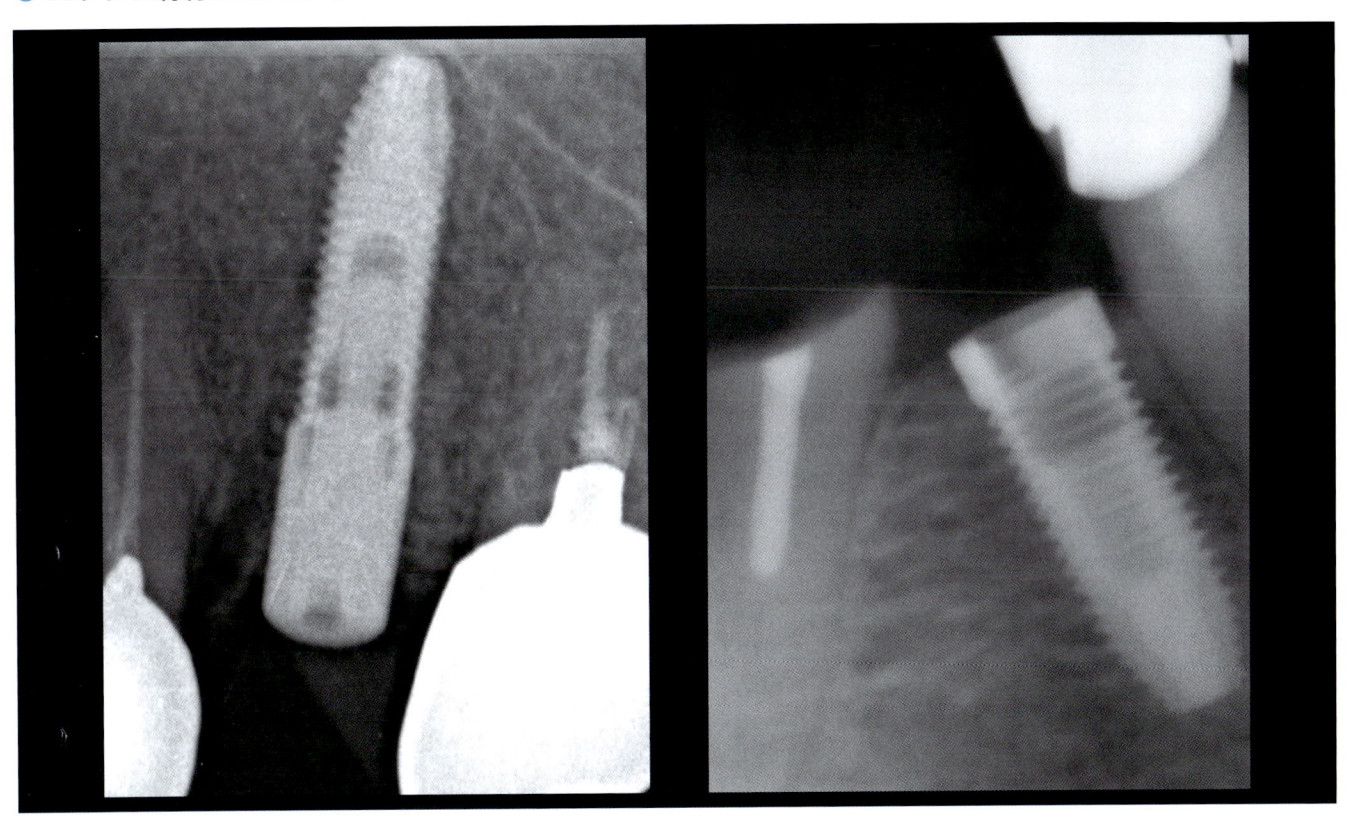

● 他社比較エックス線像

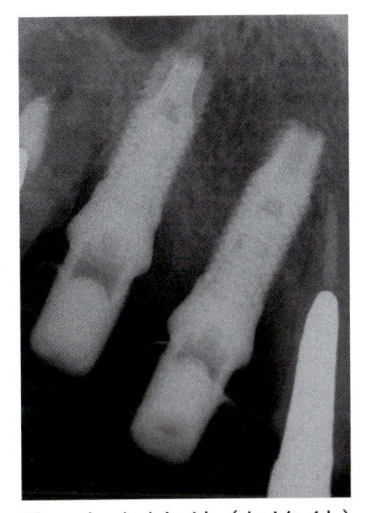

図a：オッセオタイト（ナノタイト）Certain® ストレート（P54）のエックス線像。Certain® は、プラットフォームから固定スクリュー部に至るまでに3カ所（撮影方向によっては2カ所）のステップがエックス線像にみられる。

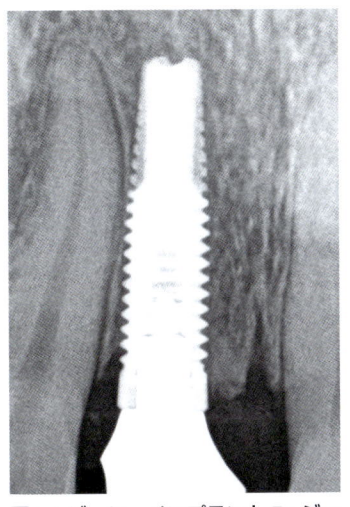

図b：ジーシーインプラントReジェネシオ®テーパー（P76）のエックス線像。フィクスチャー尖端底面に十字溝が付与されているので、尖端部に凹みが認められる。

フィクスチャーはストレートにみえ、ミサイル型である。カッティングチャンバーははっきりしない。

図aおよびbに他社の類似システムを掲載するので、比較してみたい。

● ノーベルスピーディー・リプレイス

ノーベル・バイオケア・ジャパン株式会社
Tel. 03-6717-6191
www.nobelbiocare.co.jp

Parallel walled

オッセオタイト ストレート エクスターナル
OSSEOTITE Straight External hex

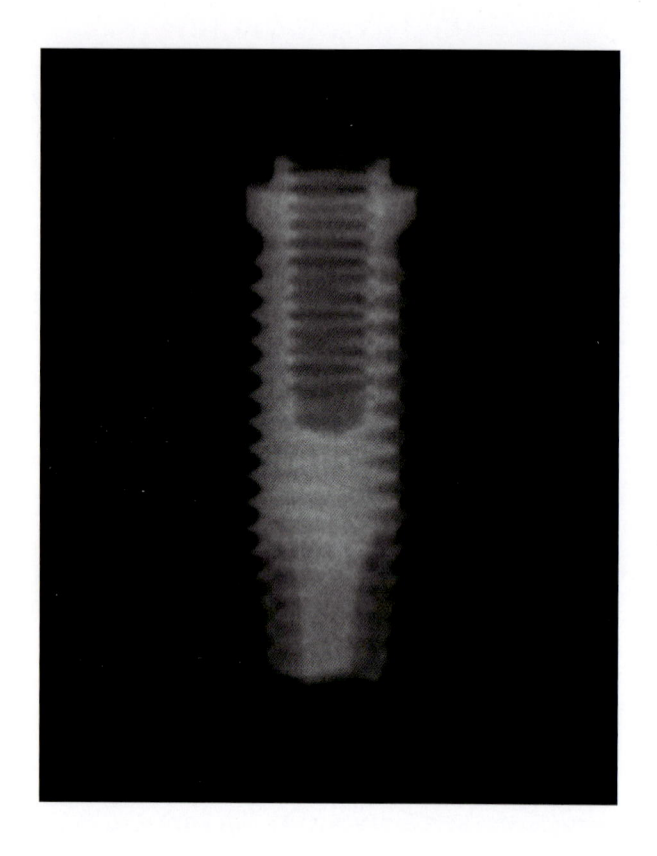

● エックス線像形態が共通のフィクスチャー

エクスターナルヘックス
カラー部（研磨面）

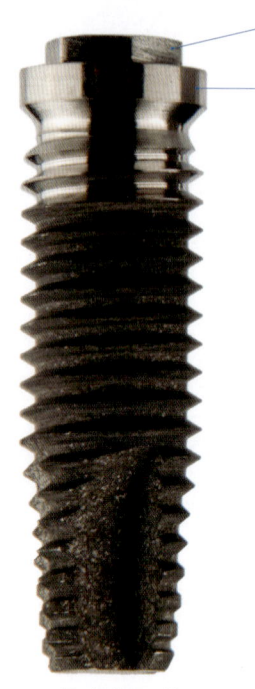

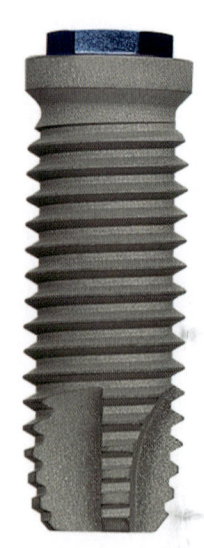

ハイブリッド　　　フルオッセオタイト

オッセオタイト ストレート エクスターナルにはフィクスチャー頸部（3スレッド）に研磨面が存在するハイブリッドと、フィクスチャー全面に表面処理が施されたフルオッセオタイトがある。エックス線像上では双方とも同じ形態を示す。

● クレストモジュール

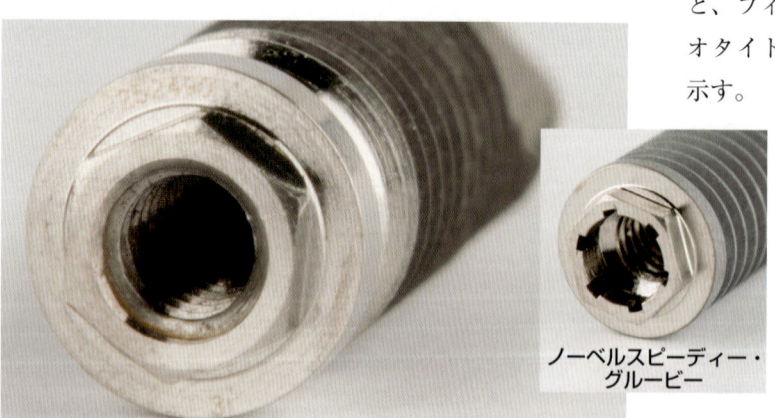

ノーベルスピーディー・グルービー

六角柱がフィクスチャーのプラットフォームから外部に突出したようなエクスターナルコネクション機構を有している。いわゆる外部六角構造（エクスターナルヘックス）と呼ばれている結合様式である。フィクスチャーマウントで埋入するのでブローネマルクマークIIIなどと違って内部に嵌合部は存在しない。

● ドライバー先端の形状と径

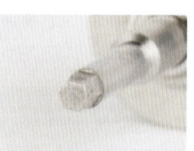

形状：六角
径：1.185mm（先端部）〜 1.22mm

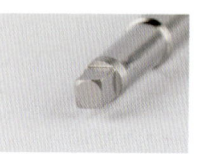

形状：四角
径：1.3mm

50

Parallel walled

● エックス線像のポイント

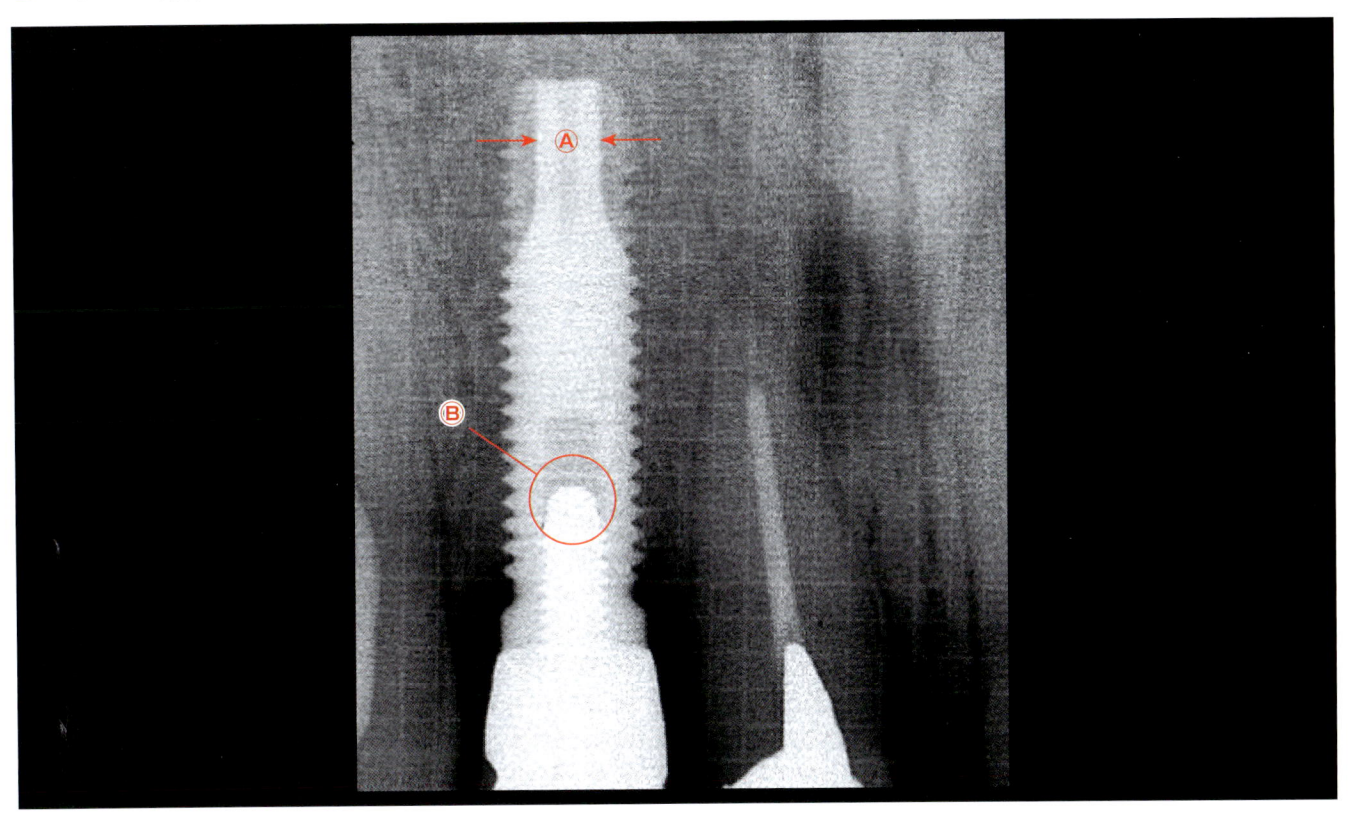

● 他社比較エックス線像

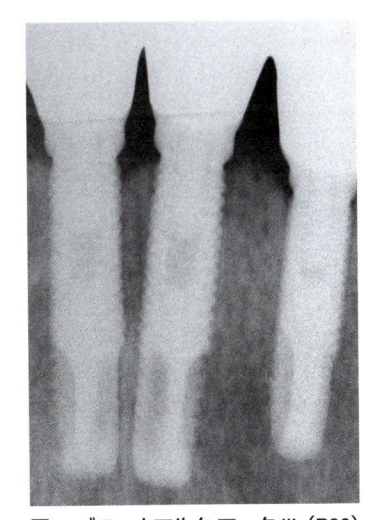

図a：ブローネマルク マークⅢ（P36）のエックス線像。カッティングチャンバーが深めなのでスリット間の幅が狭くみえる。また、フィクスチャー内部の透過像にみえる固定スクリューの尖端部はほぼフラットである。

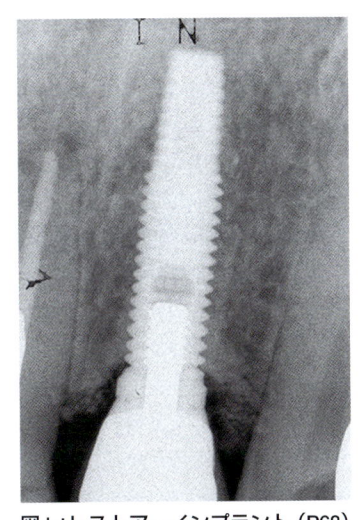

図b：レストアーインプラント（P68）のエックス線像。フィクスチャー尖端部はテーパーが付与されスレッドは徐々に小さくなっている。カッティングチャンバーは浅めなのでエックス線像には反映されにくい。また、固定スクリューの尖端部はほぼフラットである。

　特にブローネマルクシステムのマークⅡあるいはマークⅢとよく似た像を示すが、フィクスチャー尖端部のカッティングチャンバーが浅めなのでスリット間の幅が広くみえる（Ⓐ部）。また、フィクスチャーの内部スペースを示す透過像からみられる固定スクリューの尖端部がやや丸みを帯びていることもポイントとなる（Ⓑ部）。
　図aおよびbに他社の類似システムを掲載するので、比較してみたい。

● オッセオタイト ストレート エクスターナル

ジンマー・バイオメット・デンタル 株式会社
Tel. 0120-318-418
www.biomet3i.jp

Parallel walled

オッセオタイト XP エクスターナル
OSSEOTITE XP EXTERNAL HEX

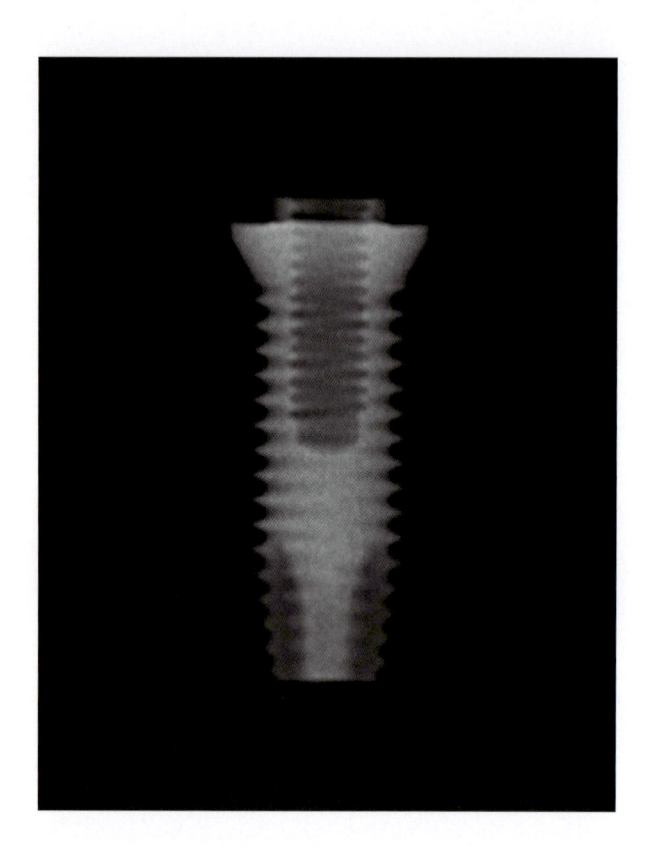

● エックス線像形態が共通のフィクスチャー

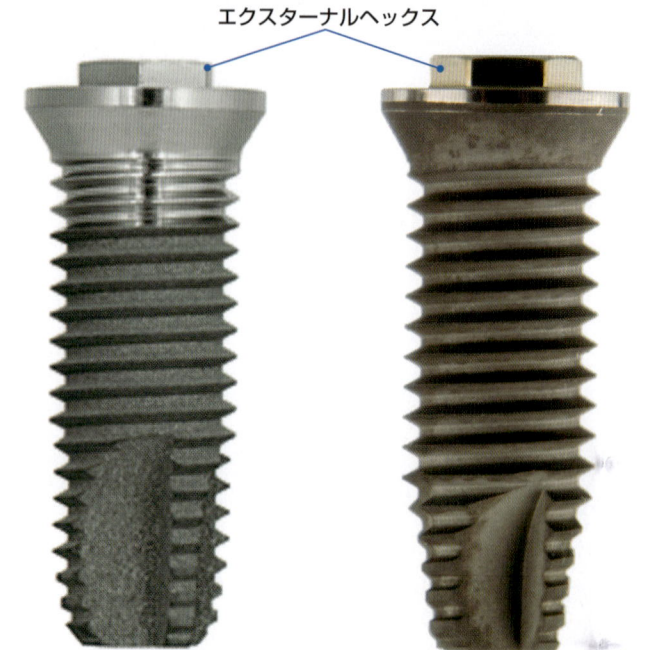

エクスターナルヘックス

ハイブリッド　　　フルオッセオタイト

形状・形態は変わらないが、フィクスチャーのほぼ全面にOSSEOTITEの表面処理が施されているフルオッセオタイトと、フィクスチャー頸部（3スレッド）に研磨面が存在するハイブリッドの2種類がある。エックス線像上では双方とも同じ形態を示す。広いプラットフォームを有しているのが特徴で、プラットフォームシフティングにも適している。

● クレストモジュール

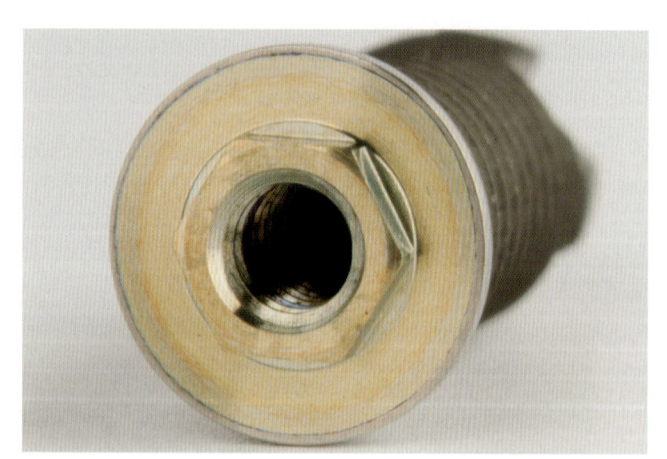

六角柱がフィクスチャーのプラットフォームから外部に突出したようなエクスターナルコネクション機構を有している。いわゆる外部六角構造（エクスターナルヘックス）と呼ばれている結合様式である。

● ドライバー先端の形状と径

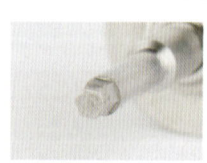

形状：六角
径：1.185mm（先端部）〜 1.22mm

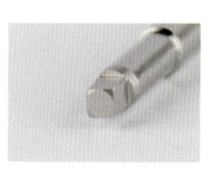

形状：四角
径：1.3mm

| Parallel walled |

● **エックス線像のポイント**

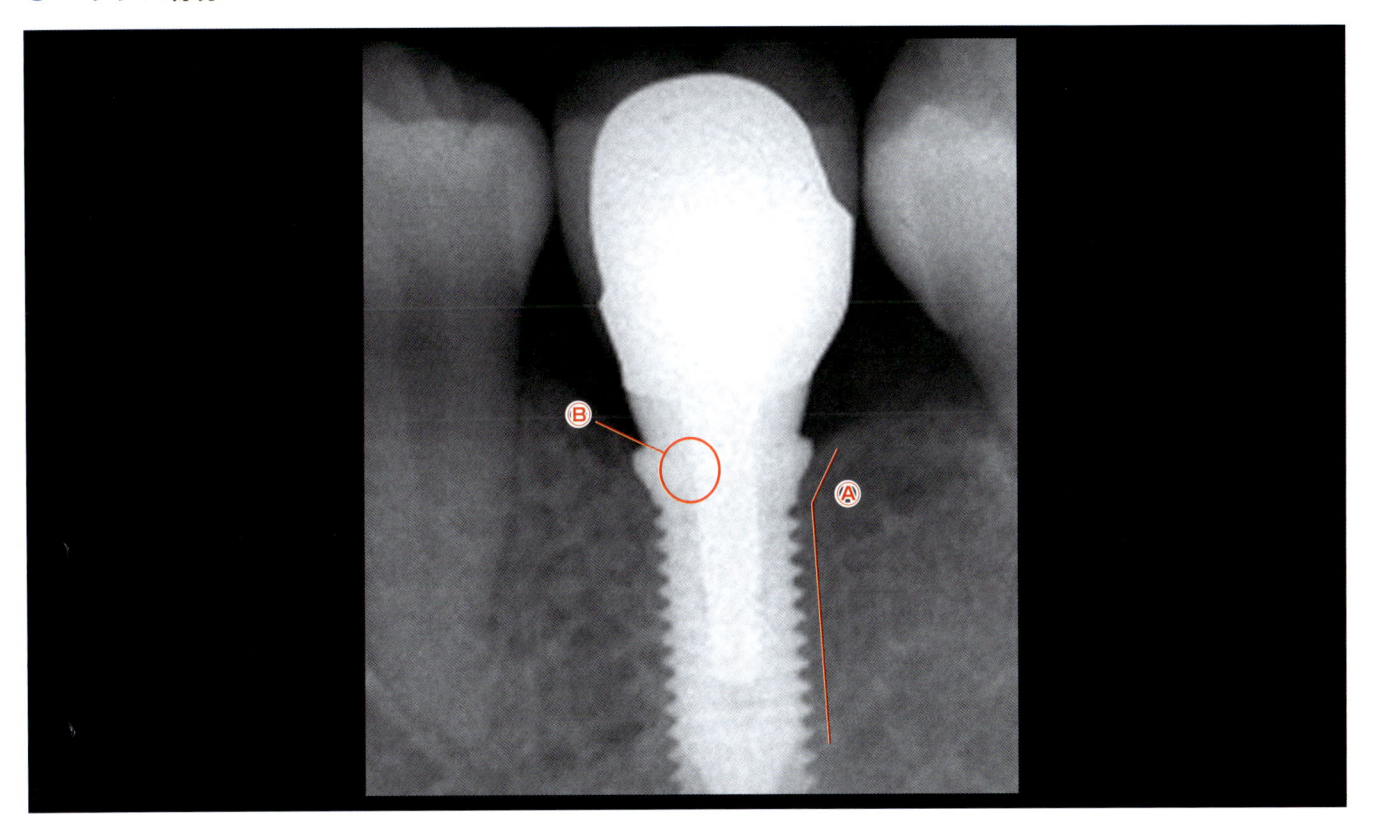

　フィクスチャー尖端部から第一スレッドまでは一般的なパラレルウォールドタイプのスレッド形態を示し、第一スレッド部からプラットフォーム部にかけてラッパ状に広がった独特な形態を示す（Ⓐ部）。このような形態を有したフィクスチャーは少ないためシステムの特定は比較的容易だと思われる。

　次に、同じバイオメット3iのシステムにおいてエクスターナルかインターナルのCertain®かということになるが、鑑別法としてはフィクスチャーの内部スペースを示す透過像からみられる固定スクリューがプラットフォーム部から平行に延びていることでエクスターナルであることがわかる（Ⓑ部）。インターナルの場合はフィクスチャー内部に嵌合機構が存在するため、プラットフォームからフィクスチャー内部にかけての一定の距離のテーパー形態やステップ形態などの像が存在する。

● オッセオタイト XP エクスターナル

ジンマー・バイオメット・デンタル 株式会社
Tel. 0120-318-418
www.biomet3i.jp

> Parallel walled

オッセオタイト（ナノタイト）Certain® ストレート
OSSEOTITE (NANOTITE™) CERTAIN® STRAIGHT

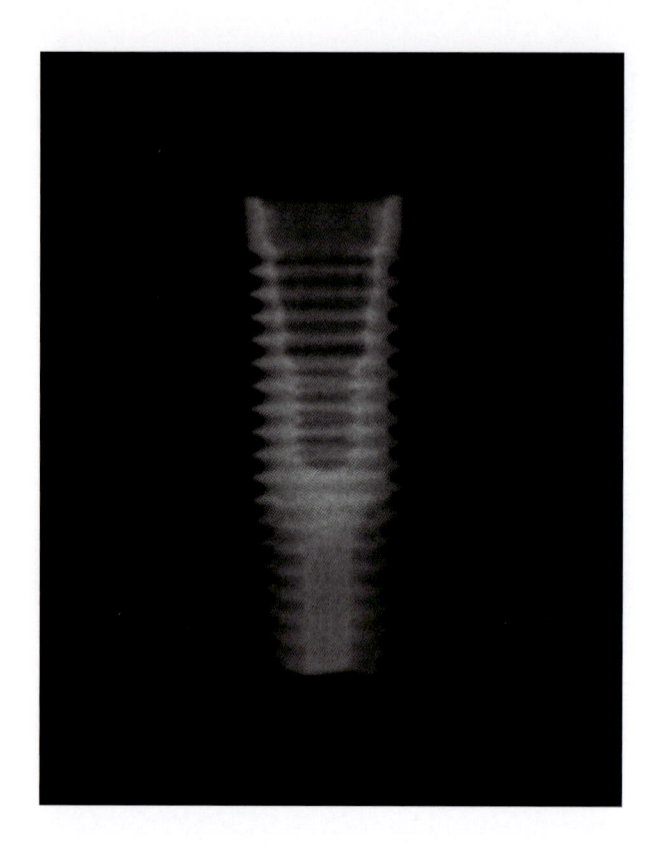

● エックス線像形態が共通のフィクスチャー

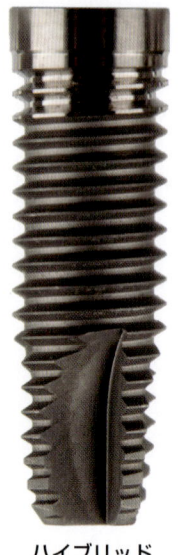

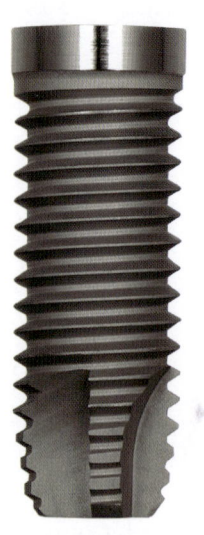

ハイブリッド　　　ナノタイト

オッセオタイト Certain® ストレート（パラレルウォールド）にはフィクスチャー頸部（3スレッド）に研磨面が存在するハイブリッドと、フィクスチャー全面に OSSEOTITE 表面処理が施されたフルオッセオタイトに加えて、新たな表面処理である NanoTite™ パラレル・ウォールドが加わった。エックス線像上ではどれも同じ形態を示す。Certain® とは独自のインターナルコネクション様式の名称である。

● クレストモジュール

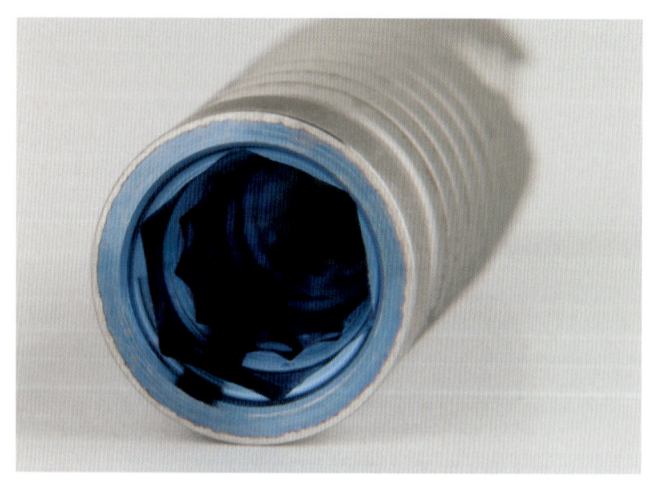

六角の内部嵌合部（インターナルヘックス）のすぐ下方に12角のダブルヘックスが付与されたコネクション機構を有している。

● ドライバー先端の形状と径

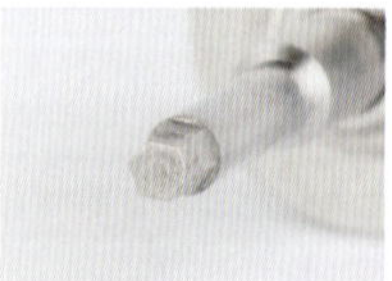

形状：六角
径：1.185mm（先端部）〜1.22mm

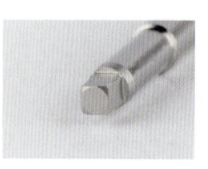

形状：四角
径：1.3mm

Parallel walled

● エックス線像のポイント

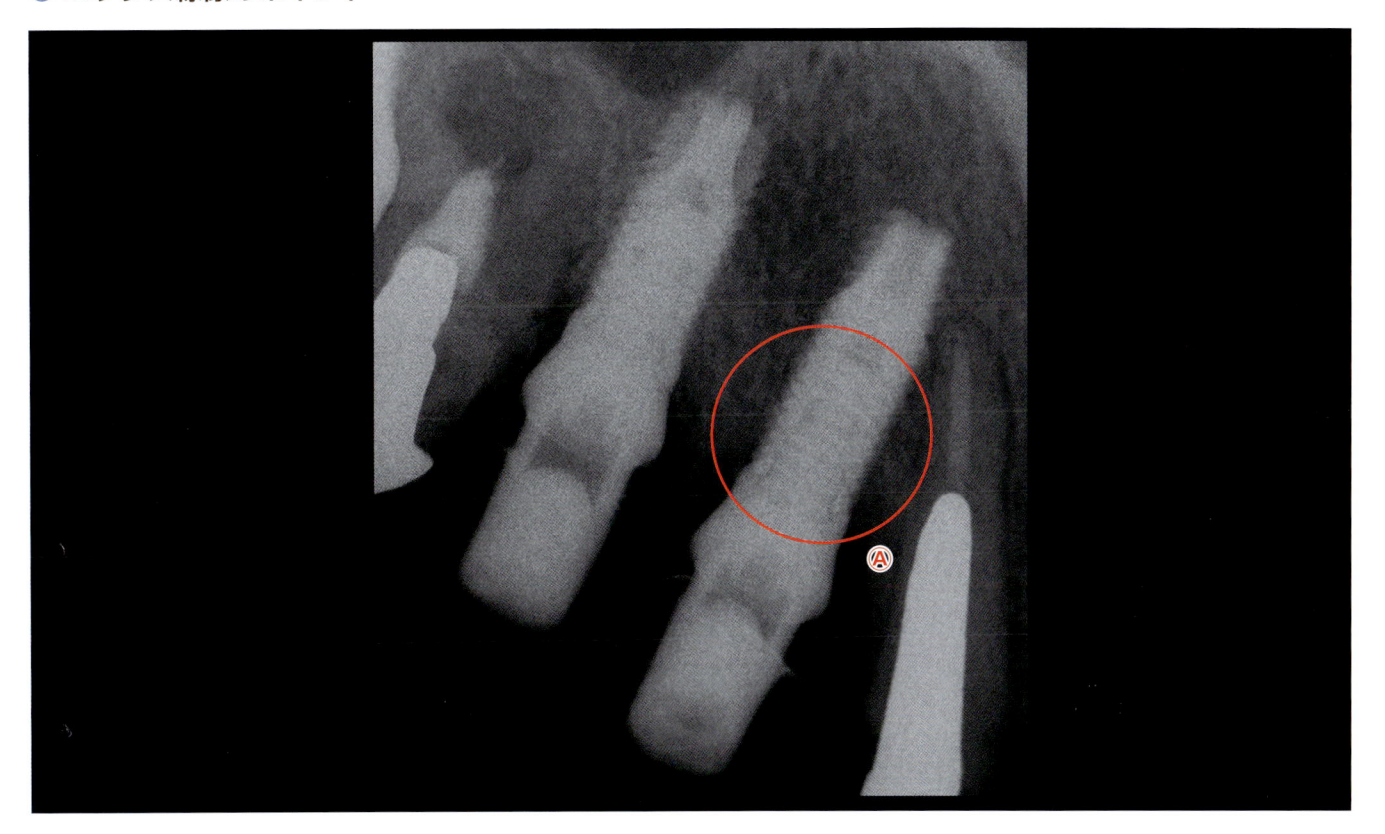

● 他社比較エックス線像

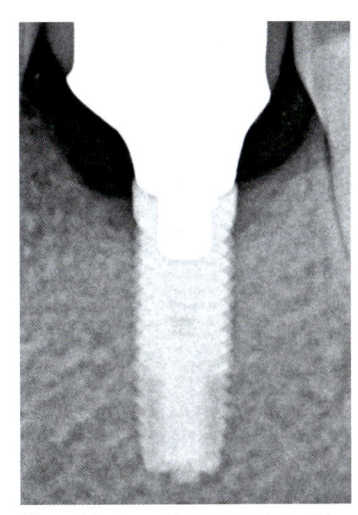

図a：ジーシーインプラント Re ジェネシオ®ストレート（P74）のエックス線像。フィクスチャー内部の嵌合機構は1カ所のステップしか認められない。また、フィクスチャー尖端底面に十字溝が付与されているので、尖端部に凹みが認められるのもジーシーインプラントの特徴である。

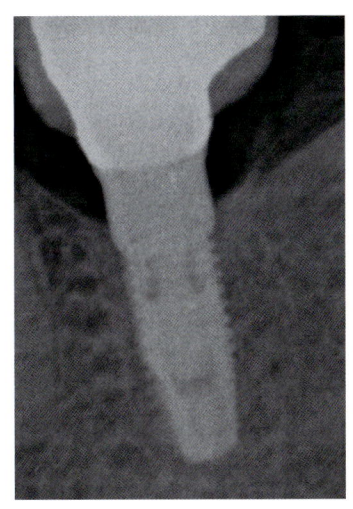

図b：リプレイスセレクト ストレート（P42）のエックス線像。フィクスチャー内部の嵌合機構は1カ所のステップでスクリューに移行している。固定スクリュー部分が比較的長い。

　一般的なパラレルウォールドスレッドのフィクスチャーの場合は、まずコネクション様式がエクスターナルかインターナルかを確認する。インターナルの場合はフィクスチャー内部に嵌合機構が存在するため、プラットフォームからフィクスチャー内部にかけての一定の距離のテーパー形態やステップ形態などの像が存在する。バイオメット3i独自のインターナルコネクション様式であるCertain®は、プラットフォームから固定スクリュー部に至るまでに3カ所（撮影方向によっては2カ所）のステップがエックス線像にみられる（Ⓐ部）。

　図aおよびbに他社の類似システムを掲載するので、比較してみたい。

● オッセオタイト（ナノタイト）Certain® ストレート
ジンマー・バイオメット・デンタル 株式会社
Tel. 0120-318-418
www.biomet3i.jp

他医院で治療されたインプラントへの対応ガイド

Parallel walled

オッセオタイト XP Certain®
OSSEOTITE XP CERTAIN®

● エックス線像形態が共通のフィクスチャー

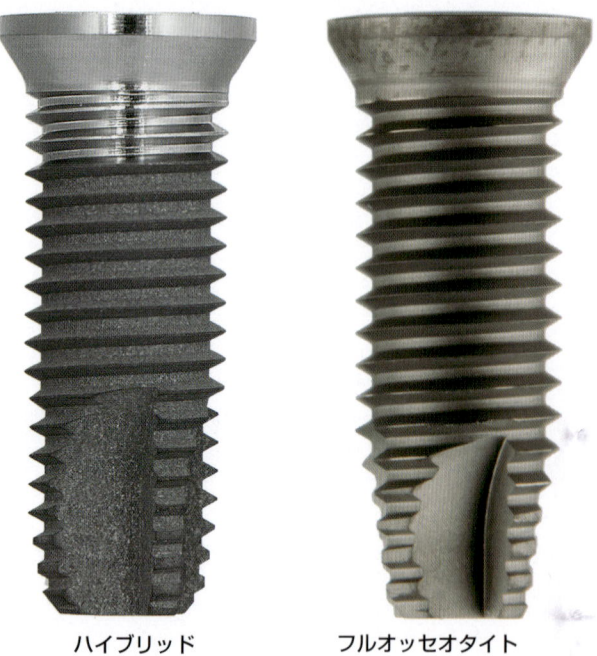

ハイブリッド　　フルオッセオタイト

オッセオタイト XP Certain® にはフィクスチャー頸部（3スレッド）に研磨面が存在するハイブリッドと、フィクスチャー全面に OSSEOTITE 表面処理が施されたフルオッセオタイトがある。エックス線像上では双方とも同じ形態を示す。Certain® とは独自のインターナルコネクション様式の名称である。

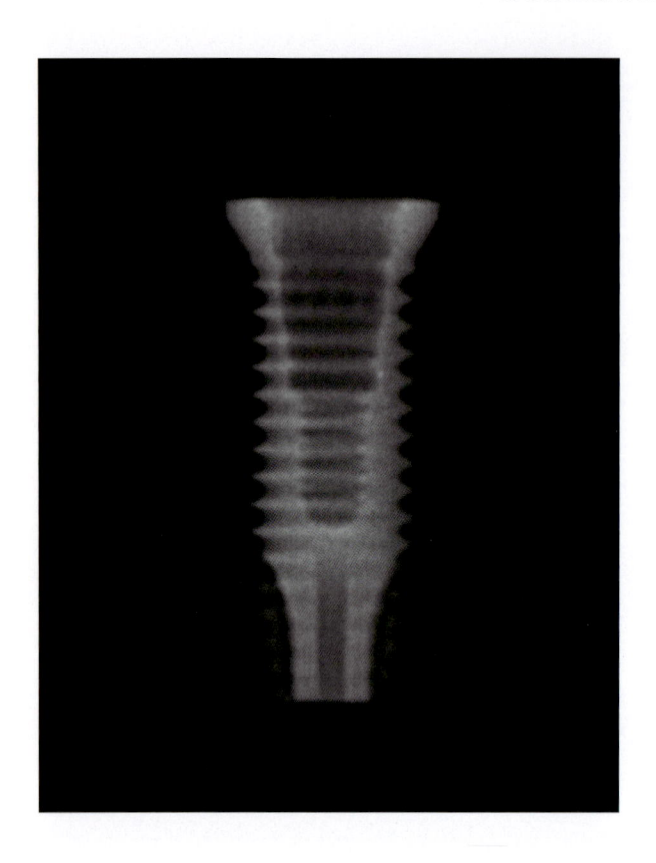

● クレストモジュール

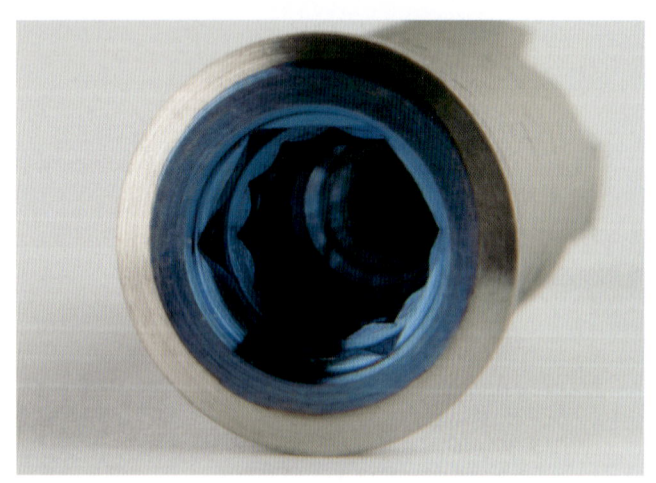

六角の内部嵌合部（インターナルヘックス）のすぐ下方に 12 角のダブルヘックスが付与されたコネクション機構を有している。

● ドライバー先端の形状と径

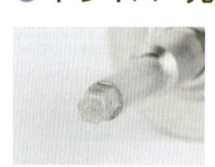

形状：六角
径：1.185mm（先端部）〜 1.22mm

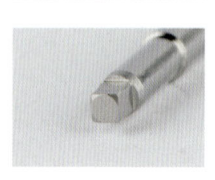

形状：四角
径：1.3mm

Parallel walled

● エックス線像のポイント

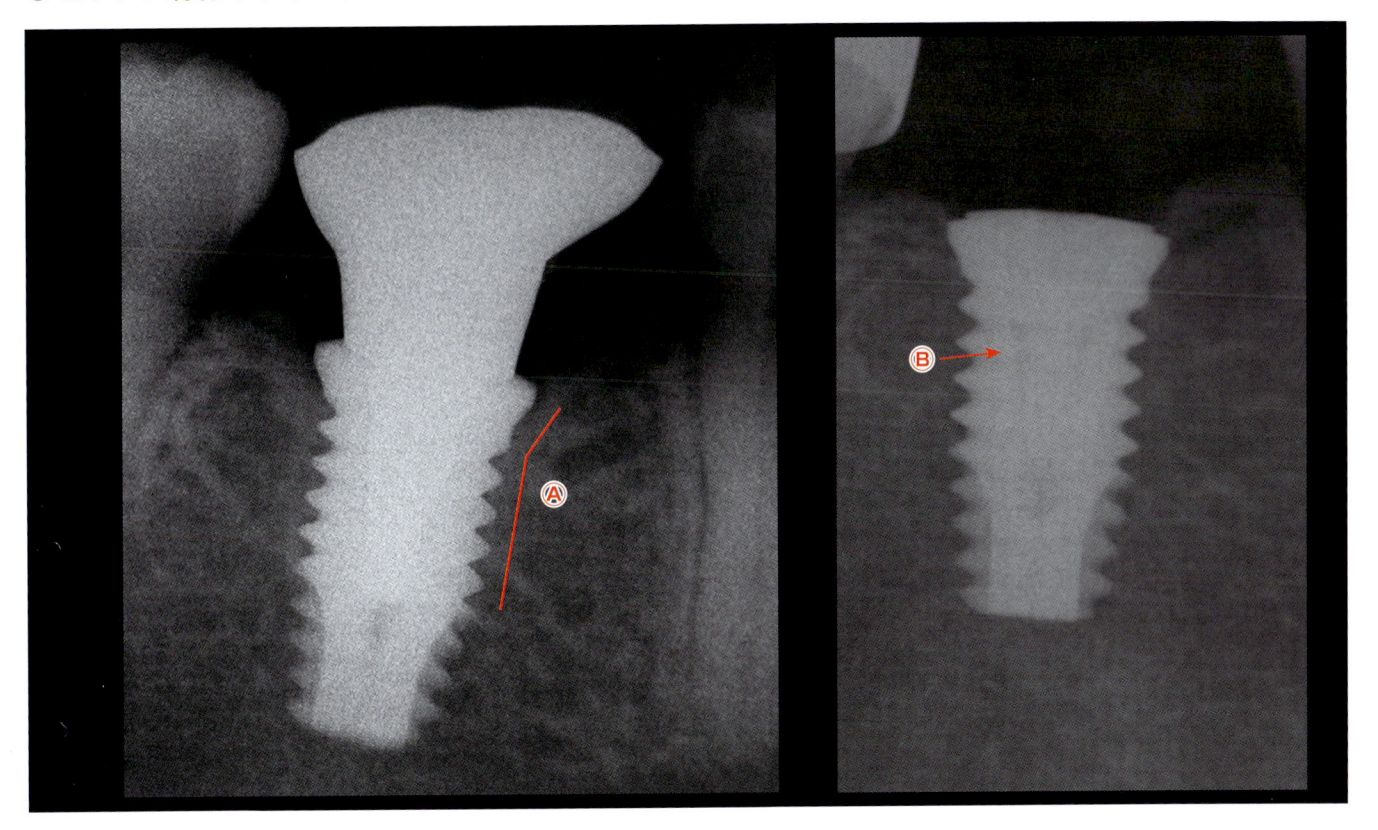

　フィクスチャー尖端部から第一スレッドまでは一般的なパラレルウォールドタイプのスレッド形態を示し、第一スレッド部からプラットフォーム部にかけてラッパ状に広がった独特な形態を示す（Ⓐ部）。このような形態を有したフィクスチャーは少ないためシステムの特定は比較的容易だと思われる。

　次に、同じバイオメット3iのシステムにおいてエクスターナルかインターナルのCertain®かということになるが、鑑別法としてはフィクスチャーの内部スペースを示す透過像からみられる固定スクリューがプラットフォーム部から平行に延びていることでエクスターナルであることがわかる。バイオメット3i独自のインターナルコネクション様式であるCertain®は、プラットフォームから固定スクリュー部に至るまでに3カ所（撮影方向によっては2カ所）のステップがエックス線像にみられる（Ⓑ部）。

● オッセオタイト XP Certain®

ジンマー・バイオメット・デンタル 株式会社
Tel. 0120-318-418
www.biomet3i.jp

Parallel walled

Certain® PREVAIL® ストレートカラー
CERTAIN® PREVAIL® STRAIGHT COLLAR

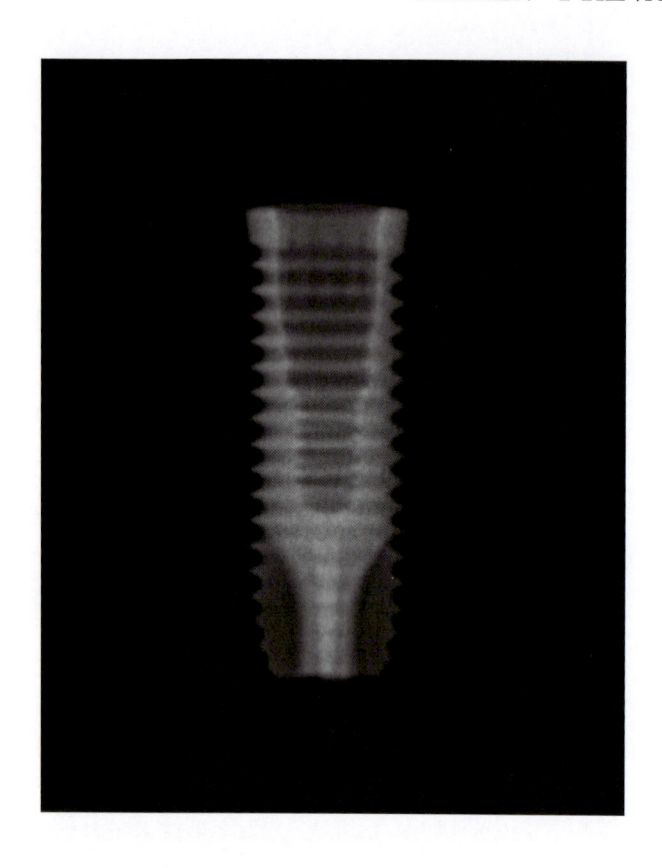

● エックス線像形態が共通のフィクスチャー

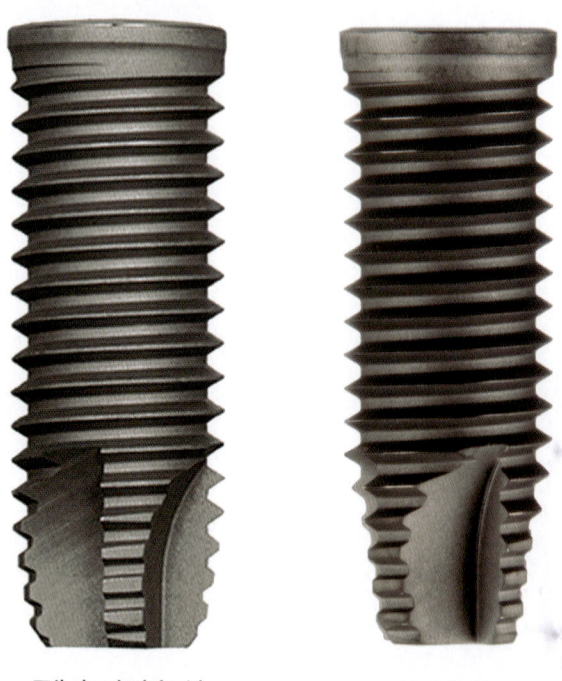

フルオッセオタイト　　　　ナノタイト

Certain® PREVAIL® ストレートカラーにはフィクスチャー全面に OSSEOTITE 表面処理が施されたフルオッセオタイトに加えて、新たな表面処理である NanoTite™ パラレル・ウォールドが加わった。エックス線像上では双方とも同じ形態を示す。Certain® とは独自のインターナルコネクション様式の名称で、PREVAIL® はプラットフォームシフティング専用のフィクスチャーを意味する。

● クレストモジュール

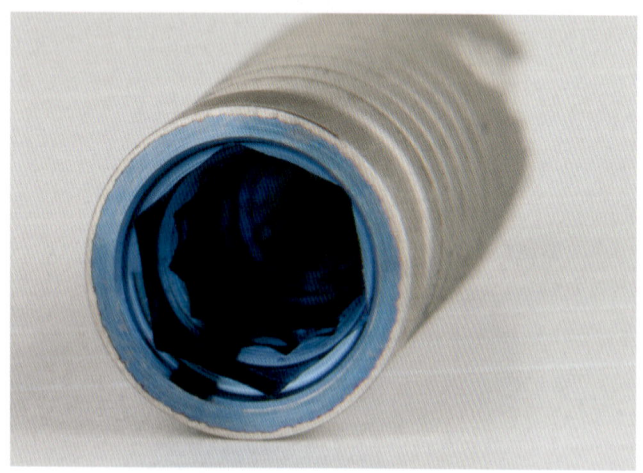

六角の内部嵌合部（インターナルヘックス）のすぐ下方に 12 角のダブルヘックスが付与されたコネクション機構を有している。

● ドライバー先端の形状と径

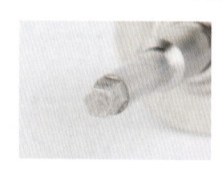

形状：六角
径：1.185mm（先端部）〜1.22mm

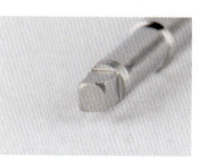

形状：四角
径：1.3mm

Parallel walled

● エックス線像のポイント

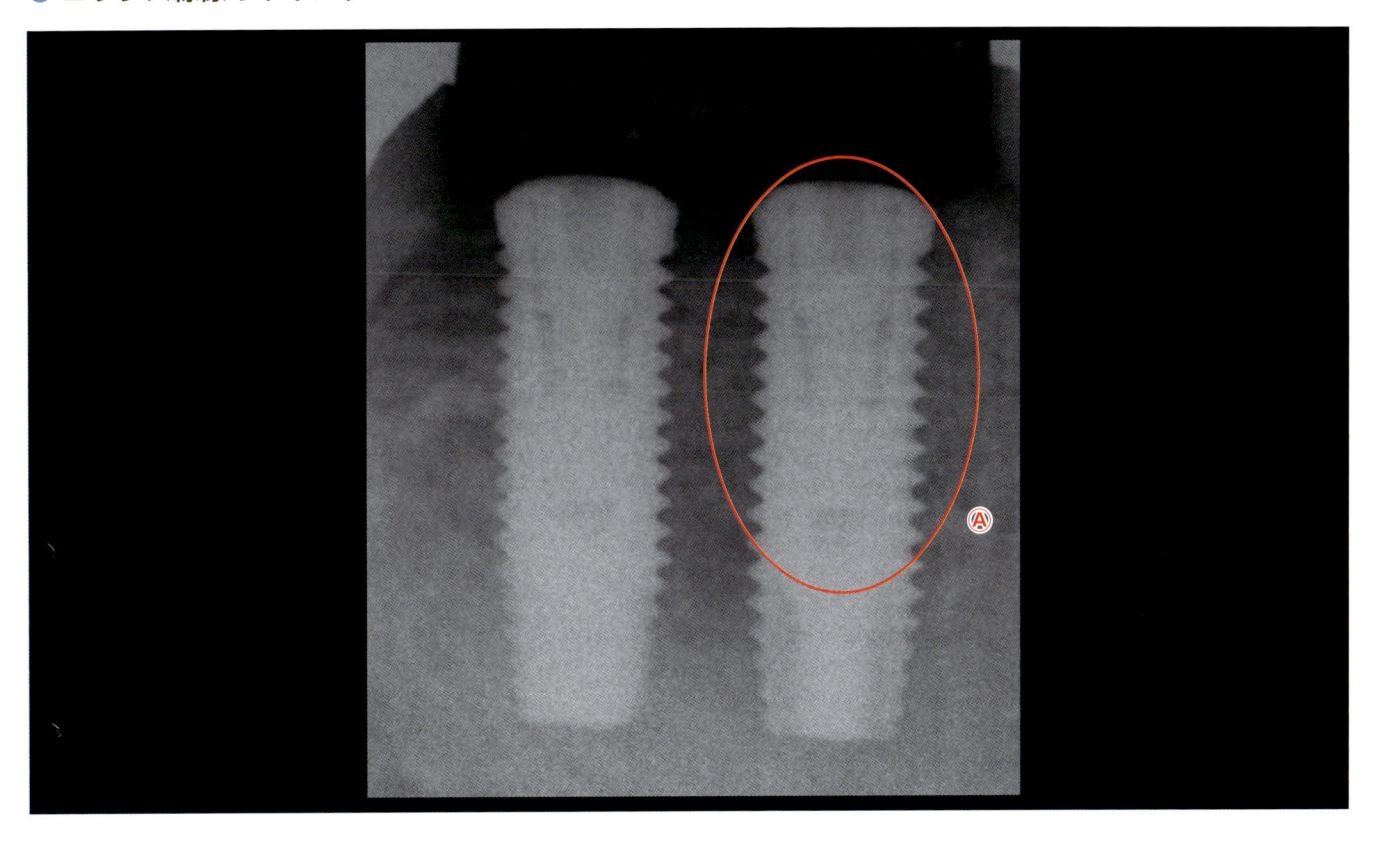

● 他社比較エックス線像

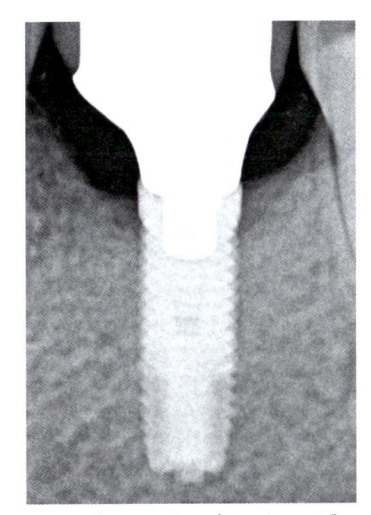

図a：ジーシーインプラント Re ジェネシオ®ストレート（P74）のエックス線像。フィクスチャー内部の嵌合機構は1カ所のステップしか認められない。また、フィクスチャー尖端底面に十字溝が付与されているので、尖端部に凹みが認められるのもジーシーインプラントの特徴である。

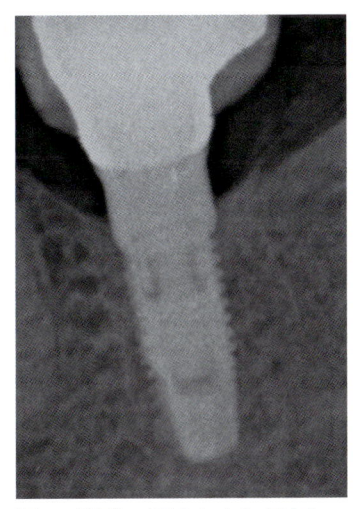

図b：リプレイスセレクト ストレート（P42）のエックス線像。フィクスチャー内部の嵌合機構は1カ所のステップでスクリューに移行している。固定スクリュー部分が比較的長い。

　一般的なパラレルウォールドスレッドのフィクスチャーの場合は、まずコネクション様式がエクスターナルかインターナルかを確認する。インターナルの場合はフィクスチャー内部に嵌合機構が存在するため、プラットフォームからフィクスチャー内部にかけての一定の距離のテーパー形態やステップ形態などの像が存在する。バイオメット3i独自のインターナルコネクション様式であるCertain®は、プラットフォームから固定スクリュー部に至るまでに3カ所（撮影方向によっては2カ所）のステップがエックス線像にみられる（Ⓐ部）。

　図aおよびbに他社の類似システムを掲載するので、比較してみたい。

● Certain® PREVAIL® ストレートカラー

ジンマー・バイオメット・デンタル 株式会社
Tel. 0120-318-418
www.biomet3i.jp

Parallel walled

Certain® PREVAIL® エクスパンデッドカラー
CERTAIN® PREVAIL® EXPANDED PLATFORM

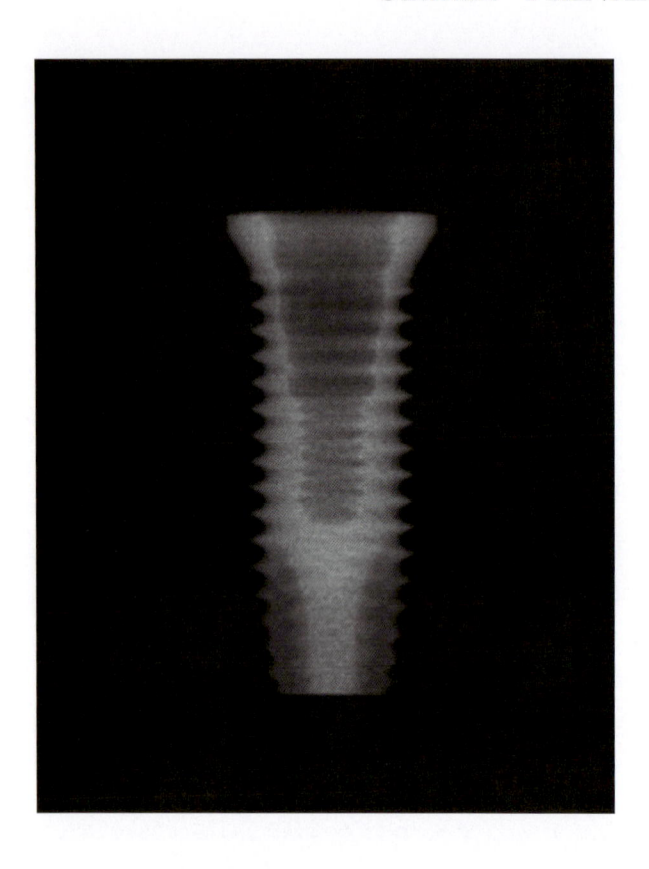

● フィクスチャーの特徴

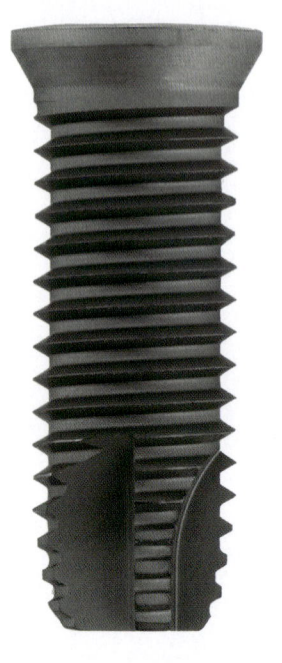

フルオッセオタイト

Certain® PREVAIL® エクスパンデッドカラーにはフィクスチャー全面に OSSEOTITE 表面処理が施されたフルオッセオタイトに加えて、新たな表面処理である NanoTite™ パラレル・ウォールドが加わった。エックス線像上では双方とも同じ形態を示す。Certain® とは独自のインターナルコネクション様式の名称で、PREVAIL® はプラットフォームシフティング専用のフィクスチャーを意味する。

● クレストモジュール

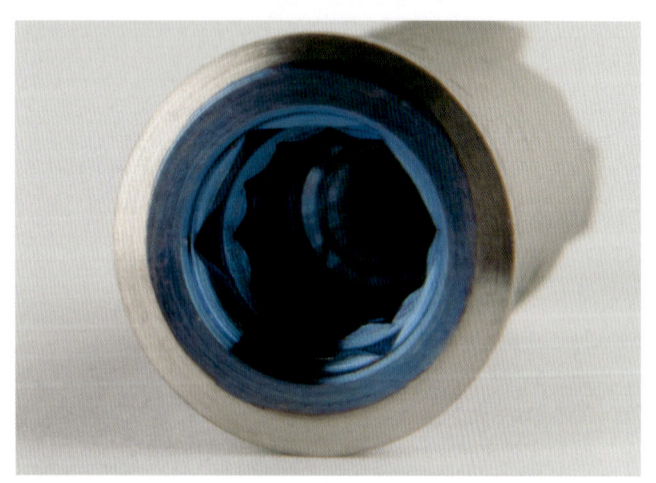

六角の内部嵌合部（インターナルヘックス）のすぐ下方に 12 角のダブルヘックスが付与されたコネクション機構を有している。

● ドライバー先端の形状と径

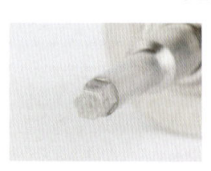

形状：六角
径：1.185mm（先端部）～ 1.22mm

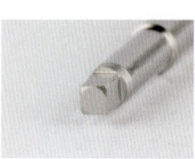

形状：四角
径：1.3mm

Parallel walled

● エックス線像のポイント

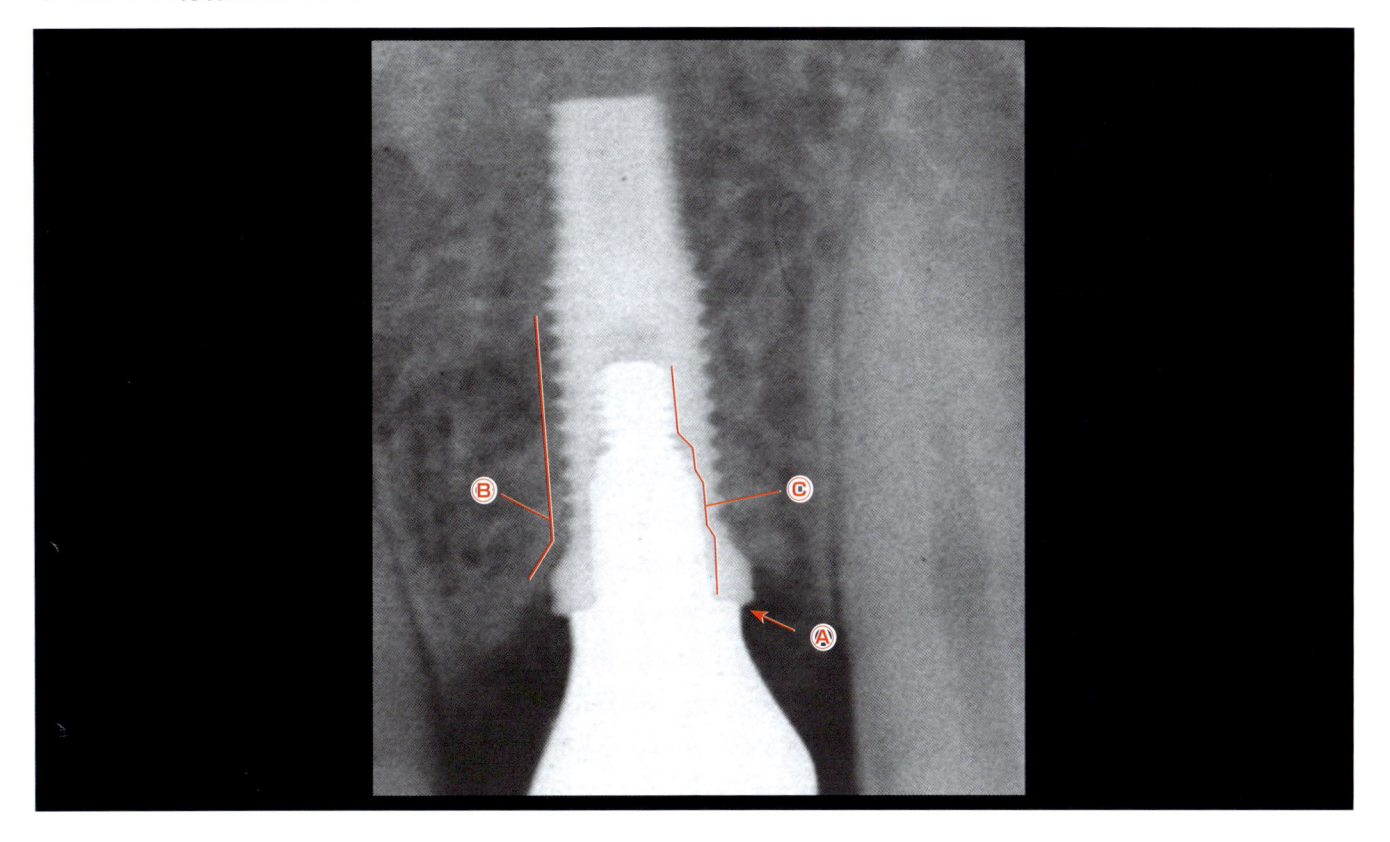

バイオメット 3i の Certain® PREVAIL® はプラットフォームシフティングを想定した専用のフィクスチャーである（Ⓐ部）。なかでもエクスパンデッドカラーは、第一スレッド部からプラットフォーム部にかけてラッパ状に広がった独特な形態を示すので（Ⓑ部）、特定は比較的容易だと思われる。

バイオメット 3i 独自のインターナルコネクション様式である Certain® は、プラットフォームから固定スクリュー部に至るまでに3カ所（撮影方向によっては2カ所）のステップがエックス線像にみられるのも大きな特徴である（Ⓒ部）。

● Certain® PREVAIL® エクスパンデッドカラー

ジンマー・バイオメット・デンタル 株式会社
Tel. 0120-318-418
www.biomet3i.jp

Parallel walled

IAT EXA® 2ステージスクリュー
IAT EXA® Screw for 2 stage

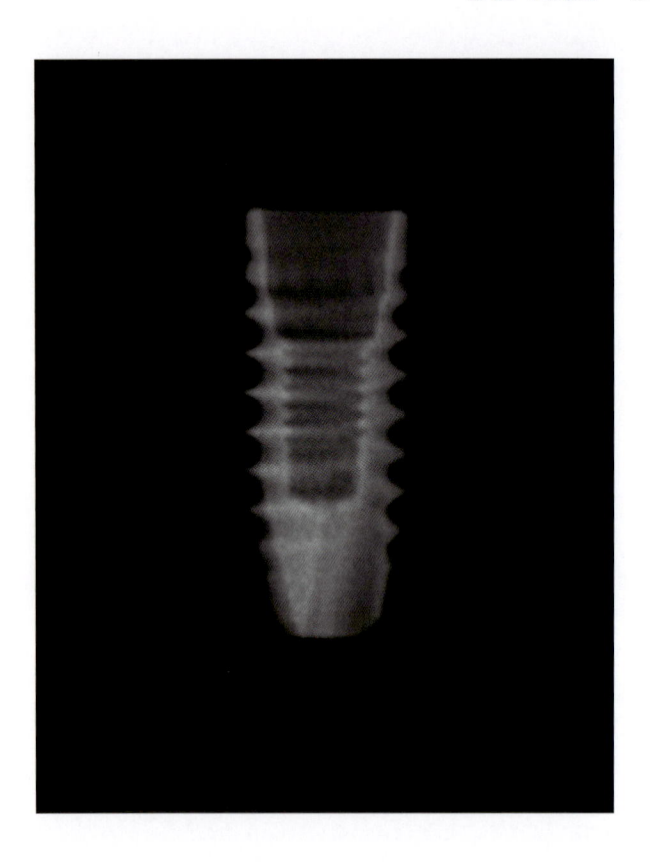

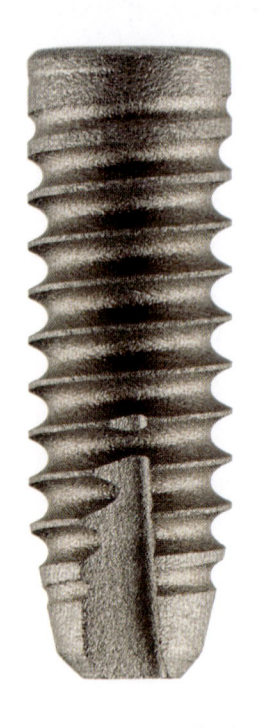

● フィクスチャーの特徴

フィクスチャーの全面にワイヤ放電加工の表面処理が施されており、フィクスチャーの最上部までスクリューが付与されている。スクリューはフィクスチャー中央付近が強い凹凸の波形を呈し、頸部および尖端部に達するにつれて凹凸が緩やかになっている。

● クレストモジュール

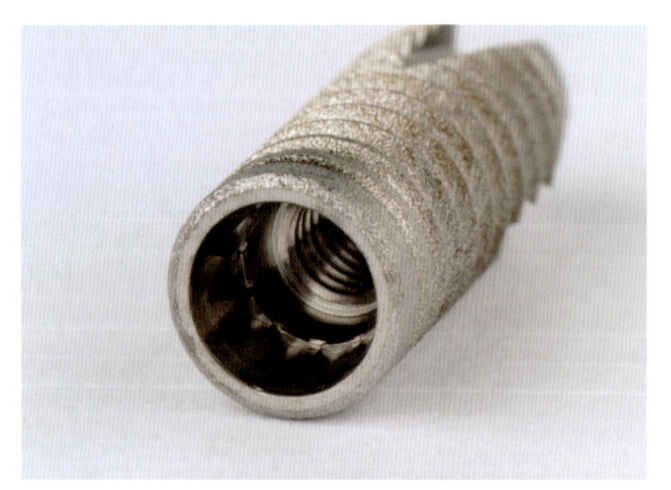

ツインヘックス・テーパー構造というインターナルコネクションを有する。プラットフォームシフティングができるようにラフサーフェス部分が内側に傾斜してからテーパーコネクション部分に移行している。内部にあるツインヘックスは12個の突起部を持った星のような形状をしている。

● ドライバー先端の形状と径

形状：六角
径：1.3mm
※アバットメントスクリュー用のプラスドライバーは専用設計

Parallel walled

● エックス線像のポイント

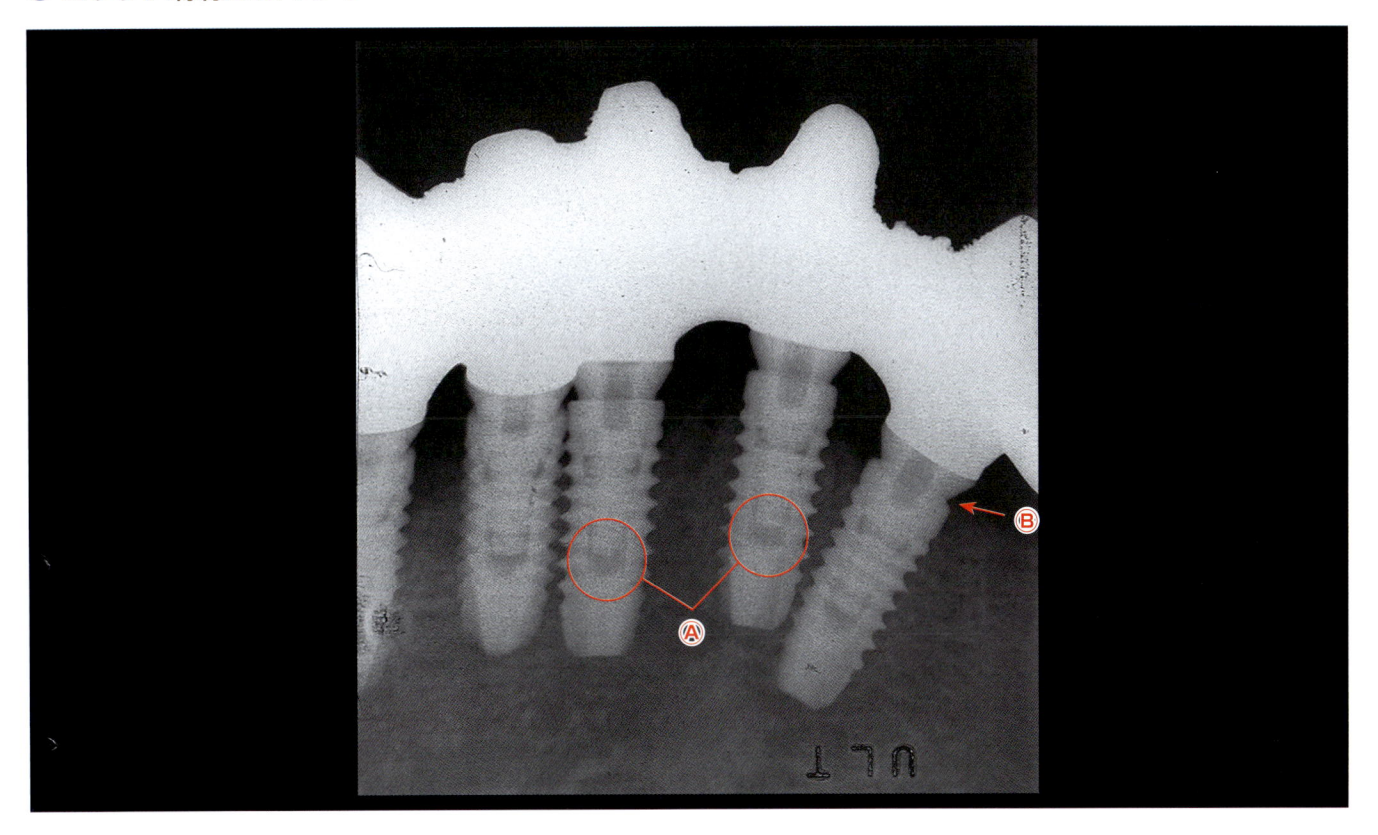

● 他社比較エックス線像

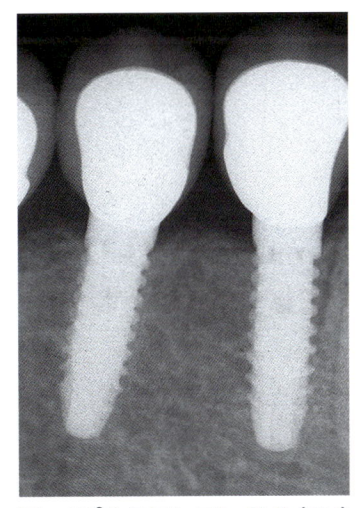

図a：SPI® システム・エレメント（P84）のエックス線像。外側へ少し開いたカラー部が存在する。スレッドはフィン状の突起で、尖端部はテーパーが付与されて細くなっている。

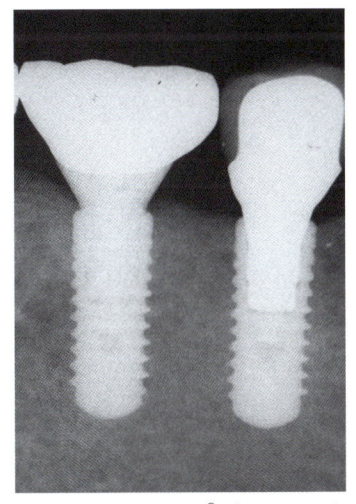

図b：ストローマン® ボーンレベル（P158）のエックス線像。フィクスチャーのほぼ全面がラフサーフェスになっていて、フィクスチャー上部までスレッドが形成されている。フィクスチャー尖端部は丸みを帯びた尖形を呈している。

他社にはあまりみられない独特な形態をしているため特定は比較的容易だと思われる。フィクスチャー内部のスクリューホールが比較的長く、フィクスチャーの内部スペースを示す透過像では、フィクスチャーのほぼ2/3までスクリューホールが達している（Ⓐ部）。プラットフォームシフティングによって、フィクスチャーとアバットメントのジャンクションにステップが存在するのも特徴である（Ⓑ部）。スレッドの波形が流れるようにみえることもポイントとなる。

図aおよびbに他社の類似システムを掲載するので、比較してみたい。

● IAT EXA® 2ステージスクリュー

日本ピストンリング 株式会社
Tel. 048-856-5033
www.npr.co.jp

63 他医院で治療されたインプラントへの対応ガイド

Parallel walled

IAT EXA® 1 ステージスクリュー
IAT EXA® SCREW FOR 1 STAGE

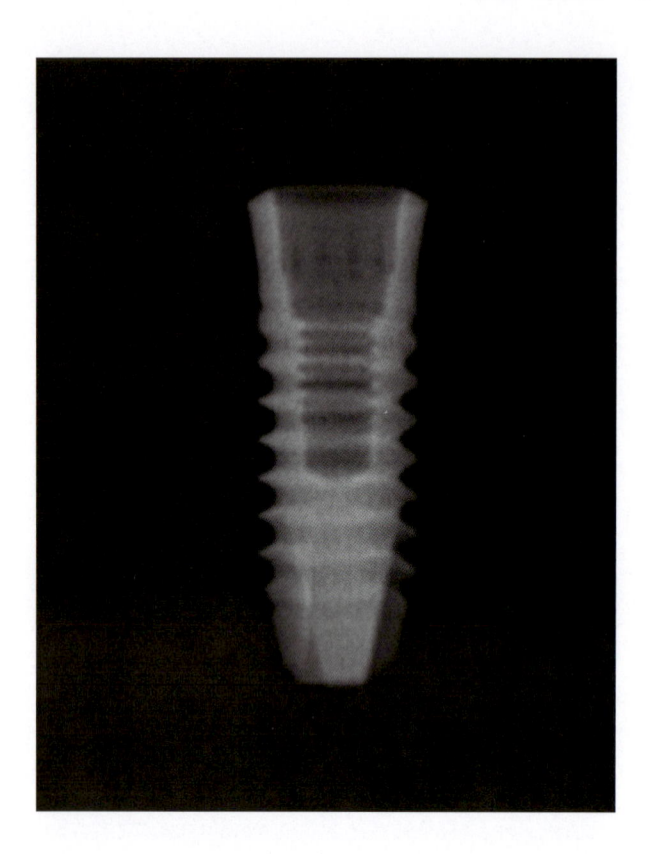

● フィクスチャーの特徴

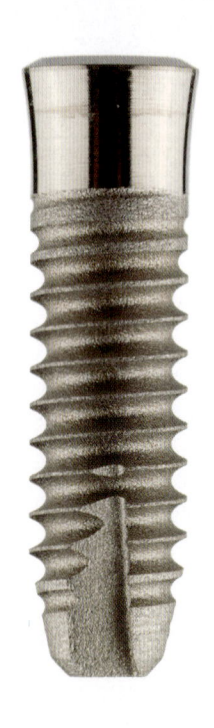

　1回法のインプラントでフィクスチャーの骨内埋入部にワイヤ放電加工の表面処理が施されており、粘膜貫通部は研磨面を有している。スクリューはフィクスチャー中央付近が強い凹凸の波形を呈し、歯冠側の骨縁部およびフィクスチャー尖端部に達するにつれて凹凸が緩やかになっている。

● クレストモジュール

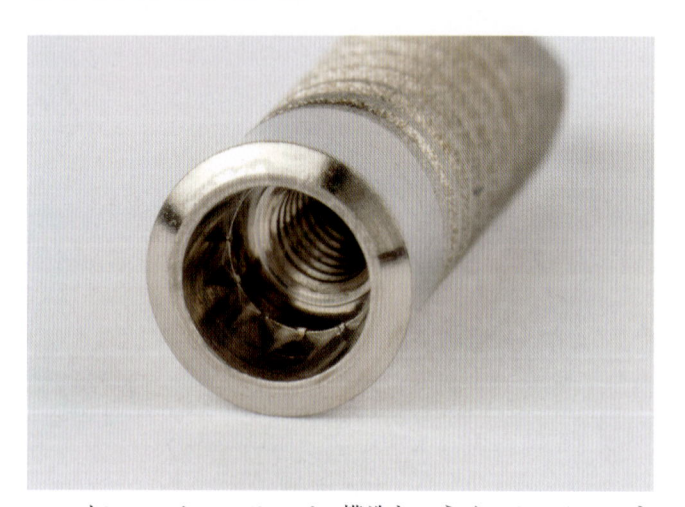

　ツインヘックス・テーパー構造というインターナルコネクションを有する。内部にあるツインヘックスは12個の突起部を持った星のような形状をしている。

● ドライバー先端の形状と径

形状：六角
径：1.3mm
※アバットメントスクリュー用のプラスドライバーは専用設計

Parallel walled

● エックス線像のポイント

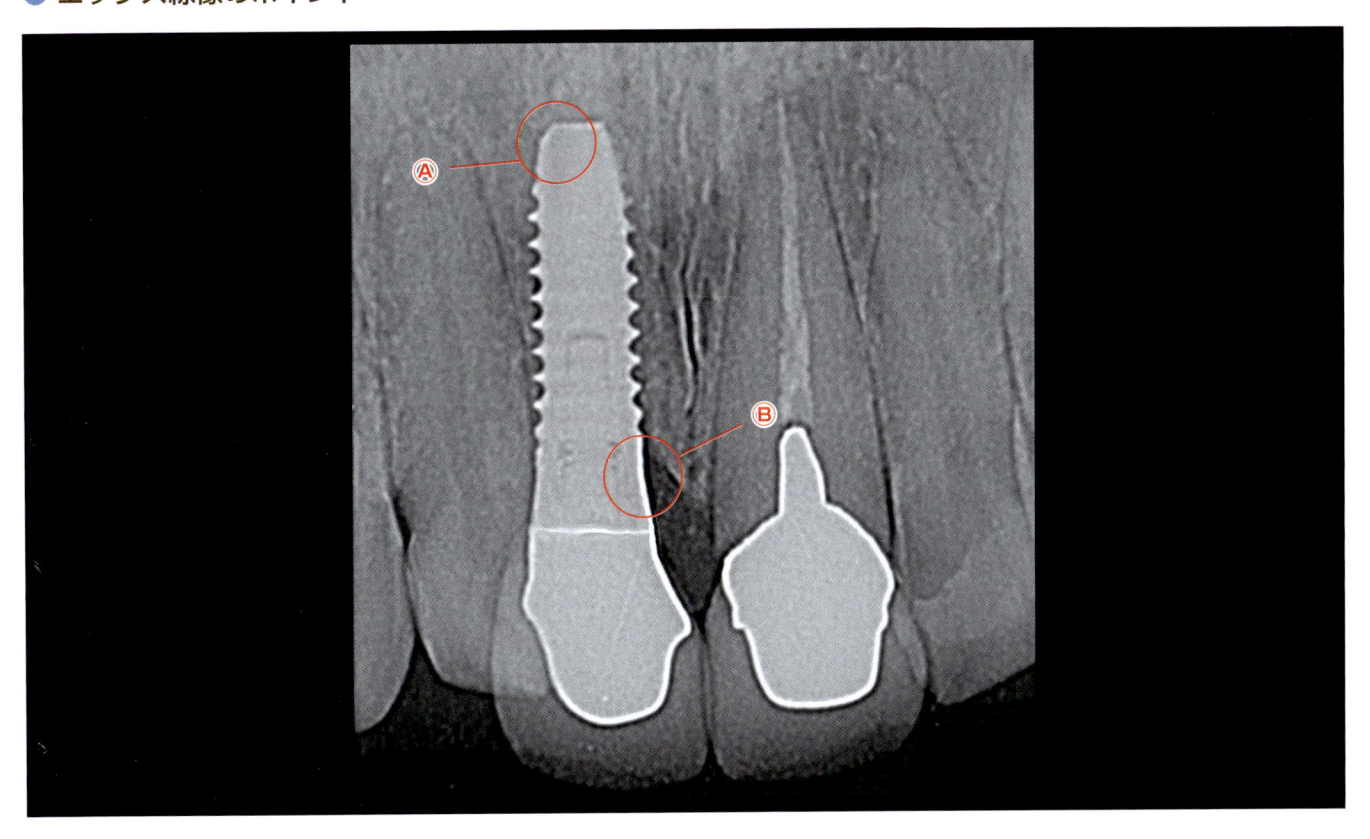

● 他社比較エックス線像

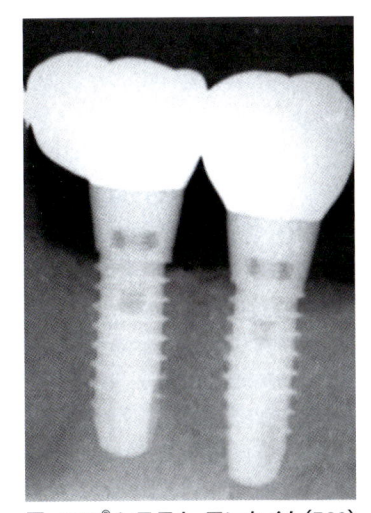

図a：SPI® システム・ワンタイム（P86）のエックス線像。外側へ開いたテーパー状の粘膜貫通部を有する。スレッドはフィン状の突起でインプラント尖端底部は緩やかな球面形状になっている。

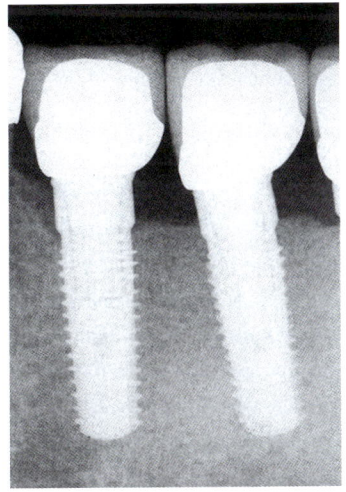

図b：カムログインプラント スクリューライン（P78）のエックス線像。カラー部の幅は広く、スレッドはフィン状の突起でピッチは少し狭い。尖端部はわずかに細くなりながら緩やかな半球形状を呈している。

スレッドが付与された部分よりも歯冠側のテーパー部分が骨縁上にでていることで1回法のインプラントであることが理解できる。インプラント尖端底部はフラットで、軽いカーブを描いてパラレルウォールドスレッドにつながっている（Ⓐ部）。粘膜貫通部はほぼパラレルに立ち上がり、中央部付近でわずかに外側に開いてプラットフォームに達している（Ⓑ部）。

図aおよびbに他社の類似システムを掲載するので、比較してみたい。

● IAT EXA® 1ステージスクリュー

日本ピストンリング 株式会社
Tel. 048-856-5033
www.npr.co.jp

Parallel walled

アストラテック インプラント ストレート
ASTRA TECH IMPLANTS MICROTHREAD

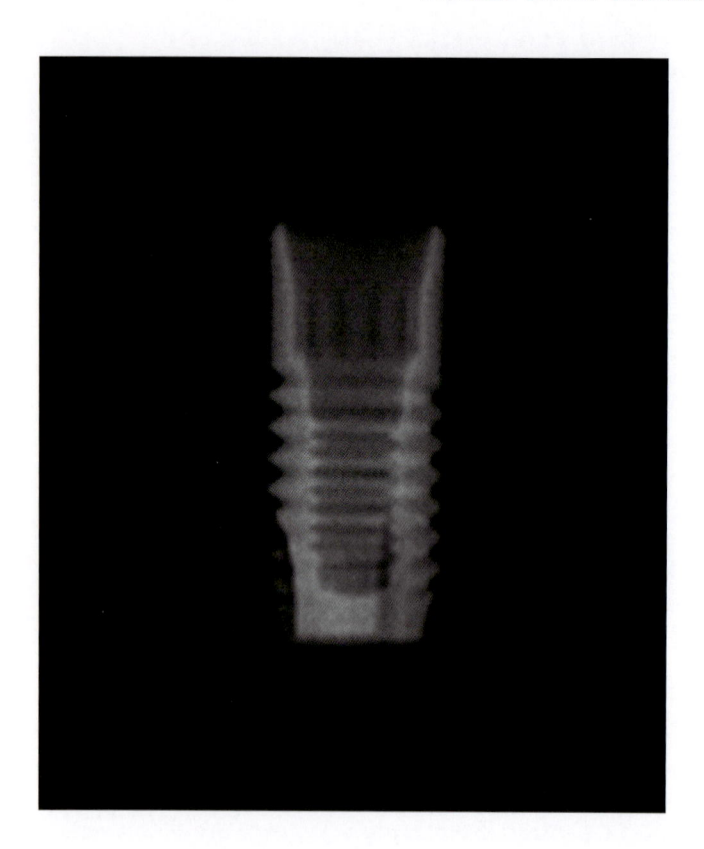

● フィクスチャーの特徴

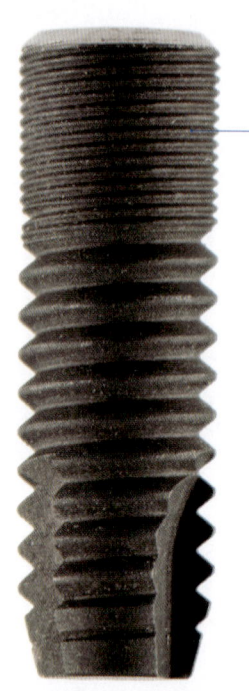

マイクロスレッド

フィクスチャー表面には、微細な純チタン粒子によるブラスト処置が施されたインターナルコネクションのインプラントシステム。フィクスチャー頸部はマイクロスレッドとよばれる微小なスクリュー構造が付与されている。

● クレストモジュール

フリクションフィット（テーパー嵌合）のためのテーパー面を有している（コニカルシールデザイン）

インデックス機能のための内部ダブルヘックスが備わっている

注）最も小さい径のø3.5mmフィクスチャーには内部ダブルヘックスは備わっていない

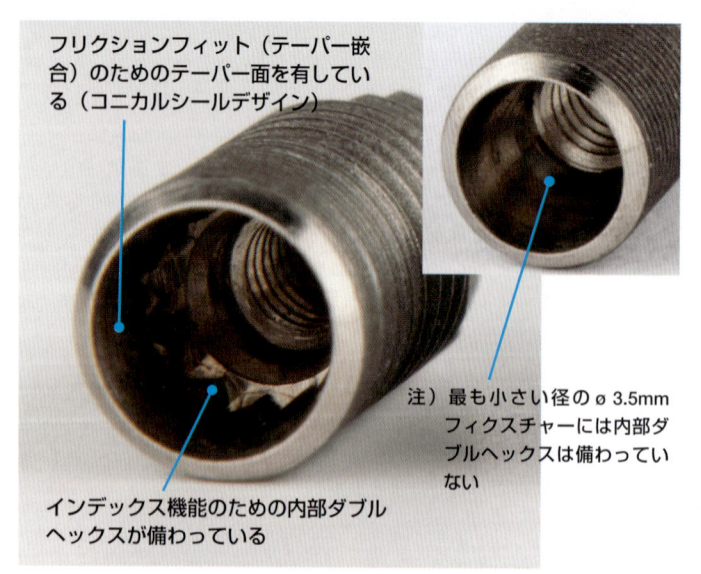

研磨面が45°の角度で内側に倒れ込み、そこからフリクションフィット（テーパー嵌合）のための11°のテーパー面が始まる。最も小さい径のø3.5mmフィクスチャー以外は、テーパー面の奥にインデックス機能のための内部ダブルヘックスが備わっている。

● ドライバー先端の形状と径

- すべてのスクリューに共通
  形状：六角
  径：1.25mm
  ※一部のブリッジスクリューにマイナス形状がある。

66

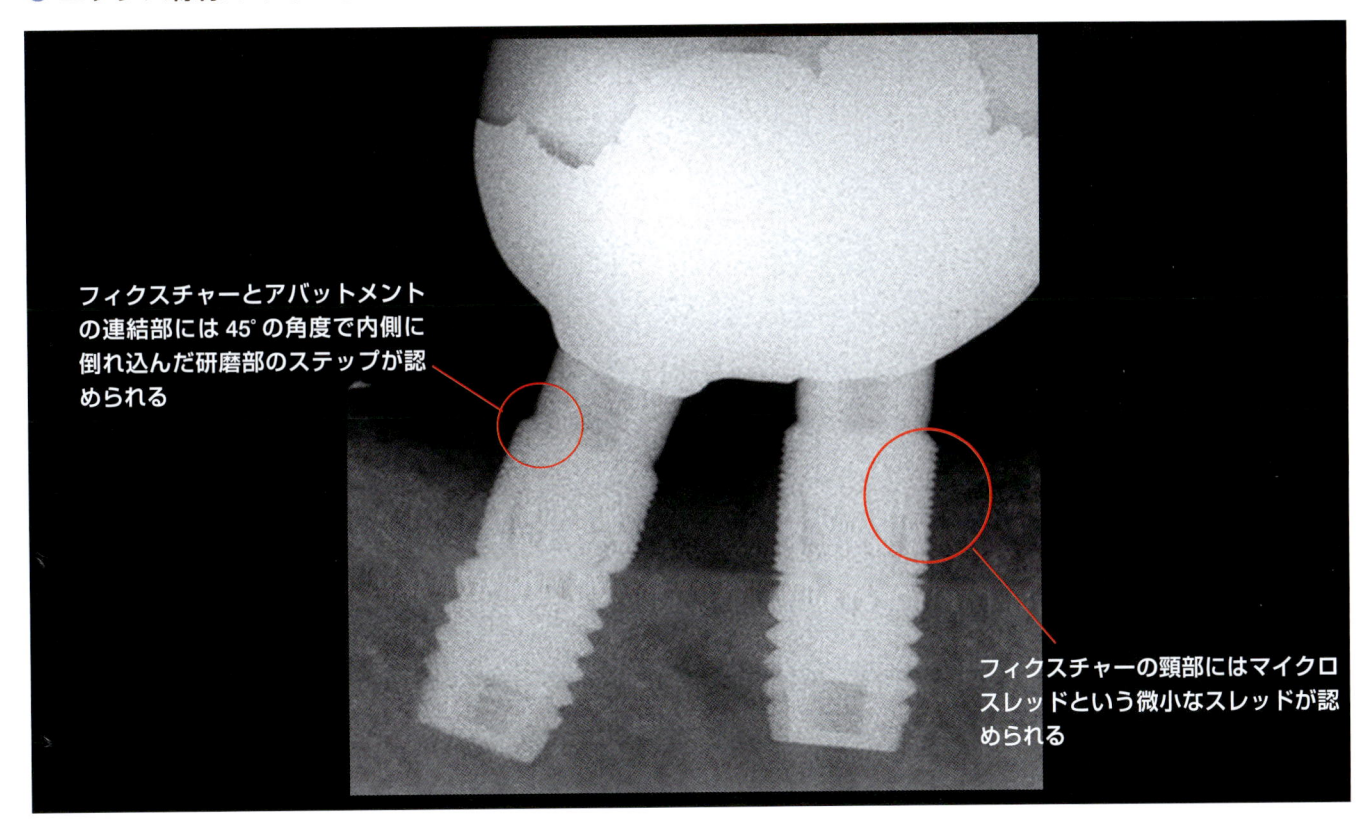

Parallel walled

● エックス線像のポイント

フィクスチャーとアバットメントの連結部には45°の角度で内側に倒れ込んだ研磨部のステップが認められる

フィクスチャーの頸部にはマイクロスレッドという微小なスレッドが認められる

　アストラテックインプラント・スクリュータイプの特徴は、フィクスチャー頸部にマイクロスレッドという微小なスレッドが付与されている点である。
　フィクスチャー根尖側のパラレル部に付与されたスレッドは、ネジ山部が丸みを帯びた連続する波型となっている。
　また、フィクスチャーとアバットメントはConical Seal Design™という連結様式が採用されており、連結部にステップが生じることも特徴の一つである。

● アストラテックインプラント ストレート

デンツプライ三金 株式会社
Tel. 0120-4618-68
www.dentsply-sankin.com

Parallel walled

レストアー インプラント
RESTORE IMPLANT

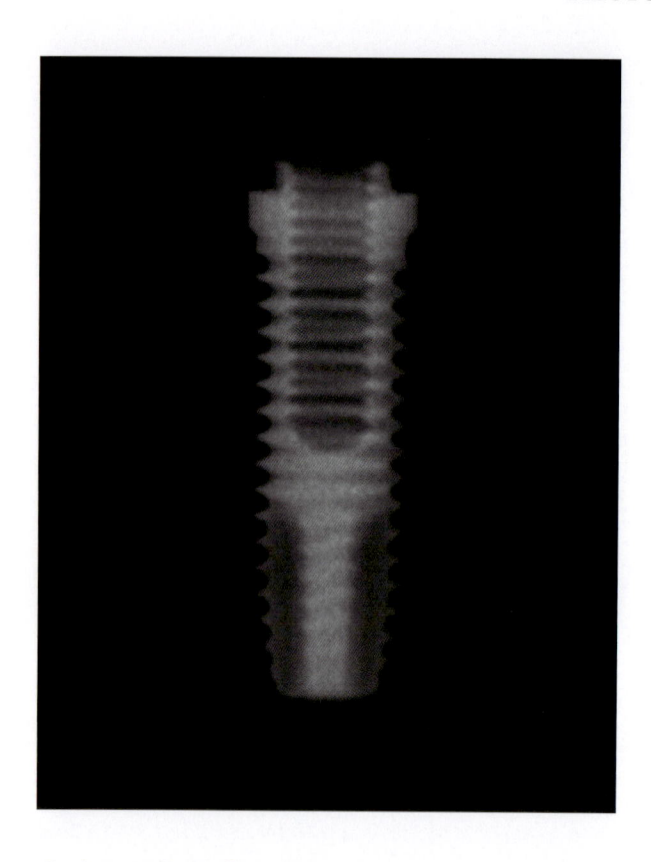

● フィクスチャーの特徴

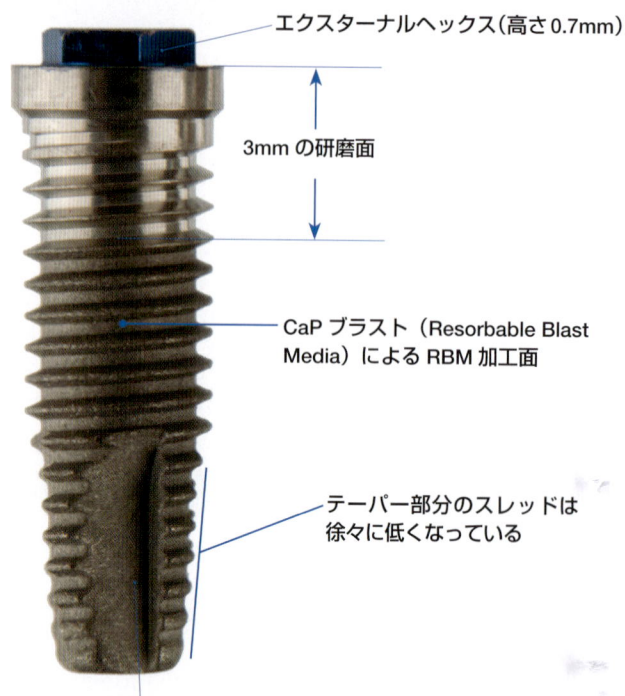

- エクスターナルヘックス（高さ0.7mm）
- 3mmの研磨面
- CaP ブラスト（Resorbable Blast Media）による RBM 加工面
- テーパー部分のスレッドは徐々に低くなっている
- C.A.T (Cutting Advance Technology)

　フィクスチャーには3mmの研磨面を除いてCaPブラスト（Resorbable Blast Media）によるRBM加工面を持つ。テーパー部分のスレッドは徐々に低くなっている。

　尖端からテーパー部分にはC.A.T（Cutting Advance Technology）が付与され、埋入時のカッティング性能を向上させている。

● クレストモジュール

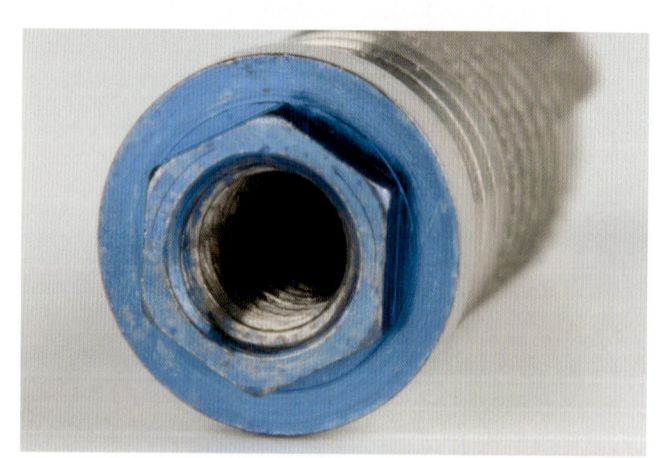

ブローネマルクマークⅢなどと違い、内部に嵌合部はない。プラットフォームはサイズに応じて色分けされている。

SD：φ3.3mm →緑
RD：φ3.75, 4.0mm →青
WD：φ5.0, 6.0mm →紫

● ドライバー先端の形状と径

- カバースクリュー
  形状：六角
  径：0.88mm

- アバットメントスクリュー
  形状：六角
  径：1.22mm

Parallel walled

● エックス線像のポイント

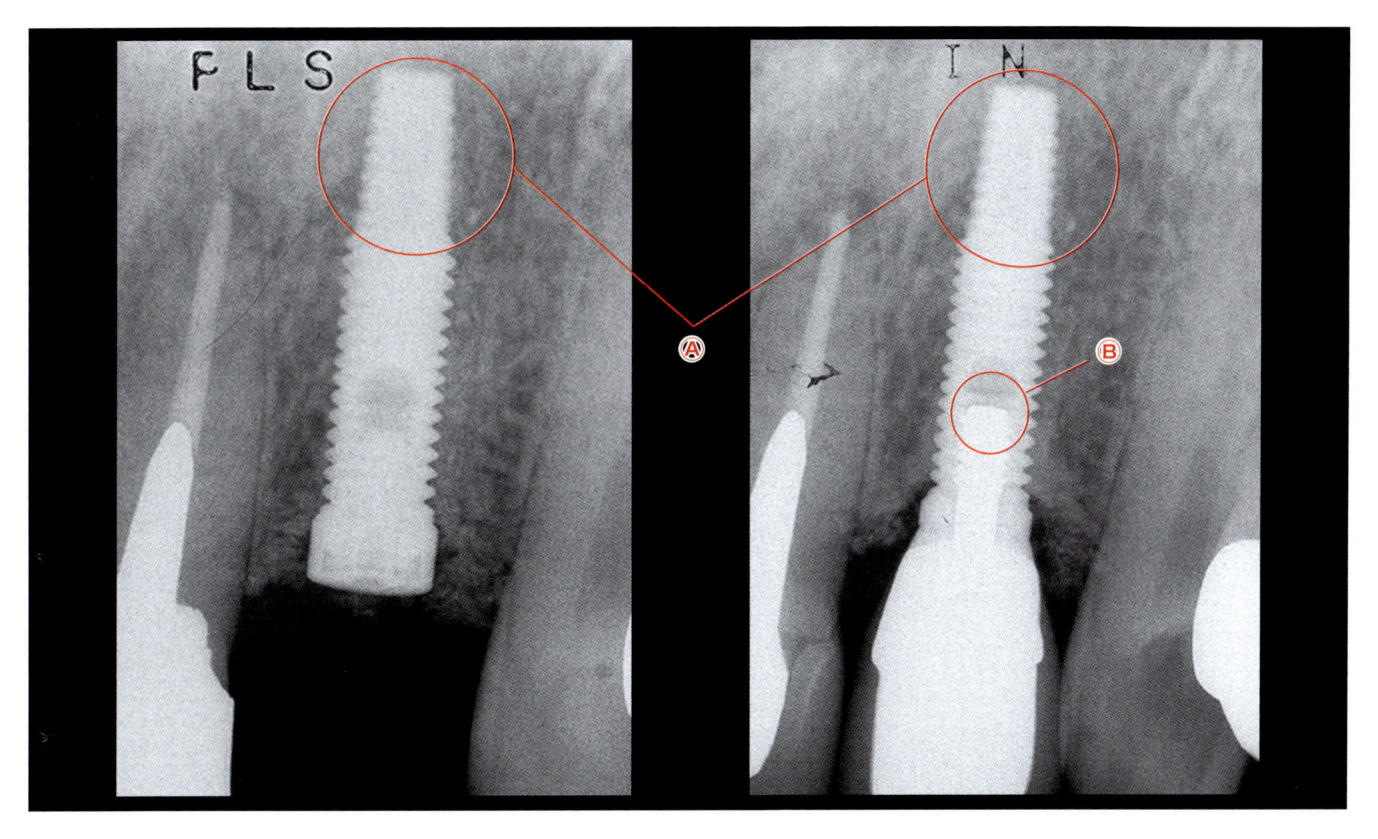

● 他社比較エックス線像

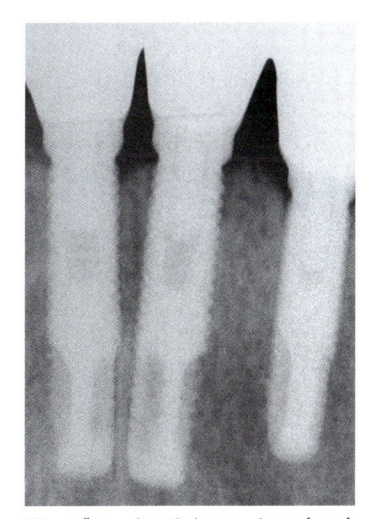

図a：ブローネマルク マークⅢ（P36）のエックス線像。カッティングチャンバーが深めなのでスリット間の幅が狭くみえる。また、フィクスチャー内部の透過像にみえる固定スクリューの尖端部はほぼフラットである。

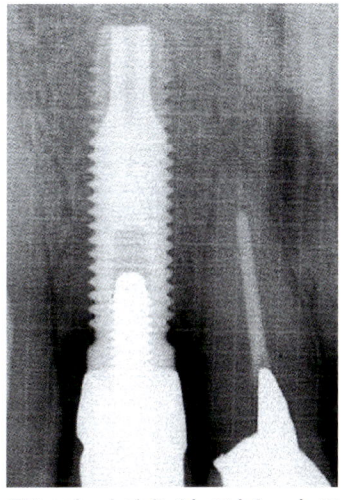

図b：オッセオタイト ストレート エクスターナル（P50）のエックス線像。フィクスチャー尖端部のカッティングチャンバーが浅めなのでスリット間の幅が広くみえる。また、フィクスチャーの内部スペースを示す透過像からみられる固定スクリューの尖端部がやや丸みを帯びていることも特徴である。

フィクスチャー尖端部はテーパーが付与されスレッドは徐々に小さくなっている。カッティングチャンバーは浅めなので、他社のパラレルウォールドスレッドのインプラントよりもエックス線像には反映されにくい（Ⓐ部）。また、固定スクリューの尖端部はほぼフラットである（Ⓑ部）。

図aおよびbに他社の類似システムを掲載するので、比較してみたい。

● レストアー インプラント

白水貿易 株式会社
Tel. 06-6396-4400
www.hakusui-trading.co.jp

| Parallel walled | Tapered anatomic | Cylinder screw | Cylinder | Others | One-piece |

ジーシーインプラント Re セティオ® ストレート
GC Implant Re SETiO® Straight

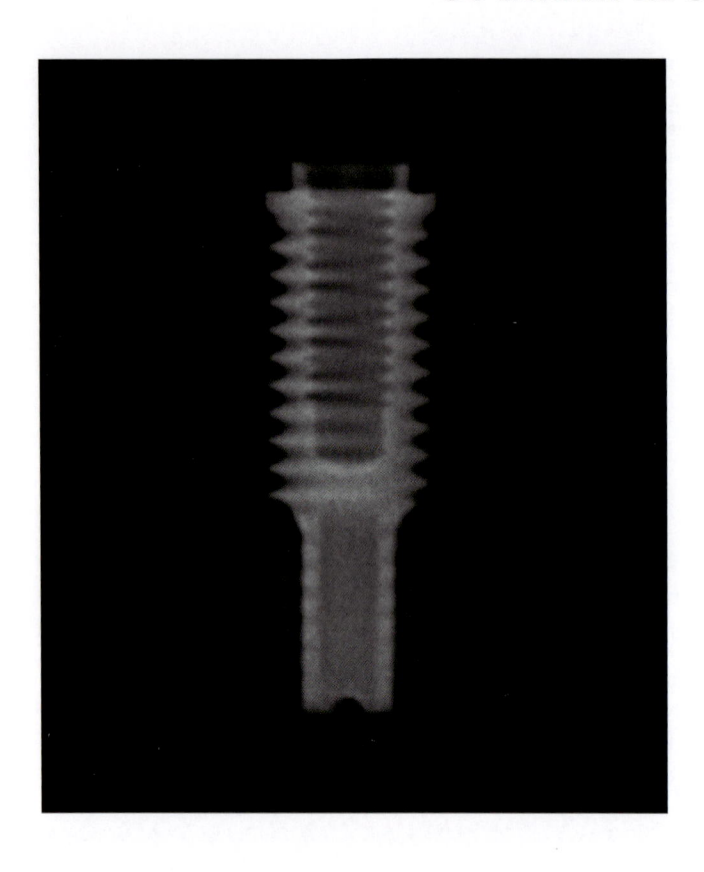

● フィクスチャーの特徴

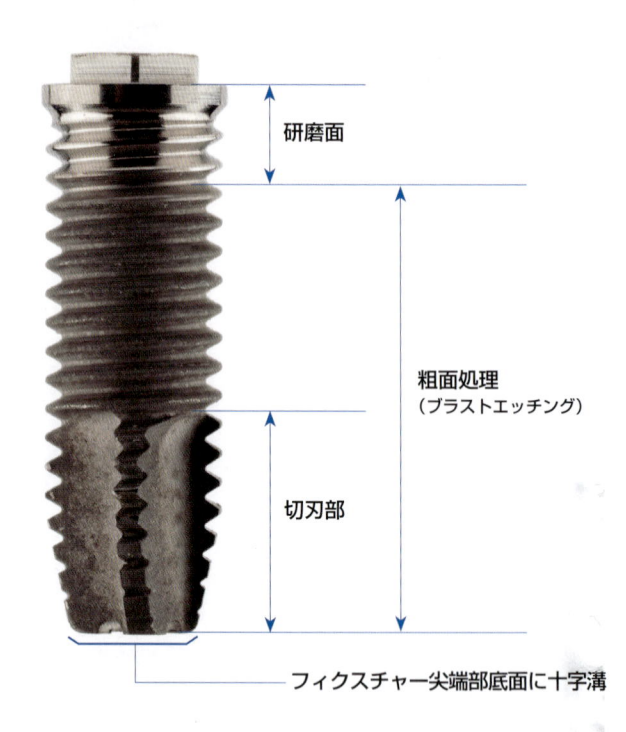

研磨面

粗面処理
（ブラストエッチング）

切刃部

フィクスチャー尖端部底面に十字溝

フィクスチャーは、カラー上端から 3mm まで研磨が施され、それ以外の部分はブラスト＆エッチング処理されている。カラー部幅は 0.4mm と狭い。

● クレストモジュール

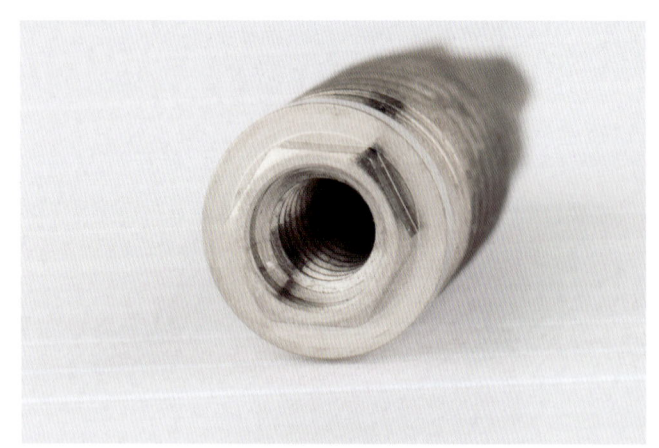

トラディショナルな外部六角構造を有している。六角部の高さは 0.65mm であり、この部分で回転防止と結合力を高めている。フィクスチャーとアバットメントとの嵌合精度を高くし、マイクロリーケイジを最小限に抑えるように設計されている。

● ドライバー先端の形状と径

・カバースクリュー・ヒーリングアバットメント・
　ヒーリングキャップ・ゴールドスクリュー・ガイドピン
　形状：スクエアまたはマイナス
　径：0.9mm（スクエア）・幅：0.6mm（マイナス）

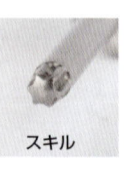

・アバットメントスクリュー
　形状：スキル（オリジナル）またはマイナス
　　　　（UCLA アバットメントスクリュー用）
　径：1.6mm（スキル）・幅：0.6mm（マイナス）

スキル

・コニカルアバットメントスクリュー
　形状：六角
　径：2mm

| Parallel walled |

● エックス線像のポイント

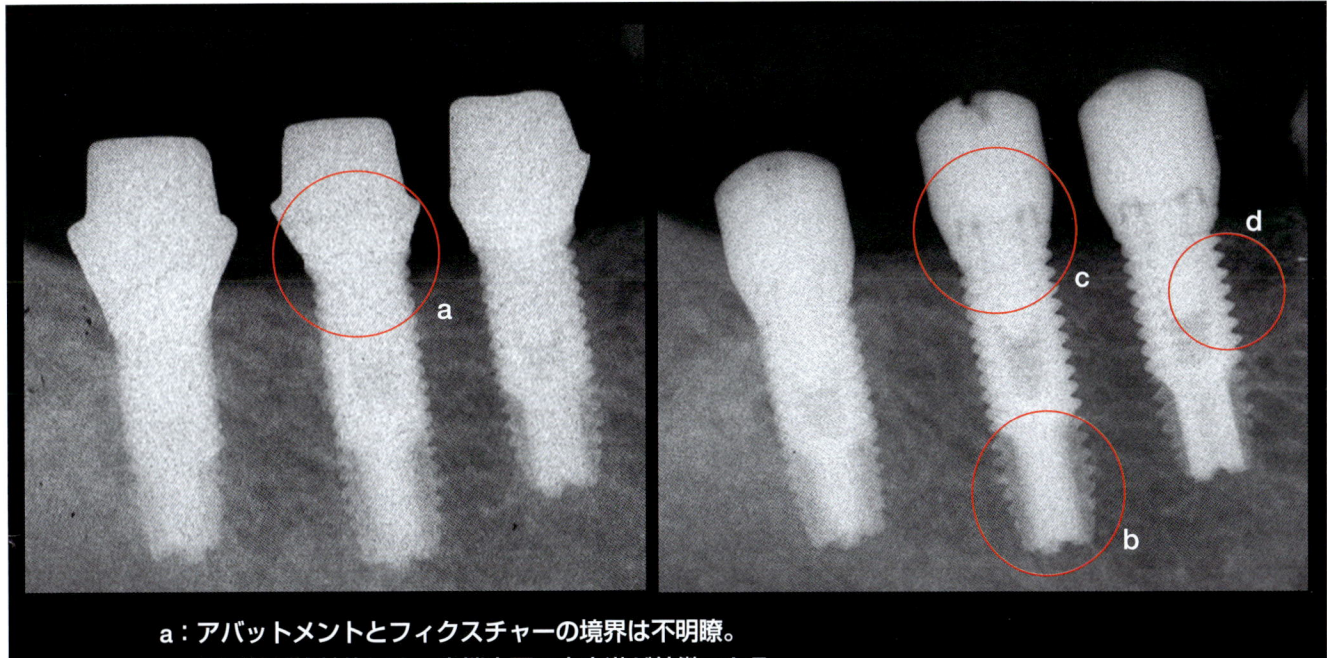

a：アバットメントとフィクスチャーの境界は不明瞭。
b：切刃部が比較的長く、尖端底面の十字溝が特徴である。
c：ヒーリングアバットメントが装着されている場合には、カラー部に透過スペースを認める。
d：スレッドの横断面は二等辺三角形である。

● 他社比較エックス線像

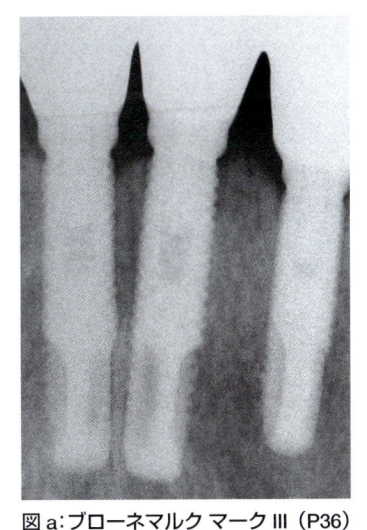

図a：ブローネマルク マークⅢ（P36）のエックス線像。カッティングチャンバーが深めなのでスリット間の幅が狭くみえる。また、フィクスチャー内部の透過像にみえる固定スクリューの尖端部はほぼフラットである。

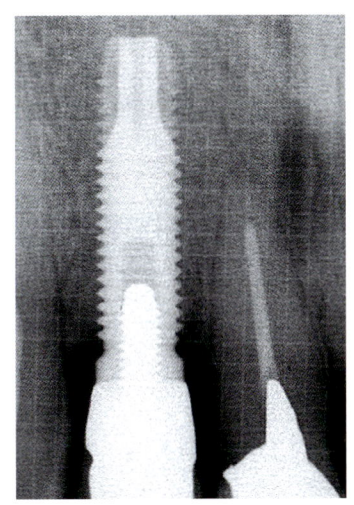

図b：オッセオタイト ストレート エクスターナル（P50）のエックス線像。フィクスチャー尖端部のカッティングチャンバーが浅めなのでスリット間の幅が広くみえる。また、フィクスチャーの内部スペースを示す透過像からみられる固定スクリューの尖端部がやや丸みを帯びていることも特徴である。

他社のスクリュータイプストレート形状のフィクスチャーと類似した形態である。しかしながら刃部が長く、埋入状態によってはエックス線像で先端が細くなったようにみえる。カラー部は典型的な外部六角形態であり、アバットメントとの境界はバットジョイントになっている。そのため、明確な境界は認められない。
図aおよびbに他社の類似システムを掲載するので、比較してみたい。

● ジーシーインプラント Re セティオ® ストレート

株式会社 ジーシー
Tel. 03-3815-1720
www.gcdental.co.jp

他医院で治療されたインプラントへの対応ガイド

Parallel walled

ジーシーインプラント Re セティオ® テーパー
GC IMPLANT RE SETiO® TAPERED

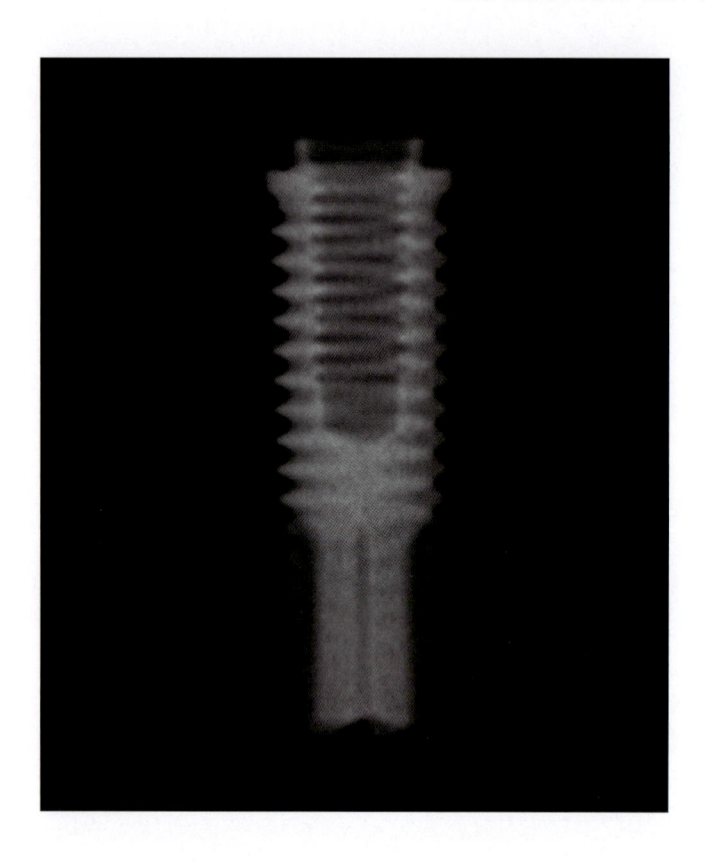

● フィクスチャーの特徴

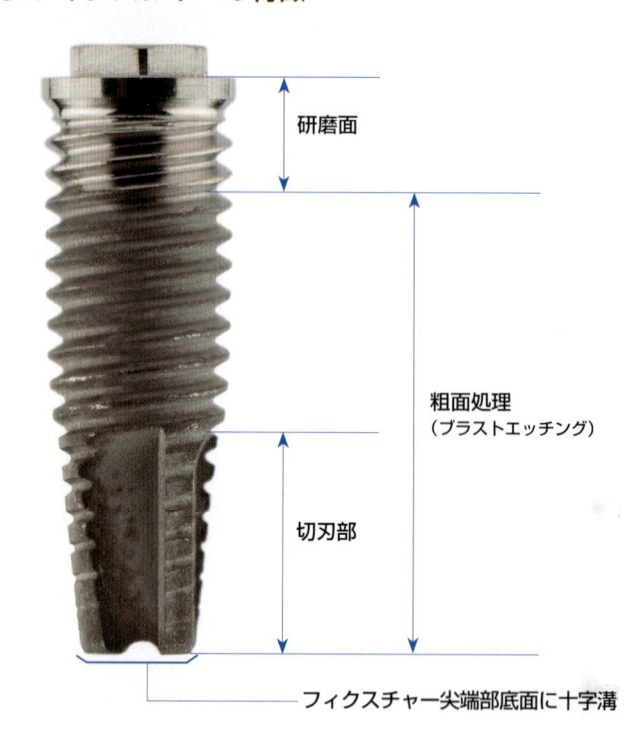

研磨面

粗面処理
（ブラストエッチング）

切刃部

フィクスチャー尖端部底面に十字溝

　フィクスチャーは、カラー上端から 3mm まで研磨が施され、それ以外の部分はブラスト＆エッチング処理されている。カラー部幅は 0.4mm と狭い。テーパー形状は均一ではなく二段階テーパーとなっており、切刃部とボディは形態が異なる。

● ドライバー先端の形状と径

- カバースクリュー・ヒーリングアバットメント・
  ヒーリングキャップ・ゴールドスクリュー・ガイドピン
  形状：スクエアまたはマイナス
  径：0.9mm（スクエア）・幅：0.6mm（マイナス）

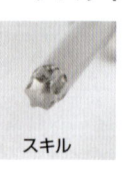

- アバットメントスクリュー
  形状：スキル（オリジナル）またはマイナス
  　　　（UCLA アバットメントスクリュー用）
  径：1.6mm（スキル）・幅：0.6mm（マイナス）

スキル

- コニカルアバットメントスクリュー
  形状：六角
  径：2mm

● クレストモジュール

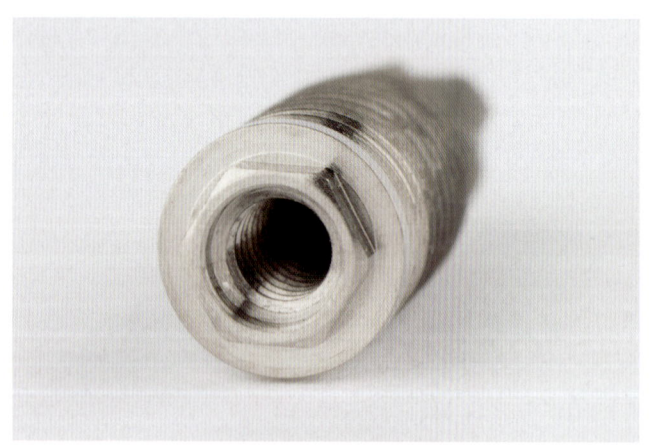

　トラディショナルな外部六角構造を有している。六角部の高さは 0.65mm であり、この部分で回転防止と結合力を高めている。フィクスチャーとアバットメントとの嵌合精度を高くし、マイクロリーケイジを最小限に抑えるように設計されている。

72

Parallel walled

● エックス線像のポイント

a：切刃部の長さがフィクスチャーの長さによって異なる。
b：切刃部は先端ほど山が低くなる。
c：尖端底面の十字溝が特徴である。
d：スレッドの横断面は二等辺三角形である。
e：フィクスチャー内部のアバットメントスクリューの先端部分にスペースを示す透過像が認められる。

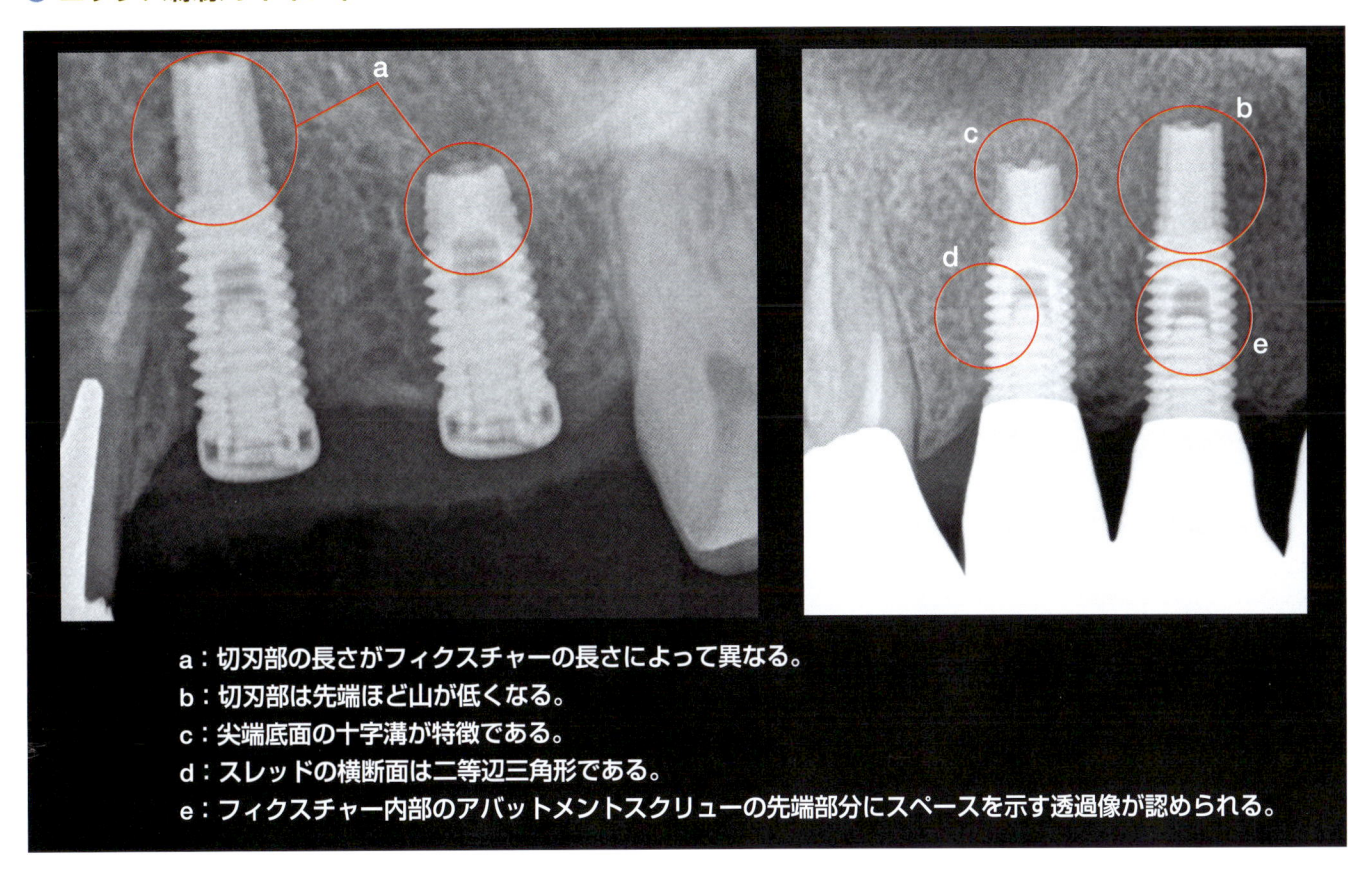

● 他社比較エックス線像

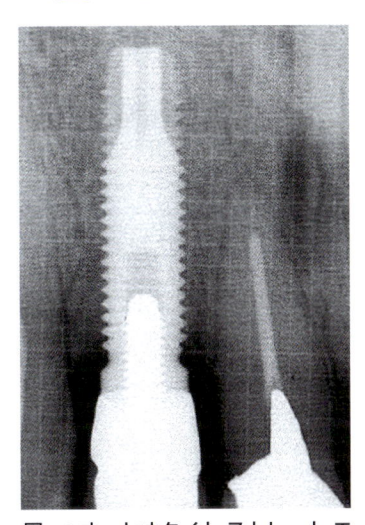

図a：オッセオタイト ストレート エクスターナル（P50）のエックス線像。フィクスチャー尖端部のカッティングチャンバーが浅めなのでスリット間の幅が広くみえる。

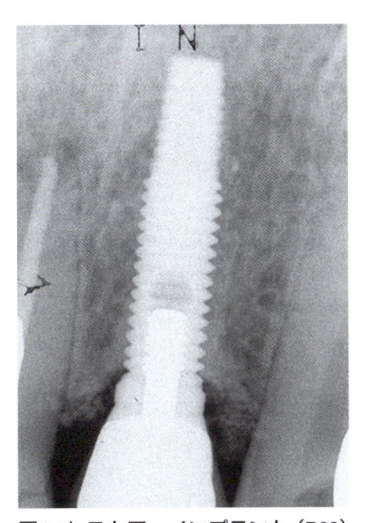

図b：レストアーインプラント（P68）のエックス線像。フィクスチャー尖端部はテーパーが付与されスレッドは徐々に小さくなっている。カッティングチャンバーは浅めなのでエックス線像には反映されにくい。また、固定スクリューの尖端部はほぼフラットである。

他社のスクリュータイプテーパー形状のフィクスチャーと類似した形態である。アバットメントとの境界はバットジョイントであり、明瞭な境界は認められない。

図aおよびbに他社の類似システムを掲載するので、比較してみたい。

● ジーシーインプラント Re セティオ® テーパー

株式会社 ジーシー
Tel. 03-3815-1720
www.gcdental.co.jp

Parallel walled

ジーシーインプラント Re ジェネシオ® ストレート
GC Implant Re GENESiO® Straight

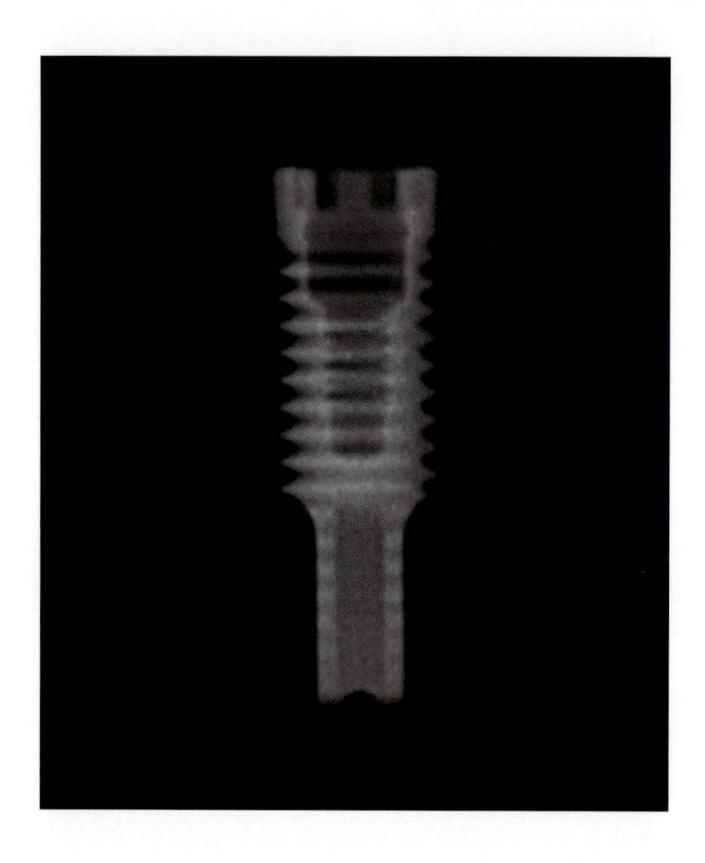

● フィクスチャーの特徴

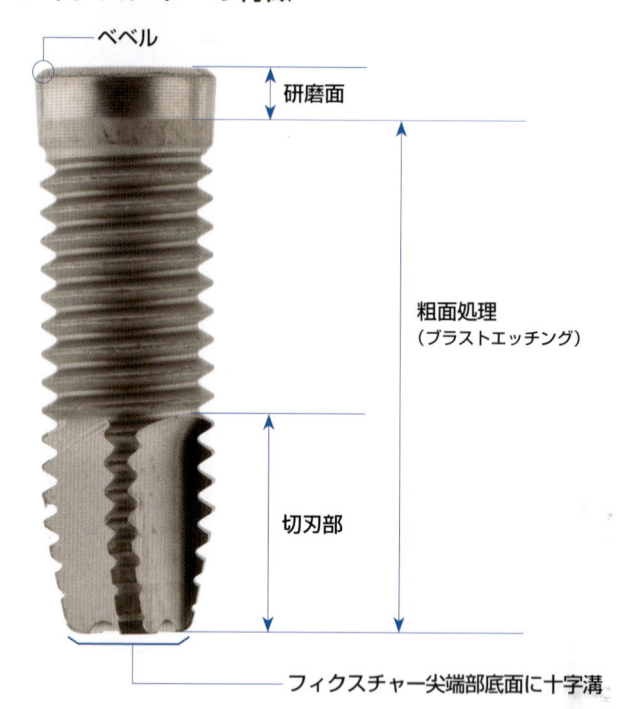

フィクスチャーは、カラー上端から1mmまで研磨が施され、それ以外の部分はブラスト＆エッチング処理されている。また、カラー部上端辺縁にベベルが付与されており、アバットメント装着時の歯肉の挟み込みを防止している。切刃部とボディは形態が異なる。

● ドライバー先端の形状と径

- カバースクリュー・ヒーリングアバットメント・ヒーリングキャップ・ゴールドスクリュー・ガイドピン
  形状：スクエアまたはマイナス
  径：0.9mm（スクエア）・幅：0.6mm（マイナス）

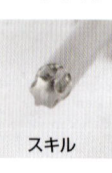

- アバットメントスクリュー
  形状：スキル（オリジナル）またはマイナス
  　　　（UCLAアバットメントスクリュー用）
  径：1.6mm（スキル）・幅：0.6mm（マイナス）

- コニカルアバットメントスクリュー
  形状：六角
  径：2mm

● クレストモジュール

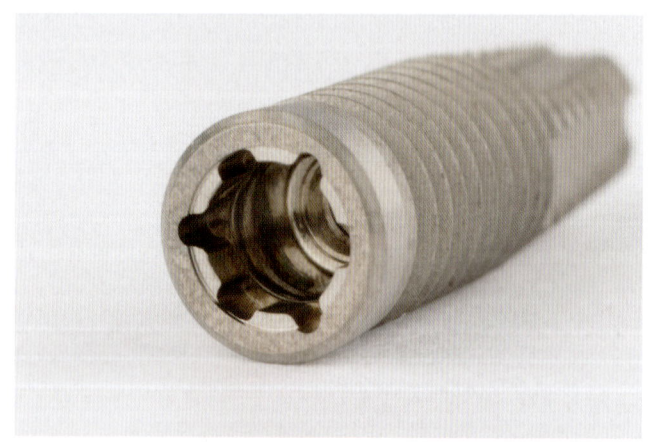

チューブインターナルコネクションであると同時に、クレストモジュール部には120°ごとに3カ所のアバットメント用溝が付与され、回転防止と結合力を高めている。また、断面形状が長方形のドライバー用溝が120°ごとに3本形成されている。アバットメント用溝とドライバー用溝は形状が異なり、埋入時にアバットメント用溝の破損を防止している。

Parallel walled

● エックス線像のポイント

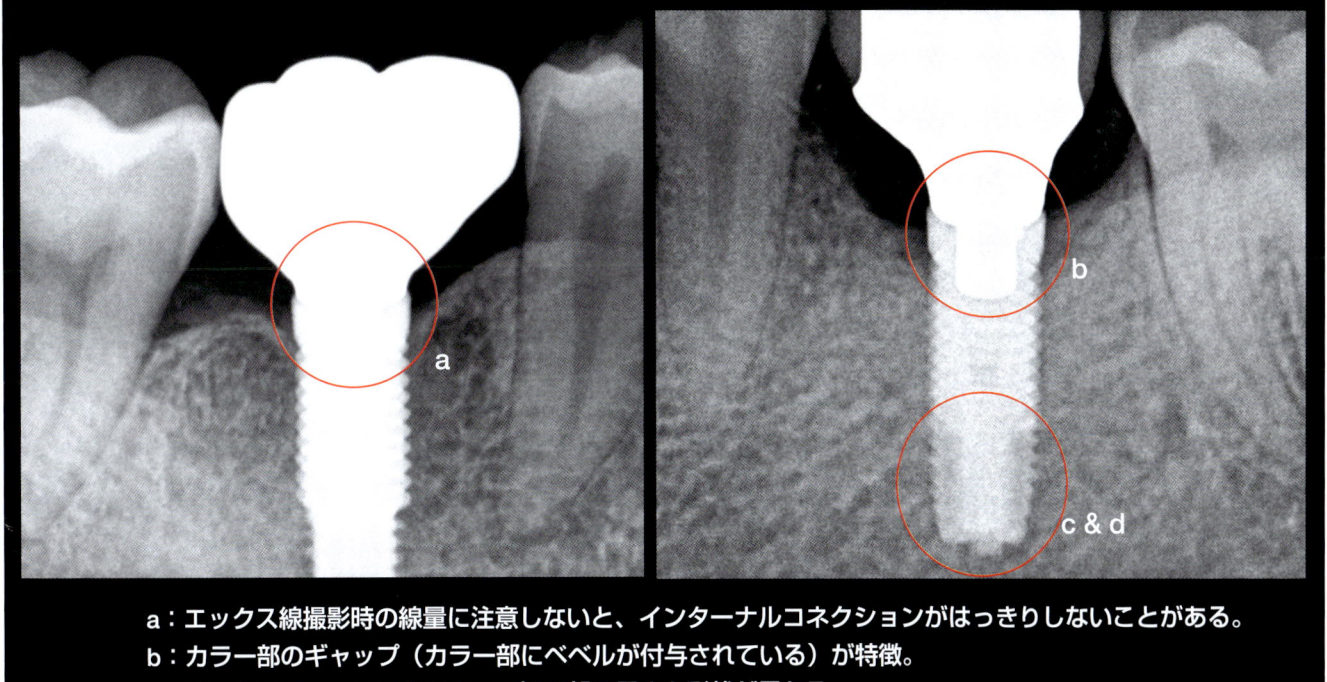

a：エックス線撮影時の線量に注意しないと、インターナルコネクションがはっきりしないことがある。
b：カラー部のギャップ（カラー部にベベルが付与されている）が特徴。
c：フィクスチャーの長さによって切刃部の長さと形状が異なる。
d：フィクスチャーの尖端底面に十字溝が形成されている。

● 他社比較エックス線像

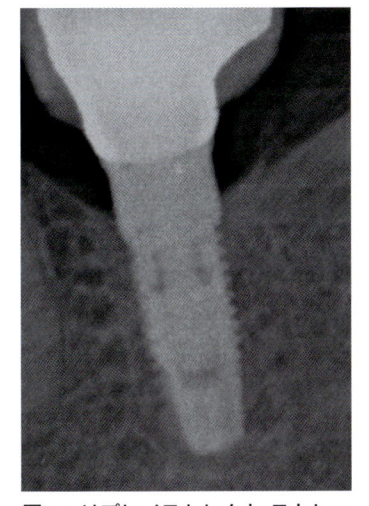

図a：リプレイスセレクト ストレート（P42）のエックス線像。フィクスチャー内部のスクリュー周囲にスペースを示す透過像が認められる。固定スクリュー部分が比較的長い。フィクスチャー尖端底部に十字溝はない。

　他社のスクリュータイプストレート形状のインプラントと似たような形態である。インターナルコネクションの形態が明確に判定できる。またカラー部は、アバットメントとの結合部に明確なギャップを認めることも特徴である。カバースクリューが装着されている場合には、フィクスチャー内部に特徴的な透過スペースを認める。
　図aに他社の類似システムを掲載する。

● ジーシーインプラント Re ジェネシオ® ストレート

株式会社 ジーシー
Tel. 03-3815-1720
www.gcdental.co.jp

他医院で治療されたインプラントへの対応ガイド

Parallel walled

ジーシーインプラント Re ジェネシオ® テーパー
GC Implant Re GENESiO® Tapered

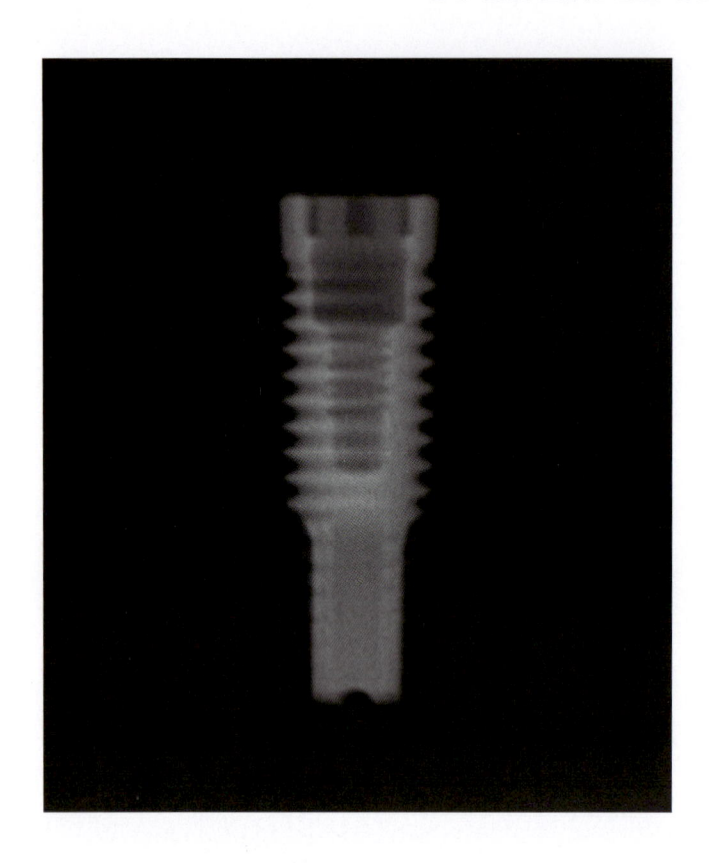

● フィクスチャーの特徴

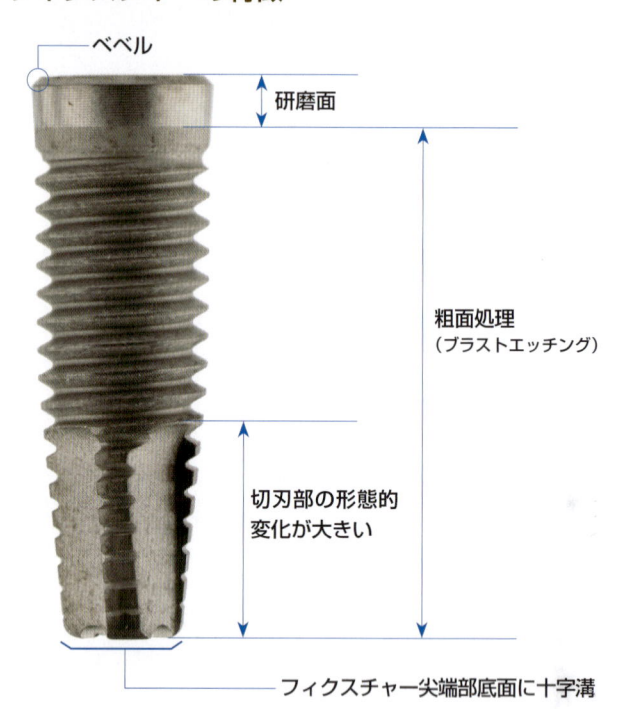

ベベル
研磨面
粗面処理（ブラストエッチング）
切刃部の形態的変化が大きい
フィクスチャー尖端部底面に十字溝

　フィクスチャーは、カラー上端から1mmまで研磨が施され、それ以外の部分はブラスト＆エッチング処理されている。また、カラー部上端辺縁にベベルが付与されており、アバットメント装着時の歯肉の挟み込みを防止している。テーパー形状は均一ではなく二段階テーパーとなっている。切刃部とボディは形態が異なる。

● ドライバー先端の形状と径

- カバースクリュー・ヒーリングアバットメント・ヒーリングキャップ・ゴールドスクリュー・ガイドピン
  形状：スクエアまたはマイナス
  径：0.9mm（スクエア）・幅：0.6mm（マイナス）

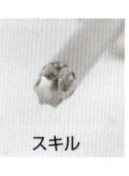

- アバットメントスクリュー
  形状：スキル（オリジナル）またはマイナス（UCLAアバットメントスクリュー用）
  径：1.6mm（スキル）・幅：0.6mm（マイナス）
  スキル

- コニカルアバットメントスクリュー
  形状：六角
  径：2mm

● クレストモジュール

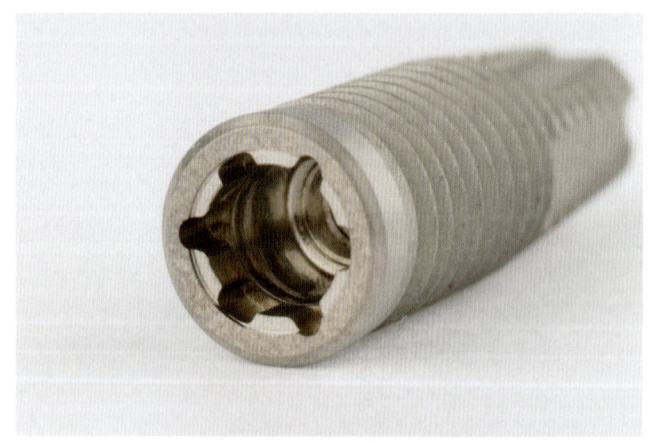

　チューブインターナルコネクションであると同時に、クレストモジュール部には120°ごとに3カ所のアバットメント用溝が付与され、回転防止と結合力を高めている。また、断面形状が長方形のドライバー用溝が120°ごとに3本形成されている。アバットメント用溝とドライバー用溝は形状が異なり、埋入時にアバットメント用溝の破損を防止している。

76

Parallel walled

● エックス線像のポイント

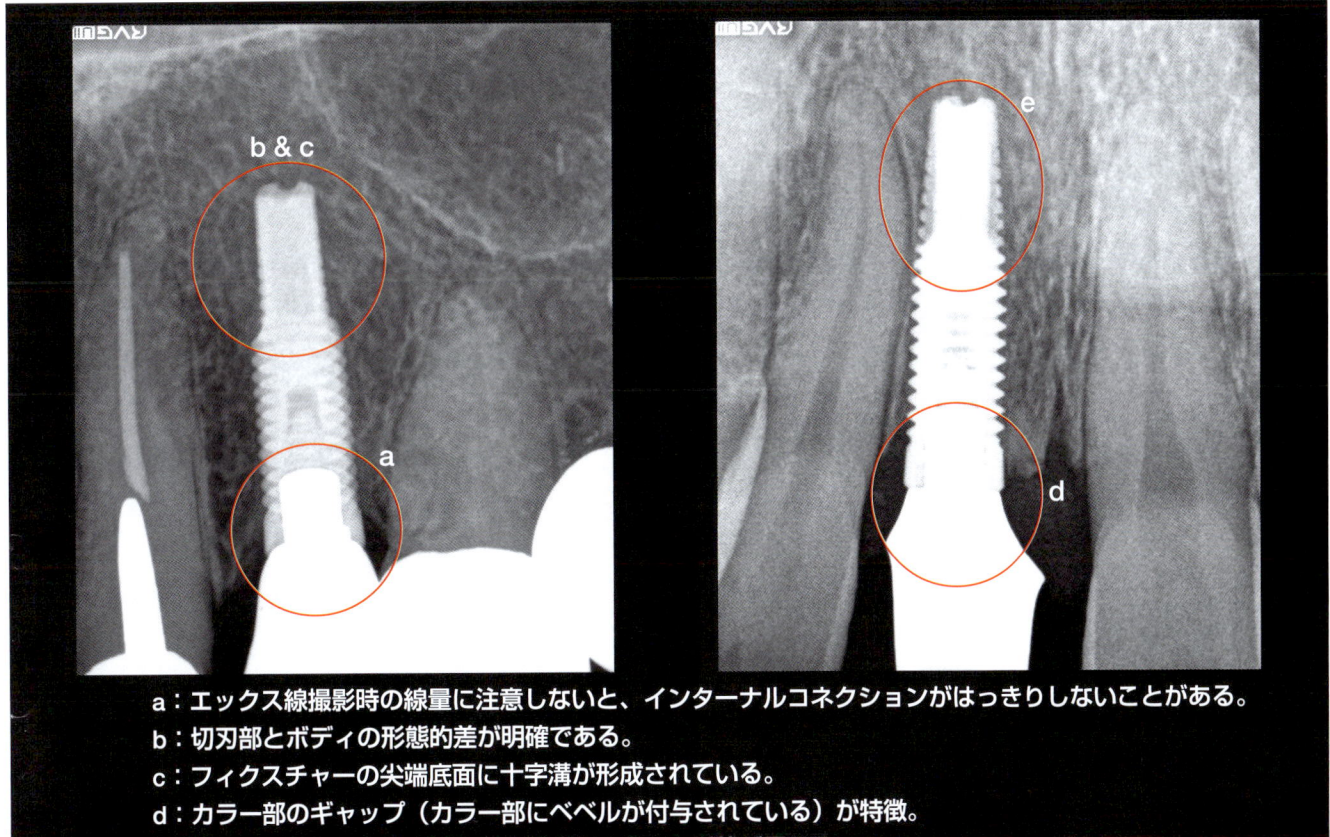

a：エックス線撮影時の線量に注意しないと、インターナルコネクションがはっきりしないことがある。
b：切刃部とボディの形態的差が明確である。
c：フィクスチャーの尖端底面に十字溝が形成されている。
d：カラー部のギャップ（カラー部にベベルが付与されている）が特徴。
e：フィクスチャーの長さによって切刃部の長さと形状が異なる。

● 他社比較エックス線像

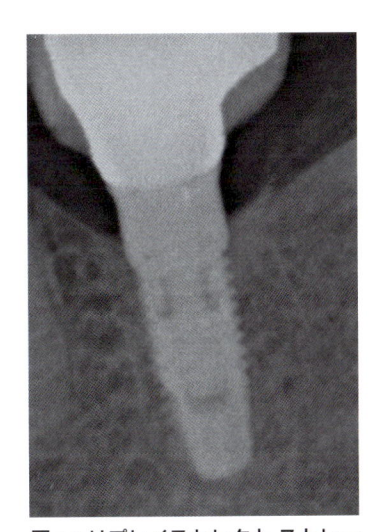

図a：リプレイスセレクト ストレート（P42）のエックス線像。フィクスチャー内部のスクリュー周囲にスペースを示す透過像が認められる。固定スクリュー部分が比較的長い。フィクスチャー尖端底部に十字溝はない。

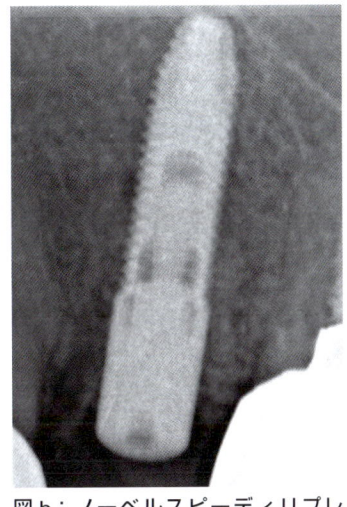

図b：ノーベルスピーディリプレイス（P48）のエックス線像。フィクスチャーはストレートにみえ、ミサイル型である。カッティングチャンバーははっきりしない。フィクスチャー尖端底部に十字溝はない。

インターナルコネクションの形態が明確に判定できる。またカラー部は、アバットメントとの結合部に明確なギャップを認めることも特徴である。さらに先端に向かって特徴的なテーパー形状となっている。

図aおよびbに他社の類似システムを掲載する。

● ジーシーインプラント Re ジェネシオ® テーパー

株式会社 ジーシー
Tel. 03-3815-1720
www.gcdental.co.jp

他医院で治療されたインプラントへの対応ガイド

Parallel walled

カムログ インプラント スクリューライン
CAMLOG IMPLANT SCREW LINE

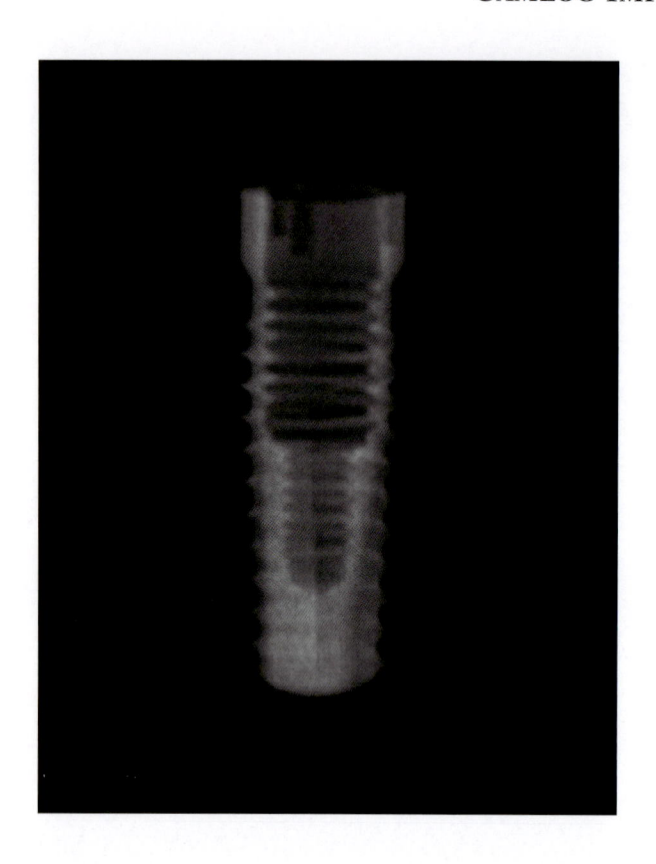

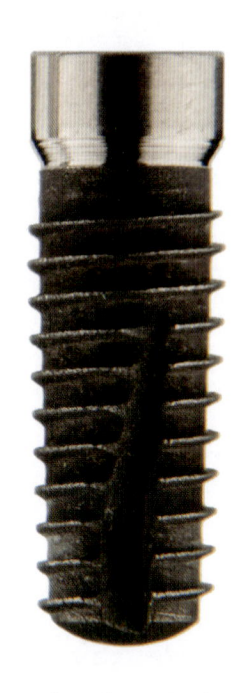

● フィクスチャーの特徴

フィクスチャーにはPromote® Surfaceというブラスト・エッチングの表面処理が施されており、フィクスチャー頸部には研磨面のカラー部が存在する。

● クレストモジュール

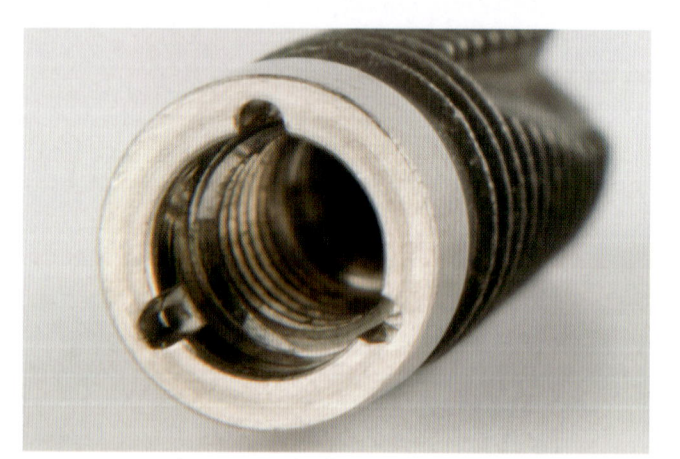

カムログコネクションと呼ばれるチューブインチューブ構造の独特のインターナルコネクション機構を有している。クレストモジュール部に回転防止と結合力を高めるための3つの孔が付与されているのが特徴的である。口腔内でクレストモジュール（プラットフォーム）部の3つの孔を確認できれば、カムログインプラントシステムのフィクスチャーであることがほぼ特定できる。

● ドライバー先端の形状と径

形状：六角
径：1.25mm

Parallel walled

● エックス線像のポイント

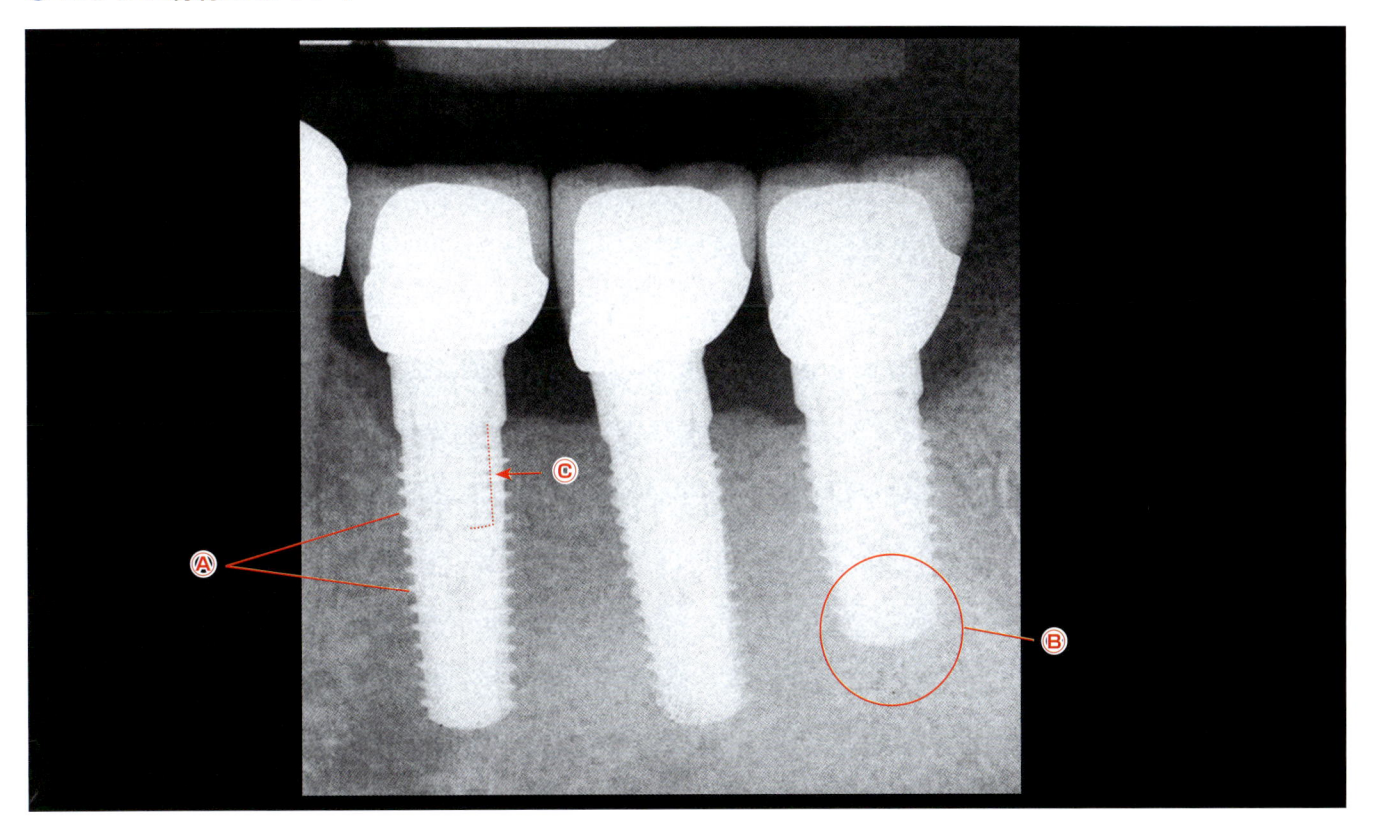

● 他社比較エックス線像

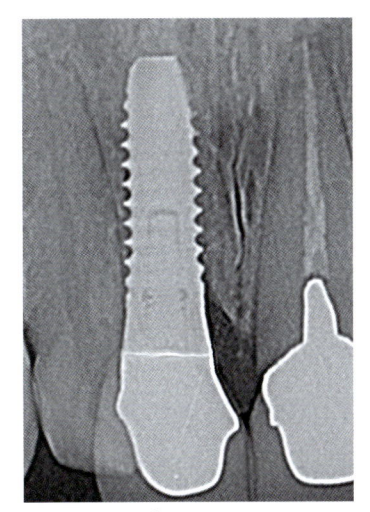

図a：IAT EXA®1 ステージスクリュー（P64）のエックス線像。インプラント尖端底部はフラットで、軽いカーブ描いてパラレルウォールドスレッドにつながっている。粘膜貫通部はほぼパラレルに立ち上がり、中央部付近でわずかに外側に開いてプラットフォームに達している。

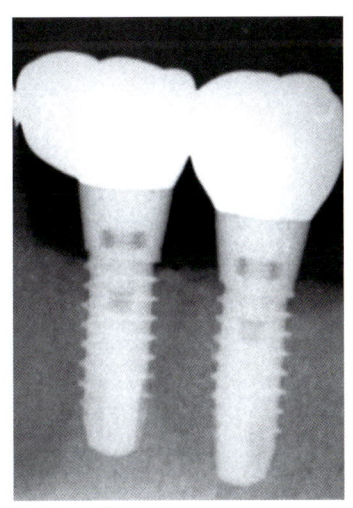

図b：SPI®システム・ワンタイム（P86）のエックス線像。外側へ開いたテーパー状の粘膜貫通部を有する。スレッドはフィン状の突起で、インプラント尖端底部は緩やかな球面形状になっている。

　カラー部の幅は広く、スレッドはフィン状の突起でピッチは少し狭い（Ⓐ部）。尖端部はわずかに細くなりながら緩やかな半球形状を呈している（Ⓑ部）。また、インターナルのカムログコネクションの構造からフィクスチャー歯冠側の内部にアバットメントのチューブインを示す透過像がみられる（Ⓒ部）。
　図aおよびbに他社の類似システムを掲載するので、比較してみたい。

● カムログ インプラント スクリューライン

株式会社 アルタデント
Tel. 06-6377-2221
www.alta-dent.com

Parallel walled

スクリューベント
Screw-Vent

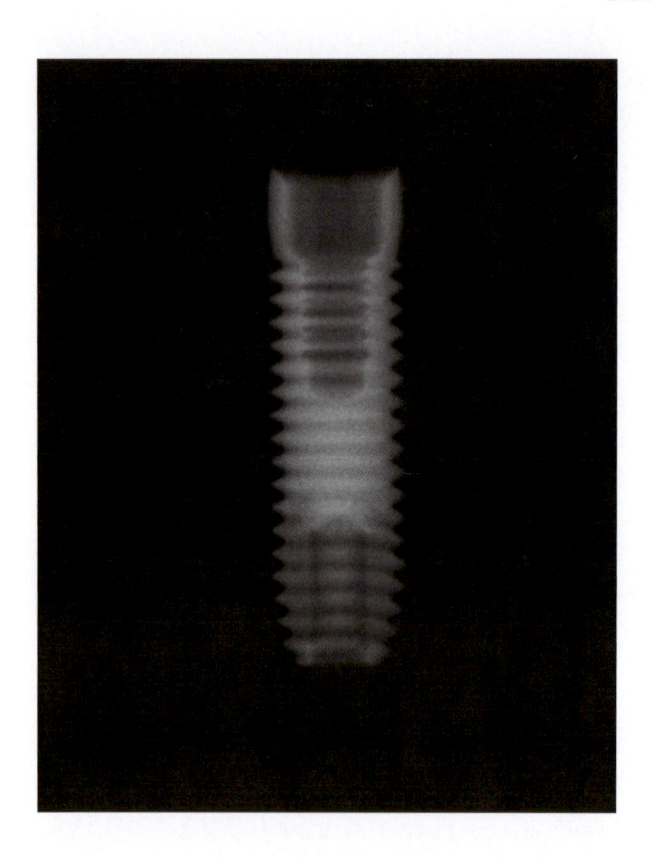

● フィクスチャーの特徴

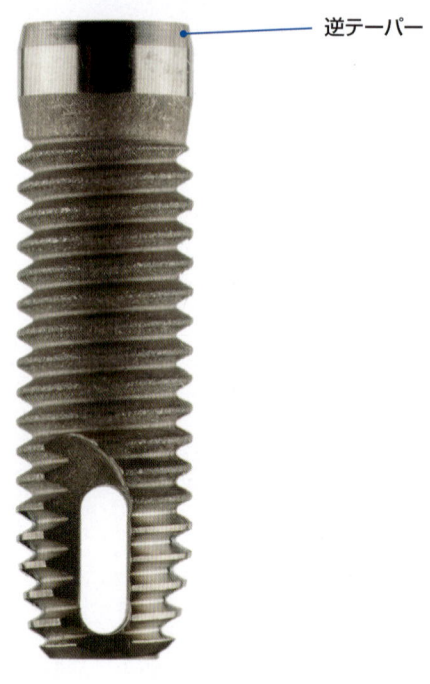

逆テーパー

フィクスチャー頸部に付与された研磨面のカラー部は、中央付近から上方（歯冠側）が内側に傾斜した逆テーパーになっている。丸みを帯びたボリュームのあるスレッドが0.6mmピッチで緊密に配列された形状を呈する。フィクスチャー尖端部には縦長楕円形の貫通孔（ベント）が付与されている。フィクスチャー尖端底面はフラットで、尖端部からボディ部への3mmの範囲が研磨面のスムースサーフェスになっている。

● クレストモジュール

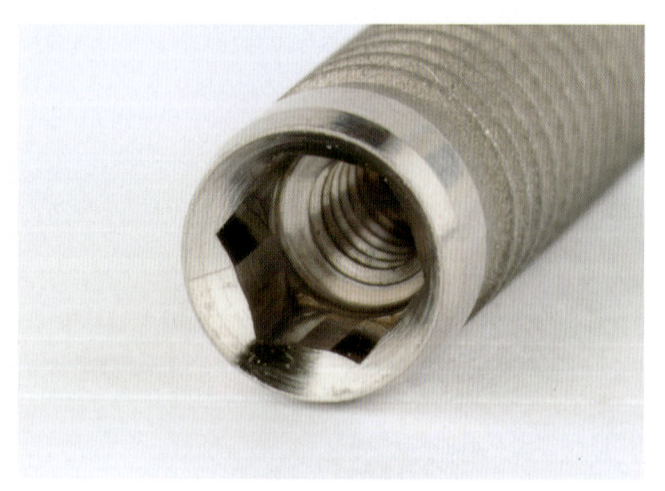

テーパー面から内部六角構造に連続するインターナルコネクション機構を有している。内部六角構造にも1°のテーパーが付与されており、強固なフリクションフィット（クサビ嵌合）を有する。

● ドライバー先端の形状と径
　形状：六角
　径：1.77mm

Parallel walled

● エックス線像のポイント

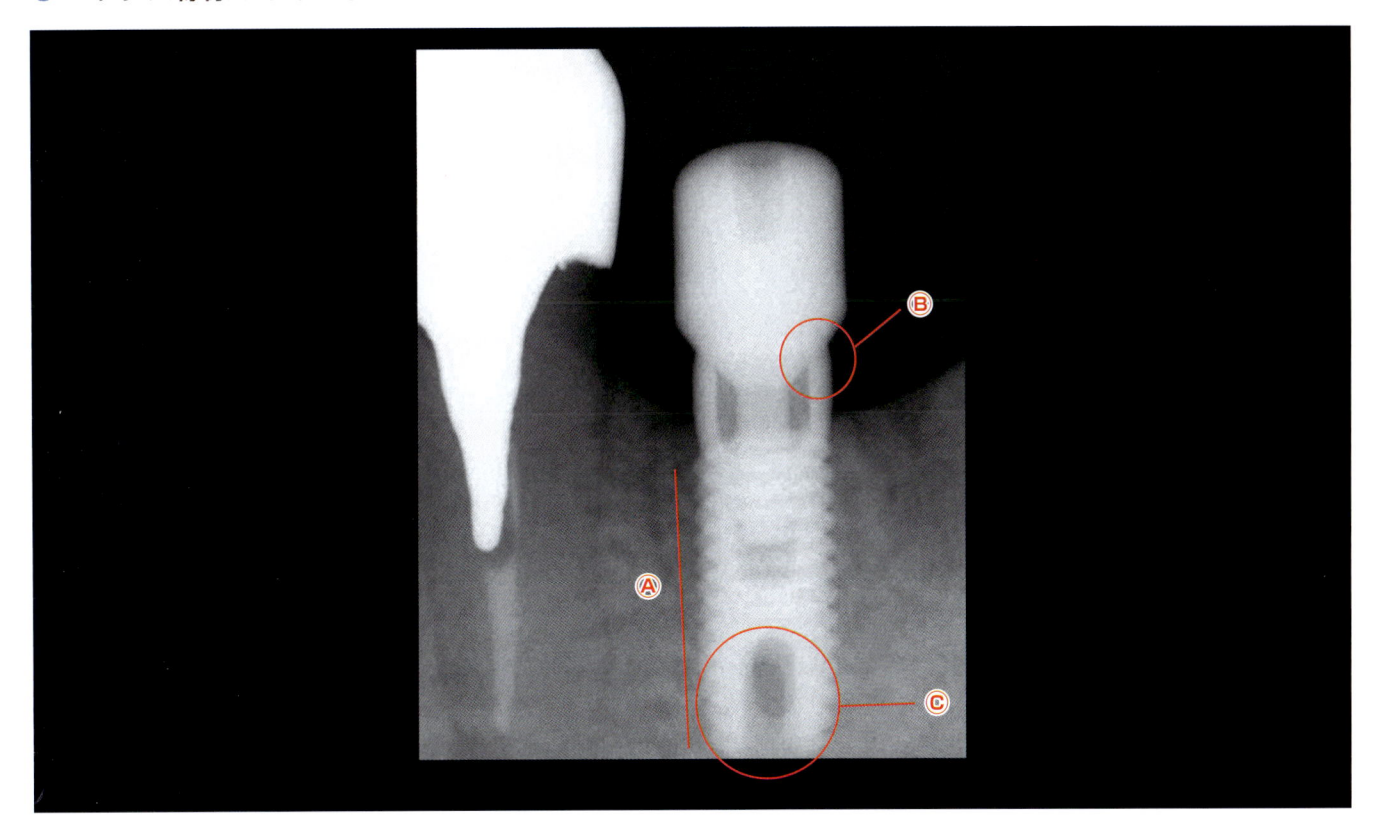

　丸みを帯びたボリュームのあるスレッドが緊密に並んだ比較的特定しやすい形状を呈している（Ⓐ部）。カラー部は上方（歯冠側）が内側に傾斜した逆テーパーになっている（Ⓑ部）。また、フィクスチャー尖端底部がフラットで尖端部に縦長楕円形の貫通孔がみえることもポイントとなる（Ⓒ部）。

● スクリューベント

株式会社 白鵬
Tel. 03-3265-6251
www.hakuho-d.com

Parallel walled

スプライン® ツイスト MP-1®（HA）
SPLINE® TWIST MP-1® (HA)

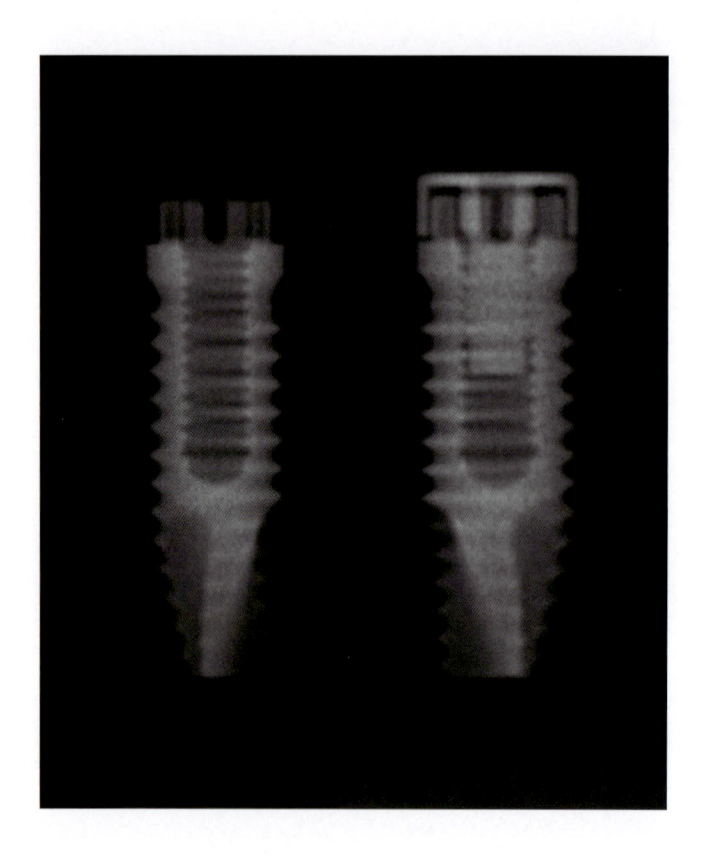

● フィクスチャーの特徴

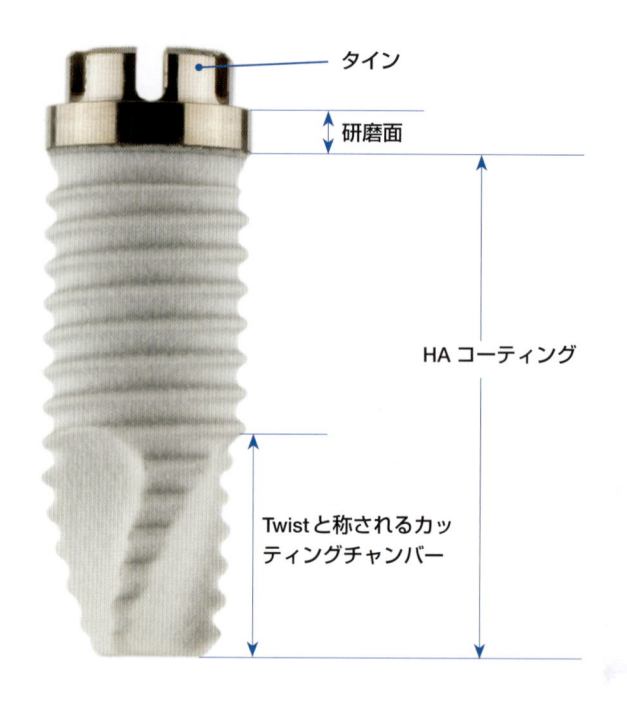

タイン
研磨面
HA コーティング
Twist と称されるカッティングチャンバー

フィクスチャーにはMP-1®と呼ばれる独自のHA（ハイドロキシアパタイト）コーティングが施されており、フィクスチャー頸部には0.75mmの研磨面のカラー部が存在し、そこから外側に1mmのタインが突出する。フィクスチャー尖端部はTwistと称される竜巻型のカッティングチャンバーが付与され、HAコーテッドインプラントでありながらセルフタップが可能となっている。

フィクスチャーの直径は、3.25mm、3.75mm、5.0mmの3種類がリリースされている。

● クレストモジュール

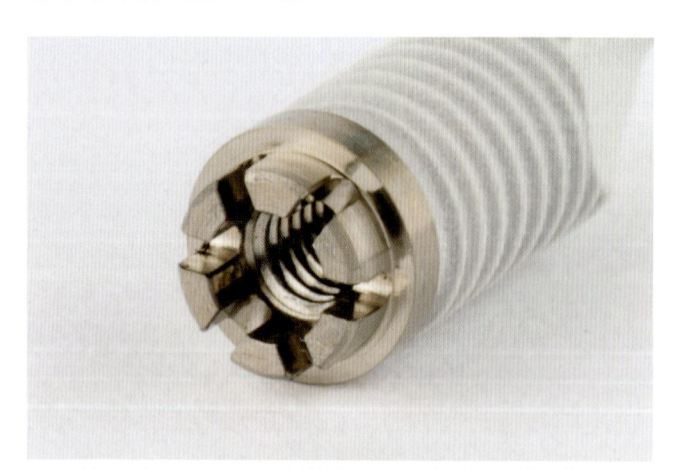

プラットフォームから突出したタインと呼ばれる6つの突起がアバットメント内面のスロット部に嵌合する独特のエクスターナルコネクション機構を有している。口腔内でクレストモジュール（プラットフォーム）部を確認できれば、スプラインインプラントシステムのフィクスチャーであることがほぼ特定できる。

● ドライバー先端の形状と径

・カバースクリュー
　形状：六角
　径：0.9mm

・アバットメントスクリュー
　形状：六角
　径：1.25mm

Parallel walled

● エックス線像のポイント

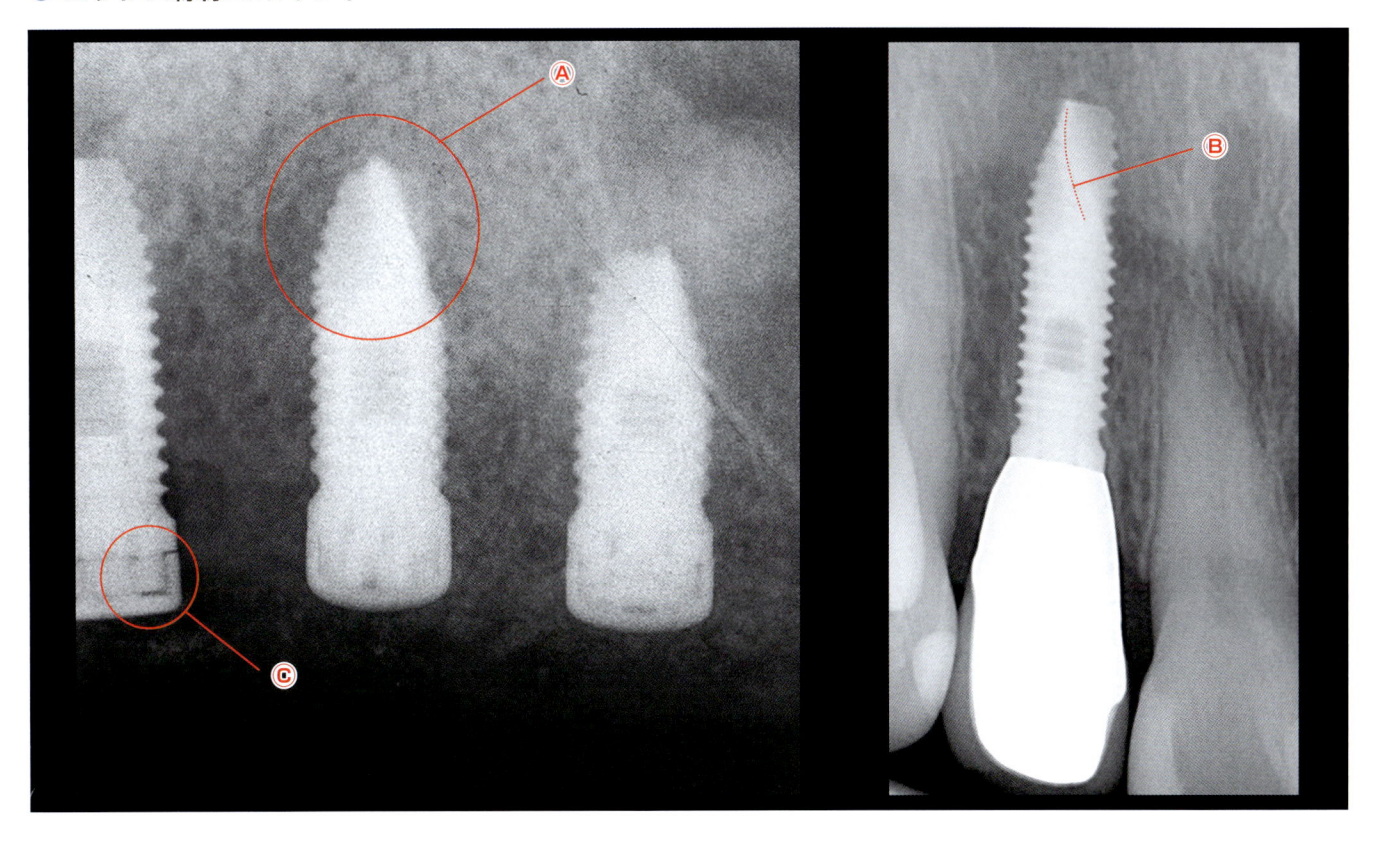

● 他社比較エックス線像

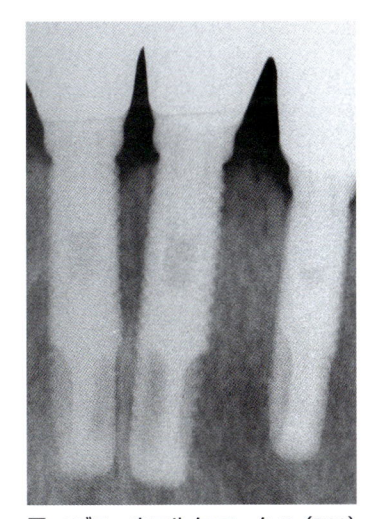

図a：ブローネマルク マーク III（P36）のエックス線像。カッティングチャンバーが深めなのでスリット間の幅が狭くみえる。また、フィクスチャー内部の透過像に見える固定スクリューの尖端部はほぼフラットである。

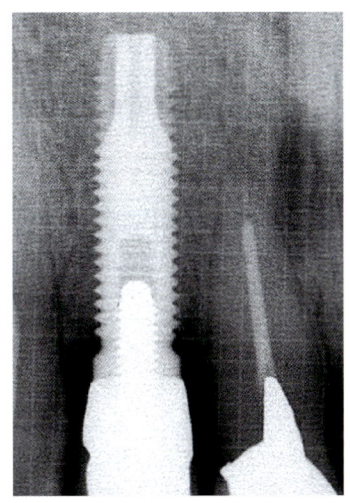

図b：オッセオタイト ストレート エクスターナル（P50）のエックス線像。フィクスチャー尖端部のカッティングチャンバーが浅めなのでスリット間の幅が広くみえる。また、フィクスチャーの内部スペースを示す透過像からみられる固定スクリューの尖端部がやや丸みを帯びていることも特徴である。

カラー部からフィクスチャー中央付近までは一般的なパラレルウォールドスレッドのフィクスチャーにみえるが、Twist と呼ばれるフィクスチャー尖端部に形成された竜巻型のカッティングチャンバーがエックス線像の特徴といえる。広く深いカッティングチャンバーによって、撮影された角度によってはフィクスチャー尖端部は鋭いテーパーが付与されているようにもみえる（Ⓐ部）。また尖端部のスリット間が強くねじれて弧を描いているのもポイントである（Ⓑ部）。

エックス線像でタインが確認できれば特定は容易である（Ⓒ部）。

図 a および b に他社の類似システムを掲載するので、比較してみたい。

● スプライン® ツイスト MP-1®

株式会社 白鵬
Tel. 03-3265-6251
www.hakuho-d.com

Parallel walled

SPI® システム・エレメント
SPI® System Element

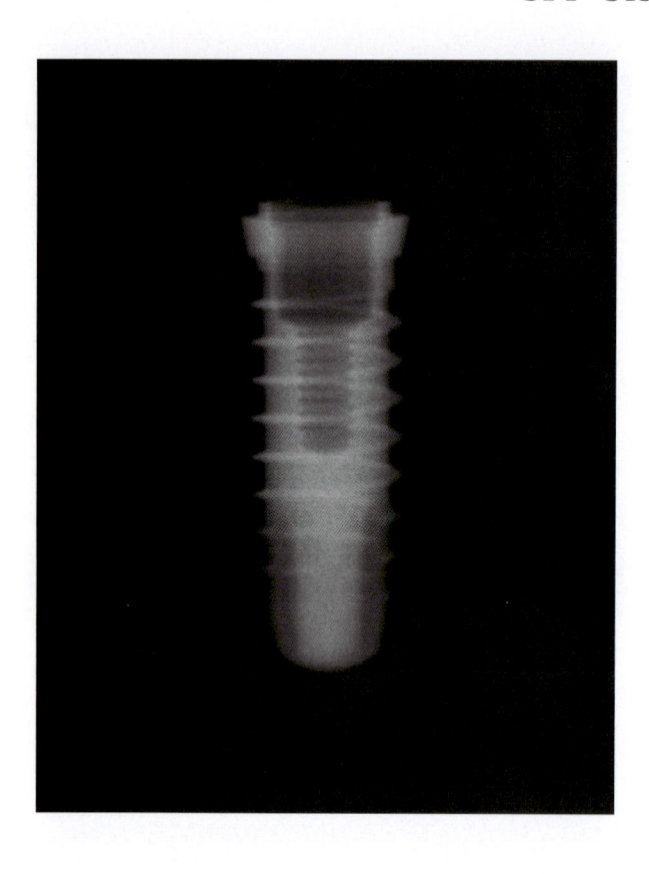

● フィクスチャーの特徴

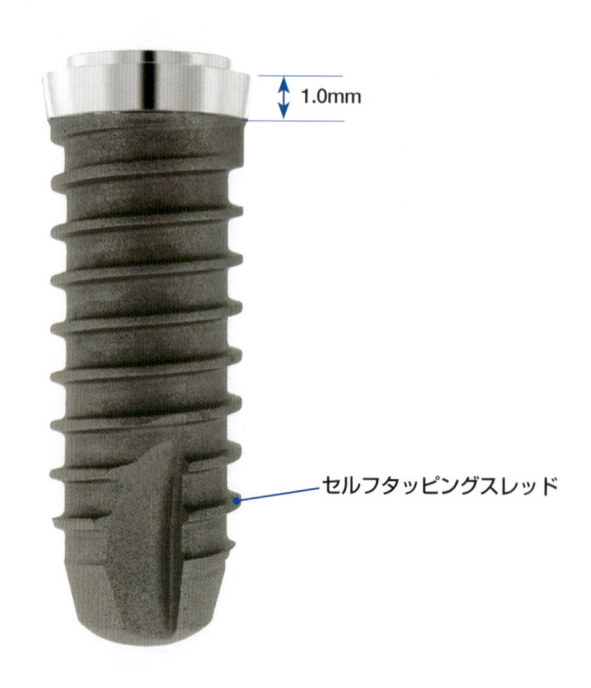

1.0mm

セルフタッピングスレッド

フィクスチャーにはサンドブラスト加工＋酸エッチング処理が施されており、フィクスチャー頸部には外開きのテーパーが付与された研磨面のカラー部が存在する。

● クレストモジュール

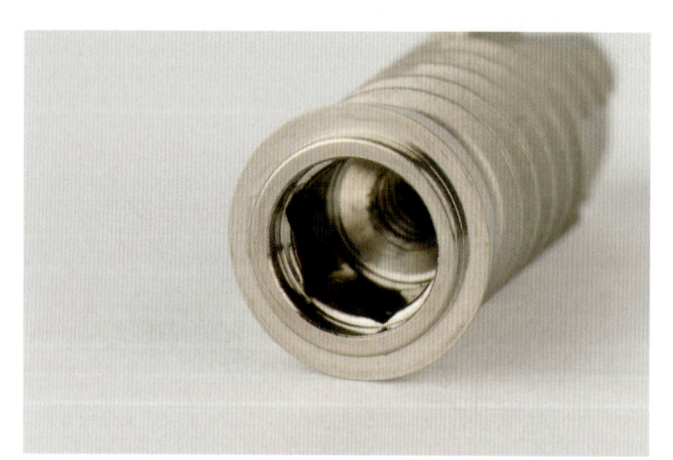

深いインターナルヘックスを有したインターナルコネクションであるが、インターナルコネクション部分の周囲はフラットではなく、一部がリング状に外側へ突出した形状になっているのが特徴である。

● ドライバー先端の形状と径

形状：4-lobe（オリジナル）

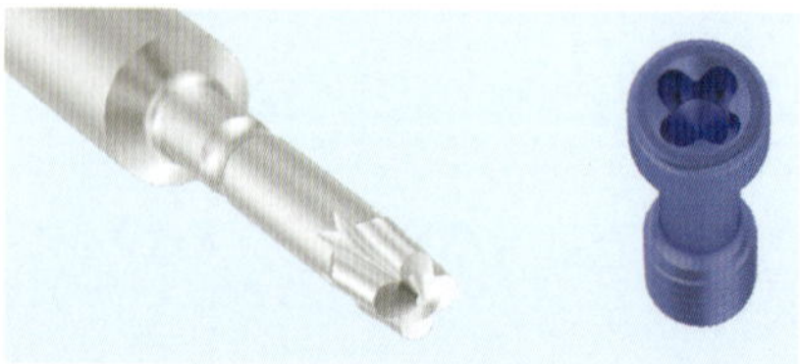

84

Parallel walled

● エックス線像のポイント

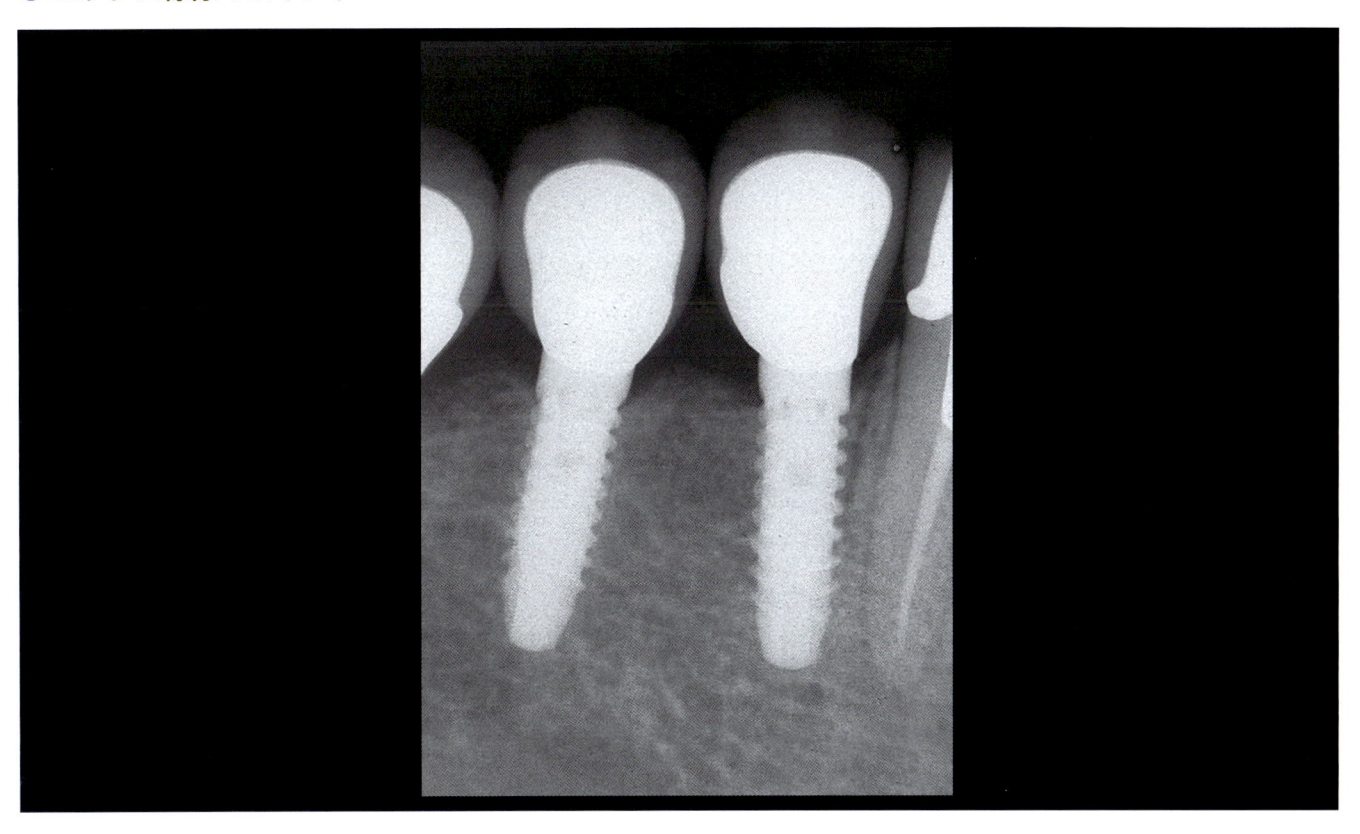

● 他社比較エックス線像

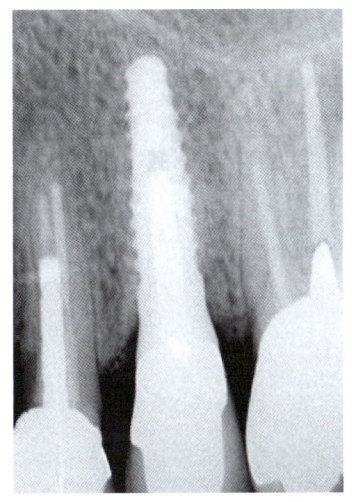

図a：オッセオタイトテーパード Certain® のエックス線像（P107）。プラットフォームから固定スクリュー部に至るまでに3カ所（撮影方向によっては2カ所）のステップがエックス線像にみられる。また、固定スクリューの尖端部がやや丸みを帯びている。

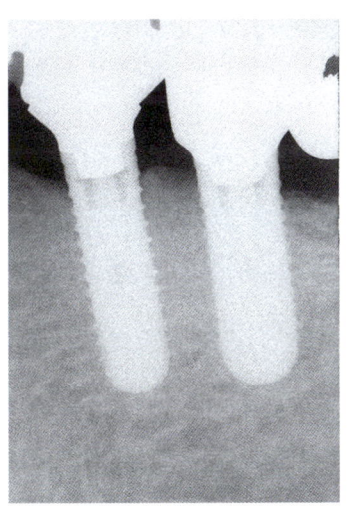

図b：POI EX インプラント ストレートのエックス線像（P165）。

外側へ少し開いたカラー部が存在する。スレッドはフィン状の突起で尖端部はテーパーが付与されて細くなっている。

図aおよびbに他社の類似システムを掲載するので、比較してみたい。

● SPI® システム・エレメント

株式会社 モリタ 商品本部 インプラント部
Tel. 06-6384-6921
http://implant.dental-plaza.com

Parallel walled

SPI® システム・ワンタイム
SPI® SYSTEM ONETIME

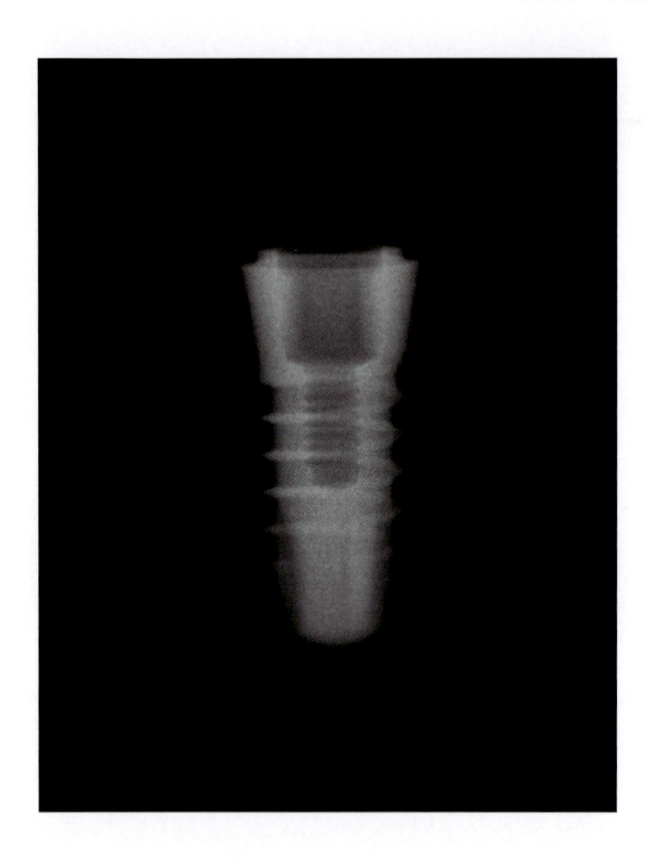

● フィクスチャーの特徴

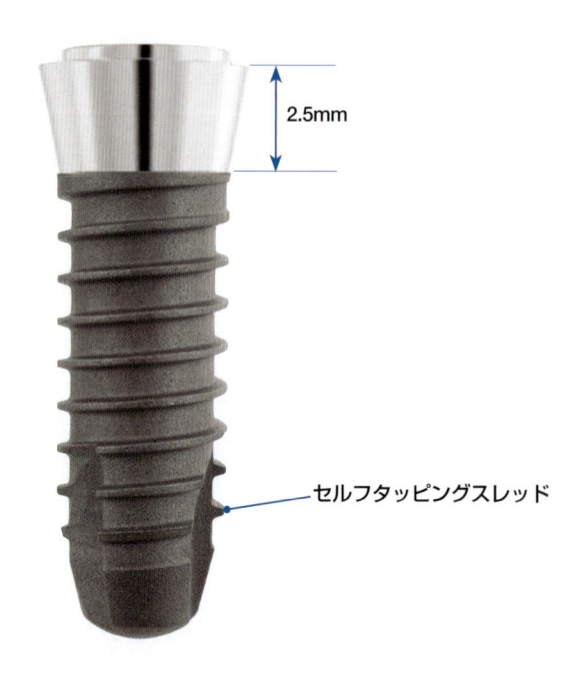

2.5mm

セルフタッピングスレッド

　骨内埋入部にサンドブラスト加工＋酸エッチング処理が施された１回法インプラントである。フィクスチャー頸部には外開きのテーパーが付与された研磨面の粘膜貫通部が存在する。

● クレストモジュール

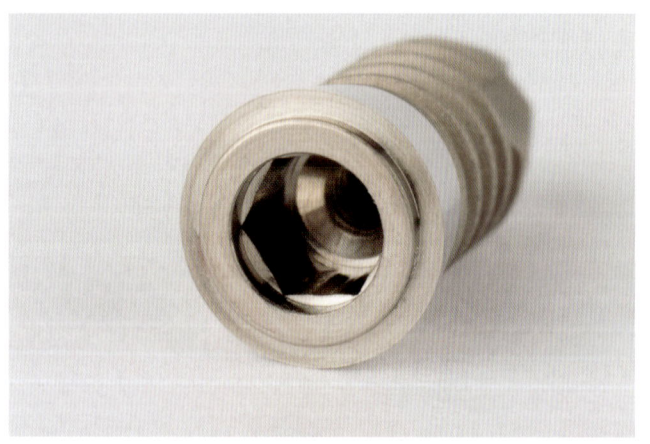

　深いインターナルヘックスを有したインターナルコネクションであるが、インターナルコネクション部分の周囲はフラットではなく、一部がリング状に外側へ突出した形状になっているのが特徴である。

● ドライバー先端の形状と径

形状：4-lobe（オリジナル）

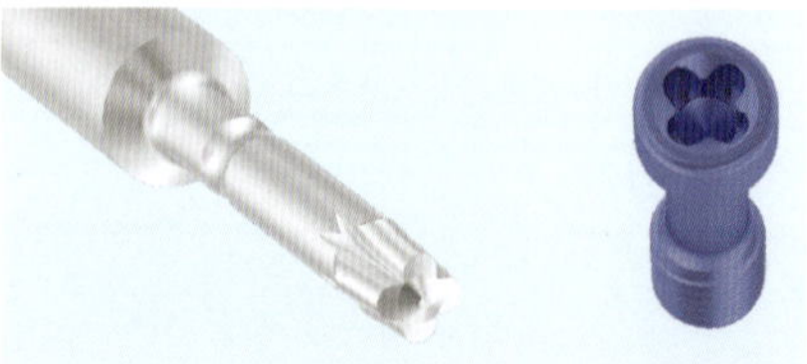

| Parallel walled |

● エックス線像のポイント

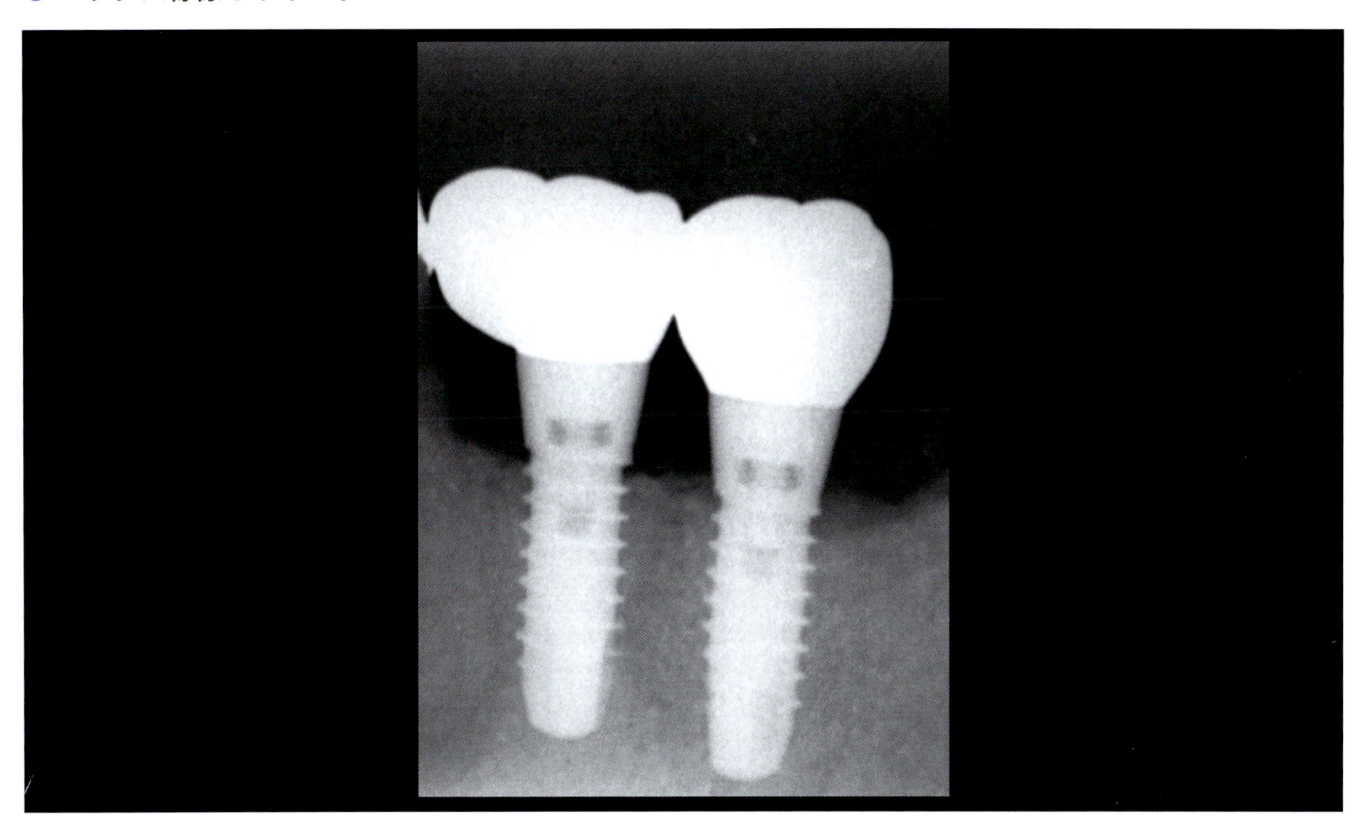

● 他社比較エックス線像

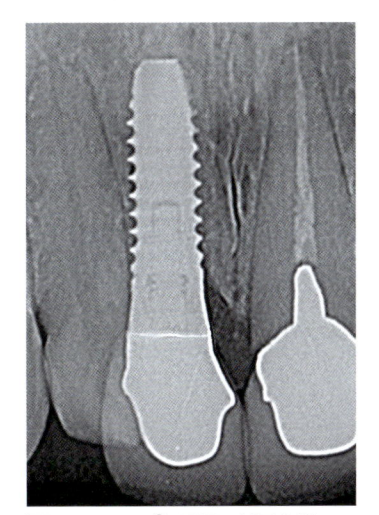

図a：IAT EXA®1 ステージスクリュー（P64）のエックス線像。インプラント尖端底部はフラットで、軽いカーブを描いてパラレルウォールドスレッドにつながっている。粘膜貫通部はほぼパラレルに立ち上がり、中央部付近でわずかに外側に開いてプラットフォームに達している。

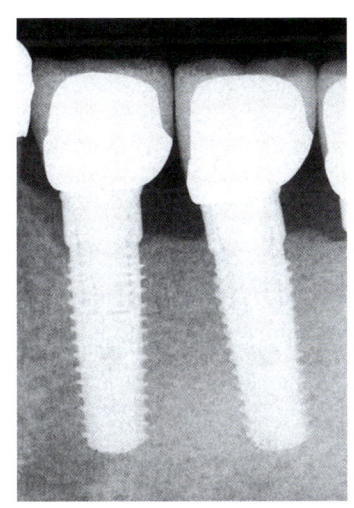

図b：カムログインプラント スクリューライン（P78）のエックス線像。カラー部の幅は広く、スレッドはフィン状の突起でピッチは少し狭い。尖端部はわずかに細くなりながら緩やかな半球形状を呈している。

外側へ開いたテーパー状の粘膜貫通部を有する。スレッドはフィン状の突起でインプラント尖端底部は緩やかな球面形状になっている。

フィクスチャー頸部付近の内部スペースを示す透過像では、深いインターナルコネクションの下部にスクリューとの広いギャップが認められることもポイントとなる。

図aおよびbに他社の類似システムを掲載するので、比較してみたい。

● SPI® システム・ワンタイム

株式会社 モリタ 商品本部 インプラント部
Tel. 06-6384-6921
http://implant.dental-plaza.com

Parallel walled

ステリオス スレッド Non-HL
STERI-OSS THREADED NON-HEX LOCK IMPLANT

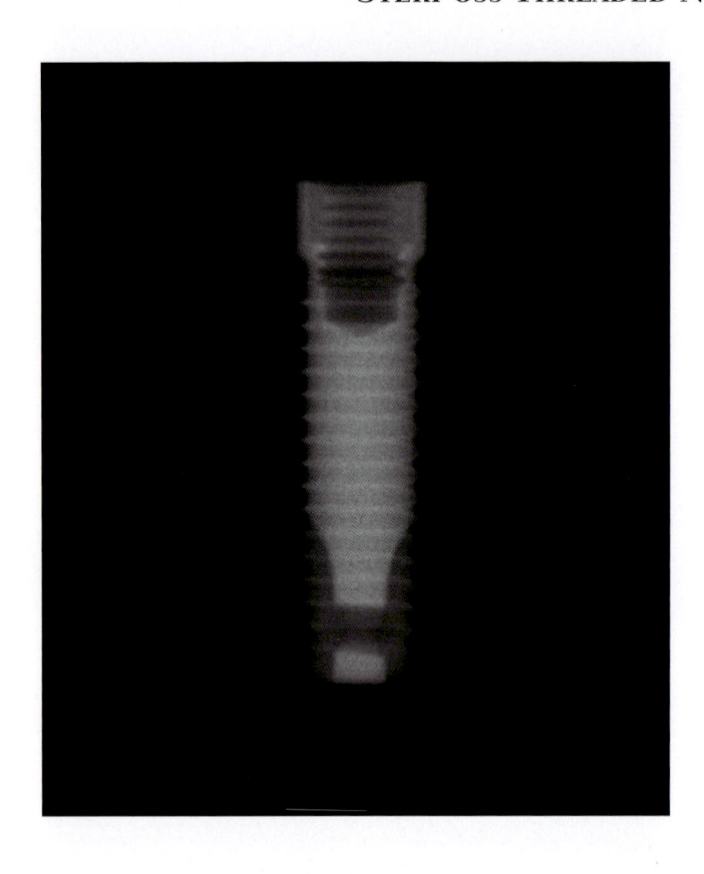

● フィクスチャーの特徴

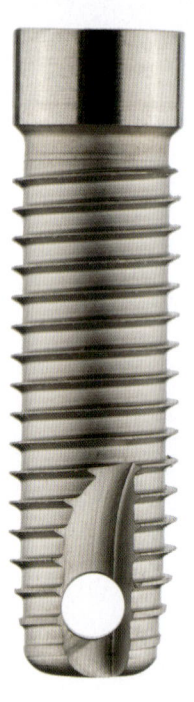

マシーンドサーフェス、TPSコーティング、そしてHAコーティングの3種類の表面性状がある。形状はストレートで尖端底面に移行する部分に少し丸みがある。尖端部分に丸形の貫通孔が付与されており、ブローネマルクスタンダードと類似した形状を示すが、カラー部が広くなっているところが特徴である。

● クレストモジュール

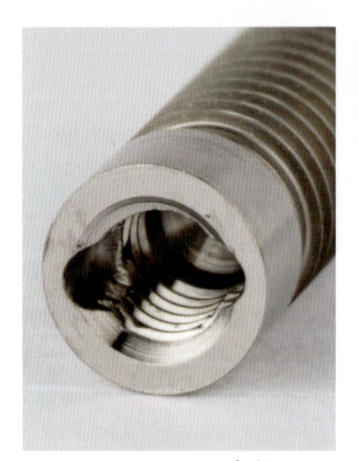

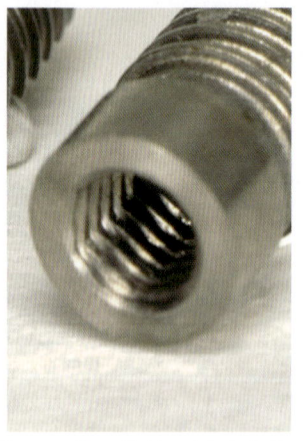

フィクスチャー内部のスクリューホールは、フィクスチャーを埋入する際の嵌合部としてグルーブを有するタイプ（左）と、わずかなインターナルヘックスが付与されたタイプ（右）の2種類の形状がある。

● ドライバー先端の形状と径

形状：六角
径：1.25mm

Parallel walled

● エックス線像のポイント

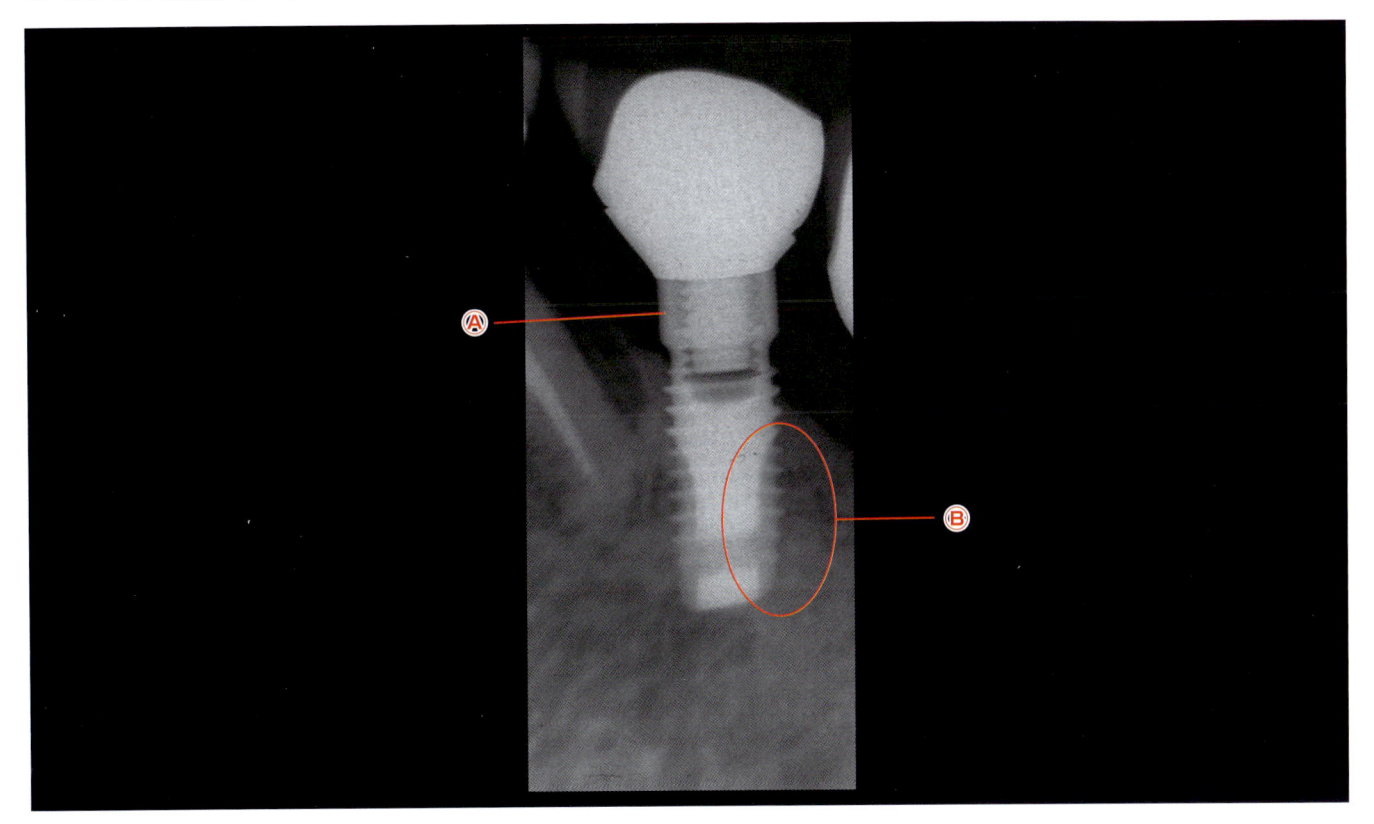

● 他社比較エックス線像

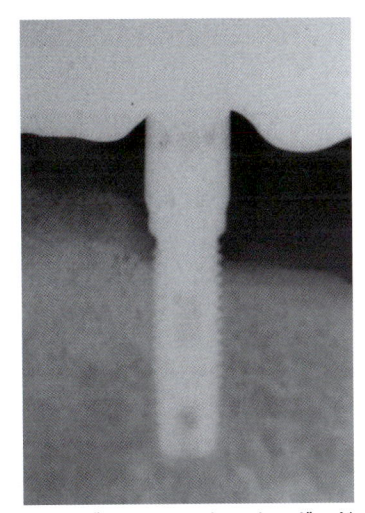

図a：ブローネマルク スタンダード（P32）のエックス線像。尖端部分に丸形の貫通孔が付与されており、フィクスチャー内部のスクリューホールは比較的長い。

ブローネマルクスタンダードと類似した形状を示すが、カラー部が広く（Ⓐ部）、フィクスチャー尖端部のカッティングチャンバーが長い（Ⓑ部）ところが特徴である。また、フィクスチャー内部のスクリューホールは短い。

図aにブローネマルクスタンダードのエックス線像を示す。

● ステリオス スレッド Non-HL

株式会社ヨシダ インプラント部
Tel. 03-3845-2931
www.yoshida-dental.co.jp

他医院で治療されたインプラントへの対応ガイド

Parallel walled

ステリオス スレッド HL
STERI-OSS THREADED HEX LOCK IMPLANT

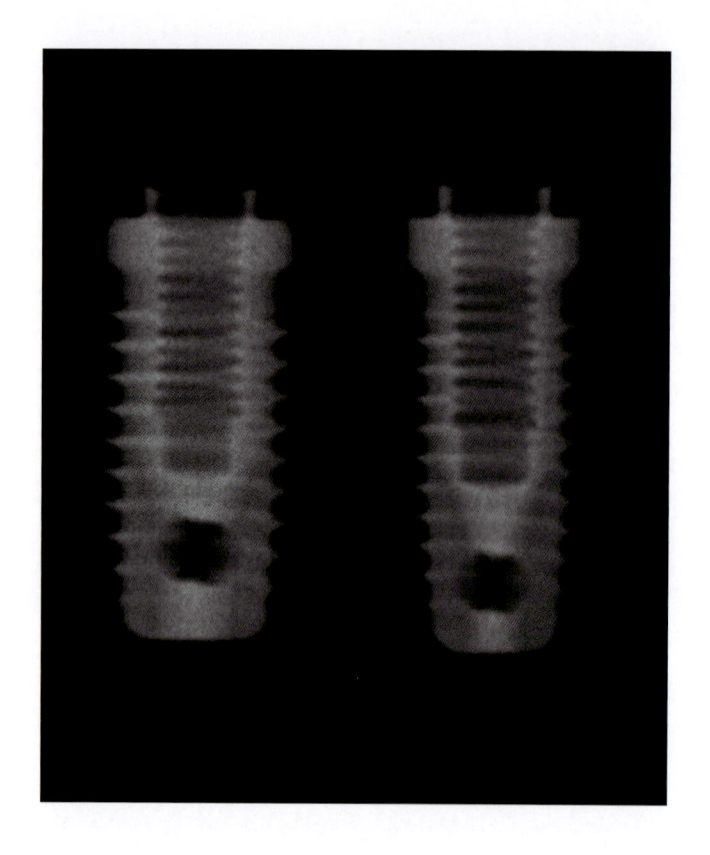

● フィクスチャーの特徴

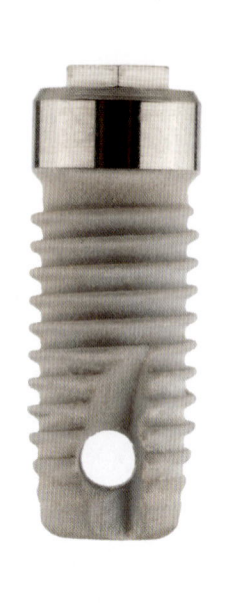

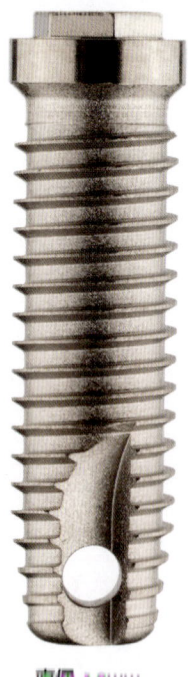

直径 4.5mm　　　直径 3.8mm

マシーンサーフェイス、TPS コーティング、そして HA コーティングの3種類の表面性状がある。形状はストレートで尖端底面に移行する部分に少し丸みがある。尖端部分に丸形の貫通孔が付与されており、ブローネマルクスタンダードと類似した形状を示すが、カッティングチャンバーが長い。フィクスチャー径が4.5mmのタイプはカラー部が広くなっている（写真左）。

● クレストモジュール

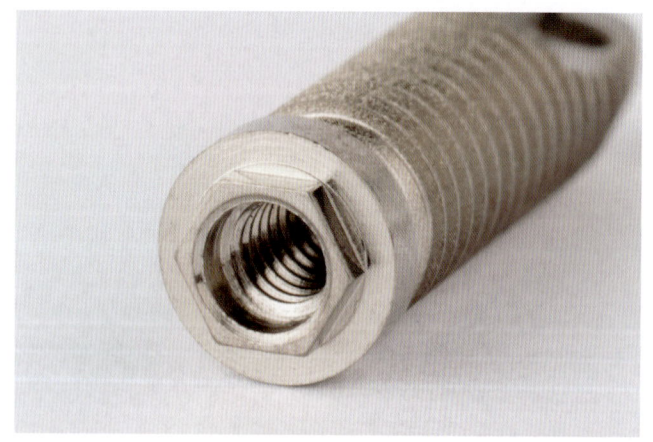

六角柱がフィクスチャーのプラットフォームから外部に突出したようなエクスターナルコネクション機構を有している。いわゆる外部六角構造（エクスターナルヘックス）と呼ばれている結合様式である。

● ドライバー先端の形状と径

形状：六角
径：1.25mm

| Parallel walled |

● エックス線像のポイント

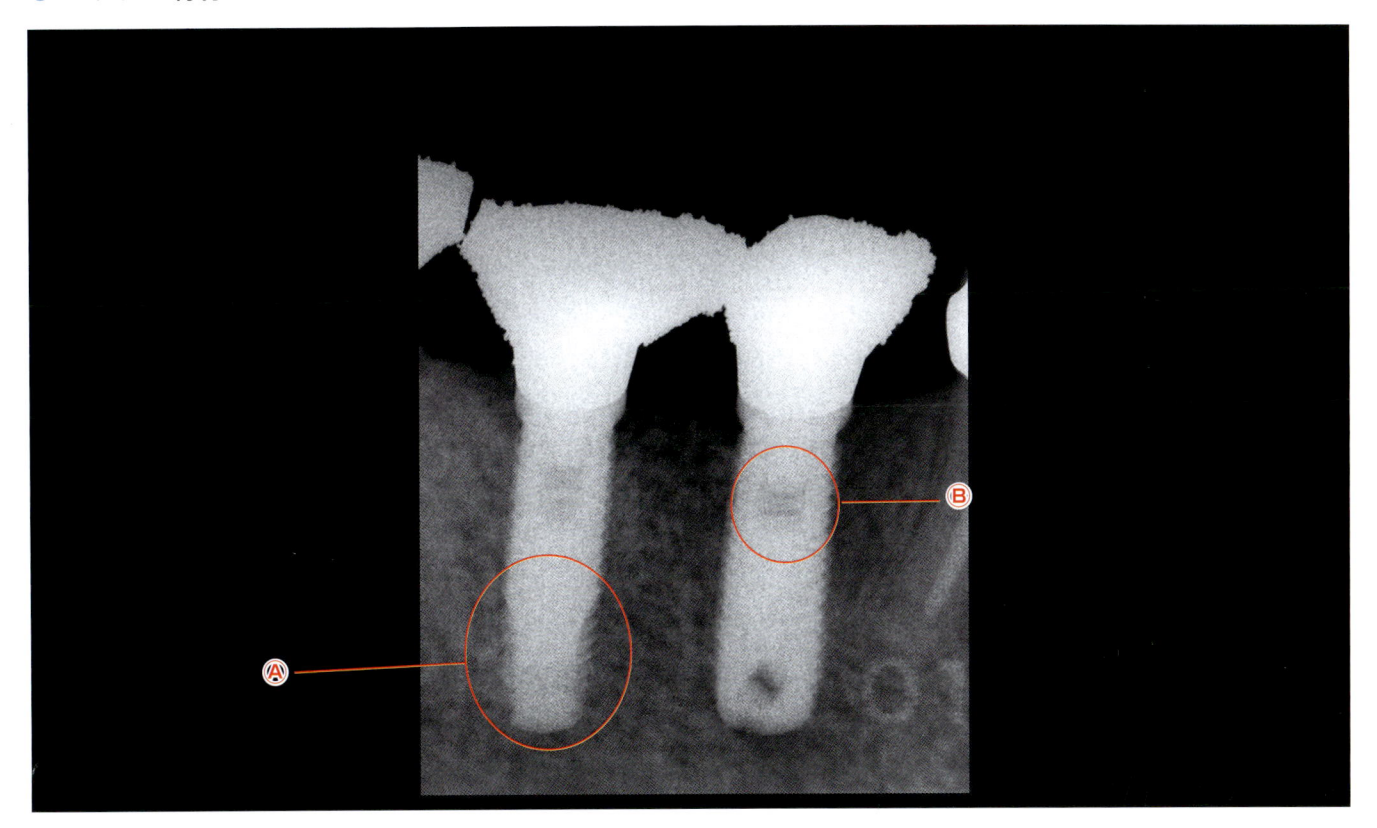

● 他社比較エックス線像

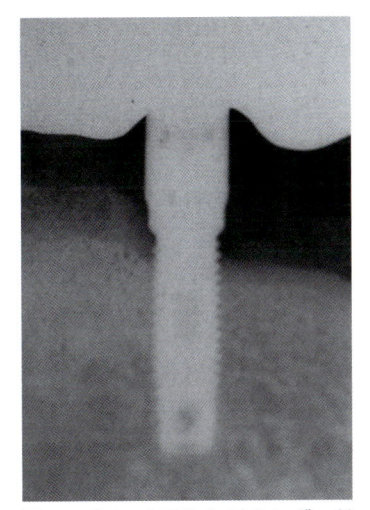

図a：ブローネマルク スタンダード（P32）のエックス線像。尖端部分に丸形の貫通孔が付与されており、フィクスチャー尖端部のカッティングチャンバーが浅めである。

ブローネマルクスタンダードと類似した形状を示すが、フィクスチャー尖端部のカッティングチャンバーが長い（Ⓐ部）ところが特徴である。また、フィクスチャー内部のスクリューホールは比較的長い（Ⓑ部）。

図aにブローネマルクスタンダードのエックス線像を示す。

● ステリオス スレッド HL

株式会社ヨシダ インプラント部
Tel. 03-3845-2931
www.yoshida-dental.co.jp

Parallel walled

バイオホライゾン エクスターナル
BioHorizons External

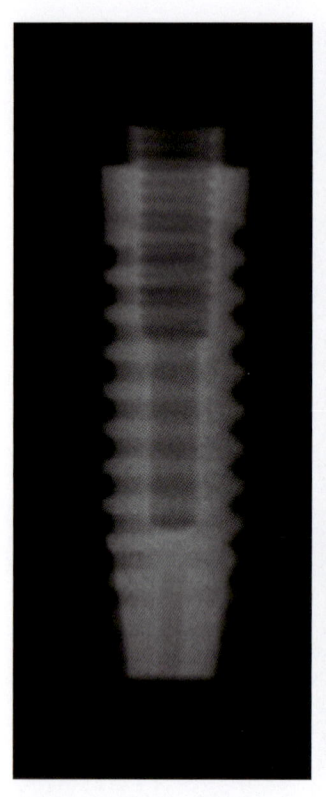

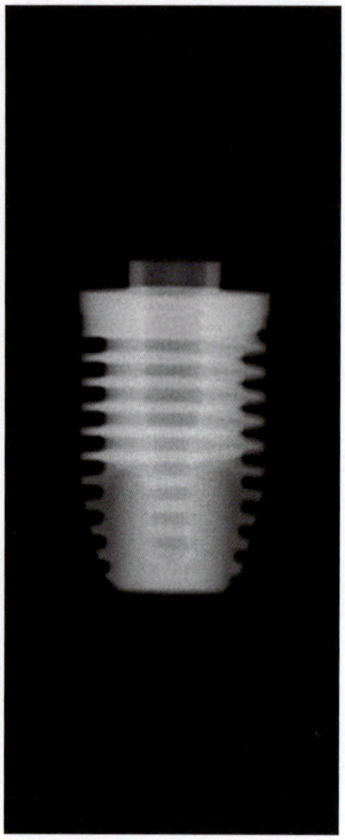

● フィクスチャーの特徴

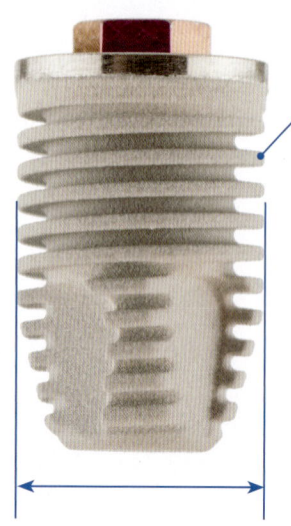

一般的なスレッドインプラントにみられるV字型のネジ山ではなく、パワースレッドと呼ばれるコの字型のスクエアスレッドデザインが付与されている

フィクスチャーの直径は3.5mm（RBTのみ）、4.0mm、5.0mm、6.0mmの4種類がラインナップされている（写真は6.0mm）

フィクスチャー頸部には0.5mmの研磨面のカラー部が存在する。フィクスチャーの骨内埋入部の表面処理は、RBT（Resorbable Blast Texturing）と呼ばれるリン酸カルシウム＋エッチングが施されたチタンインプラントと、HA（ハイドロキシアパタイト）がコーティングされたHAインプラント（写真）がラインナップされている。

● クレストモジュール

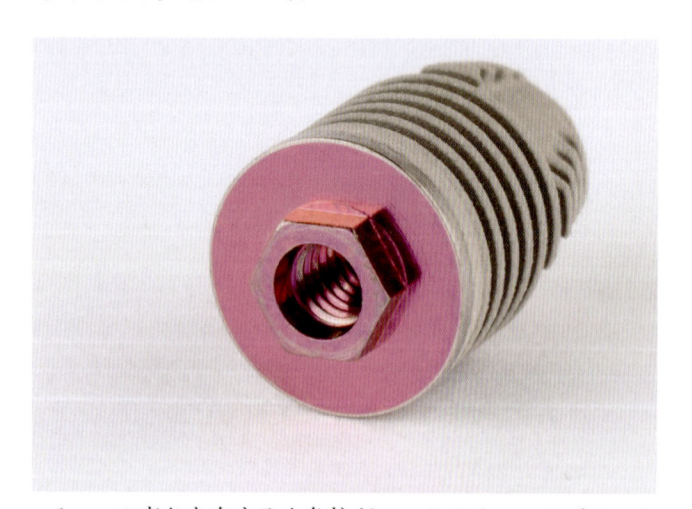

1mmの高さを有する六角柱がフィクスチャーのプラットフォームから外部に突出したようなエクスターナルコネクション機構を有している。いわゆる外部六角構造（エクスターナルヘックス）と呼ばれている結合様式である。

● ドライバー先端の形状と径

形状：六角
径：1.25mm

| Parallel walled |

● エックス線像のポイント

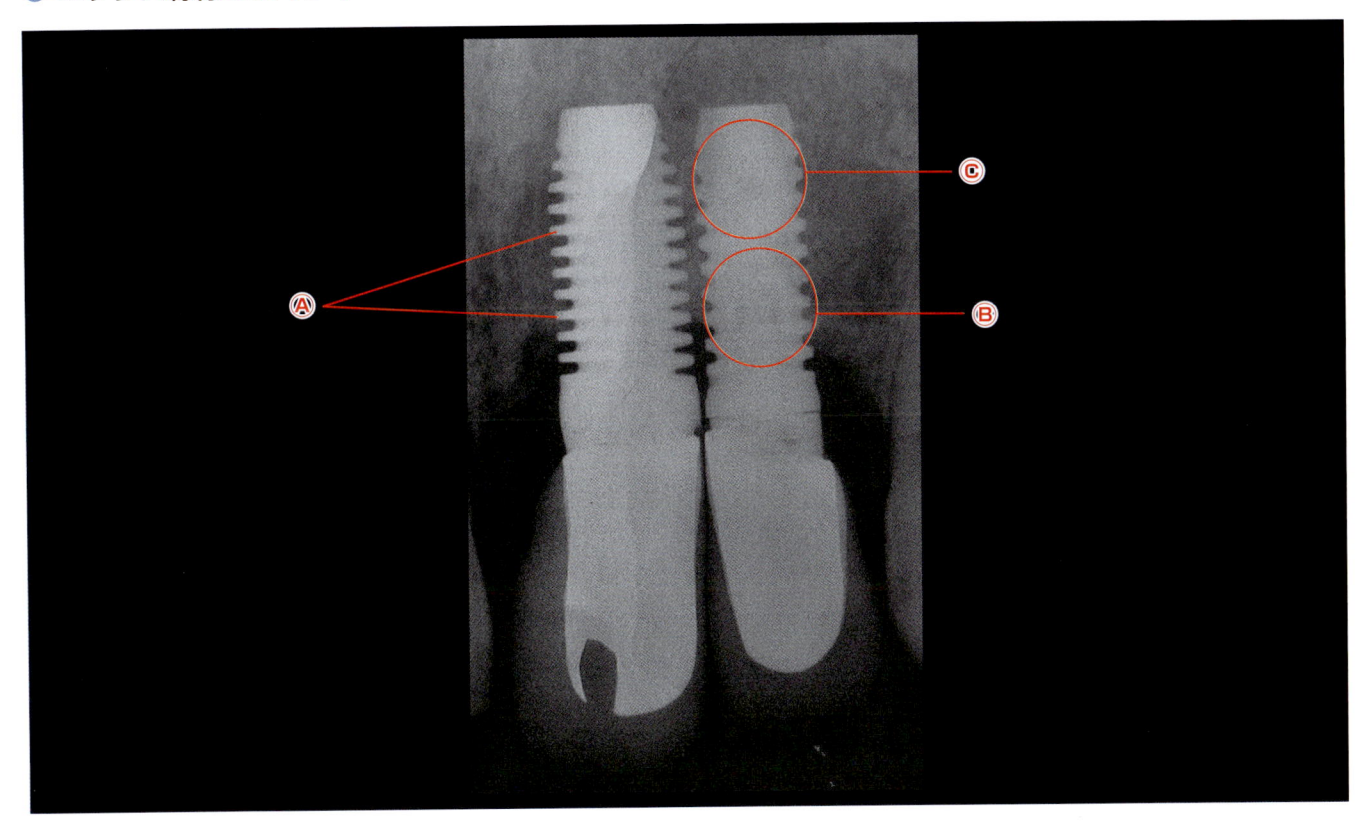

● 他社比較エックス線像

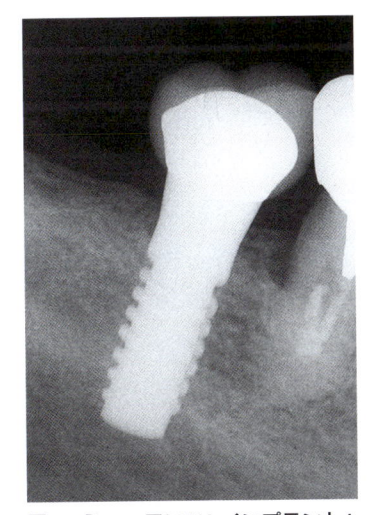

図a：ミューワンHAインプラントLタイプのエックス線像（P223）。同様のスクエアスレッドを有するが、アバットメント一体型のワンピースインプラントのため、フィクスチャー内部のスクリュー嵌合構造のスペースを示す透過像が認められない。

　骨接触面積の増加をはかったコの字型のスクエアスレッドは、空冷エンジンの冷却フィンのような形状を示す（Ⓐ部）。また、アバットメントスクリューはSpiraLockと呼ばれる両ネジ部の斜面角を意図的に変化させたスクリューロックシステムが採用されているので、スクリュー周囲には小さな内部スペースが点在している（Ⓑ部）。アバットメントスクリューのネジ山終了部分からフィクスチャー尖端側にはガイドピンが延びているので、このガイドピンの収納スペースがフィクスチャー尖端部付近までみえることもポイントとなる（Ⓒ部）。
　図aに他社の類似システムを掲載するので、比較してみたい。

● バイオホライゾン エクスターナル

　　株式会社 カイマンデンタル
　　Tel. 03-3238-7560
　　www.caimandental.com

他医院で治療されたインプラントへの対応ガイド

Parallel walled

バイオホライゾン インターナル
BioHorizons Internal

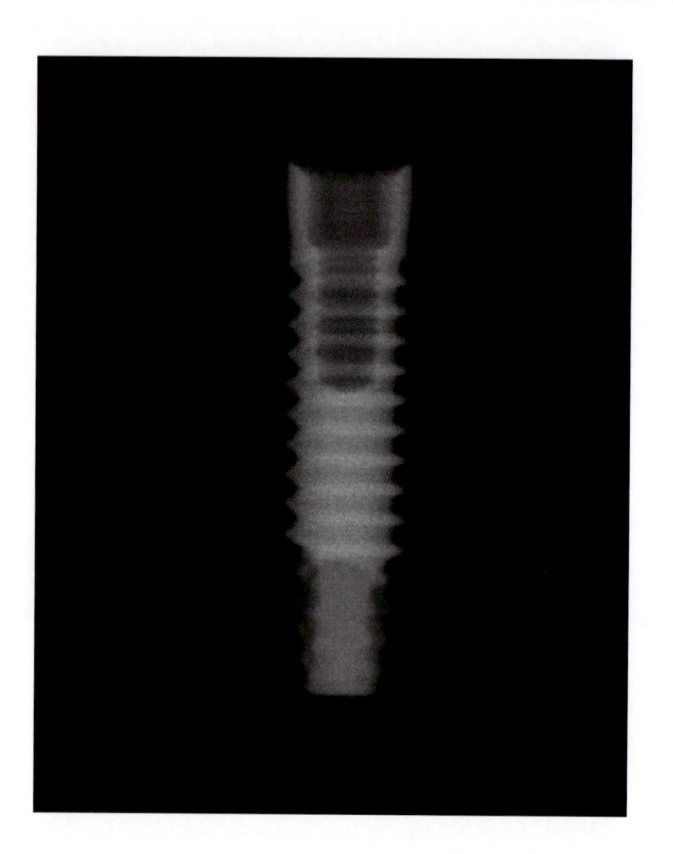

● フィクスチャーの特徴

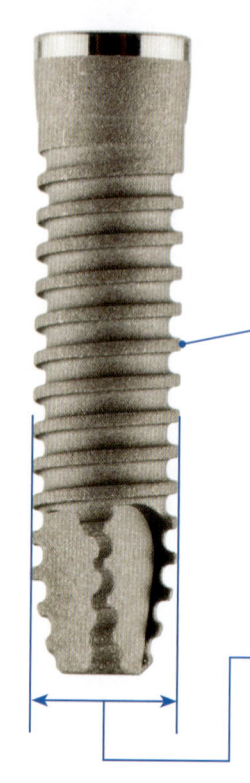

一般的なスレッドインプラントにみられるV字型のネジ山ではなく、パワースレッドと呼ばれるコの字型のスクエアスレッドデザインが付与されている

フィクスチャーの直径は 3.5mm（RBTのみ）、4.0mm、5.0mm、6.0mmの4種類がラインナップされている（写真は 3.5mm）

● クレストモジュール

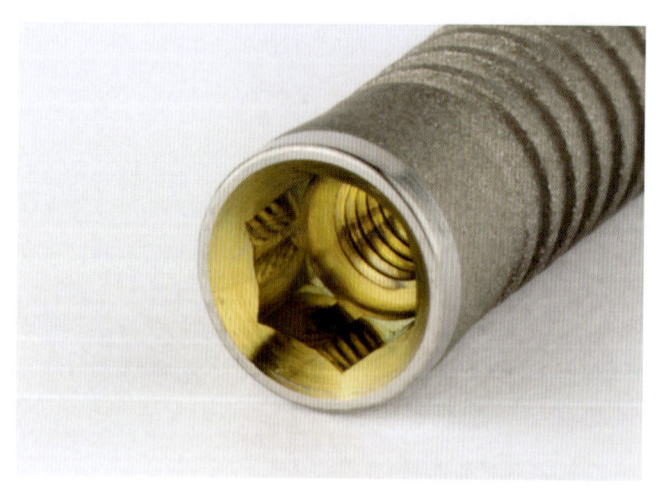

テーパー嵌合＋内部六角構造のインターナルコネクション機構を有している。プラットフォームの周縁には細いバーティカルステップが付与されている。

　フィクスチャー頸部には研磨面のカラー部が存在し、フィクスチャー骨内埋入部には、RBT（Resorbable Blast Texturing）と呼ばれるリン酸カルシウム＋エッチングの表面処理が施されたチタンインプラントと、HA（ハイドロキシアパタイト）がコーティングされたHAインプラント（写真）がラインナップされている。

　エックス線像は形状的に同システムのエクスターナル（P92）と類似しているが、インターナル特有のフィクスチャー内部構造を示す透過像が認められることがポイントである。

● ドライバー先端の形状と径

形状：六角
径：1.25mm

● バイオホライゾン インターナル
株式会社 カイマンデンタル
Tel. 03-3238-7560
www.caimandental.com

Tapered anatomic

歯根形態を模した細長い円錐形のインプラントである。Parallel walled との分類に苦慮したシステムもあるが、エックス線像上でフィクスチャーのテーパー形状が特徴的にみえるものを選んだ。一部のフィクスチャーを除き、尖端底部が細くなって丸みを帯びているのもこのカテゴリーの特徴である。

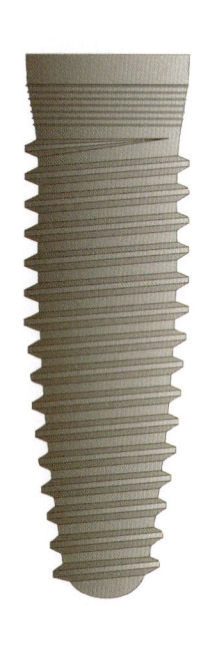

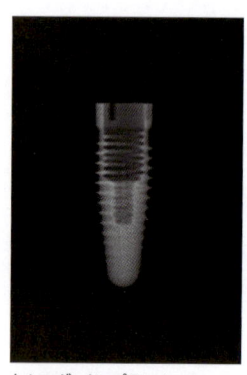

カムログ インプラント
ルートフォーム

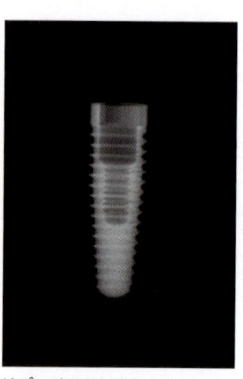

リプレイスセレクト
テーパード

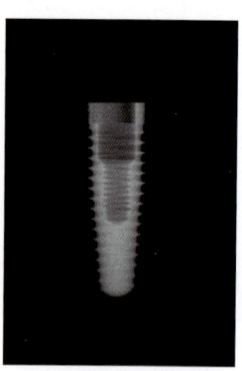

ノーベルリプレイス
テーパードグルービー

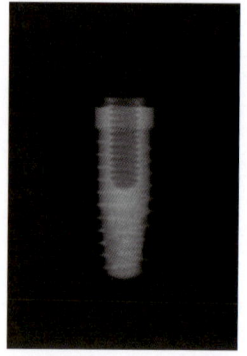

オッセオタイト テーパード (NT)
エクスターナル

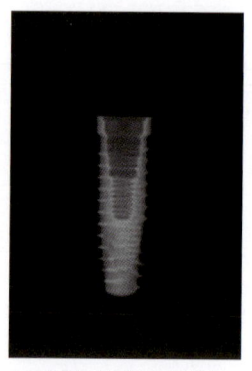

オッセオタイト (ナノタイト)
テーパード Certain®

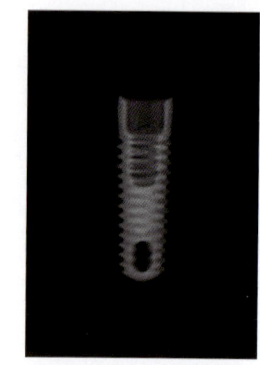

テーパード・スクリューベント

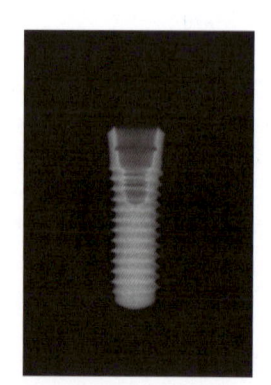

ストローマン®
テーパードエフェクト (TE)

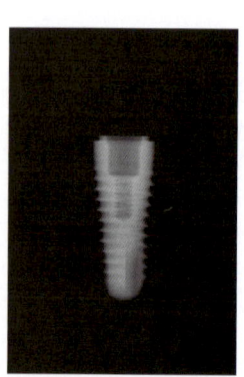

SPI® システム・コンタクト

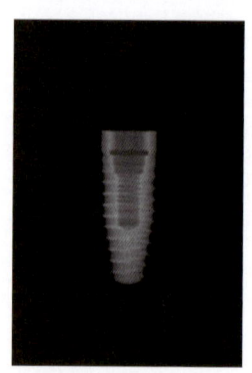

POI EX インプラント
テーパータイプ

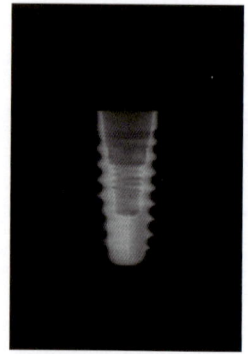

ブラトンインプラント
タイプ IV

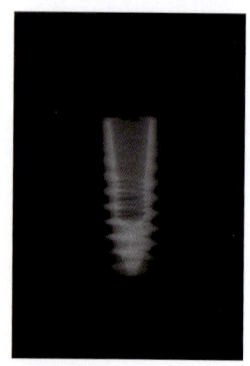

アンキロス
インプラントシステム

96

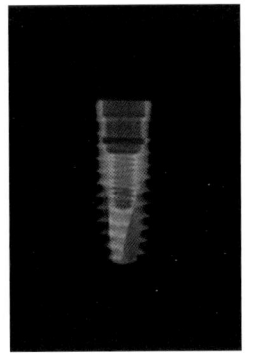

ザイブ インプラント システム	テーパード スイスプラス	アストラテック インプラント ST テーパード	アルファタイト Fタイプ	アルファタイト TFタイプ
アルファタイト SSタイプ	アルファタイト SBタイプ	マイティス アローインプラント Bタイプ	マイティス アローインプラント Cタイプ	マイティス アローインプラント Eタイプ ø4.0・4.6mm
マイティス アローインプラント Eタイプ ø3.3・3.7mm	マイティス アローインプラント EWタイプ	リプレイス	バイオホライゾン テーパード	

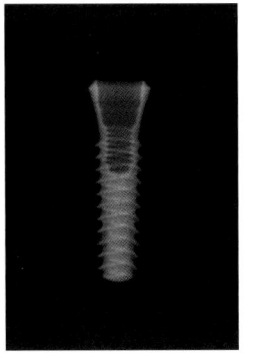

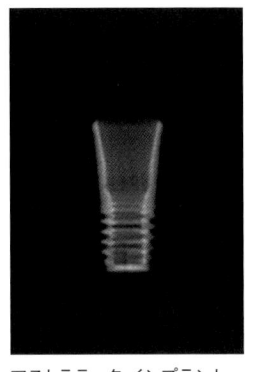

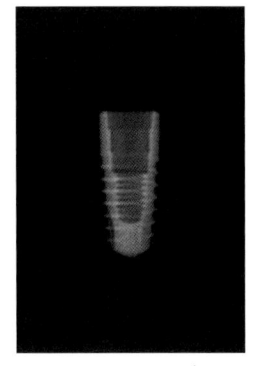

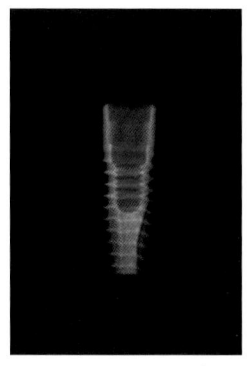

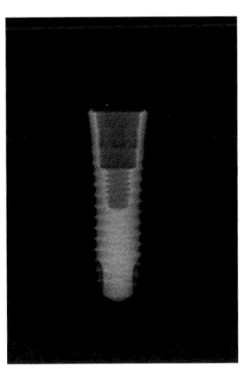

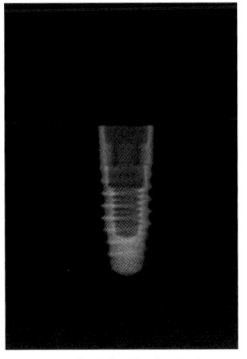

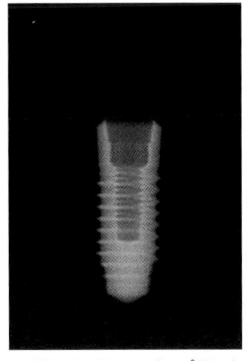

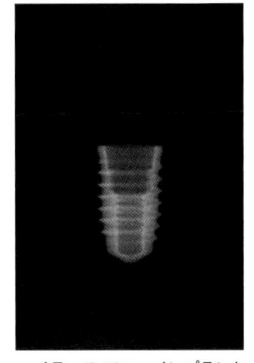

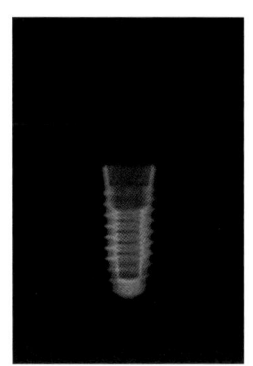

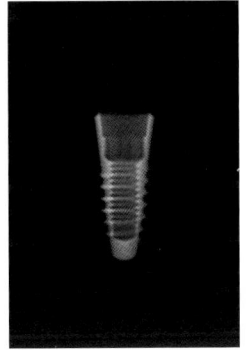

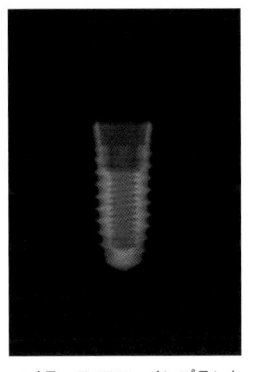

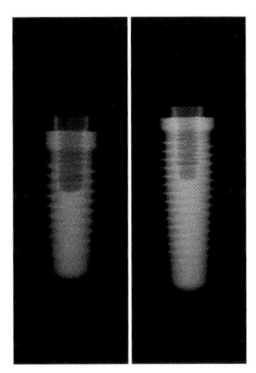

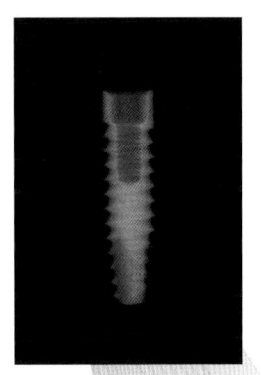

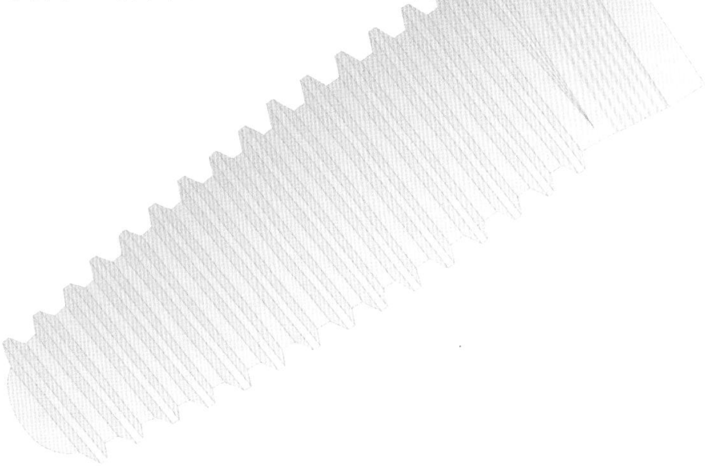

97 インプラントの形態分類

Tapered anatomic

カムログ インプラント ルートフォーム
CAMLOG IMPLANT ROOTFORM

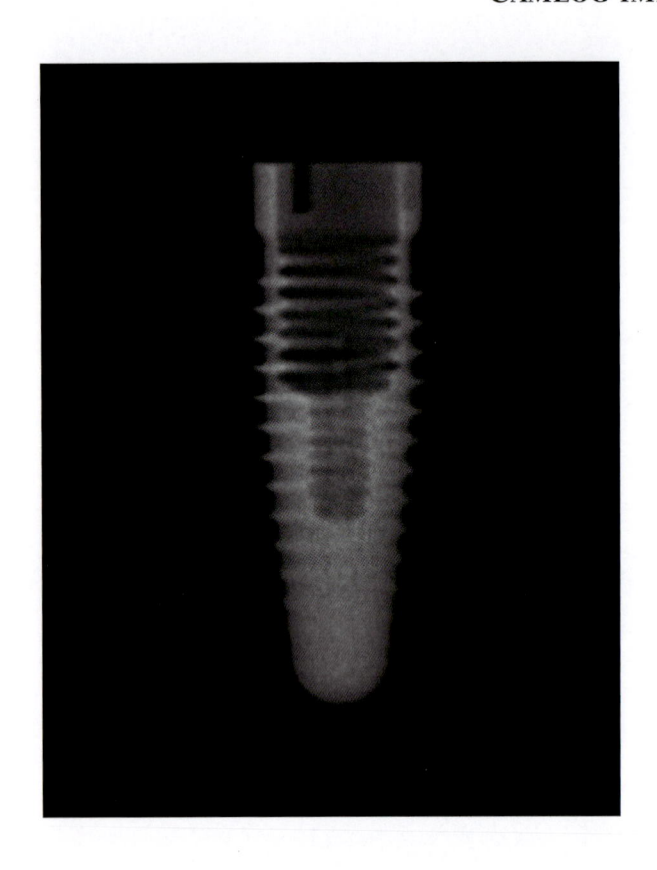

● フィクスチャーの特徴

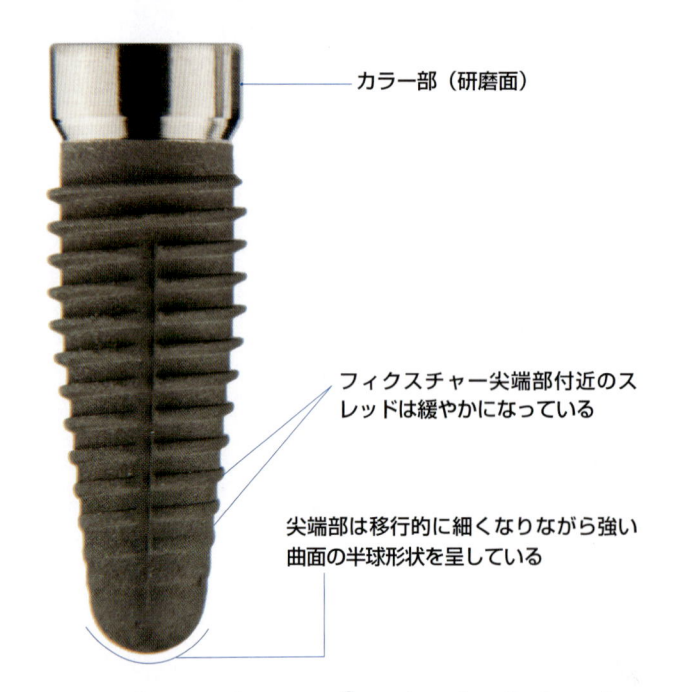

　　カラー部（研磨面）

　　フィクスチャー尖端部付近のスレッドは緩やかになっている

　　尖端部は移行的に細くなりながら強い曲面の半球形状を呈している

フィクスチャーにはPromote® Surfaceというブラスト・エッチングの表面処理が施されており、フィクスチャー頸部には研磨面のカラー部が存在する。スレッドはフィクスチャー尖端部に近づくほど緩やかになっている。フィクスチャー尖端部は移行的に細くなりながら強い曲面の半球形状を呈している。

● クレストモジュール

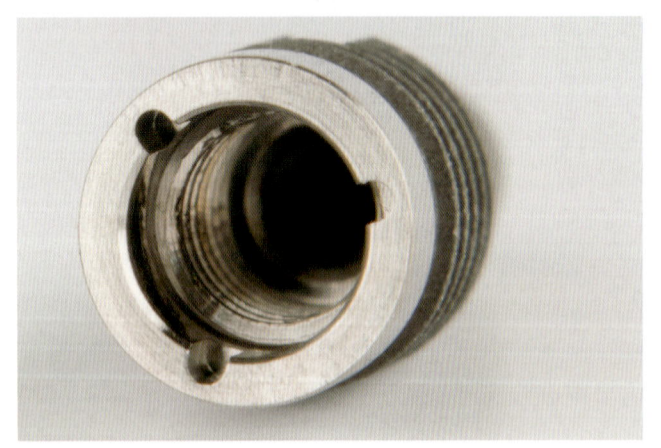

カムログコネクションと呼ばれるチューブインチューブ構造の独特のインターナルコネクション機構を有している。クレストモジュール部に回転防止と結合力を高めるための3つの孔が付与されているのが特徴的である。口腔内でクレストモジュール（プラットフォーム）部の3つの孔を確認できれば、カムログインプラントシステムのフィクスチャーであることがほぼ特定できる。

● ドライバー先端の形状と径
　　形状：六角
　　径：1.25mm

Tapered anatomic

● エックス線像のポイント

カムログインプラントの
アバットメント

フィクスチャー内部には、カムログコネクションの特徴であるアバットメントのチューブイン構造を示す透過像がみられる

フィクスチャー尖端部に近づくにつれてスレッドは緩やかになってくる

フィクスチャー尖端部は移行的に細くなりながら強い曲面の半球形状を呈している

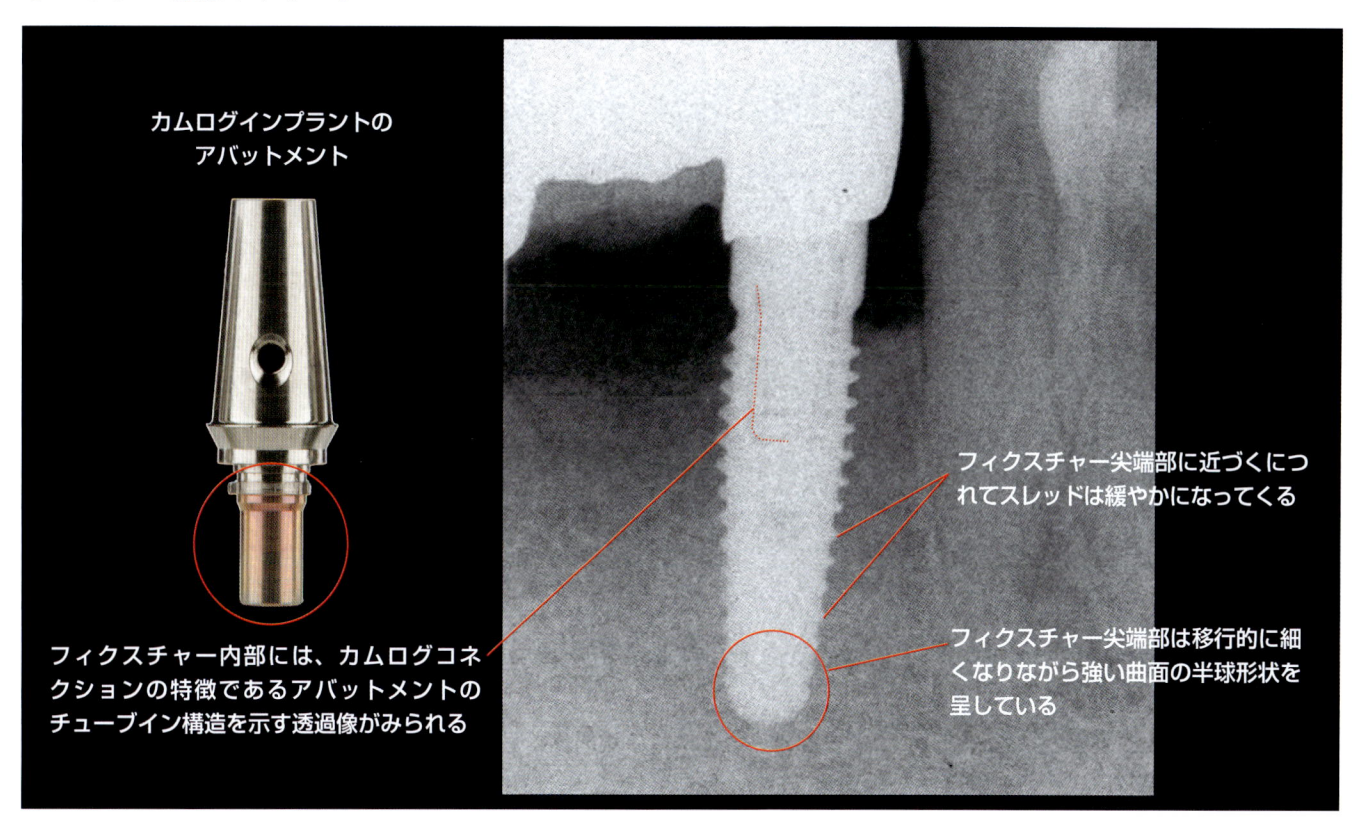

● 他社比較エックス線像

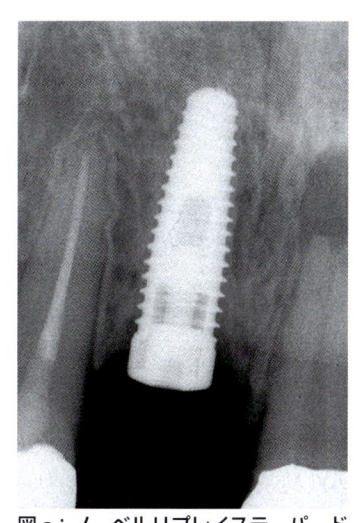

図a：ノーベルリプレイステーパードグルービー（P102）のエックス線像。フィクスチャー内部のスクリュー歯冠側周囲にインターナルコネクション構造のスペースを示す透過像が認められる。フィクスチャー尖端部は太めで、球面状ではなく曲面を合わせた膨らみを呈している。

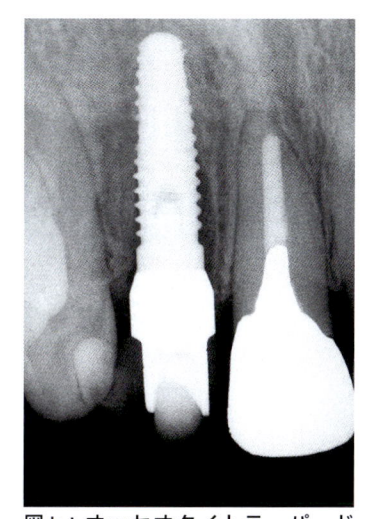

図b：オッセオタイトテーパード（NT）エクスターナル（P104）のエックス線像。カラー部の幅が狭く、フィクスチャー内部のスクリュー周囲の透過像も認められない。フィクスチャー尖端底部への移行部は比較的鋭角な角度がみられる。

　他社のインプラントシステムからリリースされているテーパードアナトミック形態のフィクスチャーとよく似た像を示すが、インターナルのカムログコネクションの構造からフィクスチャー歯冠側の内部にアバットメントのチューブインを示す透過像がみられる。また、スレッドがフィクスチャー尖端部に近づくとともに、徐々に消失していくようにみえるのもポイントとなる。
　図aおよびbに他社の類似システムを掲載するので、比較してみたい。

● カムログ インプラント ルートフォーム

株式会社 アルタデント
Tel. 06-6377-2221
www.alta-dent.com

他医院で治療されたインプラントへの対応ガイド

Tapered anatomic

リプレイスセレクト テーパード
REPLACE SELECT TAPERED

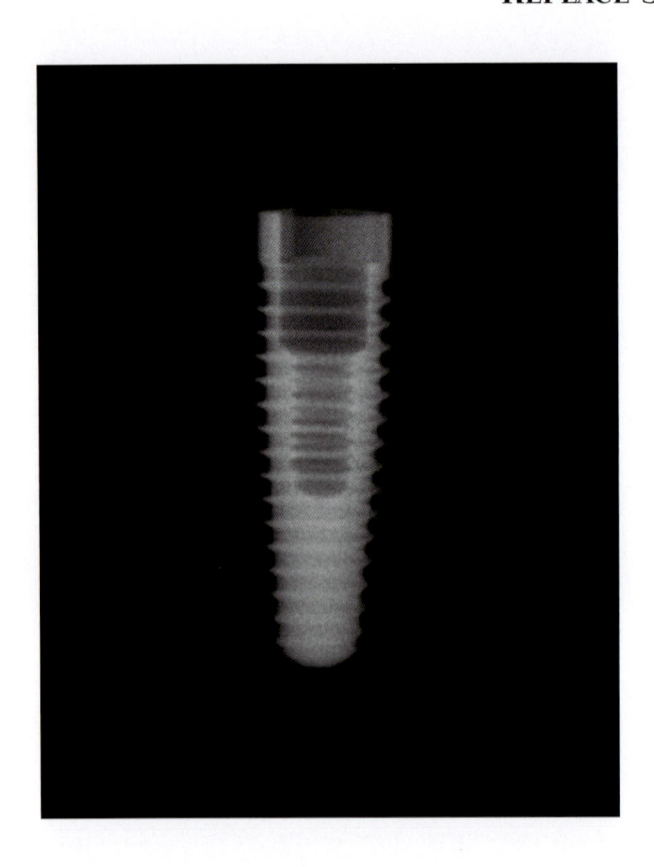

● フィクスチャーの特徴

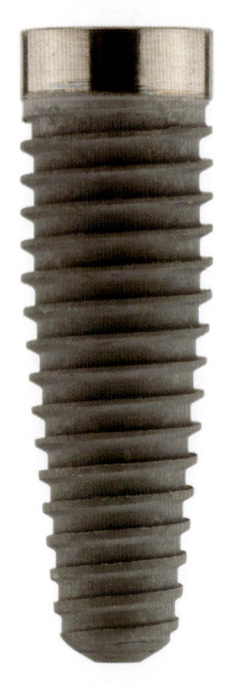

研磨面のカラー部を持つ。スレッドの長さが先端へ行くに従い短くなり、形状が尖形から鈍化する。スレッドが歯冠方向に跳ね上がっている。

尖端部は半球状ではなく底面に平面がある。フィクスチャーはいわゆる「芋虫」形状のルートフォーム。

● クレストモジュール

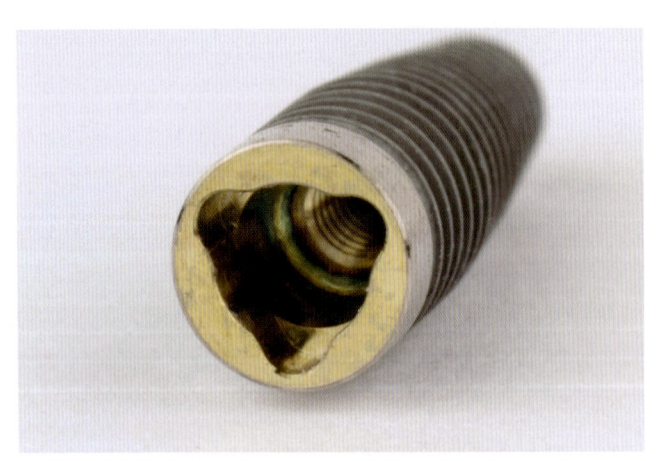

歪んだ三角おにぎりのような独特のインターナルコネクション機構を有しており、カラーコードされているので口腔内でクレストモジュールを確認できれば、システムを絞り込むことは比較的容易だと思われる。

● ドライバー先端の形状と径

形状：ユニグリップ（オリジナル）

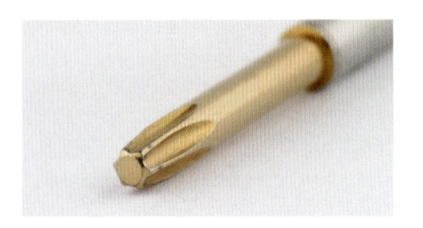

Tapered anatomic

● **エックス線像のポイント**

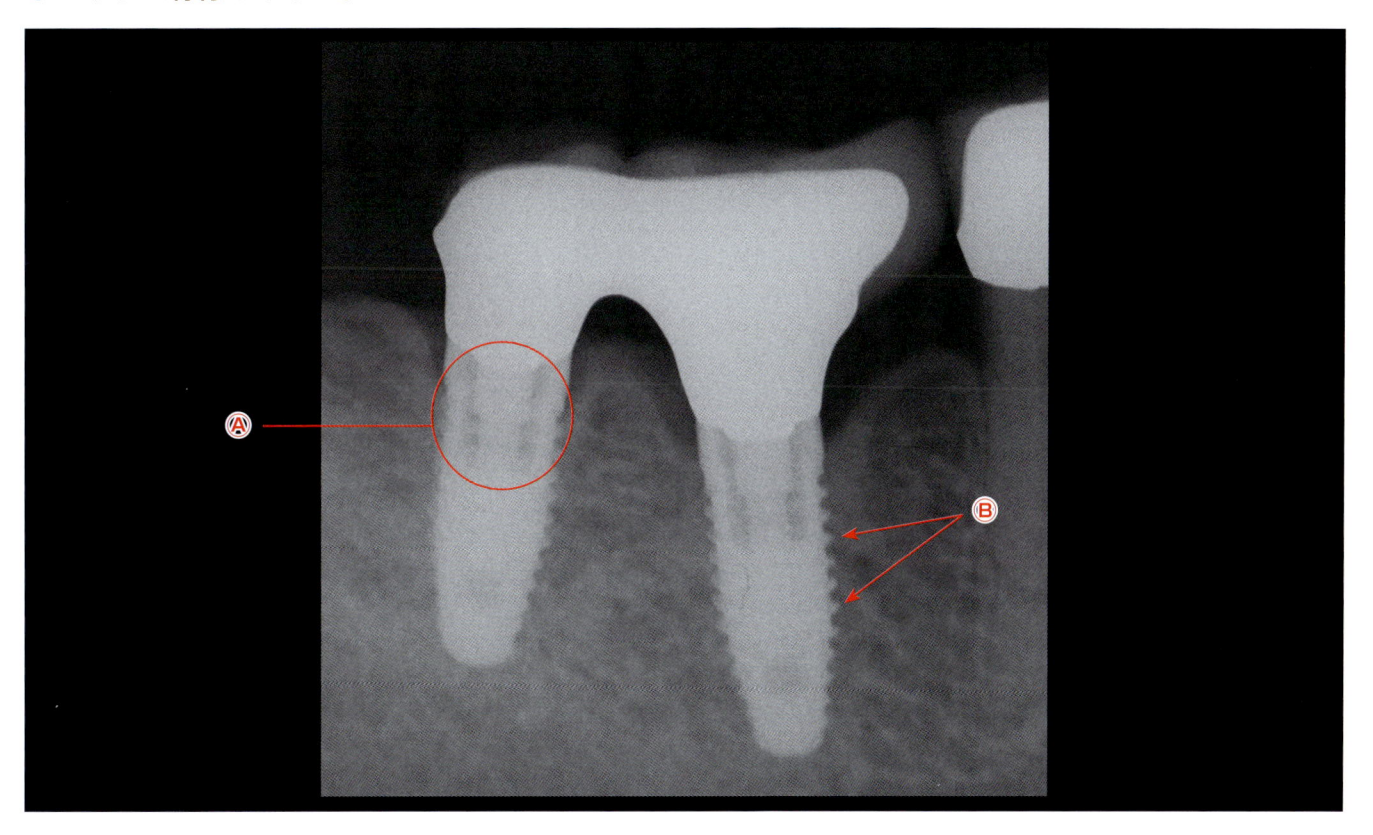

フィクスチャー内部のスクリュー周囲に比較的広いスペースを示す透過像がみられる（Ⓐ部）。

スレッドが歯冠方向に跳ね上がっている（Ⓑ部）。

図aおよびbに他社の類似システムを掲載するので、比較してみたい。

● **他社比較エックス線像**

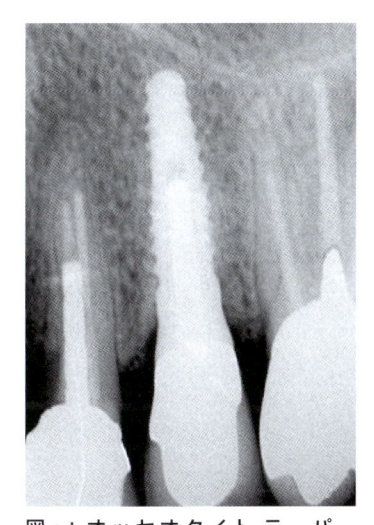

図a：オッセオタイト テーパード Certain®（P106）のエックス線像。プラットフォームから固定スクリュー部に至るまでに3カ所（撮影方向によっては2カ所）のステップがエックス線像にみられる。また、固定スクリューの尖端部がやや丸みを帯びている。

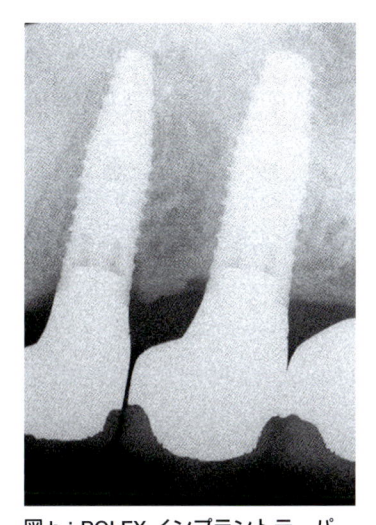

図b：POI EX インプラントテーパータイプ（P114）のエックス線像。テーパーの角度が強く、インターナルコネクション構造の内部六角と固定スクリューの間にトライアングルの内部スペースを示す透過像がみられる。また、フィクスチャー尖端側のスレッド形態が比較的鮮明である。

● **リプレイスセレクト テーパード**

ノーベル・バイオケア・ジャパン株式会社
Tel. 03-6717-6191
www.nobelbiocare.co.jp

101 他医院で治療されたインプラントへの対応ガイド

Tapered anatomic

ノーベルリプレイス テーパード グルービー
NOBELREPLACE™ TAPERED GROOVY

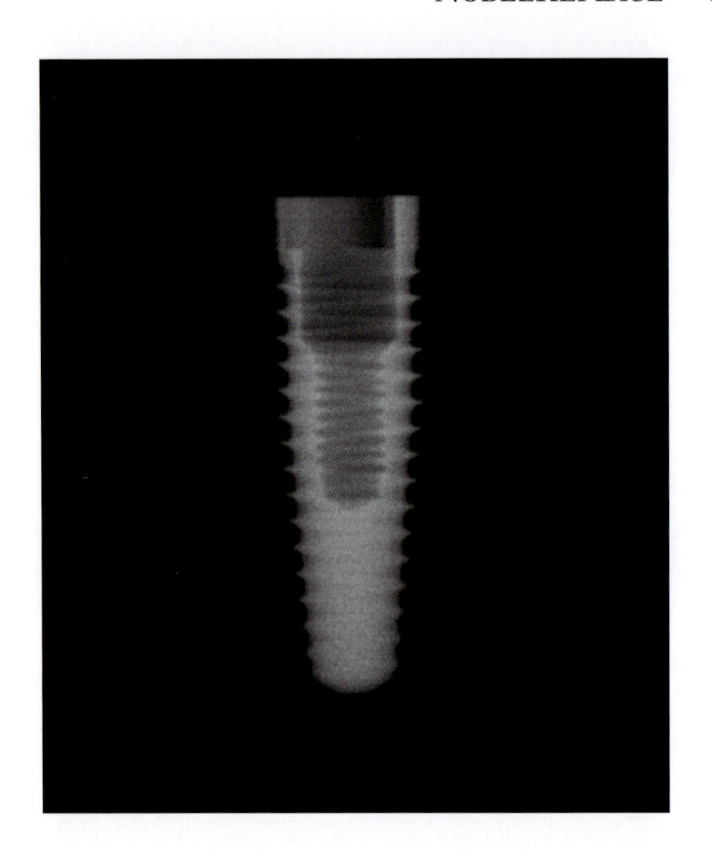

● フィクスチャーの特徴

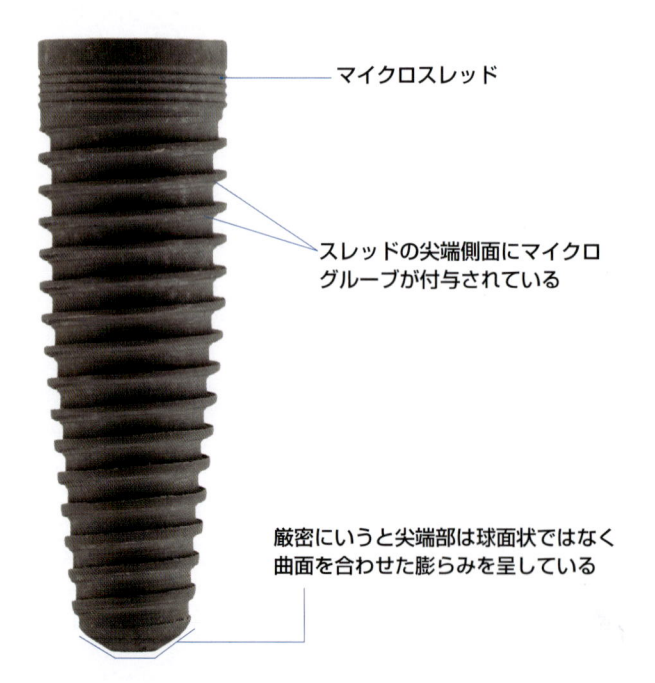

マイクロスレッド

スレッドの尖端側面にマイクログルーブが付与されている

厳密にいうと尖端部は球面状ではなく曲面を合わせた膨らみを呈している

カラー部はマイクロスレッドと TiUnite 加工。スレッドの長さが尖端へ行くに従い短くなり、形状が尖形から鈍化する。スレッドが歯冠方向に跳ね上がっていて、スレッドの下部側面にマイクログルーブが付与（グルービー）されている。

尖端部は半球状ではなく底面に平面がある。フィクスチャーはいわゆる「芋虫」形状のルートフォームでカラー部を含めて、フィクスチャー全面に TiUnite 加工されている。

● クレストモジュール

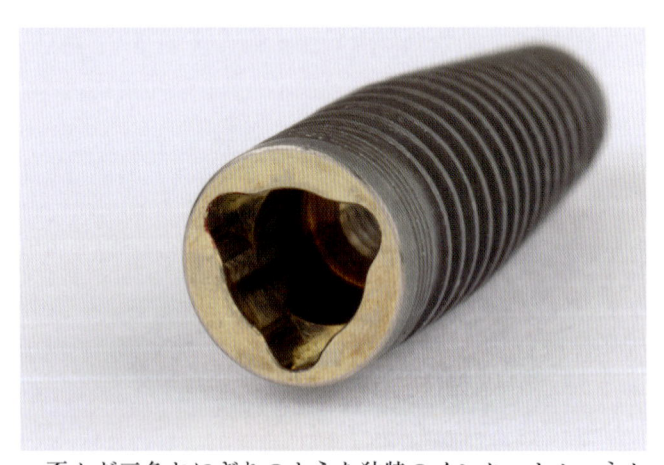

歪んだ三角おにぎりのような独特のインターナルコネクション機構を有しており、カラーコードされているので口腔内でクレストモジュールを確認できれば、システムを絞り込むことは比較的容易だと思われる。

● ドライバー先端の形状と径

形状：ユニグリップ（オリジナル）

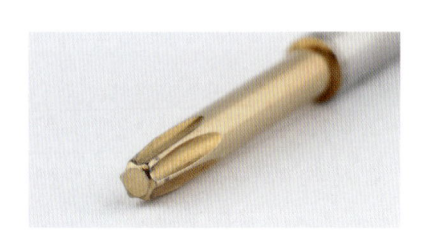

Tapered anatomic

● エックス線像のポイント

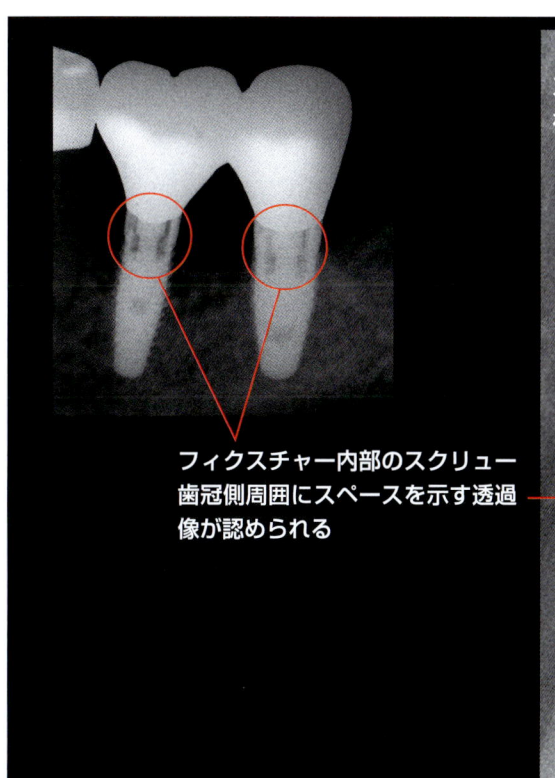

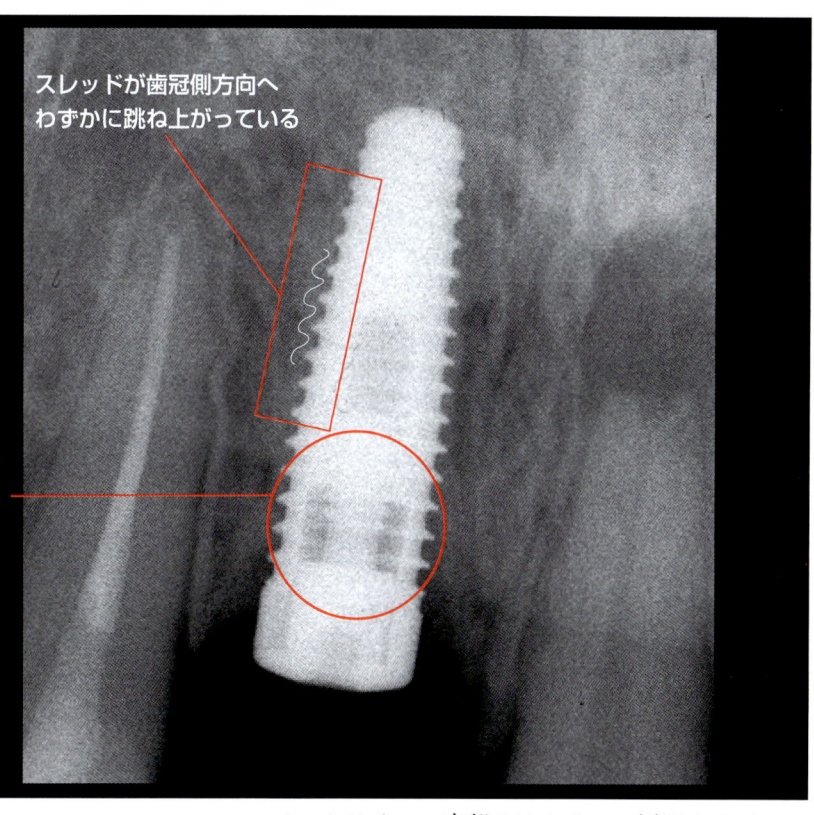

スレッドが歯冠側方向へ
わずかに跳ね上がっている

フィクスチャー内部のスクリュー
歯冠側周囲にスペースを示す透過
像が認められる

● 他社比較エックス線像

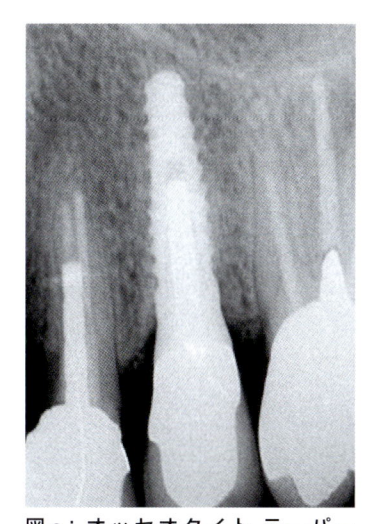

図a：オッセオタイト テーパード Certain®（P106）のエックス線像。プラットフォームから固定スクリュー部に至るまでに3カ所（撮影方向によっては2カ所）のステップがエックス線像にみられる。また、固定スクリューの尖端部がやや丸みを帯びている。

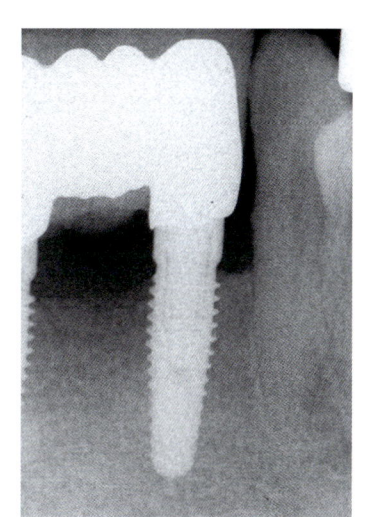

図b：カムログインプラント ルートフォーム（P98）のエックス線像。カラー部の幅は同じ程度だが、フィクスチャー内部のスクリュー周囲の透過像も認められない。また、フィクスチャー尖端部は細く強い曲面の半球形状を呈している。

フィクスチャー内部のスクリュー周囲のスペースを示す透過像がみられる。

スレッドが歯冠方向に跳ね上がっている。カラー部はマイクロスレッドがあるため、直線ではなく、歪んでみえる。

図aおよびbに他社の類似システムを掲載するので、比較してみたい。

● ノーベルリプレイス テーパード グルービー

ノーベル・バイオケア・ジャパン株式会社
Tel. 03-6717-6191
www.nobelbiocare.co.jp

Tapered anatomic

オッセオタイト テーパード (NT) エクスターナル
OSSEOTITE Tapered (NT) External hex

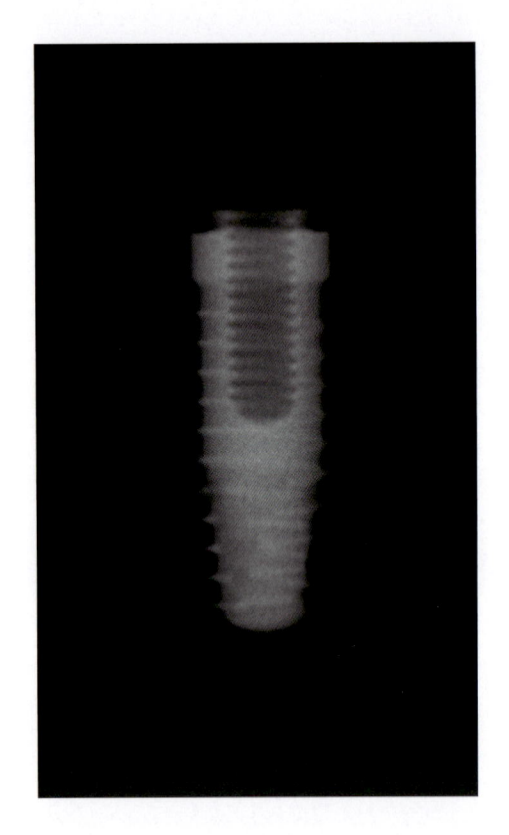

● エックス線像形態が共通のフィクスチャー

エクスターナルヘックス

カラー部（研磨面）

尖端部のスレッドは山が高くなっている

尖端部は滑らかな球面状ではなく、側面から角度を持って尖端部底面に移行し曲面を合わせた膨らみを呈している

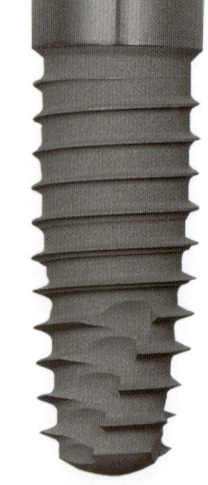

オッセオタイト　　　　　フルオッセオタイト

オッセオタイト テーパード (NT) エクスターナルにはフィクスチャー頸部に研磨面のカラー部が存在する通常のOSSEOTITEと、フィクスチャー全面にOSSEOTITE表面処理が施されたフルオッセオタイトがある。エックス線像上では双方とも同じ形態を示す。

スレッドは尖端部に近づくにつれて内側と外側の差が大きくなり、骨との嵌合力を高めている。

● クレストモジュール

ノーベルスピーディーグルービー

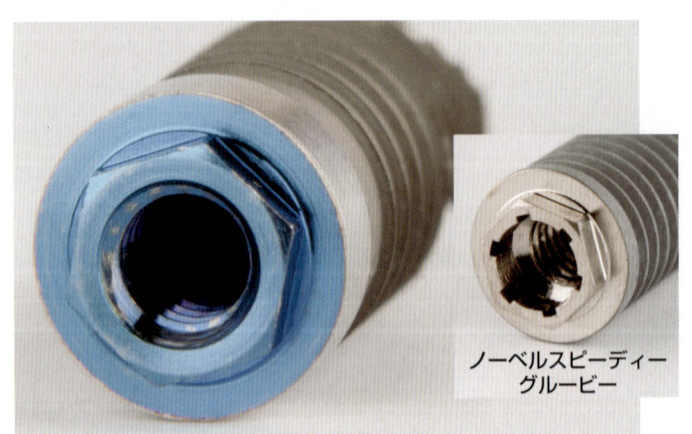

六角柱がフィクスチャーのプラットホームから外部に突出したようなエクスターナルコネクション機構を有している。いわゆる外部六角構造（エクスターナルヘックス）と呼ばれている結合様式である。フィクスチャーマウントで埋入するのでブローネマルクマークⅢなどと違って内部に嵌合部は存在しない。

● ドライバー先端の形状と径

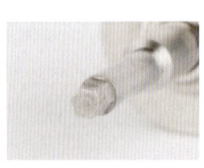

形状：六角
径：1.185mm（先端部）〜1.22mm

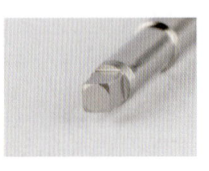

形状：四角
径：1.3mm

104

Tapered anatomic

● エックス線像のポイント

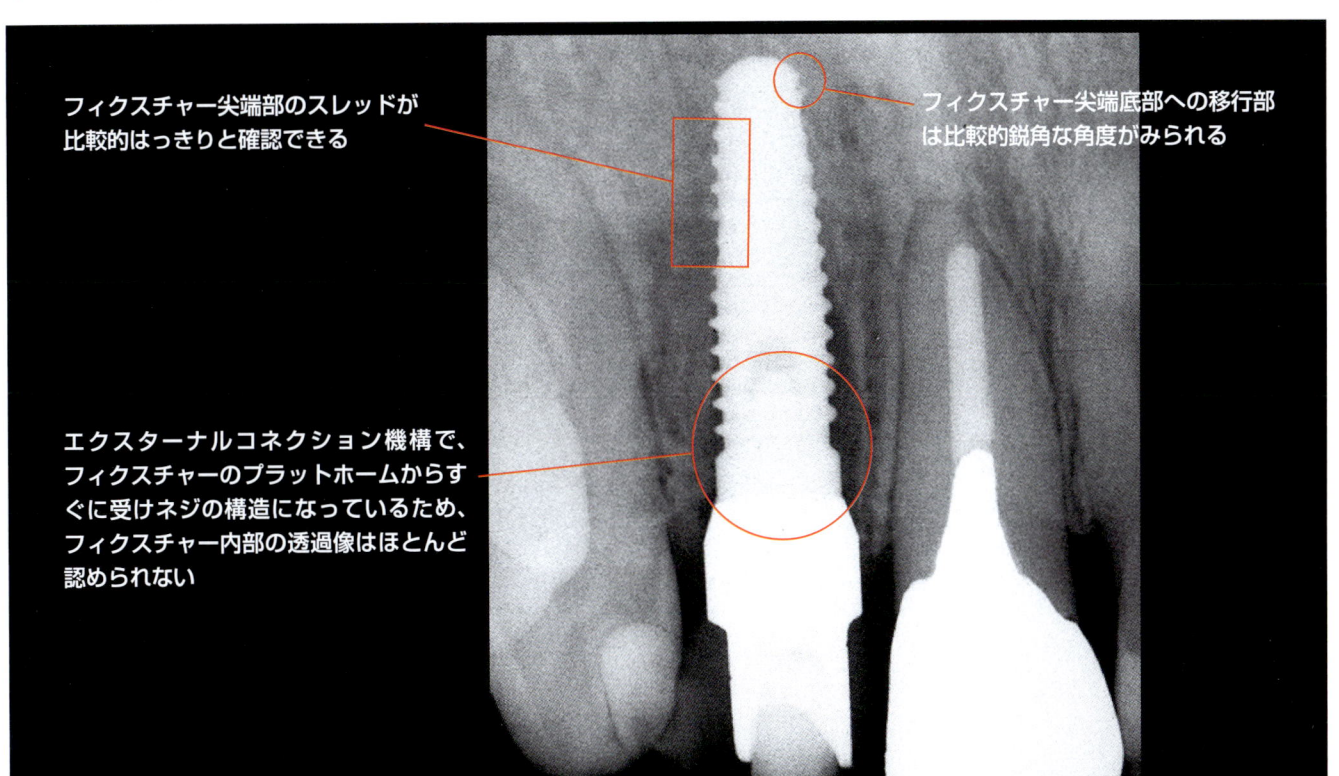

フィクスチャー尖端部のスレッドが比較的はっきりと確認できる

フィクスチャー尖端底部への移行部は比較的鋭角な角度がみられる

エクスターナルコネクション機構で、フィクスチャーのプラットホームからすぐに受けネジの構造になっているため、フィクスチャー内部の透過像はほとんど認められない

● 他社比較エックス線像

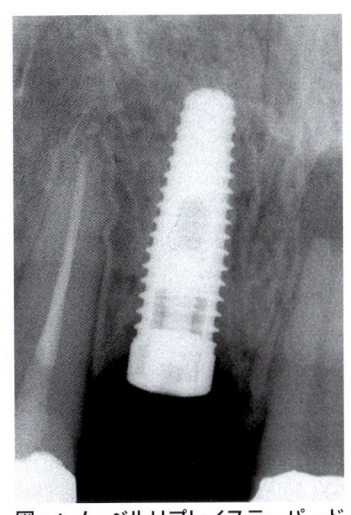

図a：ノーベルリプレイステーパードグルービー（P102）のエックス線像。フィクスチャー頸部にインターナルコネクション構造のスペースを示す透過像が認められる。

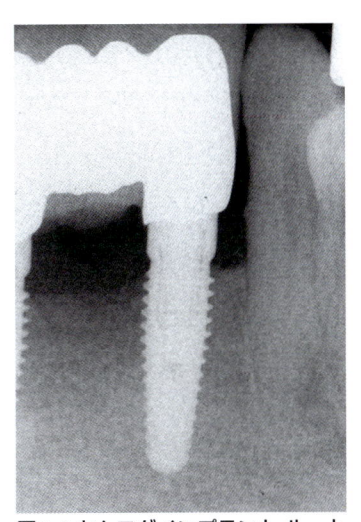

図b：カムログインプラント ルートフォーム（P98）のエックス線像。カラー部の幅は広く、フィクスチャー尖端部付近のスレッドは小さくなっている。尖端部は移行的に細くなりながら強い曲面の半球形状を呈している。

他社のインプラントシステムからリリースされているテーパードアナトミック形態のフィクスチャーとよく似た像を示すが、エクスターナルコネクションの構造からフィクスチャー頸部付近の内部スペースを示す透過像はほとんどみられない。また、フィクスチャー尖端側のスレッド形態がはっきりとみえることもポイントとなる。

図aおよびbに他社の類似システムを掲載するので、比較してみたい。

● オッセオタイトテーパード (NT) エクスターナル

ジンマー・バイオメット・デンタル 株式会社
Tel. 0120-318-418
www.biomet3i.jp

Tapered anatomic

オッセオタイト（ナノタイト）テーパード Certain®
OSSEOTITE (NanoTite™) Taperd Certain®

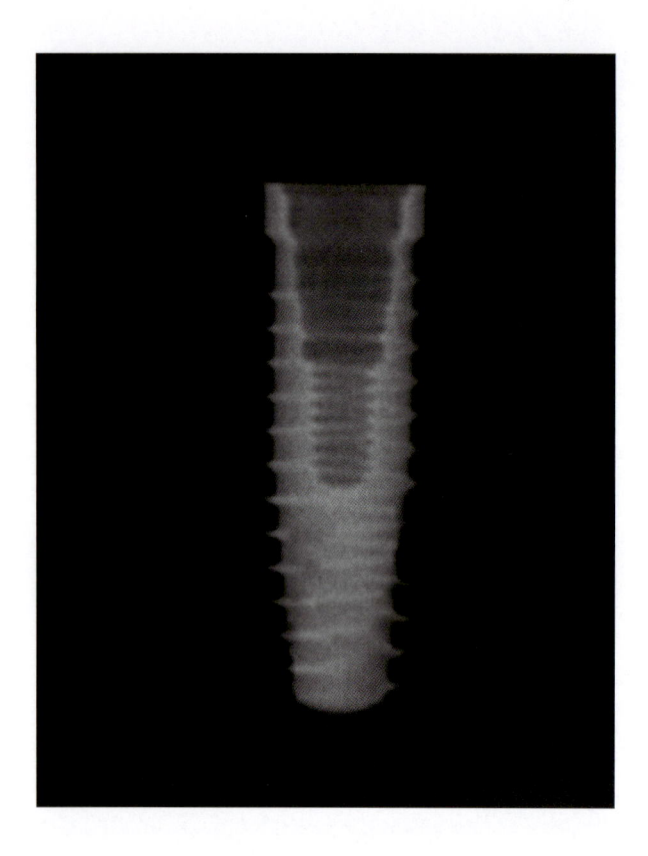

● エックス線像形態が共通のフィクスチャー

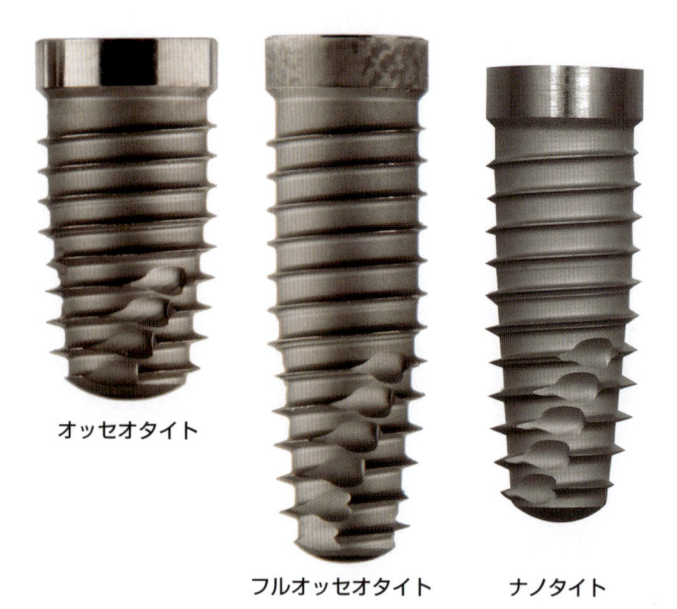

オッセオタイト　フルオッセオタイト　ナノタイト

オッセオタイト テーパード Certain® にはフィクスチャー頸部に研磨面のカラー部が存在する通常の OSSEOTITE と、フィクスチャー全面に OSSEOTITE 表面処理が施されたフルオッセオタイトに加えて、新たな表面処理である NanoTite™ が加わった。エックス線像上ではどれも同じ形態を示す。Certain® とは独自のインターナルコネクション様式の名称である。

● クレストモジュール

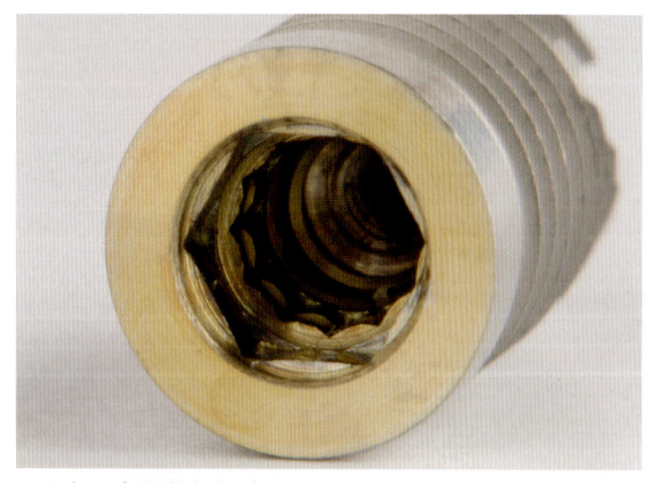

六角の内部嵌合部（インターナルヘックス）のすぐ下方に 12 角のダブルヘックスが付与されたコネクション機構を有している。

● ドライバー先端の形状と径

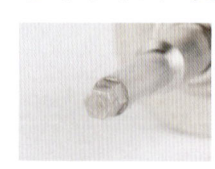

形状：六角
径：1.185mm（先端部）〜 1.22mm

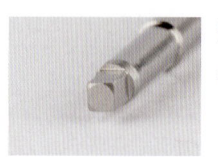

形状：四角
径：1.3mm

106

Tapered anatomic

● エックス線像のポイント

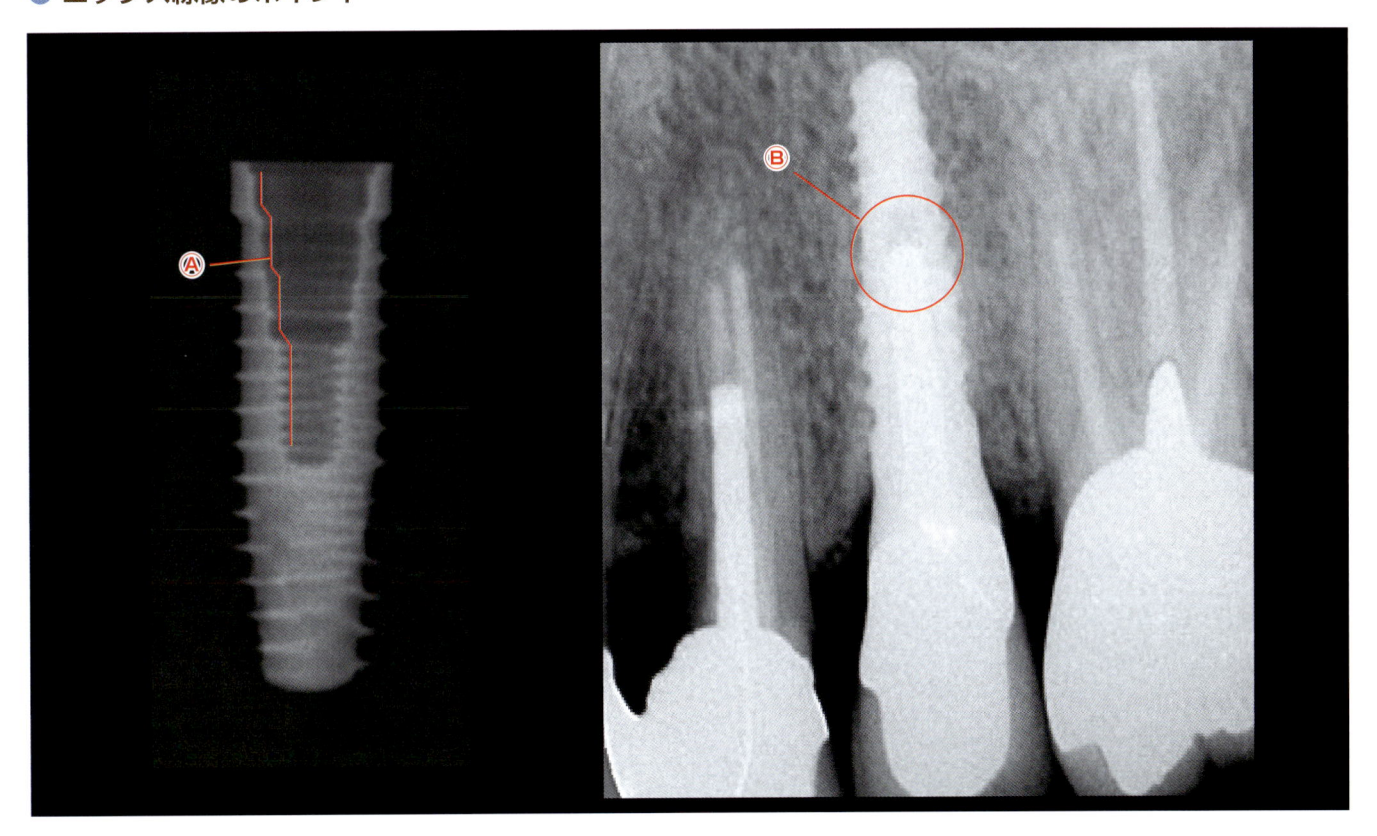

● 他社比較エックス線像

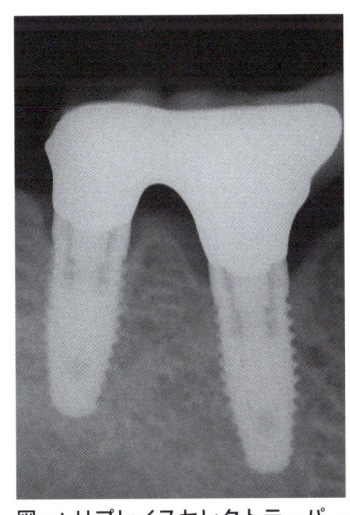

図a：リプレイスセレクトテーパード（P100）のエックス線像。フィクスチャー内部のスクリュー周囲に比較的広いスペースを示す透過像がみられる。また、スレッドが歯冠方向に跳ね上がってみえる。

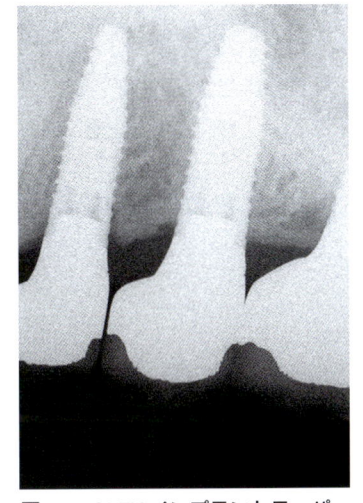

図b：POI EX インプラントテーパータイプ（P114）のエックス線像。テーパーの角度が強く、インターナルコネクション構造の内部六角と固定スクリューの間にトライアングルの内部スペースを示す透過像がみられる。また、フィクスチャー尖端側のスレッド形態が比較的鮮明である。

他社のインプラントシステムからリリースされているテーパードアナトミック形態のフィクスチャーとよく似た像を示すが、バイオメット3i独自のインターナルコネクション様式であるCertain®は、プラットフォームから固定スクリュー部に至るまでに3カ所（撮影方向によっては2カ所）のステップがエックス線像にみられる（Ⓐ部）。また、固定スクリューの尖端部がやや丸みを帯びていることもポイントとなる（Ⓑ部）。スレッドのピッチ幅は比較的やや広くみえる。

図aおよびbに他社の類似システムを掲載するので、比較してみたい。

● オッセオタイト（ナノタイト）テーパード Certain®

ジンマー・バイオメット・デンタル 株式会社
Tel. 0120-318-418
www.biomet3i.jp

他医院で治療されたインプラントへの対応ガイド

Tapered anatomic

テーパード・スクリューベント
TAPERD SCREW-VENT

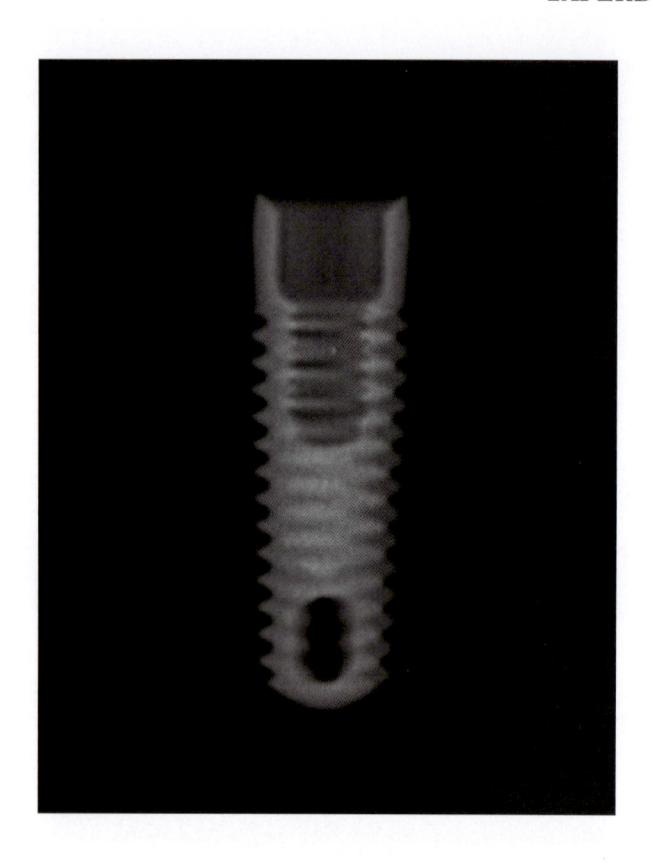

● フィクスチャーの特徴

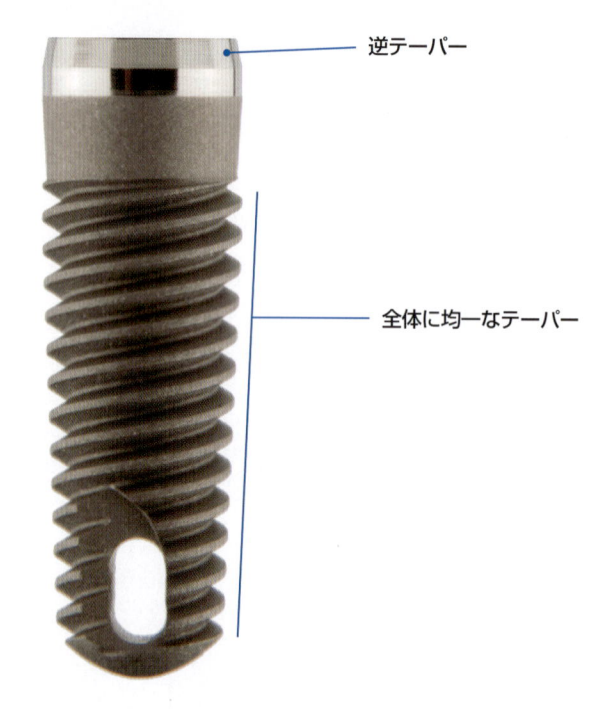

逆テーパー

全体に均一なテーパー

　フィクスチャー頸部に付与された研磨面のカラー部は、中央付近から上方（歯冠側）が内側に傾斜した逆テーパーになっている。スレッド部は1.8mmピッチのスレッドが3重に並んで走向するTriple Lead Threadsが採用されており、丸みを帯びたボリュームのあるスレッドが緊密に配列された形状を呈する。フィクスチャー尖端部には縦長楕円形の貫通孔が付与されている。

　同様の形態でフィクスチャー中央部にHAがコーティングされたテーパードスクリューベントMP-1もラインナップされている。

● クレストモジュール

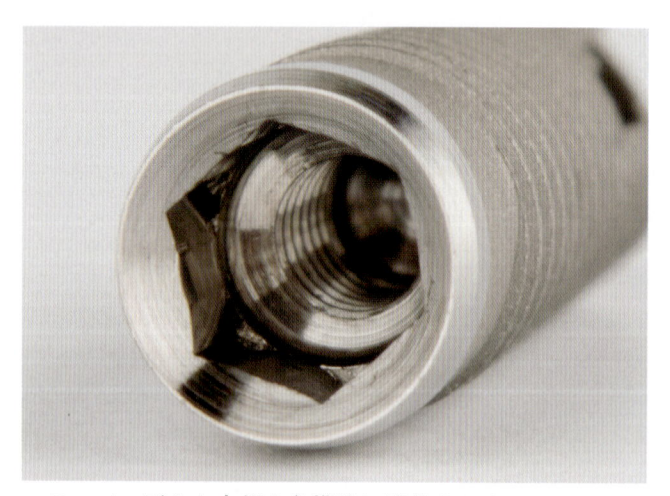

　テーパー面から内部六角構造に連続するインターナルコネクション機構を有している。内部六角構造にも1°のテーパーが付与されており、強固なフリクションフィット（クサビ嵌合）を有する。

● ドライバー先端の形状と径

形状：六角
径：1.77mm

Tapered anatomic

● エックス線像のポイント

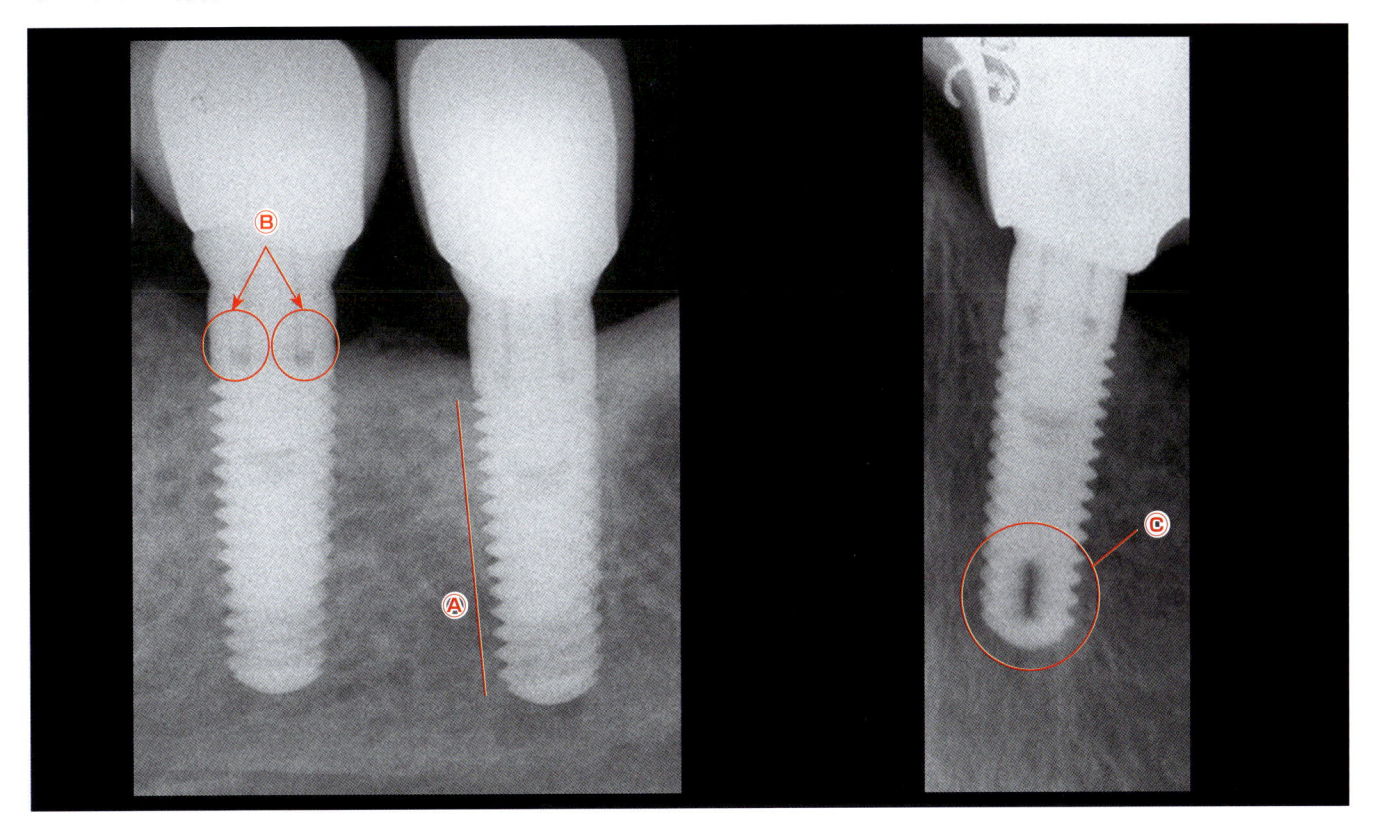

　比較的特定しやすい形状を呈している。全体的に均一なテーパー形状を示し、丸みを帯びたボリュームのあるスレッドが緊密に並んでいる（Ⓐ部）。

　固定スクリューのスレッド部分の上方に内部スペースを示す透過像がみられる（Ⓑ部）。また、フィクスチャー尖端部に縦長楕円形の貫通孔がみえることもポイントとなる（Ⓒ部）。

● テーパード・スクリューベント

株式会社 白鵬
Tel. 03-3265-6251
www.hakuho-d.com

Tapered anatomic

ストローマン® テーパードエフェクト（TE）
STRAUMANN® TAPERD EFFECT

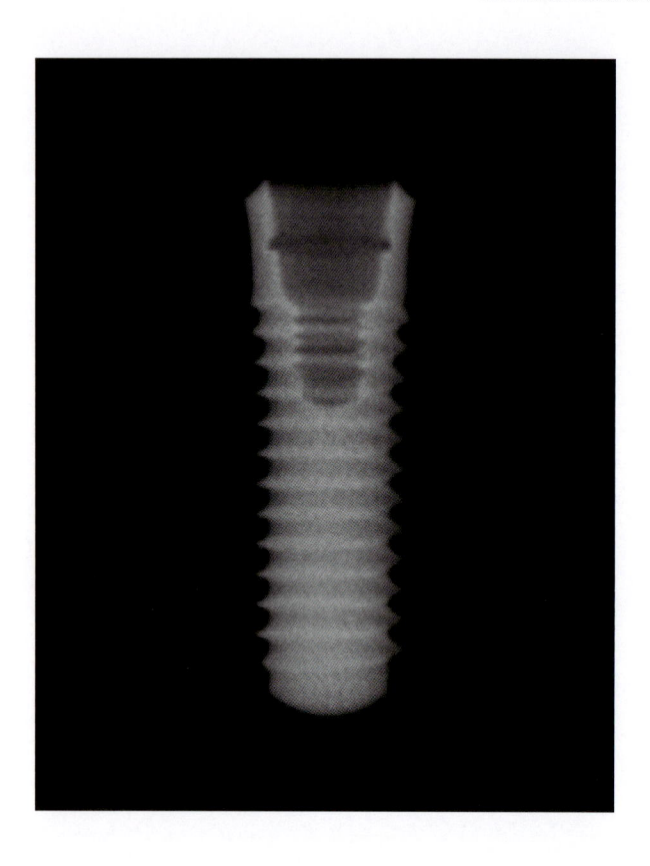

● フィクスチャーの特徴

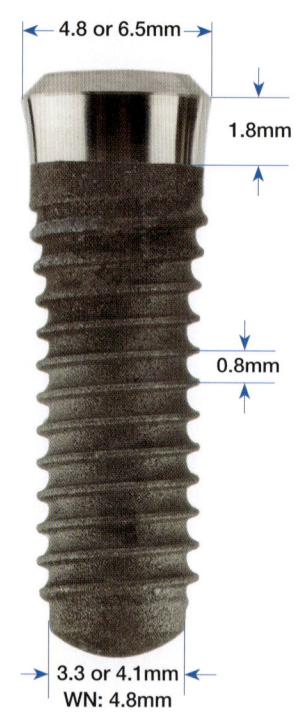

4.8 or 6.5mm
1.8mm
0.8mm
3.3 or 4.1mm
WN: 4.8mm

抜歯窩に適合させるために開発された。従来のスタンダードインプラントとは異なり、テーパーを付与してあることで、抜歯窩早期埋入において初期安定性を可能にする。表面構造はSLA (Sand-blasted, Large grit, Acid-etched) を備えている。

カラー部長さは1.8mm。レギュラーネックタイプとワイドネックタイプがある。

レギュラーネックタイプは根尖部が3.3mmのものと4.1mmの2種類で、ネック部直径は4.8mmである。ワイドネックタイプは根尖部が4.8mm、ネック部が6.5mmを呈する。

● クレストモジュール

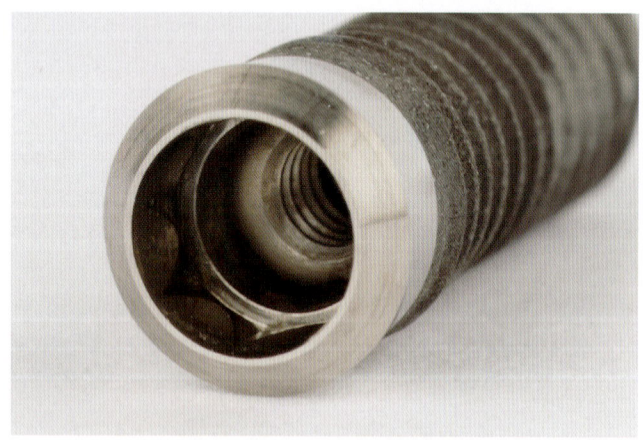

スタンダードインプラントと同様。
インプラント内部に八角構造を有する（synOcta®システム）。

● スクリューの形状と径

・カバースクリュー・アバットメントスクリュー共通
形状：SCSスクリュー
径：2.0mm

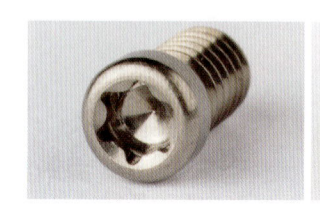

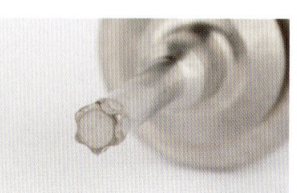

Tapered anatomic

● エックス線像のポイント

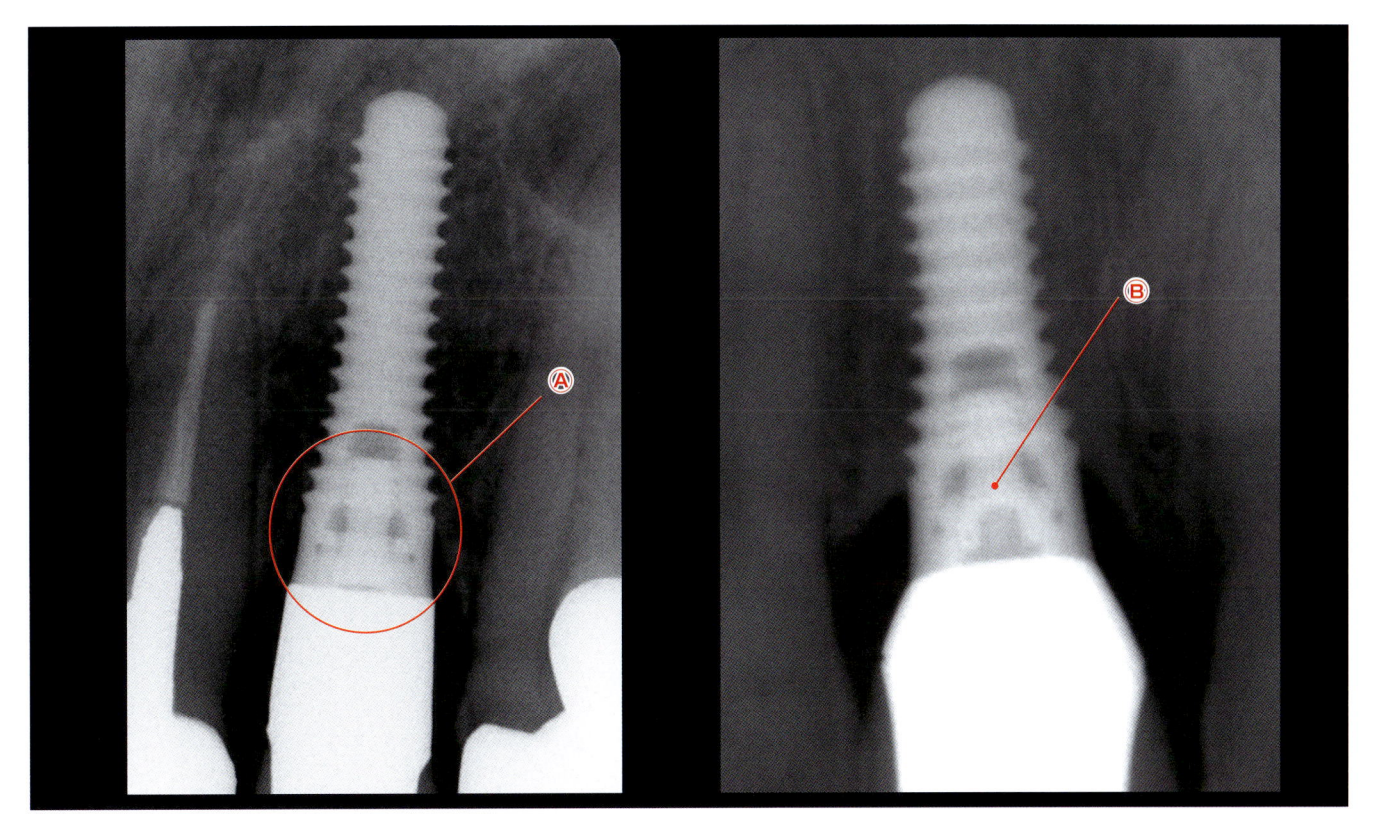

● 他社比較エックス線像

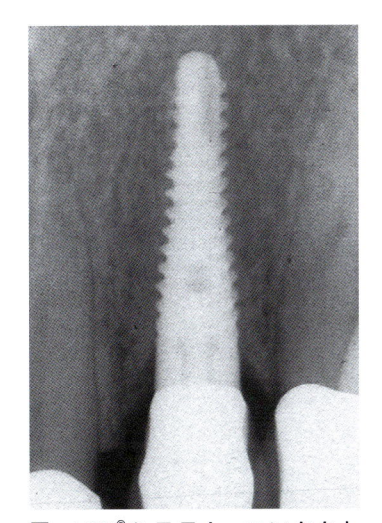

図a：SPI®システム・コンタクト（P112）のエックス線像。フィクスチャー形状はストローマンTEと類似しているが、インターナルコネクション部分が狭い。

　カラー部からテーパーを有してフィクスチャー中央付近まで達し、そこから尖端部まではパラレル形状を呈する。他社の類似システムとしてはSPI®システム・コンタクトがあげられるが、エックス線像をみるとインターナルコネクション部分が異なり、ストローマン®TEのほうが広いスペースを示す（Ⓐ部）。また、インターナルコネクション部分にSynOcta®ラインのアバットメントを確認することで（Ⓑ部）、上部構造がスクリュー固定されていることも判断できる。
　図aにSPI®システム・コンタクトのエックス線像を掲載するので、比較してみたい。

● ストローマン®テーパードエフェクト

ストローマン・ジャパン株式会社
Tel. 0120-418-995
www.straumann.jp

Tapered anatomic

SPI® システム・コンタクト
SPI® SYSTEM CONTACT

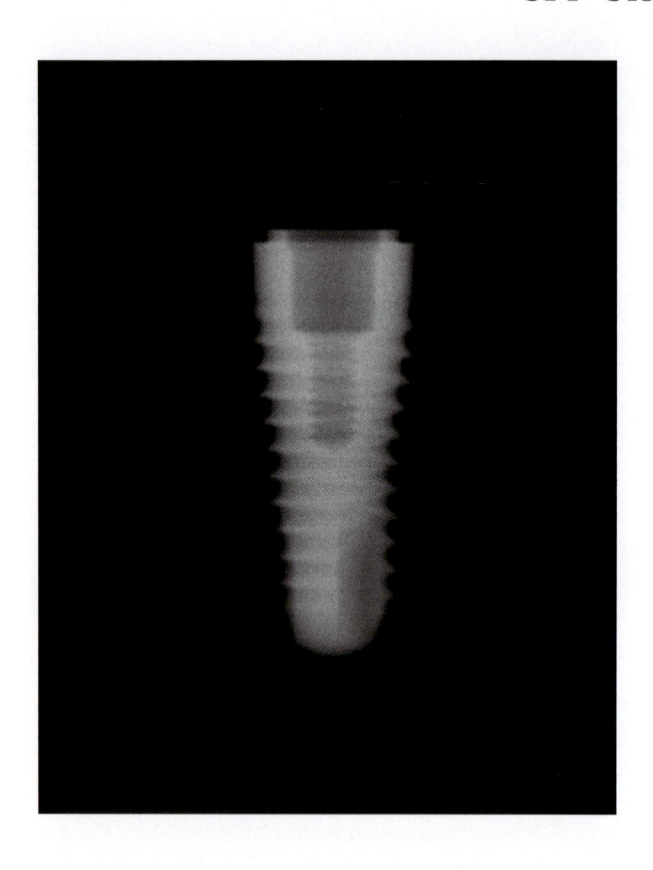

● フィクスチャーの特徴

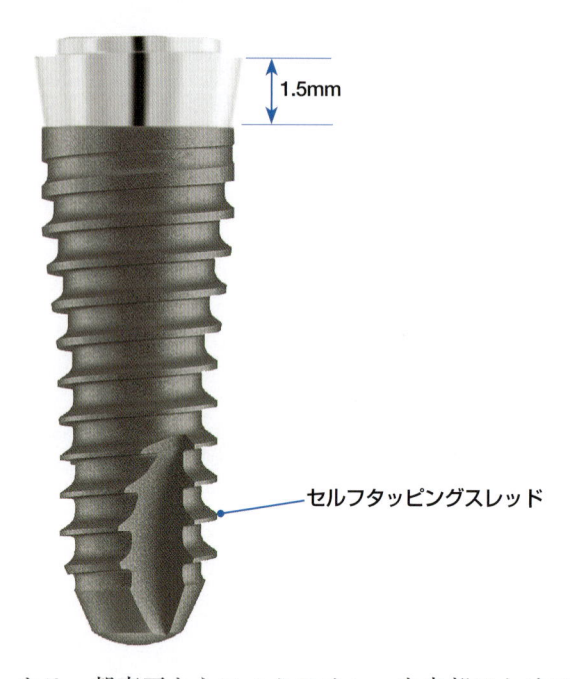

1.5mm

セルフタッピングスレッド

　カラー部直下からフィクスチャー中央部にかけてテーパー形状を有するコニカル・シリンダータイプである。フィクスチャーにはサンドブラスト加工＋酸エッチング処理が施されており、フィクスチャー頸部には研磨面のカラー部が存在する。また尖端部にはセルフタッピングを可能にするための特殊スレッド形状が付与されている。

● クレストモジュール

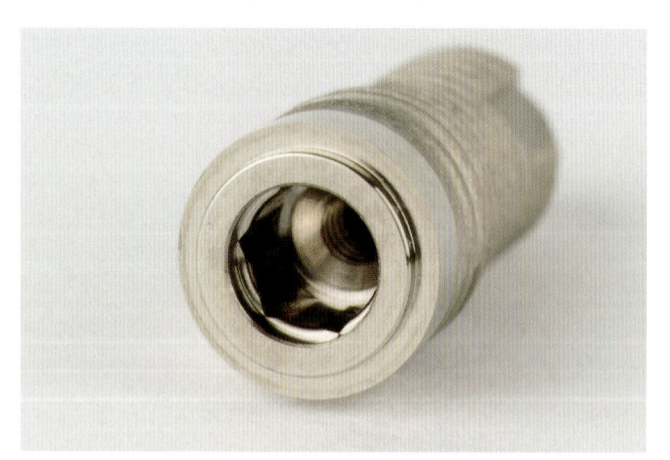

　深いインターナルヘックスを有したインターナルコネクションであるが、インターナルコネクション部分の周囲はフラットではなく、一部がリング状に外側へ突出した形状になっているのが特徴である。

● ドライバー先端の形状と径

形状：4-lobe（オリジナル）

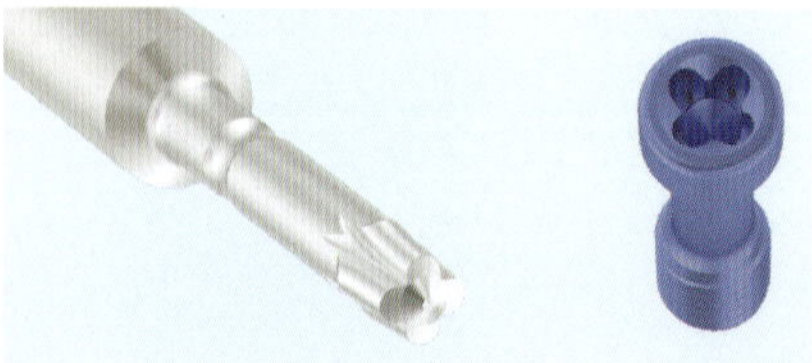

112

Tapered anatomic

● エックス線像のポイント

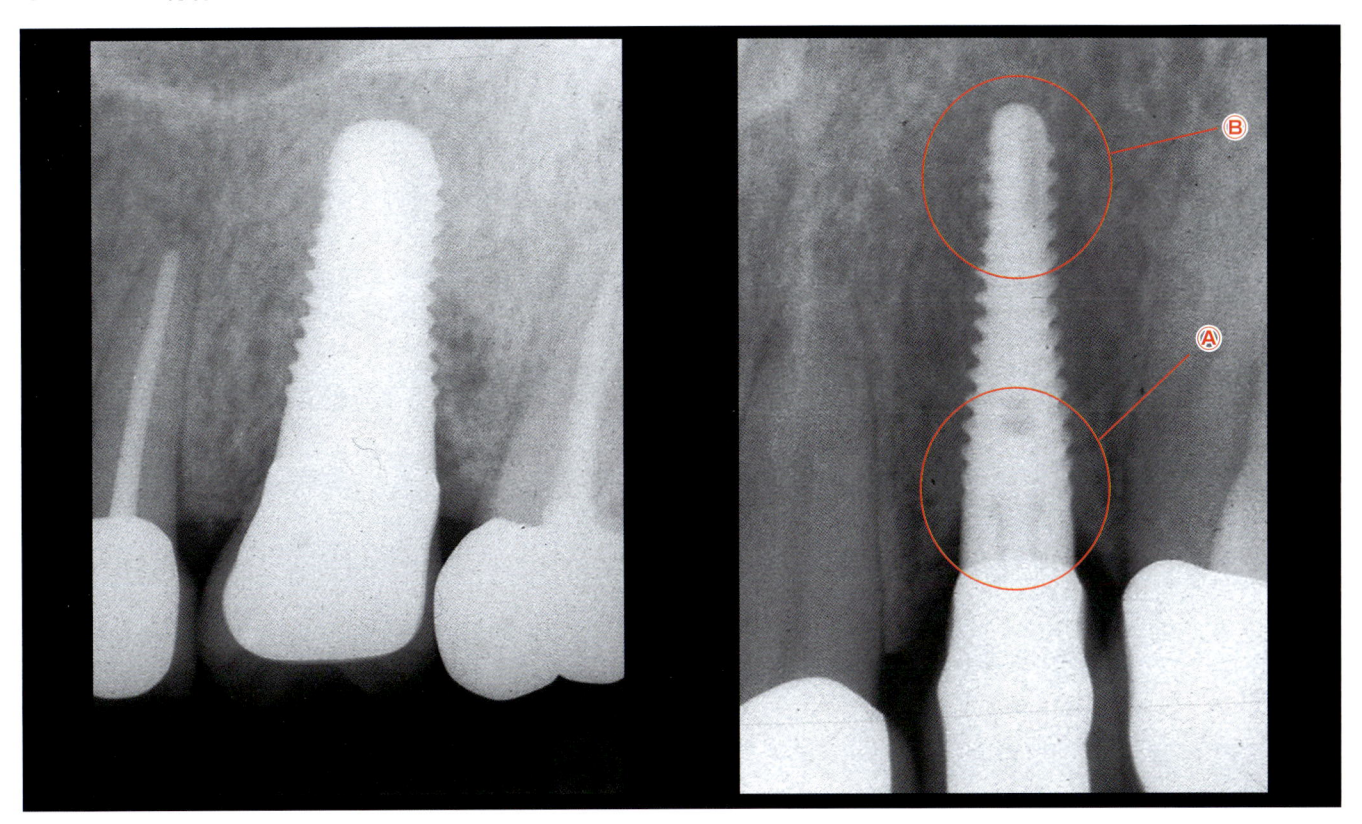

● 他社比較エックス線像

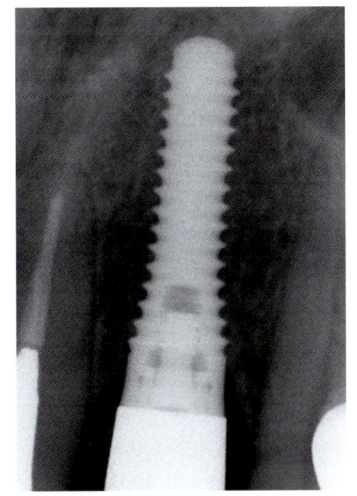

図a：ストローマン®テーパードエフェクト（TE）（P110）のエックス線像。インターナルコネクション部分が広く、インターナルコネクション部分にSynOcta®ラインのアバットメントを確認することで比較的容易に特定することができる。

　カラー部直下からフィクスチャー中央部にかけてテーパー形状を呈する。他社の類似システムとしてはストローマン®テーパードエフェクト（TE）があげられるが、エックス線像をみるとインターナルコネクション部分が狭く（Ⓐ部）、フィクスチャー尖端部にはセルフタッピング用のカッティングチャンバーが認められる（Ⓑ部）。

　図aにストローマン®テーパードエフェクト（TE）のエックス線像を掲載するので、比較してみたい。

● SPI®システム・コンタクト

株式会社 モリタ 商品本部 インプラント部
Tel. 06-6384-6921
http://implant.dental-plaza.com

Tapered anatomic

POI EX インプラント テーパータイプ
POI EX Implant Tapered Type

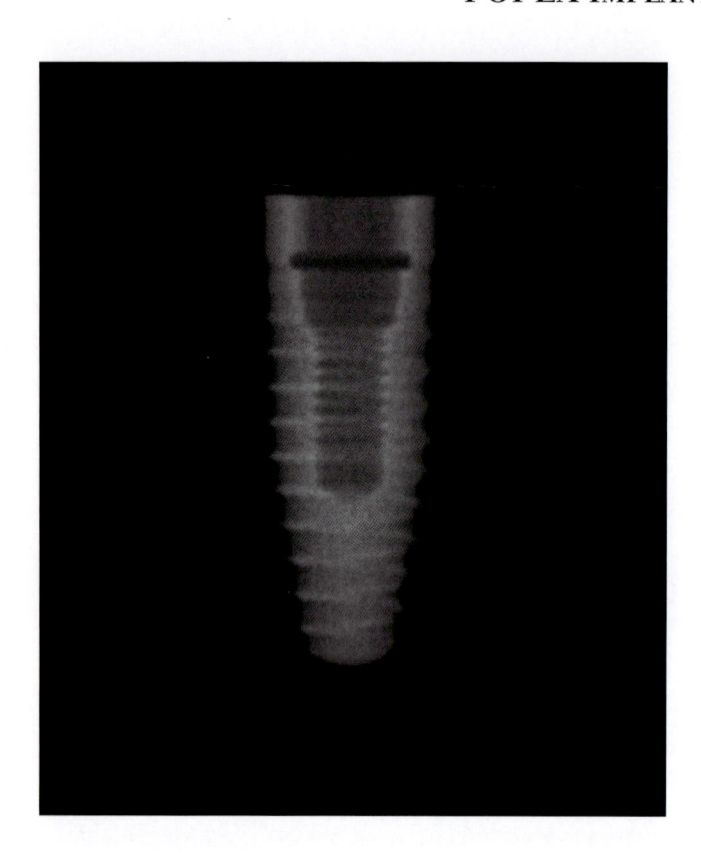

● フィクスチャーの特徴

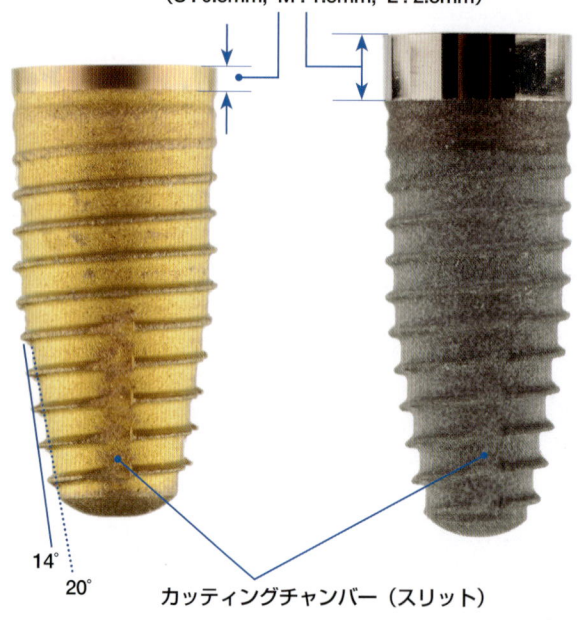

カラー部は3種類の幅が存在する
（S：0.5mm, M：1.5mm, L：2.5mm）

14°
20°
カッティングチャンバー（スリット）

　フィクスチャー頸部の研磨面のカラー部は、3種類（S：0.5mm, M：1.5mm, L：2.5mm）が存在し、1回法と2回法に対応できる。フィクスチャー中央部付近から比較的鋭いテーパーが付与されており、ネジ山部を結んだラインが14°、ネジ谷部を結んだラインが20°になっている。
　骨内埋入部の表面性状は陽極酸化処理のFINA FIX（チタンインプラント：左）とHAをコーティングしたFINA TITE（HAインプラント：右）がラインナップされている。

● クレストモジュール

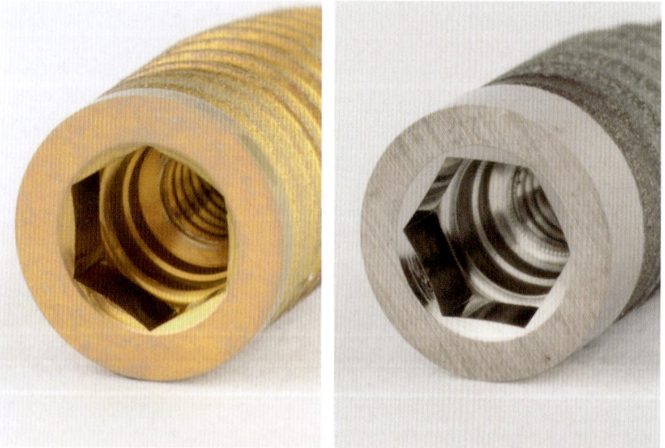

　プラットフォームからわずかなテーパー面を経由して内部六角構造に移行するインターナルコネクション機構を有している。

● ドライバー先端の形状と径

　形状：六角
　径：1.1mm

Tapered anatomic

● エックス線像のポイント

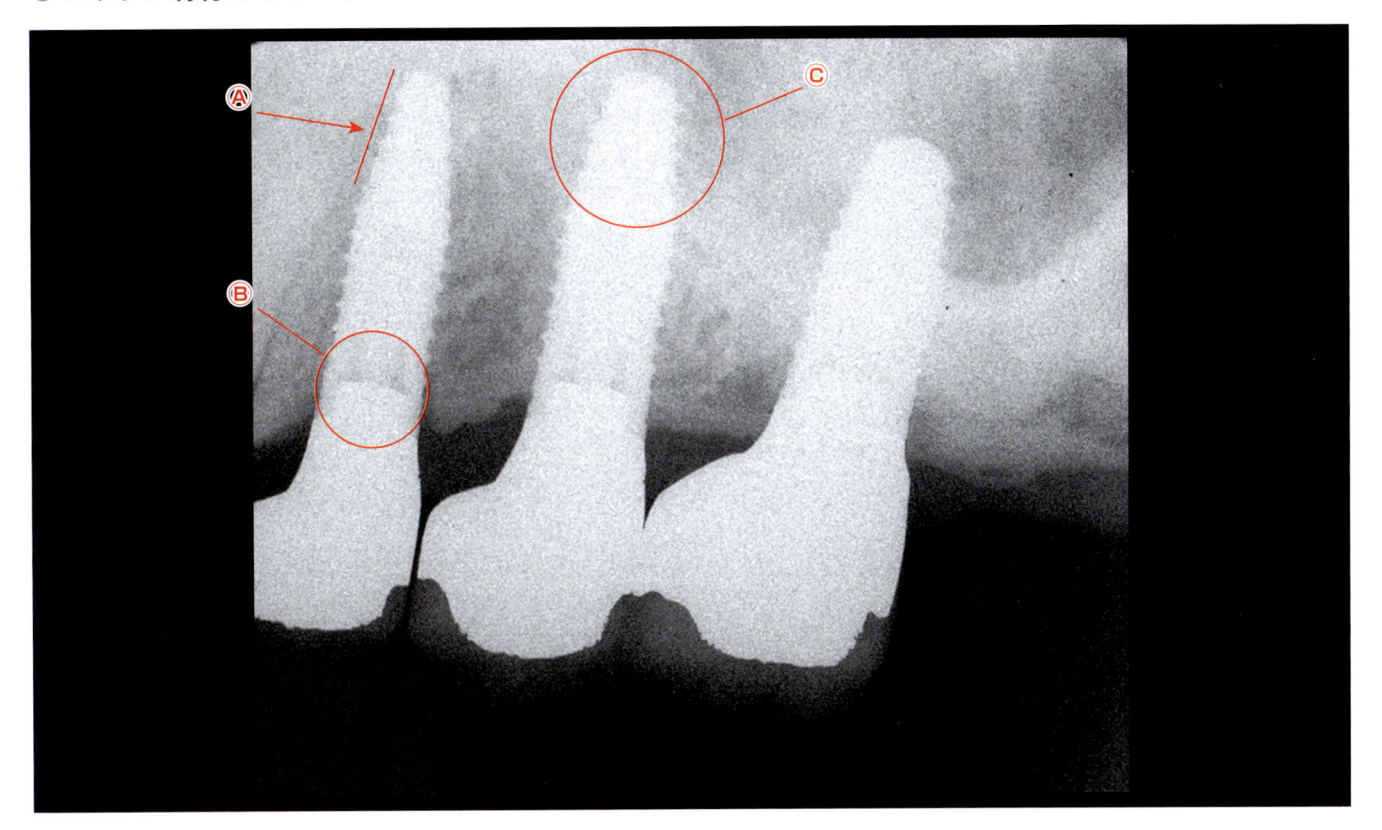

● 他社比較エックス線像

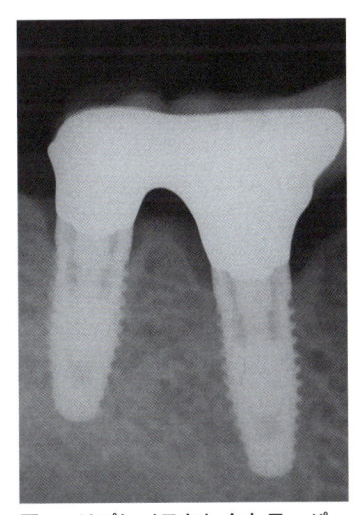

図a：リプレイスセレクトテーパード（P100）のエックス線像。フィクスチャー内部のスクリュー周囲に比較的広いスペースを示す透過像がみられる。また、スレッドが歯冠方向に跳ね上がってみえる。

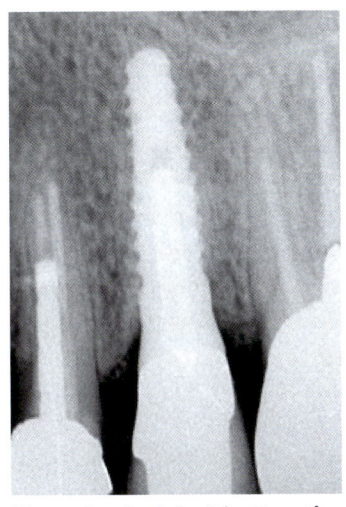

図b：オッセオタイト テーパード Certain®（P106）のエックス線像。プラットフォームから固定スクリュー部に至るまでに3カ所（撮影方向によっては2カ所）のステップがエックス線像にみられる。また、固定スクリューの尖端部がやや丸みを帯びている。

他社の類似インプラントシステムよりもテーパーの角度が強く（Ⓐ部）、インターナルコネクション構造の内部六角と固定スクリューの間にトライアングルの内部スペースを示す透過像がみられる（Ⓑ部）。また、フィクスチャー尖端側のスレッド形態が比較的鮮明であることもポイントとなる（Ⓒ部）。

図aおよびbに他社の類似システムを掲載するので、比較してみたい。

● POI EX インプラント テーパータイプ

京セラメディカル 株式会社
Tel. 06-6350-1036
www.kyocera-md.jp

Tapered anatomic

プラトンインプラント タイプ IV
PLATON IMPLANT TYPE IV

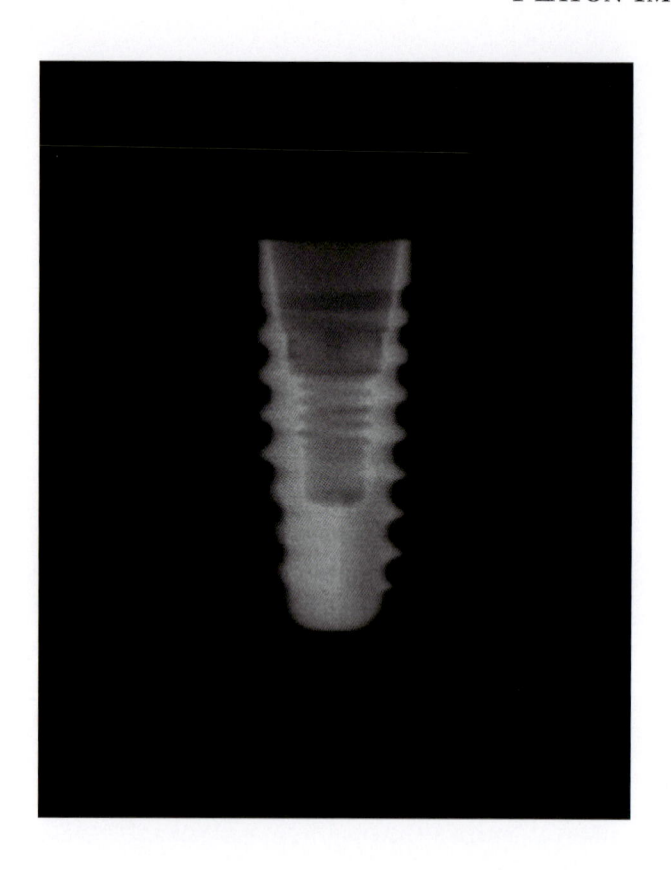

● フィクスチャーの特徴

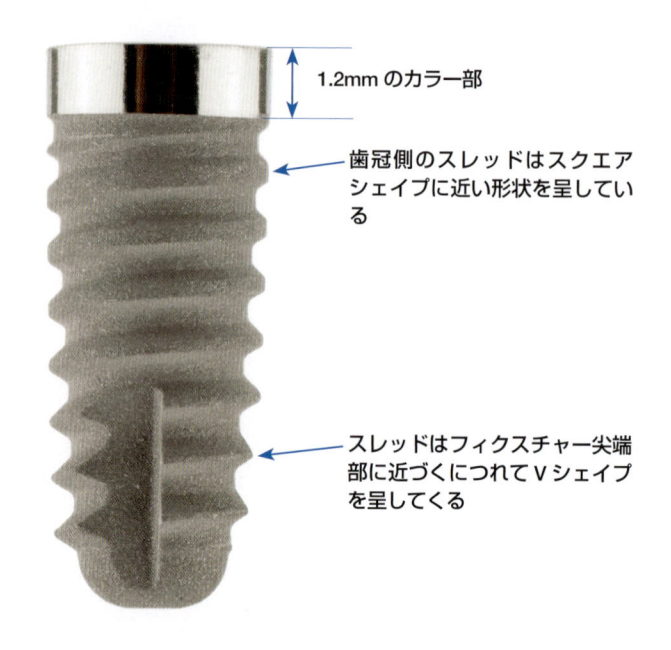

1.2mm のカラー部

歯冠側のスレッドはスクエアシェイプに近い形状を呈している

スレッドはフィクスチャー尖端部に近づくにつれてVシェイプを呈してくる

タイプIVは「Pro」とも呼ばれており、フィクスチャー頸部には1.2mmの研磨面のカラー部が存在する。骨内埋入部はブラスト＋酸エッチング＋グロー放電処理の「SAG」と呼ばれる表面処理が施されたチタンインプラントと、ハイドロキシアパタイト (HA) を3〜5μmの薄膜でコーティングした「BiO (バイオ)」の2種類がラインナップされている。カラー部直下からのスレッドはスクエアシェイプに近い形状を有し、フィクスチャー尖端部に近づくとVシェイプに変化してくる。

● クレストモジュール

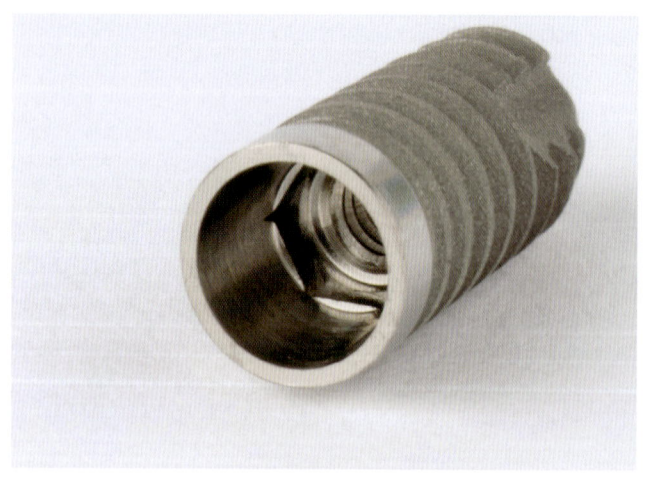

8°のテーパー面とそれに続くインターナルヘックスを持つインターナルコネクション機構を有している。

● ドライバー先端の形状と径

形状：六角
径：1.25mm

Tapered anatomic

● エックス線像のポイント

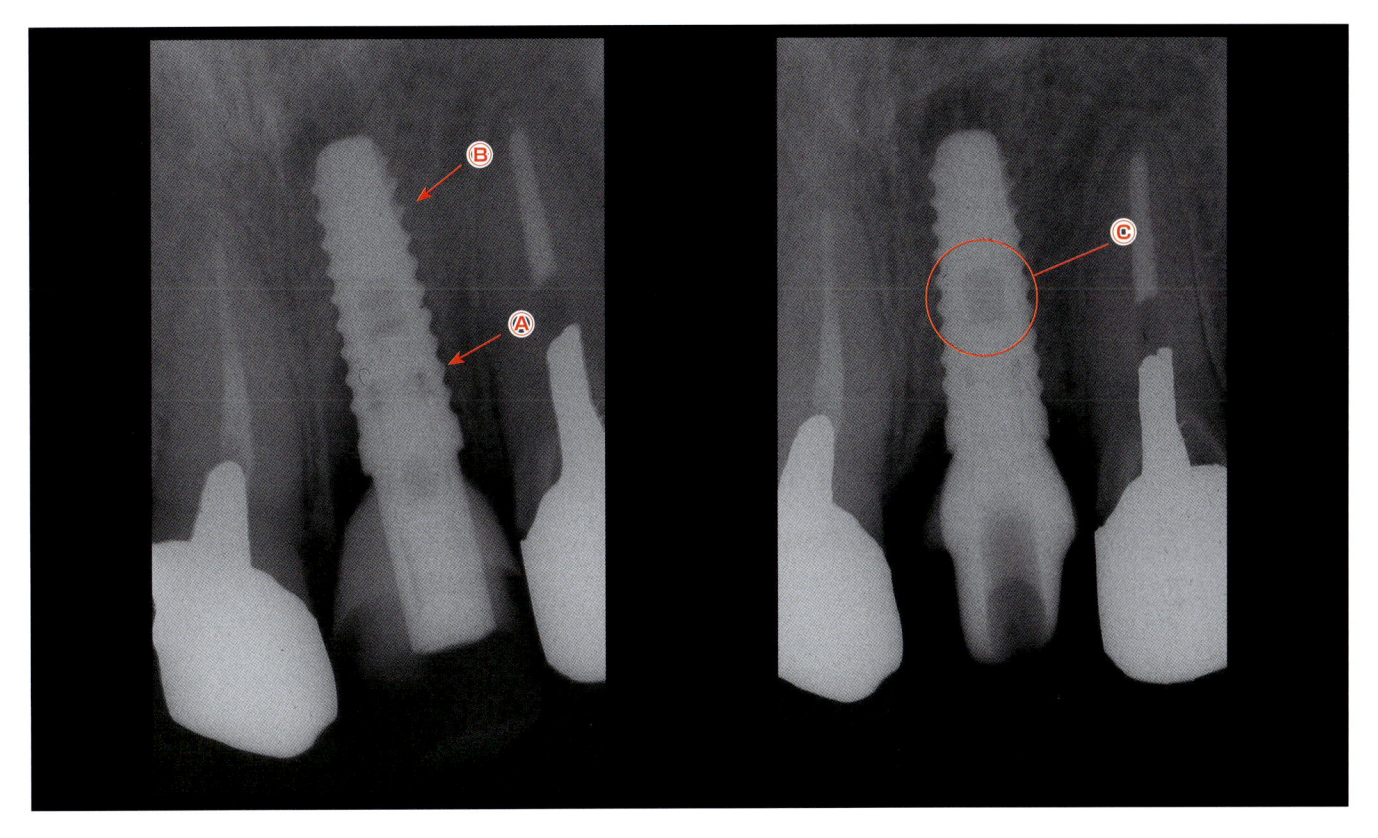

● 他社比較エックス線像

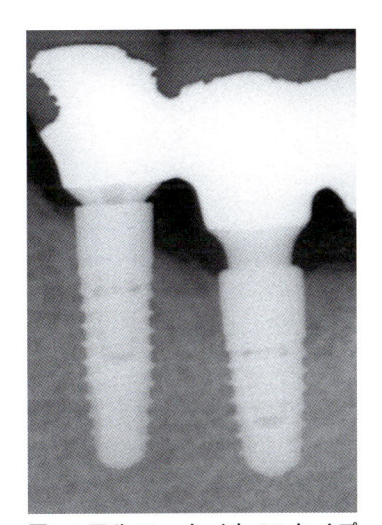

図a：アルファタイトSBタイプ（P132）のエックス線像。0.7mmのカラー部直下はスレッドのないブラスト面が存在するためカラー部が広い形状のようにみえる。スレッドは全体的に細く、フィクスチャー内部のスクリューホールの底部と固定スクリューの間内部スペースは狭い。

　カラー部直下からのスレッドはスクエアシェイプに近い形状を有しているため太い波形にみえ（Ⓐ部）、フィクスチャー尖端部に近づくとVシェイプに変化してくるので鋭角的にみえる（Ⓑ部）。また、フィクスチャー内部のスクリューホールの底部と固定スクリューの間に比較的広い内部スペースを示す透過像がみられるもポイントとなる（Ⓒ部）。

　図aにアルファタイトSBタイプのエックス線像を掲載するので、比較してみたい。

● プラトンインプラント タイプ IV

株式会社 プラトンジャパン
Tel. 0120-36-8950
www.platonjapan.co.jp/

Tapered anatomic

アンキロス インプラントシステム
ANKYLOS Implant System

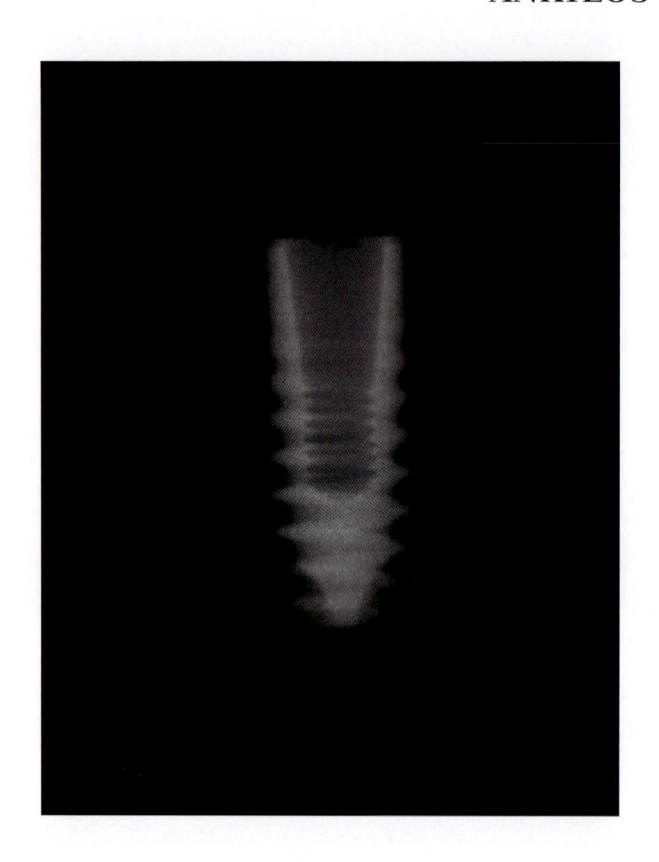

● フィクスチャーの特徴

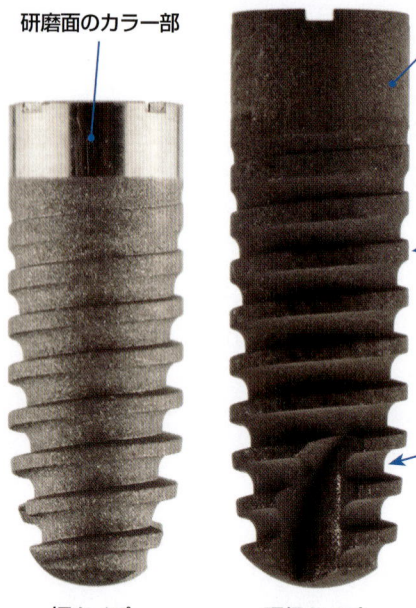

研磨面のカラー部

フィクスチャーはプラットフォームまでがブラスティング＋高温酸エッチング処理の表面性状を有している

スクエアシェイプのスレッド

スレッドはフィクスチャー尖端部に近づくにつれて谷部分が深くなる

旧タイプ　　現行タイプ

　旧タイプのフィクスチャーには頸部に研磨面のカラー部が存在したが、現行タイプのフィクスチャーには研磨面のカラー部は存在せず、プラットフォームまでがブラスティング＋高温酸エッチング処理の表面性状を有している。これによりプラットフォーム上に骨添加を誘導するプラットフォームシフティングを想定したフィクスチャーである。スレッドはスクエアシェイプでフィクスチャー尖端部にかけて徐々に谷部が深くなる。カッティングチャンバーは浅めで短い。

● クレストモジュール

旧タイプ　　現行タイプ

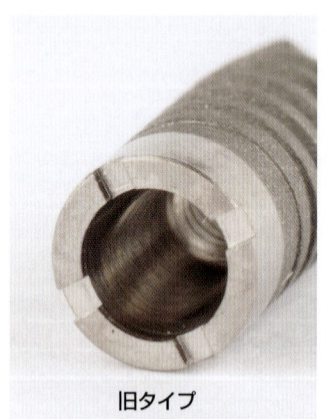

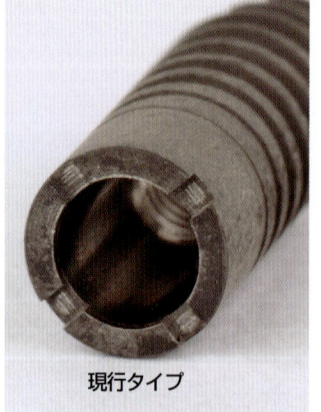

　セルフロック・テーパー接合と呼ばれる6°のテーパー面による嵌合力を利用した独特のインターナルコネクション機構を有している。プラットフォームシフティング対応で、現行タイプでは内部テーパー面を除くプラットフォームまでが表面処理されている。口腔内でクレストモジュール（プラットフォーム）部が確認できれば、アンキロス インプラントシステムのフィクスチャーであることがほぼ特定できる。

● ドライバー先端の形状と径

　形状：六角
　径：1.0mm

Tapered anatomic

● エックス線像のポイント

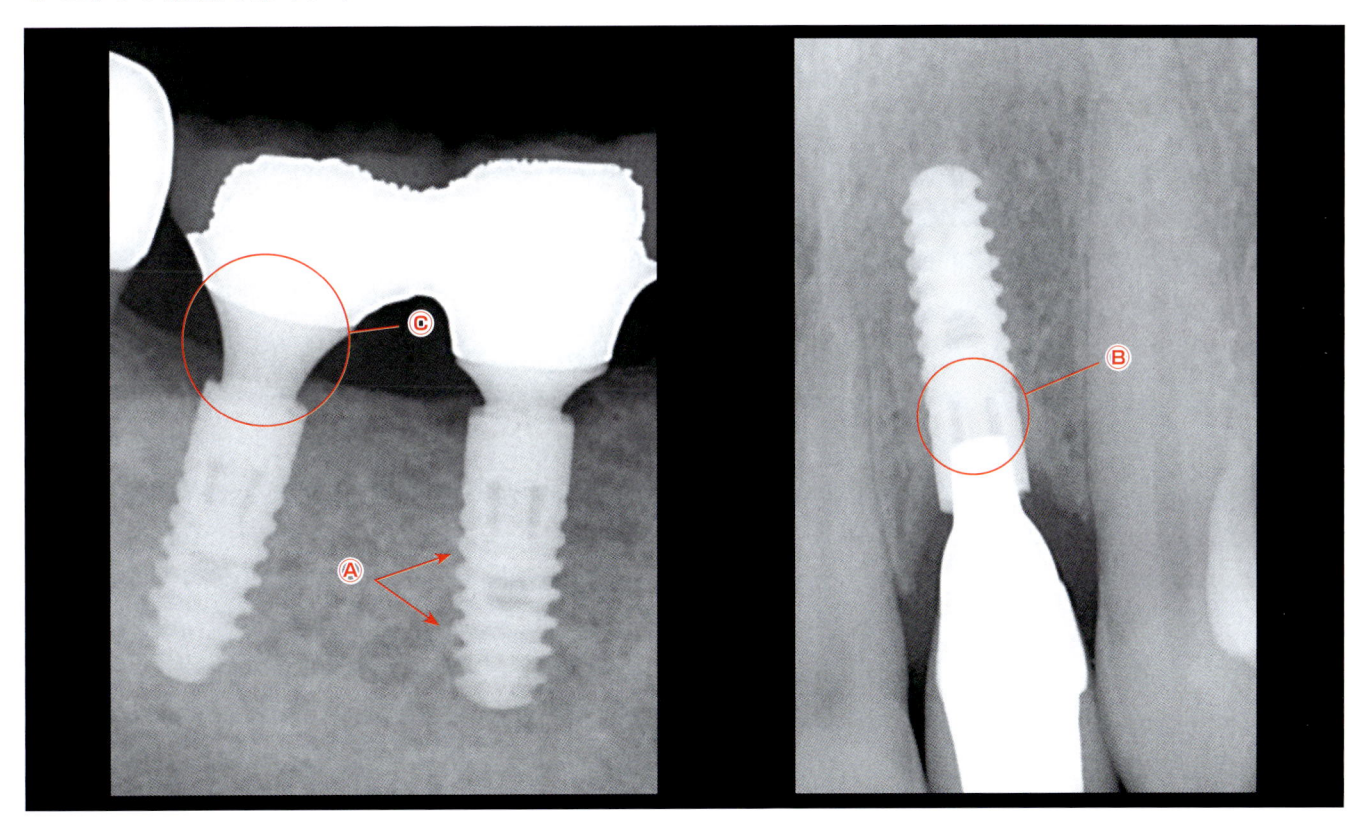

● 他社比較エックス線像

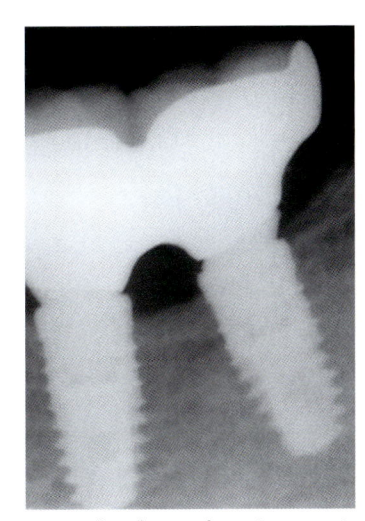

図a：ザイブ インプラントシステム（P120）のエックス線像。第一スレッドからカラー部までがフレア状に広がるテーパー形状を有し、カラー部は内側に傾斜した逆テーパーの形状を示している。スレッドは鋭角的で、フィクスチャー尖端部には深く長いカッティングチャンバー（スリット）が認められる。

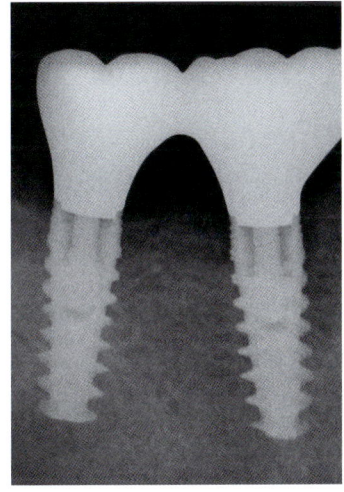

図b：ノーベルアクティブ（P202）のエックス線像。フィクスチャー尖端部に近づくほど鋭くなる長いスレッドが特徴的で、フィクスチャー尖端に付与された鋭いドリリングブレードもポイントとなる。

スクエアシェイプのスレッド形態は、類似したシステムと比較しても太く、フィクスチャー尖端部に近づくほどはっきりとみえる（Ⓐ部）。セルフロック・テーパー接合はテーパー面のみの嵌合様式なので、接合面と固定スクリューのスレッドまでの間に距離があることを示す内部スペースの透過像がみられる（Ⓑ部）。骨縁下への深めの埋入が前提となっているため、アバットメントの粘膜貫通部が長いこともポイントである（Ⓒ部）。

図aおよびbに他社の類似システムを掲載するので、比較してみたい。

● アンキロス インプラントシステム

デンツプライ三金 株式会社
Tel. 0120-789-123
www.dentsply-sankin.com/

119 他医院で治療されたインプラントへの対応ガイド

Tapered anatomic

ザイブ インプラントシステム
XiVE Implant System

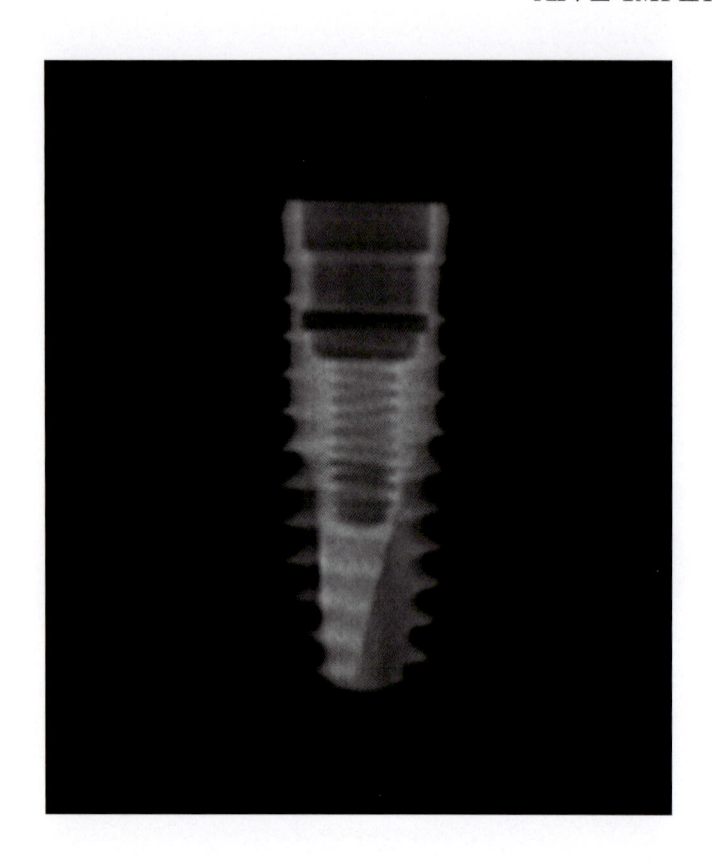

● フィクスチャーの特徴

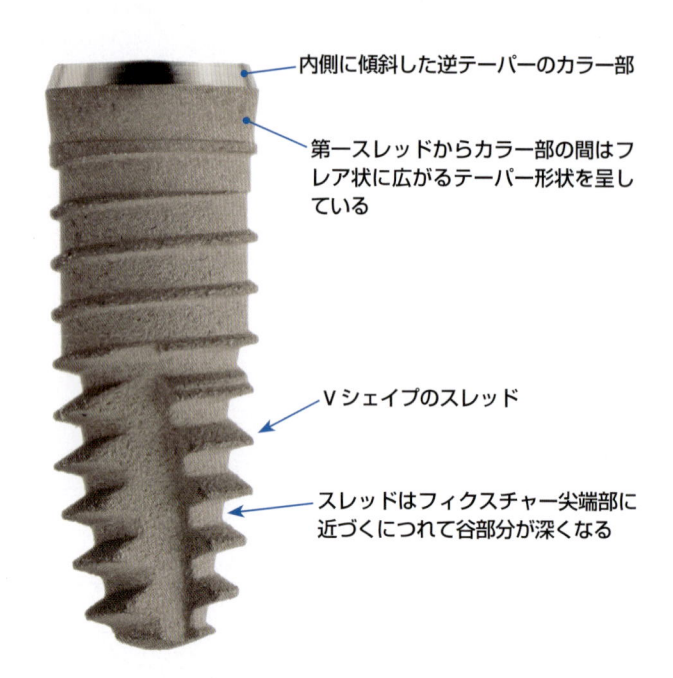

- 内側に傾斜した逆テーパーのカラー部
- 第一スレッドからカラー部の間はフレア状に広がるテーパー形状を呈している
- Vシェイプのスレッド
- スレッドはフィクスチャー尖端部に近づくにつれて谷部分が深くなる

　第一スレッドからカラー部までがフレア状に広がるテーパー形状を有し、カラー部は内側に傾斜した逆テーパーの形状を示している。スレッドは鋭角的で、フィクスチャー尖端部には深く長いカッティングチャンバー（スリット）が形成されている。フィクスチャー表面はブラスティング＋高温酸エッチング処理が施されている。

● クレストモジュール

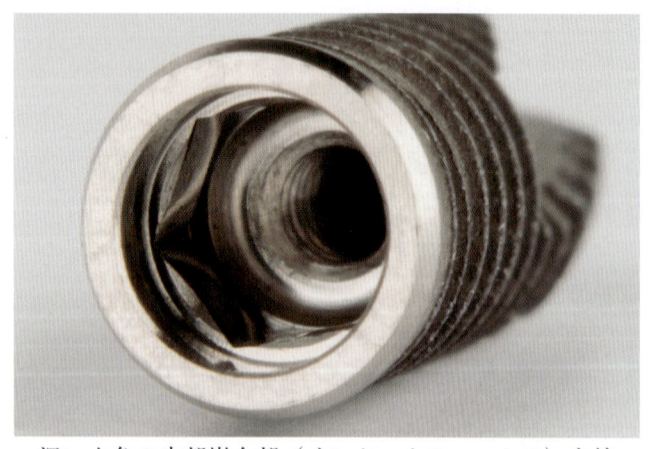

深い六角の内部嵌合部（インターナルヘックス）を持ったインターナルコネクション構造を有している。

● ドライバー先端の形状と径

　形状：六角
　径：0.88mm（0.035 inch）

Tapered anatomic

● エックス線像のポイント

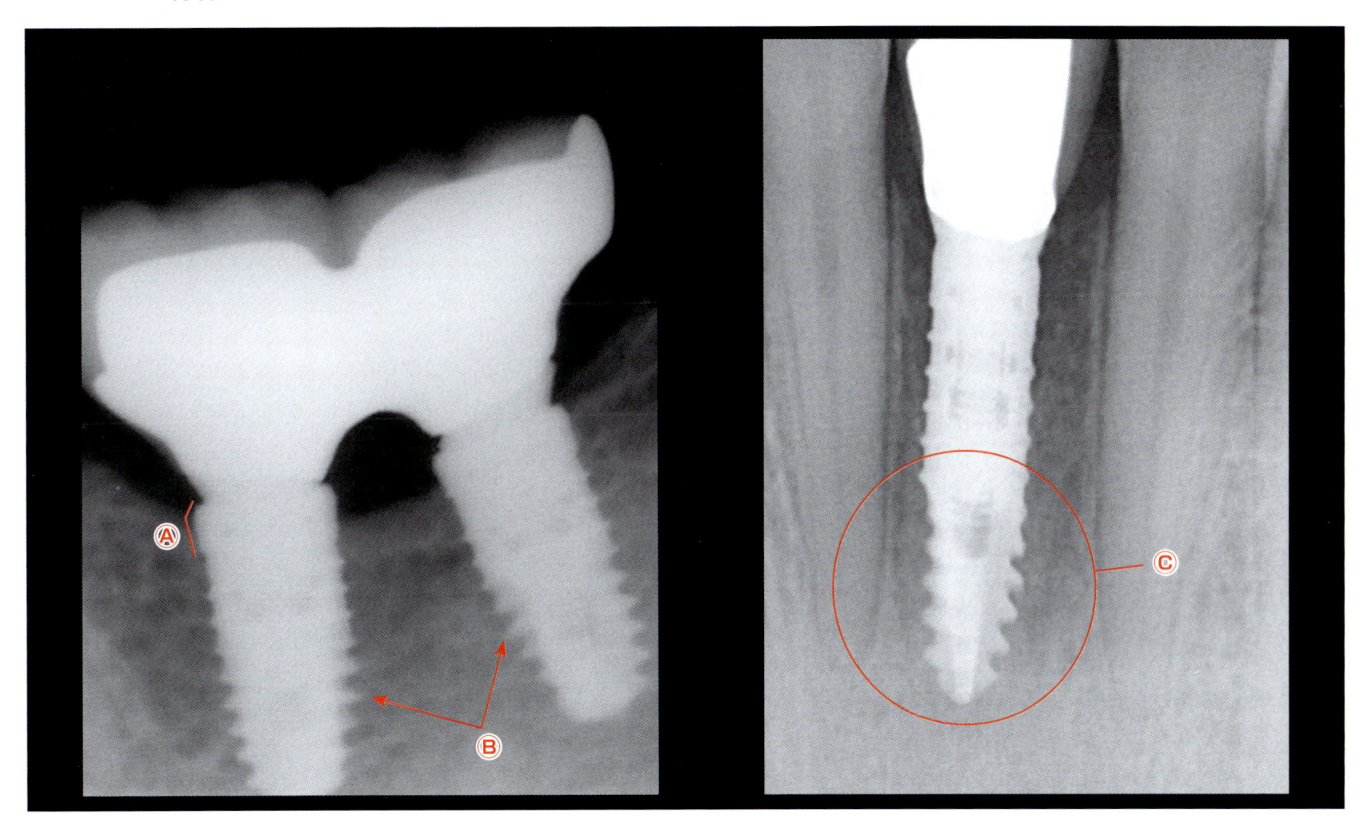

● 他社比較エックス線像

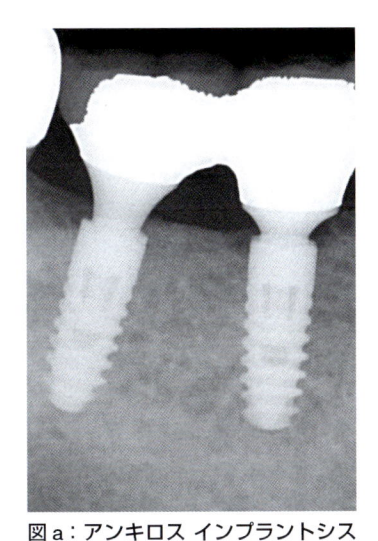

図a：アンキロス インプラントシステム（P118）のエックス線像。スクエアシェイプのスレッド形態は、比較的太く、フィクスチャー尖端部に近づくほどはっきりとみえる。テーパー面のみの嵌合様式なので、接合面と固定スクリューのスレッドまでの間に距離があることを示す内部スペースの透過像がみられる。

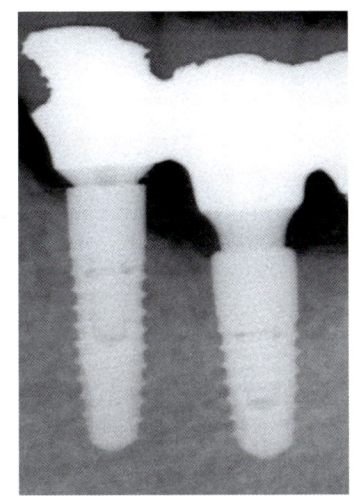

図b：アルファタイトSBタイプ（P132）のエックス線像。0.7mmのカラー部直下はスレッドのないブラスト面が存在するためカラー部が広い形状のようにみえる。スレッドは全体的に細く、フィクスチャー内部のスクリューホールの底部と固定スクリューの間内部スペースは狭い。

　第一スレッドからカラー部までがフレア状に広がるテーパー形状と、内側に傾斜した逆テーパーの形状をカラー部が特徴的である（Ⓐ部）。スレッドは鋭角的で（Ⓑ部）、フィクスチャー尖端部には深く長いカッティングチャンバー（スリット）が認められる（Ⓒ部）。右のエックス線像は径3.0mm・長さ11mmのフィクスチャーで、骨幅が乏しい部位に有効である。

　図aおよびbに他社の類似システムを掲載するので、比較してみたい。

● ザイブ インプラントシステム

デンツプライ三金 株式会社
Tel. 0120-789-123
www.dentsply-sankin.com/

Tapered anatomic

テーパード スイスプラス
Taperd SwissPlus

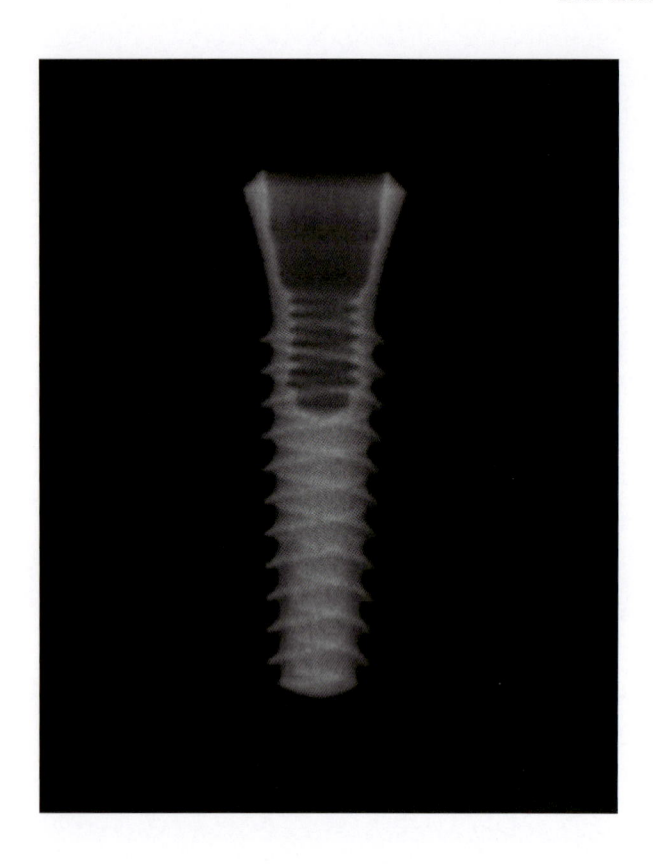

● フィクスチャーの特徴

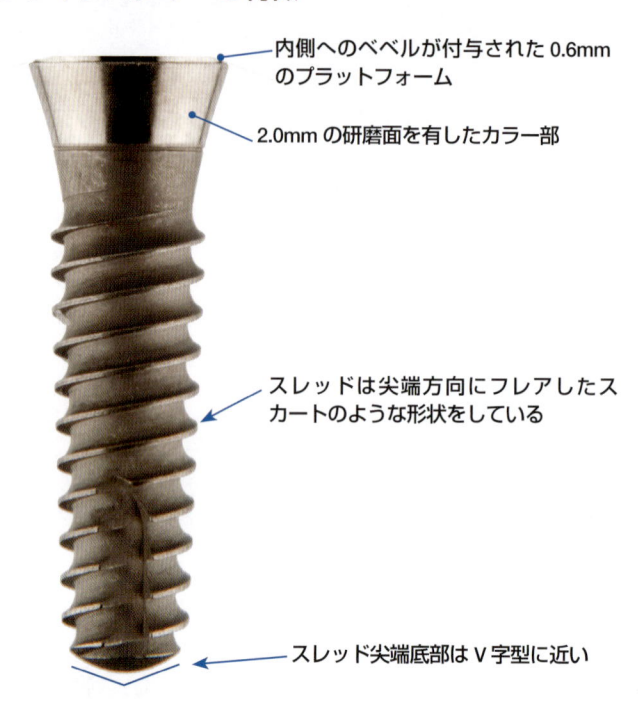

- 内側へのベベルが付与された 0.6mm のプラットフォーム
- 2.0mm の研磨面を有したカラー部
- スレッドは尖端方向にフレアしたスカートのような形状をしている
- スレッド尖端底部は V 字型に近い

　１回法のインプラントで、フィクスチャーの骨内埋入部には MTX ブラスト処理と呼ばれる HA 結晶顆粒によるブラスティング＋酸処理の表面処理が施されている。研磨された 2.0mm の粘膜貫通部を有し、ベベルが付与された 0.6mm のプラットフォームに連続する。スレッドは尖端方向にフレアしたスカートのような形状をしている。スレッド尖端底部は半円形というよりも V 字型に近い。

● クレストモジュール

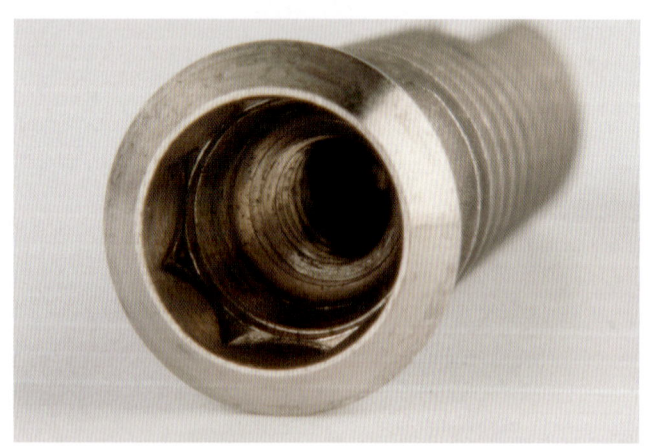

八角の内部嵌合部を持ったインターナルコネクション構造を有している。

● ドライバー先端の形状と径

　形状：六角
　径：1.25mm

Tapered anatomic

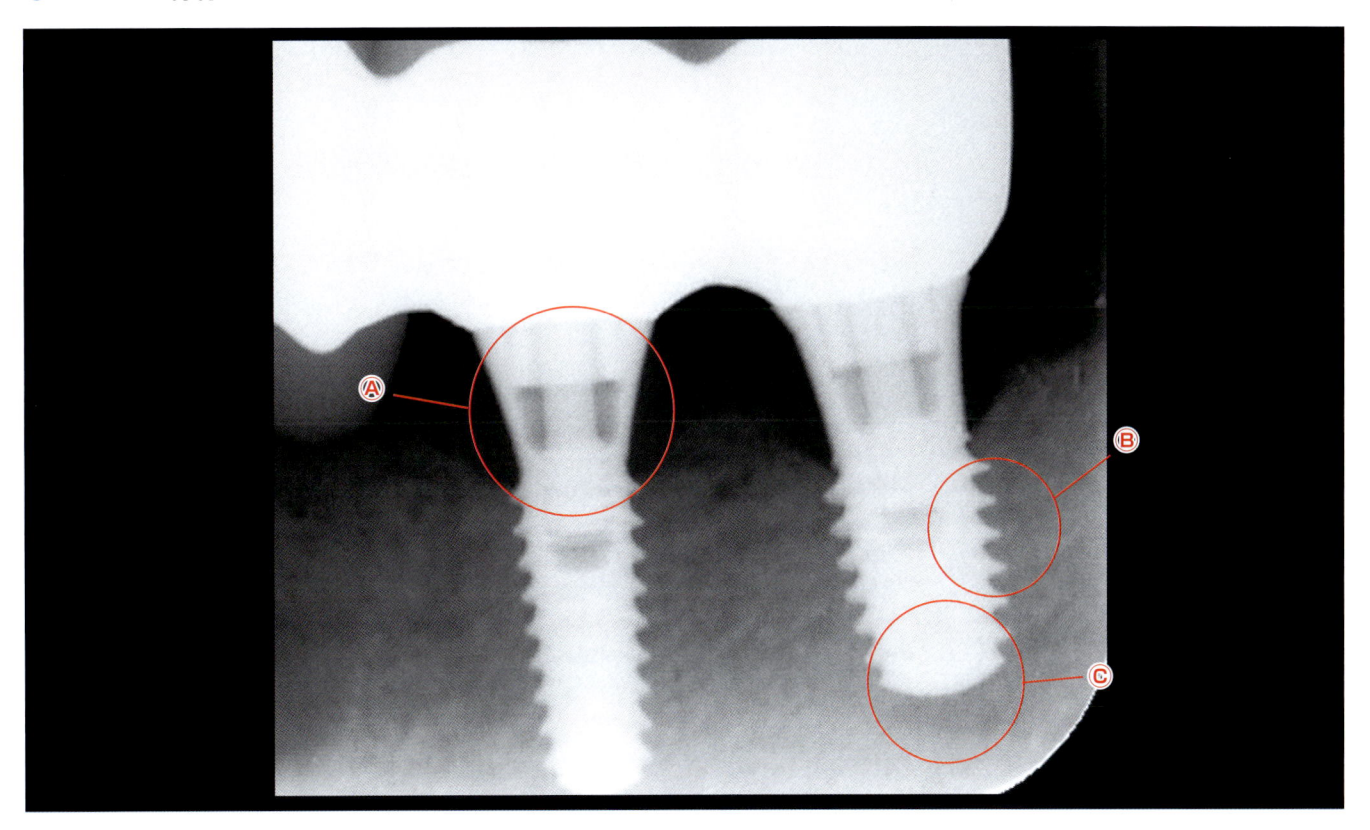

● エックス線像のポイント

● 他社比較エックス線像

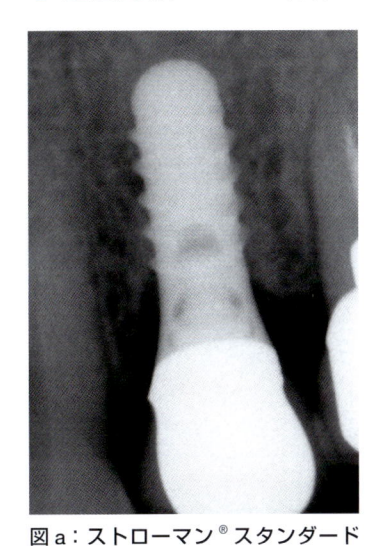

図a：ストローマン®スタンダード（P152）のエックス線像。スレッドは細く、ピッチは広めである。フィクスチャー尖端部にカッティングチャンバーが存在しないのでスリットのような影は認められない。

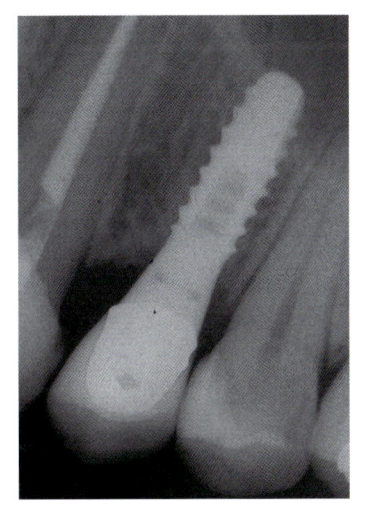

図b：ブラトン インプラント タイプI（P166）のエックス線像。スレッドは太めで、ピッチは狭めである。フィクスチャー尖端部のカッティングチャンバーによってスリットのような影が認められる。

ストローマンインプラントに類似したインプラントであるが、内部八角構造のコネクション部から固定スクリューのスレッド部までの間に広い内部スペースが認められるのが大きな特徴である（Ⓐ部）。また、スレッドはピッチが狭く、尖端方向に刃を向けた鋸のような形状をしている（Ⓑ部）。スレッド尖端底部は半円形というよりもV字型に近い（Ⓒ部）。
図aおよびbに他社の類似システムを掲載するので、比較してみたい。

● テーパード スイスプラス

　株式会社 白鵬
　Tel. 03-3265-6251
　www.hakuho-d.com

123　他医院で治療されたインプラントへの対応ガイド

Tapered anatomic

アストラテック インプラント テーパード
Astra Tech Implants Microthread

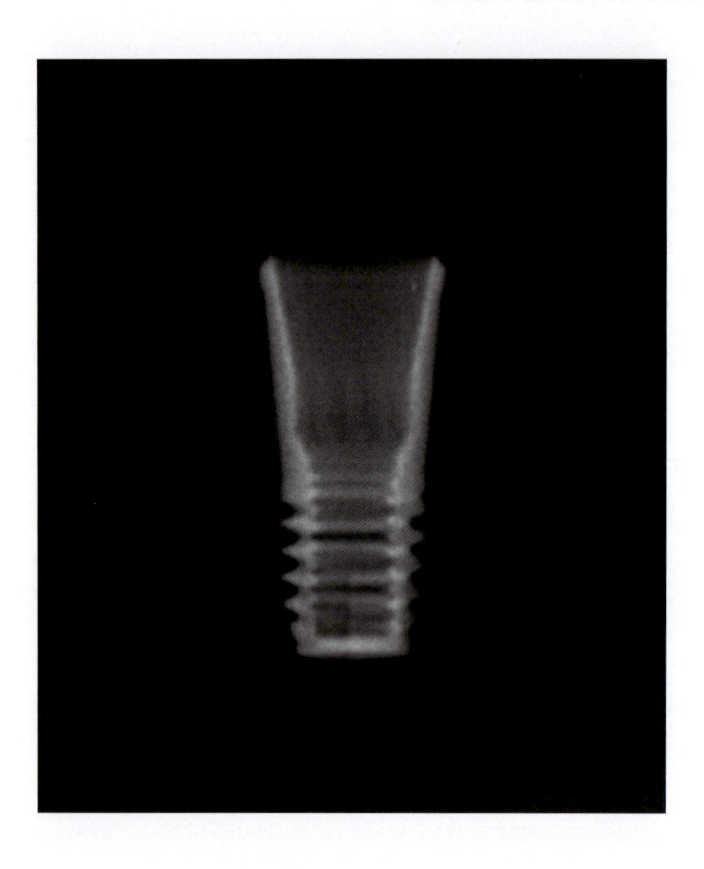

● フィクスチャーの特徴

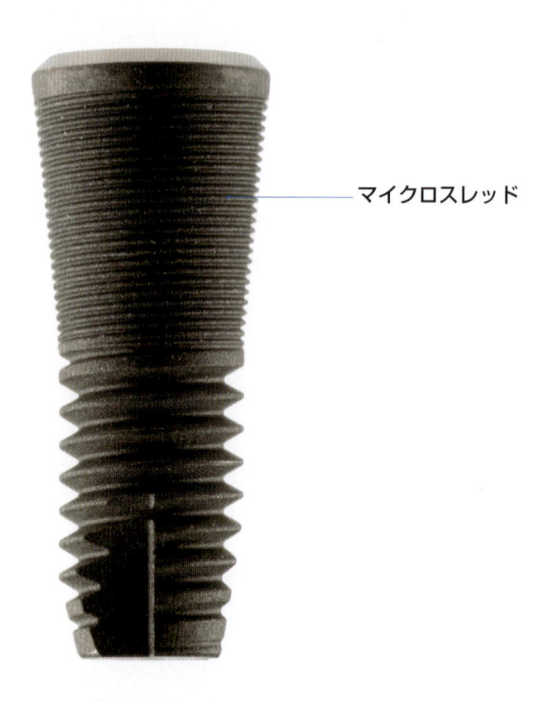

マイクロスレッド

フィクスチャー表面に微細な純チタン粒子によるブラスト処置が施されたインターナルコネクションのインプラントシステム。フィクスチャー頸部はマイクロスレッドと呼ばれる微小なスクリュー構造が付与されている。

● クレストモジュール

フリクションフィット（テーパー嵌合）のためのテーパー面を有している（コニカルシールデザイン）

インデックス機能のための内部ダブルヘックスが備わっている

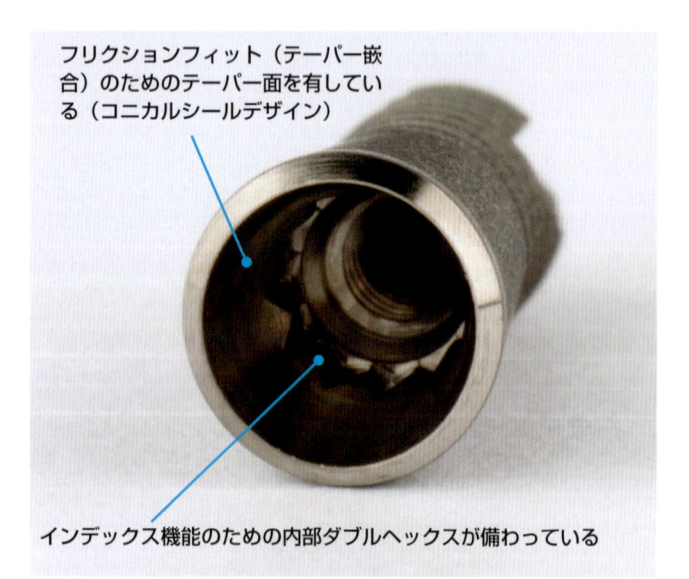

鏡面研磨部が45°の角度で内側に倒れ込み、そこからフリクションフィット（テーパー嵌合）のための11°のテーパー面が始まる。テーパー面の奥にインデックス機能のための内部ダブルヘックスが備わっている。

● ドライバー先端の形状と径
- すべてのスクリューに共通
  形状：六角
  径：1.25mm
  ※一部のブリッジスクリューにマイナス形状がある。

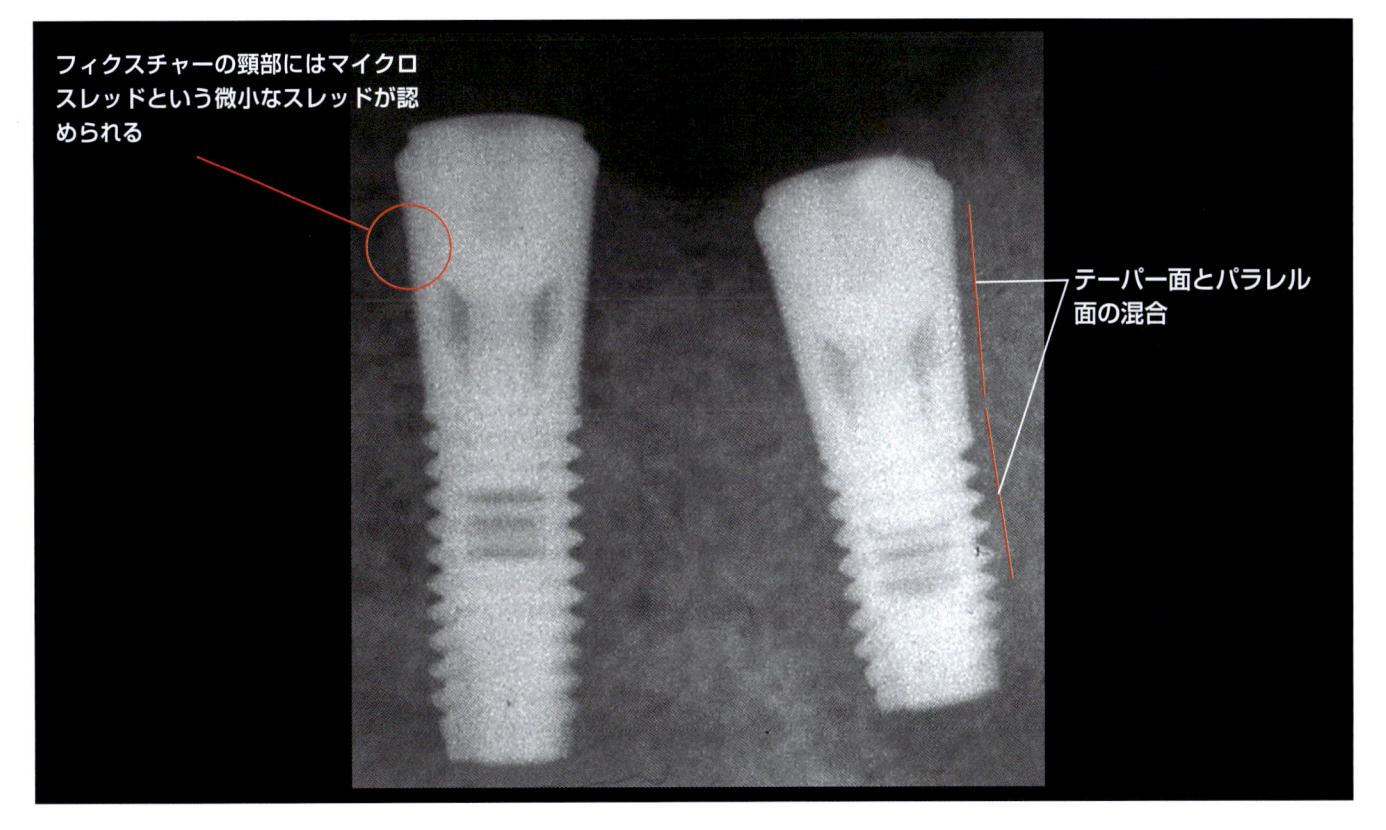

Tapered anatomic

● エックス線像のポイント

フィクスチャーの頸部にはマイクロスレッドという微小なスレッドが認められる

テーパー面とパラレル面の混合

　アストラテックインプラント・フィクスチャー ST テーパードの最大の特徴は、フィクスチャー歯冠側に外側方向へ広がるテーパー面を有しているという点である。このテーパー面にはマイクロスレッドという微小なスレッドが付与されている。
　フィクスチャー根尖側のパラレル部に付与されたスレッドは、ネジ山部が丸みを帯びた連続する波型となっている。

● アストラテックインプラント テーパード

デンツプライ三金 株式会社
Tel. 0120-4618-68
www.dentsply-sankin.com

Tapered anatomic

アルファタイト F タイプ
ALPHATITE F-TYPE

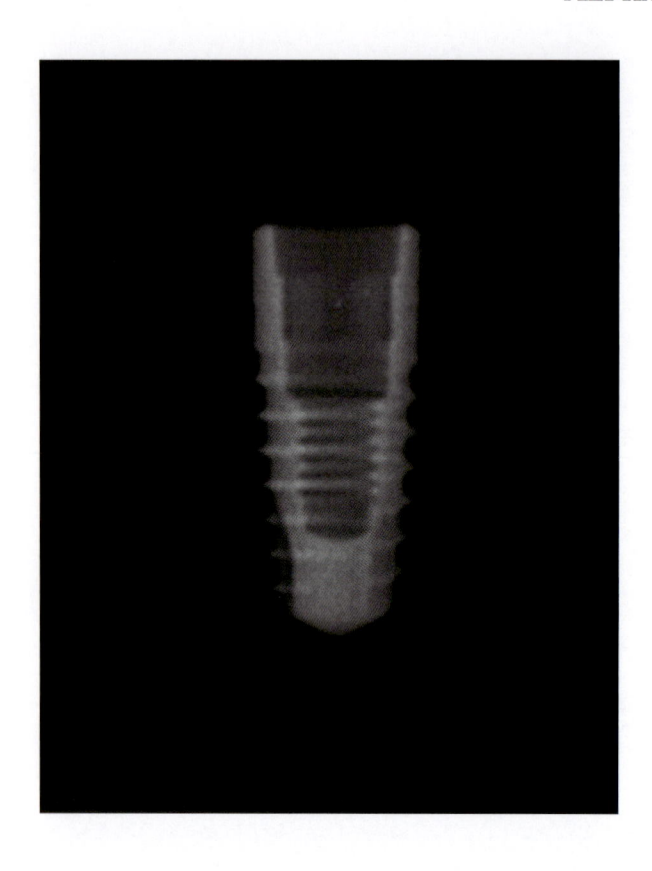

● フィクスチャーの特徴

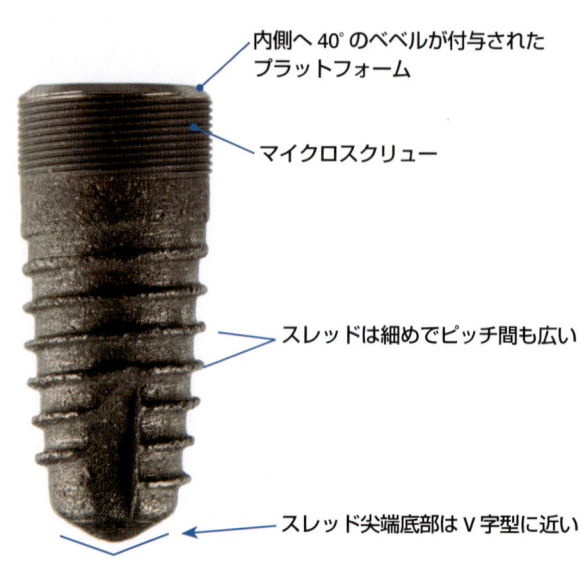

- 内側へ40°のベベルが付与されたプラットフォーム
- マイクロスクリュー
- スレッドは細めでピッチ間も広い
- スレッド尖端底部はV字型に近い

フィクスチャーには研磨面のカラー部は存在せず、40°の角度を持ったプラットフォームはメタルスレッドという表面構造になっている。これによりプラットフォーム上に骨添加を誘導するプラットフォームシフティングを想定したフィクスチャーである。40°のベベルプラットフォームの直下から1.7mmの範囲にマイクロスクリューと呼ばれる微小なスレッドが付与されており、マイクロスクリュー部からフィクスチャー尖端部までがリン酸三カルシウムブラスト処理の表面性状を有している。スレッドは細めでピッチ間も広い。フィクスチャー尖端底部はV字型を呈している。

● クレストモジュール

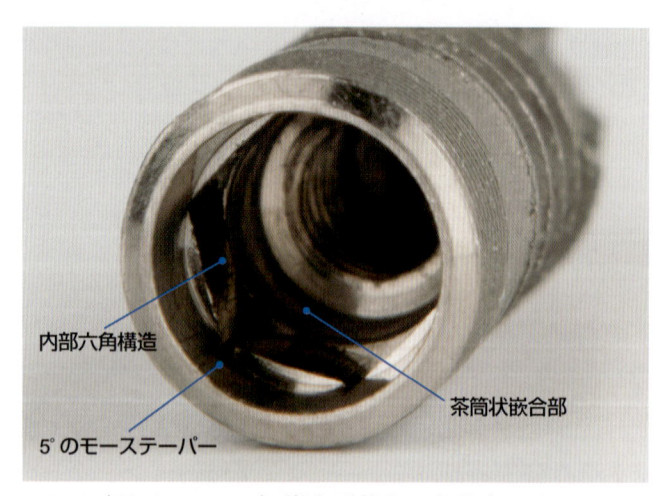

- 内部六角構造
- 5°のモーステーパー
- 茶筒状嵌合部

DM（ダブルモース）嵌合形態という独自のインターナルコネクション機構を有している。コネクション部は5°のモーステーパー部から始まり、中央にインターナルヘックス、その直下に側方圧に対抗する茶筒状嵌合部が存在する。

● ドライバー先端の形状と径

形状：六角
径：1.25mm

Tapered anatomic

● エックス線像のポイント

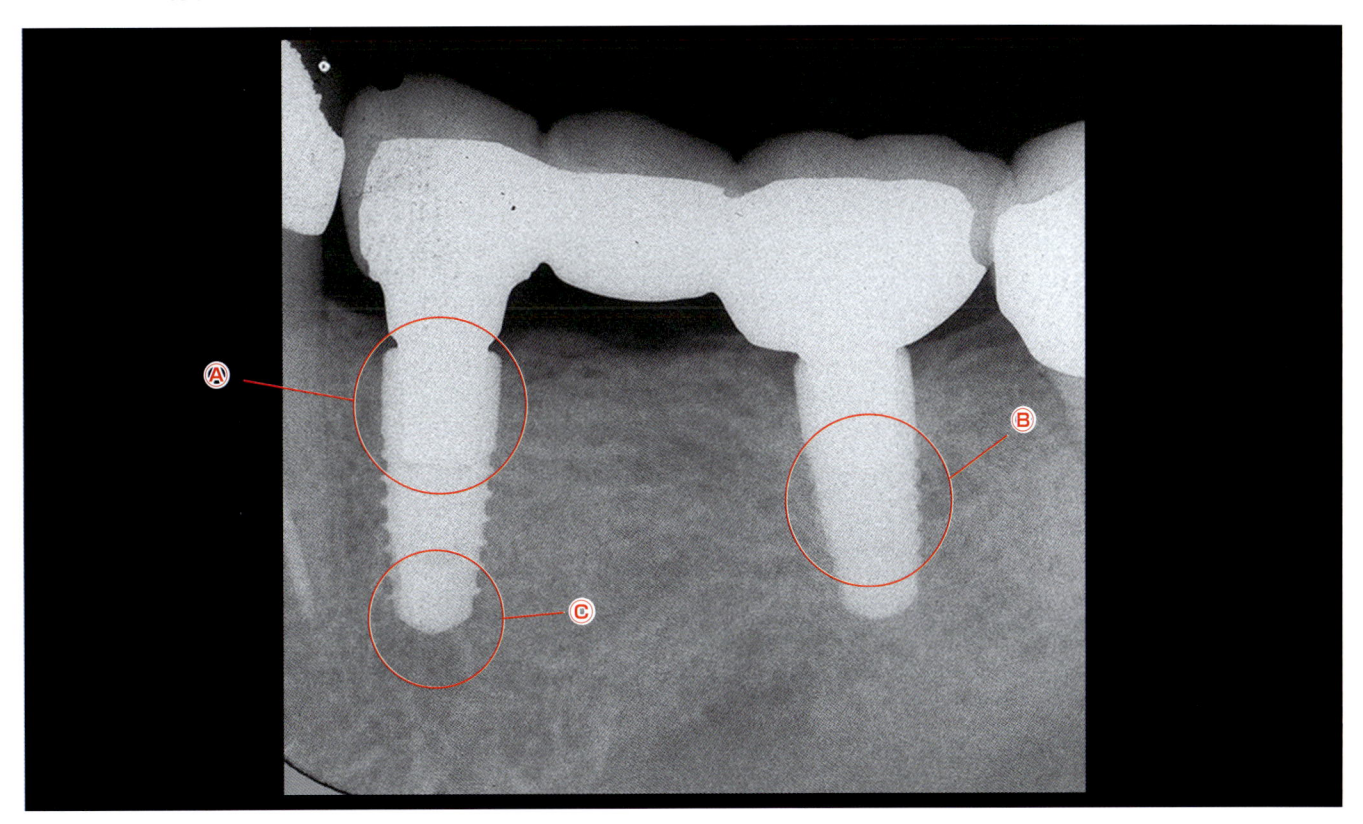

● 他社比較エックス線像

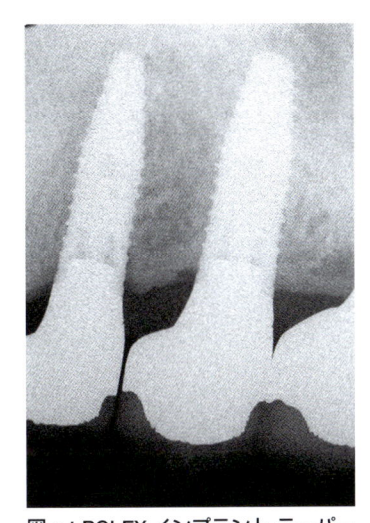

図a：POI EX インプラント テーパータイプ（P114）のエックス線像。テーパーの角度が強く、インターナルコネクション構造の内部六角と固定スクリューの間にトライアングルの内部スペースを示す透過像がみられる。また、フィクスチャー尖端側のスレッド形態が比較的鮮明であることもポイントとなる。

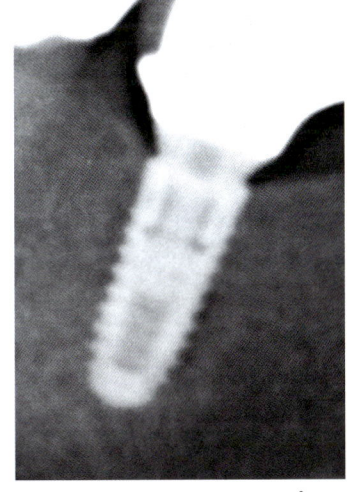

図b：マイティスアローインプラントCタイプ（P136）のエックス線像。固定用スクリュースレッド部上方と内部六角構造の間に内部スペースを示すL字型の透過像がみられる。また、フィクスチャー内部のスクリューホールが深く、固定用スクリュー断端部からフィクスチャー尖端部に至る広い内部スペースが認められる。

DM（ダブルモース）嵌合形態によってフィクスチャー内部の深い部分までコネクション部分が存在するのがわかる（Ⓐ部）。固定用スクリューもフィクスチャーの深い位置まで達しており、スクリューホールの内部スペースを示す透過像はほとんど認められない（Ⓑ部）。スレッドは細めで、フィクスチャー尖端底部はV字型を呈している（Ⓒ部）。

図aおよびbに他社の類似システムを掲載するので、比較してみたい。

● アルファタイトＦタイプ

ケンテック 株式会社
Tel. 03-5155-2596
www.alpha-kentec.co.jp

他医院で治療されたインプラントへの対応ガイド

Tapered anatomic

アルファタイト TF タイプ
ALPHATITE TF-TYPE

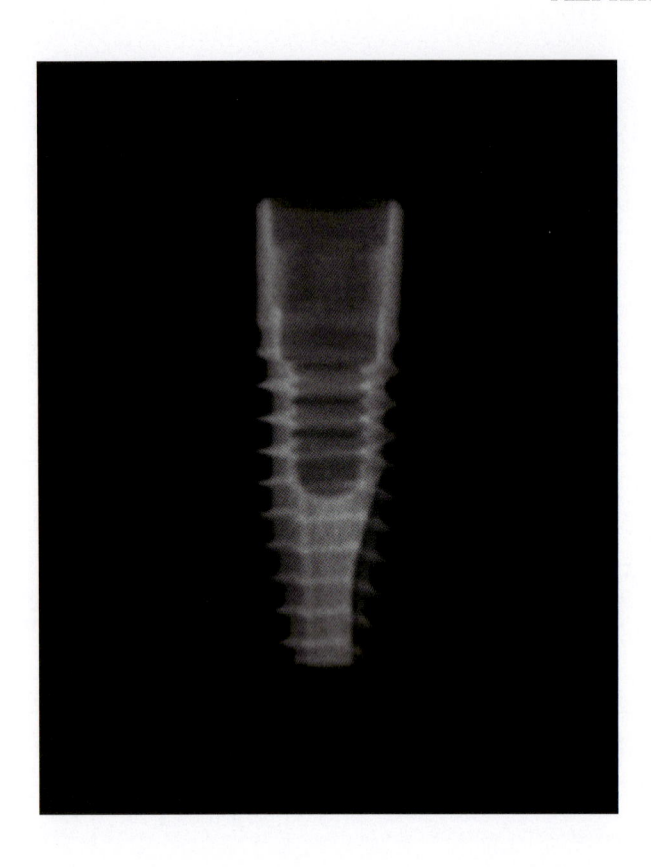

● フィクスチャーの特徴

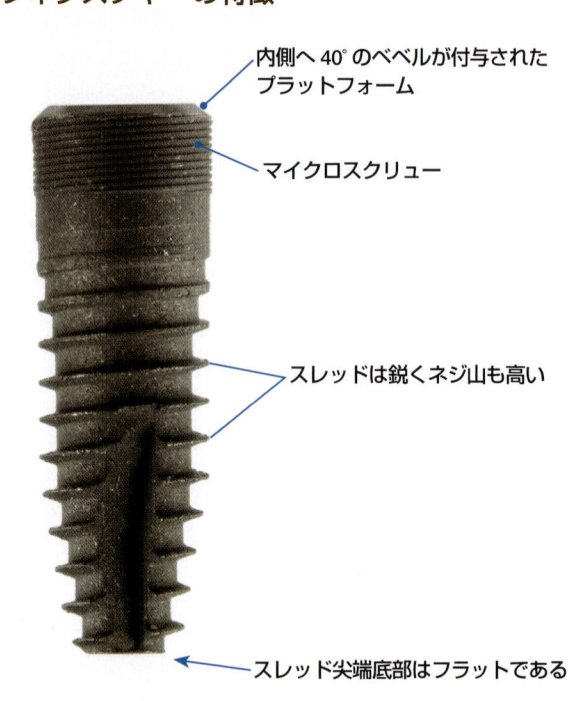

- 内側へ40°のベベルが付与されたプラットフォーム
- マイクロスクリュー
- スレッドは鋭くネジ山も高い
- スレッド尖端底部はフラットである

フィクスチャーには研磨面のカラー部は存在せず、40°の角度を持ったプラットフォームはメタルスレッドという表面構造になっている。これによりプラットフォーム上に骨添加を誘導するプラットフォームシフティングを想定したフィクスチャーである。40°のベベルプラットフォームの直下から1.7mmの範囲にマイクロスクリューと呼ばれる微小なスレッドが付与されており、マイクロスクリュー部からフィクスチャー尖端部までがリン酸三カルシウムブラスト処理の表面性状を有している。スレッドは鋭利でネジ山も高い。フィクスチャー尖端底部はフラットになっている。

● クレストモジュール

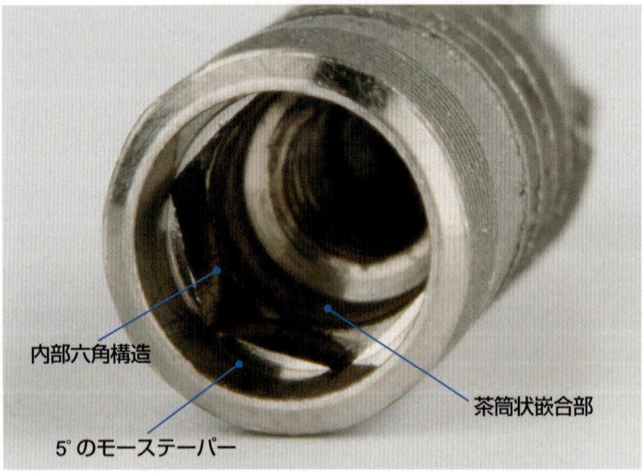

- 内部六角構造
- 5°のモーステーパー
- 茶筒状嵌合部

DM（ダブルモース）嵌合形態という独自のインターナルコネクション機構を有している。コネクション部は5°のモーステーパー部から始まり、中央にインターナルヘックス、その直下に側方圧に対抗する茶筒状嵌合部が存在する。

● ドライバー先端の形状と径

形状：六角
径：1.25mm

Tapered anatomic

● エックス線像のポイント

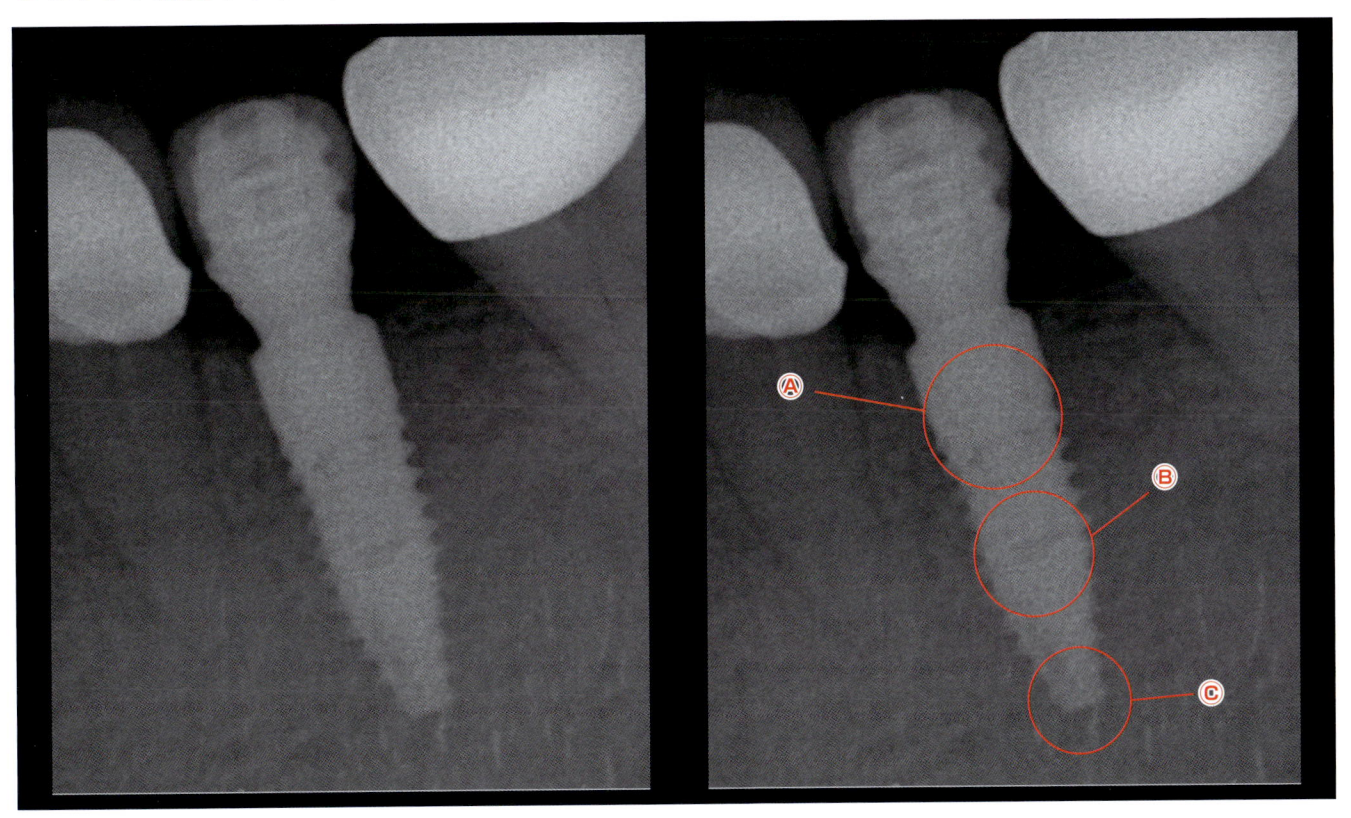

● 他社比較エックス線像

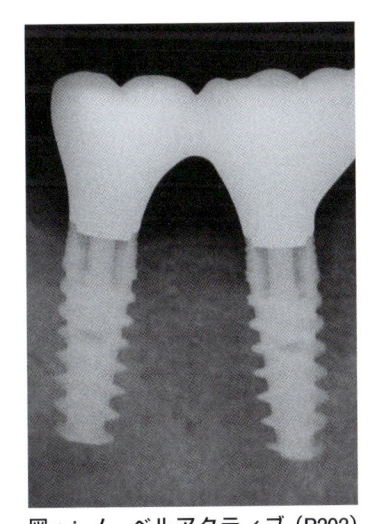

DM（ダブルモース）嵌合形態によってフィクスチャー内部の深い部分までコネクション部分が存在するのがわかる（Ⓐ部）。固定用スクリューもフィクスチャーの深い位置まで達しており、スクリューホールの内部スペースを示す透過像はほとんど認められない（Ⓑ部）。スレッドは鋭角的で、フィクスチャー尖端底部がフラットであることがポイントとなる（Ⓒ部）。

図aおよびbに他社の類似システムを掲載するので、比較してみたい。

図a：ノーベルアクティブ（P202）のエックス線像。フィクスチャー尖端部に近づくほど鋭くなる長いスレッドが特徴的である。フィクスチャー尖端底部はフラットではあるが、フィクスチャー尖端に付与された鋭いドリリングブレードがポイントとなる。

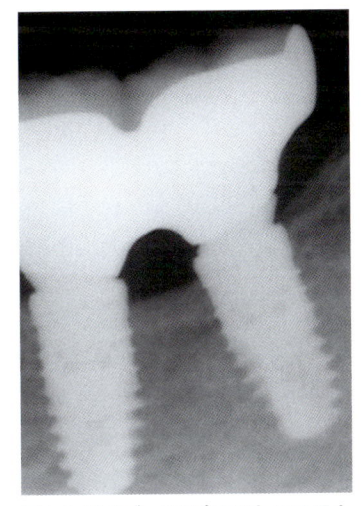

図b：ザイブ インプラントシステム（P120）のエックス線像。第一スレッドからカラー部までがフレア状に広がるテーパー形状を有し、カラー部は内側に傾斜した逆テーパーの形状を示している。スレッドは鋭角的で、フィクスチャー尖端部には深く長いカッティングチャンバー（スリット）が認められる。

● アルファタイト TF タイプ

ケンテック 株式会社
Tel. 03-5155-2596
www.alpha-kentec.co.jp

Tapered anatomic

アルファタイト SS タイプ
ALPHATITE SS-TYPE

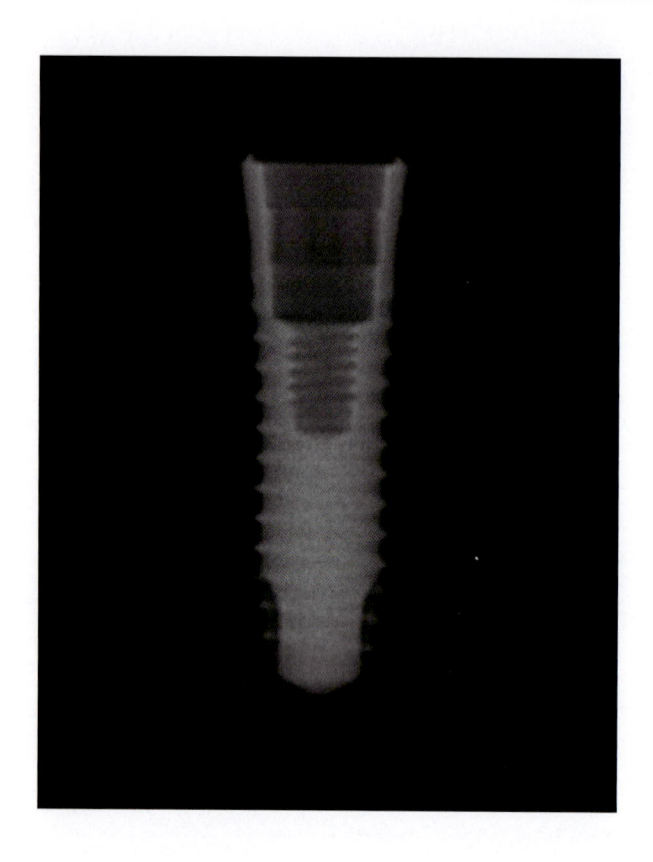

● フィクスチャーの特徴

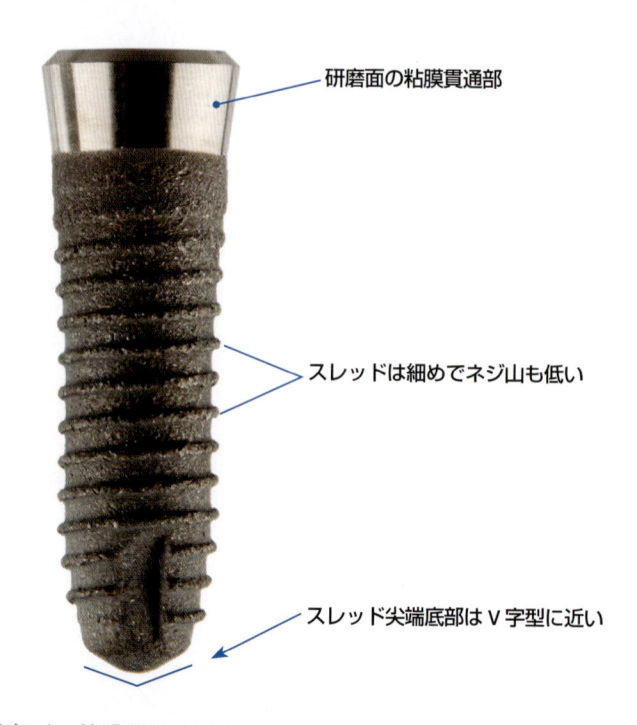

- 研磨面の粘膜貫通部
- スレッドは細めでネジ山も低い
- スレッド尖端底部はV字型に近い

研磨面の粘膜貫通部を持った1回法のフィクスチャーである。骨内埋入部はリン酸三カルシウムブラスト処理の表面性状を有している。スレッドは細めでピッチ間も広い。フィクスチャー尖端底部はV字型を呈している。

● クレストモジュール

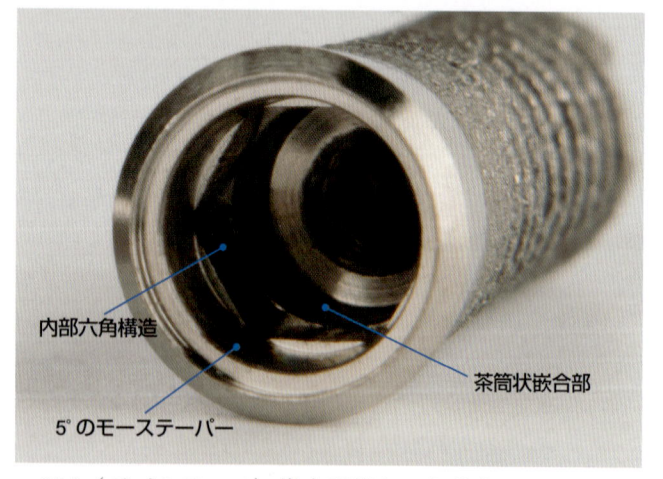

- 内部六角構造
- 5°のモーステーパー
- 茶筒状嵌合部

DM（ダブルモース）嵌合形態という独自のインターナルコネクション機構を有している。コネクション部は5°のモーステーパー部から始まり、中央にインターナルヘックス、その直下に側方圧に対抗する茶筒状嵌合部が存在する。

● ドライバー先端の形状と径

形状：六角
径：1.25mm

Tapered anatomic

● エックス線像のポイント

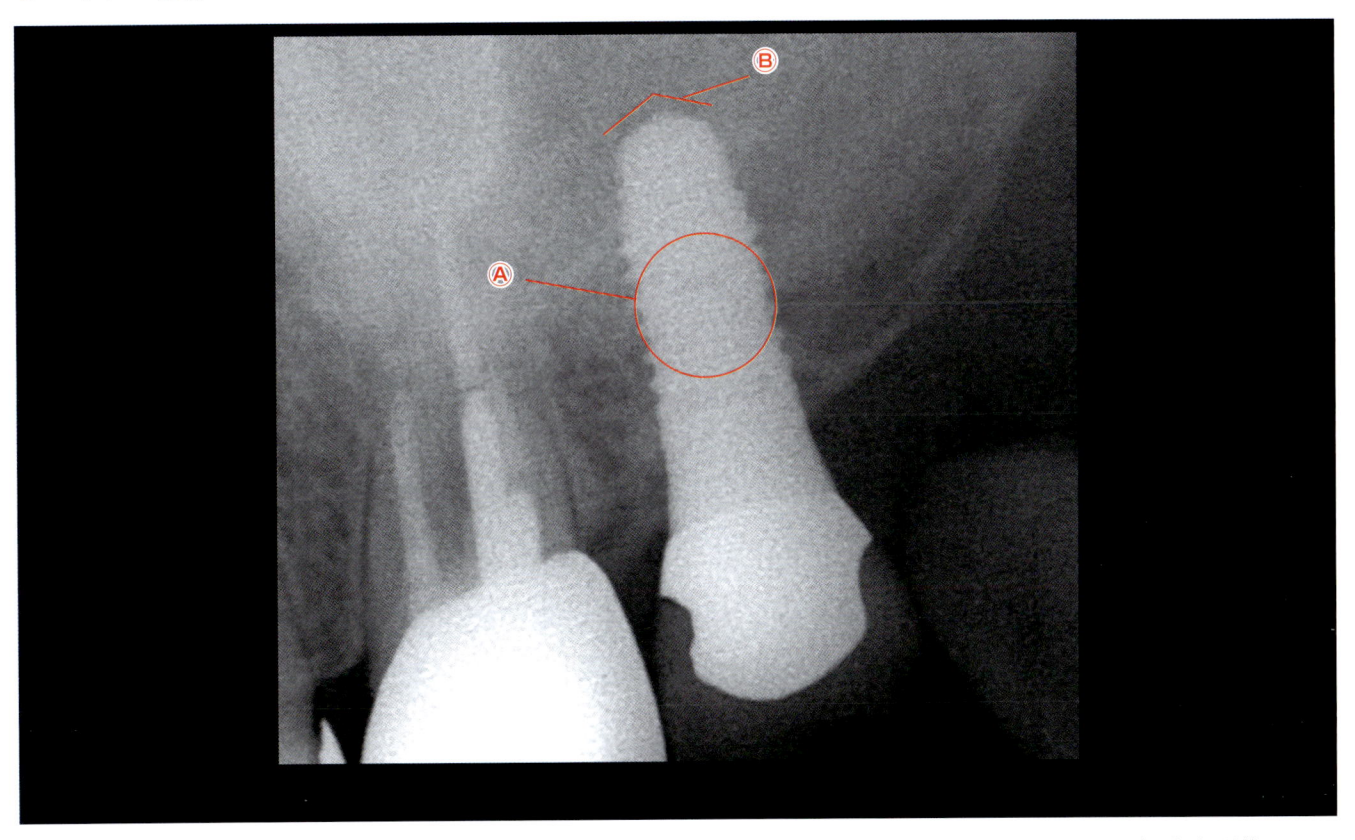

● 他社比較エックス線像

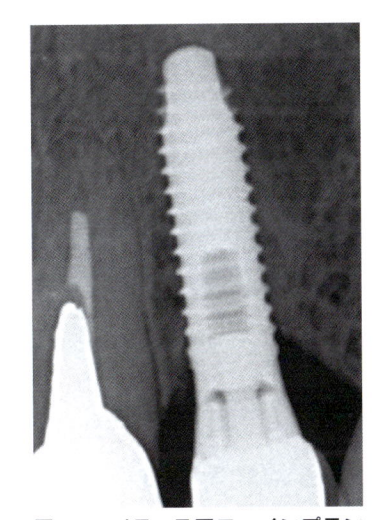

図a：マイティスアローインプラントBタイプ（P134）のエックス線像。固定用スクリュースレッド部上方と内部六角構造の間に内部スペースを示す透過像がみられる。また、フィクスチャー内部のスクリューホールが深く、固定用スクリュー断端部からフィクスチャー尖端部に至る広い内部スペースが認められる。

精度の高いDM（ダブルモース）嵌合形態によってフィクスチャー内部のコネクション部分に内部スペースはほとんど認められない。固定用スクリューもフィクスチャーの深い位置まで達しており、スクリューホールの内部スペースを示す透過像はほとんど認められない（Ⓐ部）。スレッドはネジ山が低く、フィクスチャー尖端底部はV字型を呈している（Ⓑ部）。

図aに他社の類似システムを掲載するので、比較してみたい。

● アルファタイト SS タイプ

ケンテック 株式会社
Tel. 03-5155-2596
www.alpha-kentec.co.jp

Tapered anatomic

アルファタイト SB タイプ
Alphatite SB-type

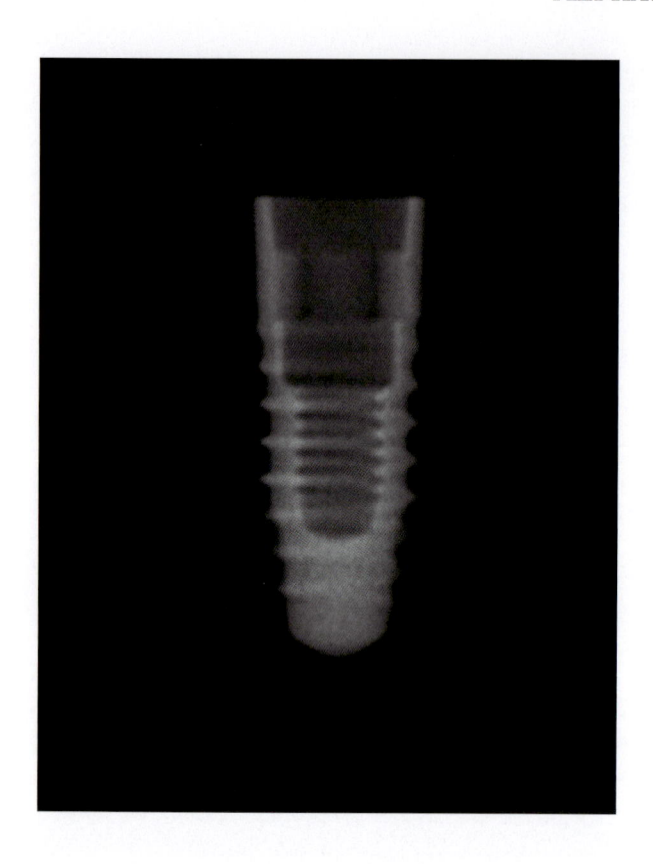

● フィクスチャーの特徴

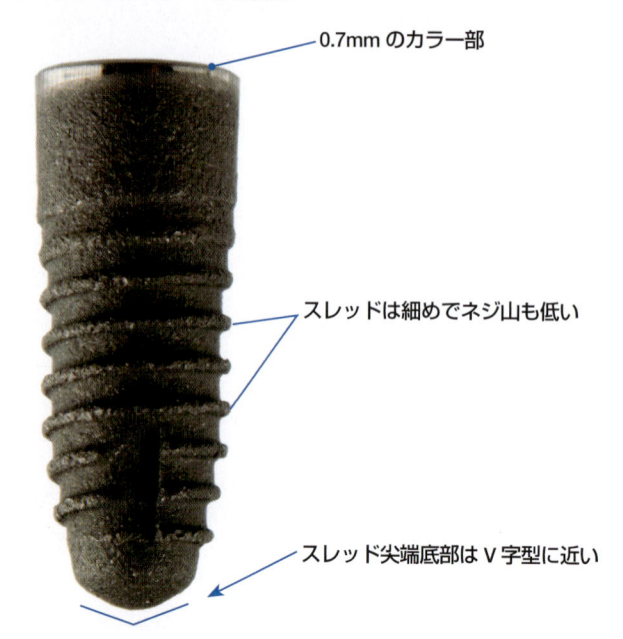

- 0.7mm のカラー部
- スレッドは細めでネジ山も低い
- スレッド尖端底部は V 字型に近い

　メタルスレッドと呼ばれる機械加工面の 0.7mm カラー部を持ったプラットフォームシフティングを想定したフィクスチャーである。カラー部以外はリン酸三カルシウムブラスト処理の表面性状を有している。スレッドは細めでネジ山も低い。フィクスチャー尖端底部は V 字型に近い形状を呈している。

● クレストモジュール

- 内部六角構造
- 5°のモーステーパー
- 茶筒状嵌合部

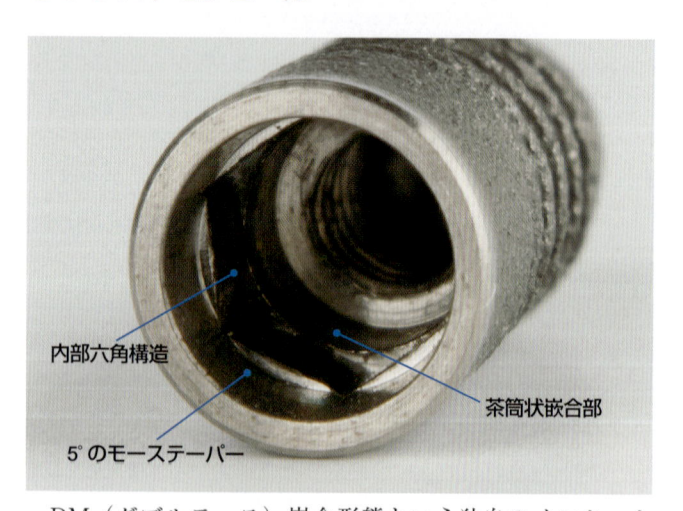

　DM（ダブルモース）嵌合形態という独自のインターナルコネクション機構を有している。コネクション部は 5°のモーステーパー部から始まり、中央にインターナルヘックス、その直下に側方圧に対抗する茶筒状嵌合部が存在する。

● ドライバー先端の形状と径

形状：六角
径：1.25mm

Tapered anatomic

● エックス線像のポイント

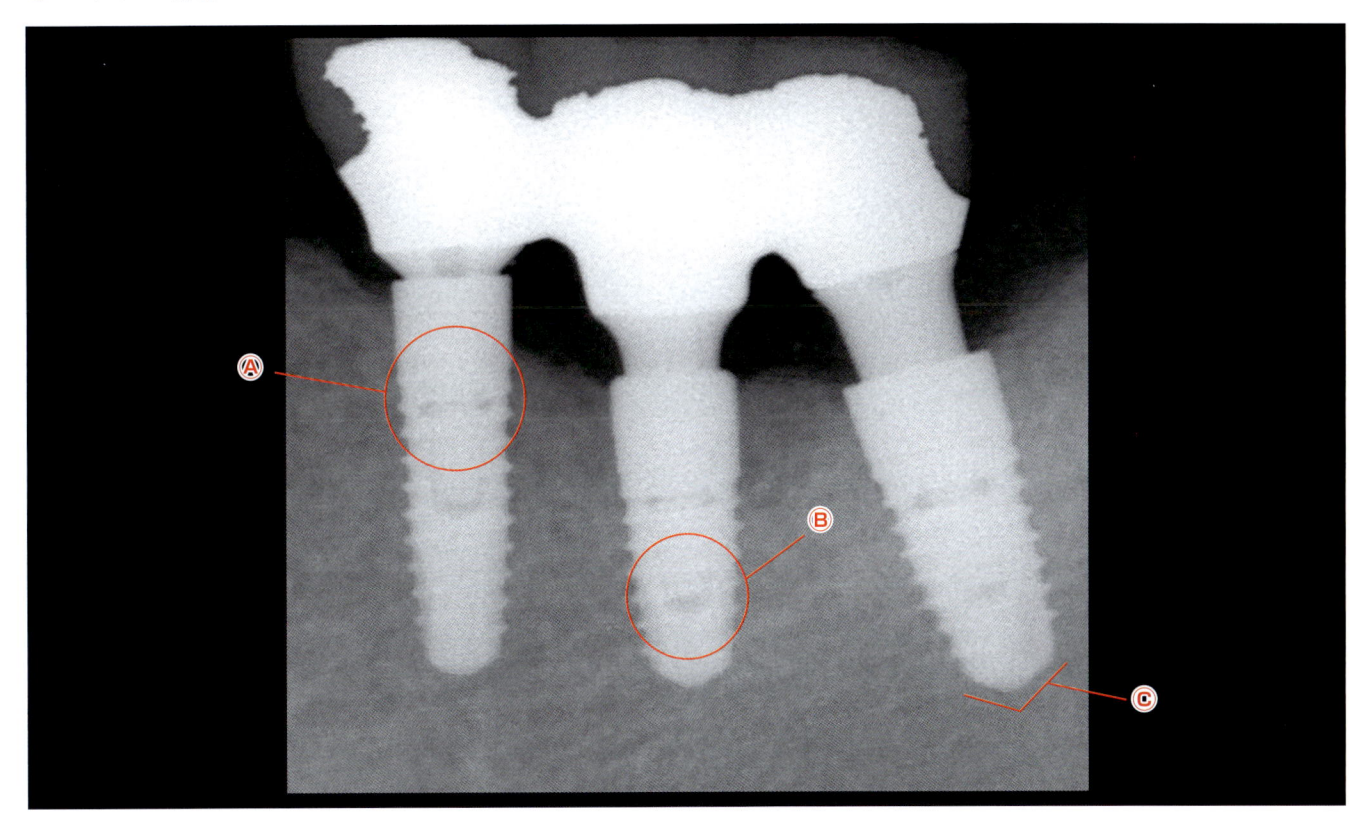

● 他社比較エックス線像

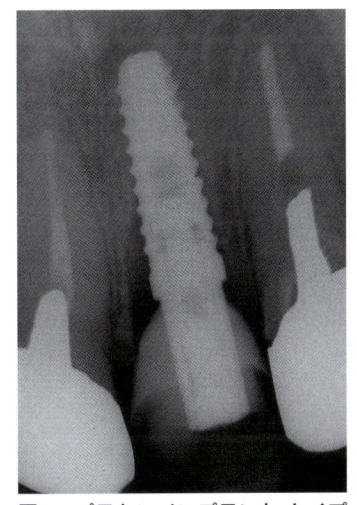

図a：プラトンインプラント タイプ IV（P116）のエックス線像。カラー部直下からのスレッドは太い波形にみえ、フィクスチャー尖端部に近づくとVシェイプに変化してくる。また、フィクスチャー内部のスクリューホールの底部と固定スクリューの間に比較的広い内部スペースを示す透過像がみられるもポイントとなる。

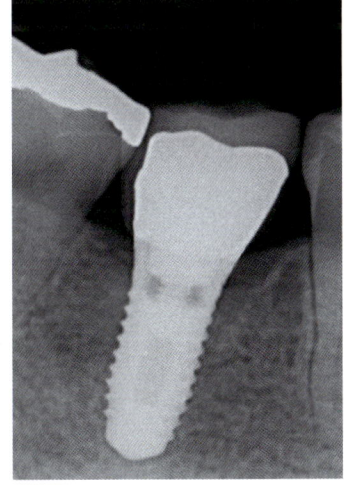

図b：マイティスアローインプラント EWタイプ（P142）のエックス線像。固定用スクリュースレッド部上方と内部六角構造の間に比較的広い内部スペースを示す透過像がみられる。また、フィクスチャー内部のスクリューホールが深く、固定用スクリュー断端部からフィクスチャー尖端部に至る広い内部スペースが認められる。

0.7mmのカラー部直下はスレッドのないブラスト面が存在するためカラー部が広い形状のようにみえる。DM（ダブルモース）嵌合形態によってフィクスチャー内部の深い部分までコネクション部分が存在するのがわかる（Ⓐ部）。固定用スクリューもフィクスチャーの深い位置まで達しており、スクリューホールの内部スペースを示す透過像はほとんど認められない（Ⓑ部）。スレッドは細めで、フィクスチャー尖端底部はV字型に近い形状を呈している（Ⓒ部）。

図aおよびbに他社の類似システムを掲載するので、比較してみたい。

● アルファタイト SBタイプ

ケンテック 株式会社
Tel. 03-5155-2596
www.alpha-kentec.co.jp

他医院で治療されたインプラントへの対応ガイド

Tapered anatomic

マイティス アローインプラント B タイプ
MYTIS ARROW IMPLANT B-TYPE

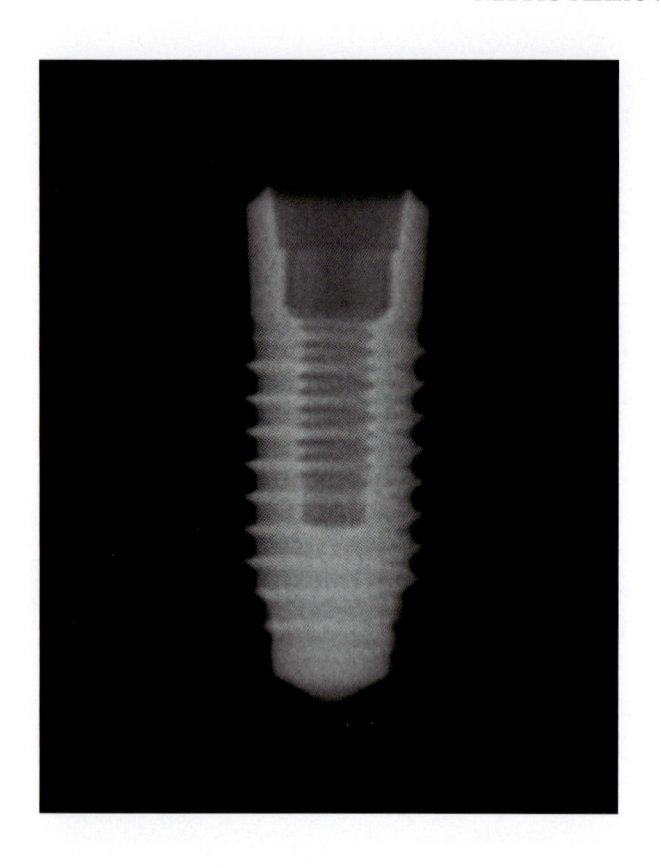

● フィクスチャーの特徴

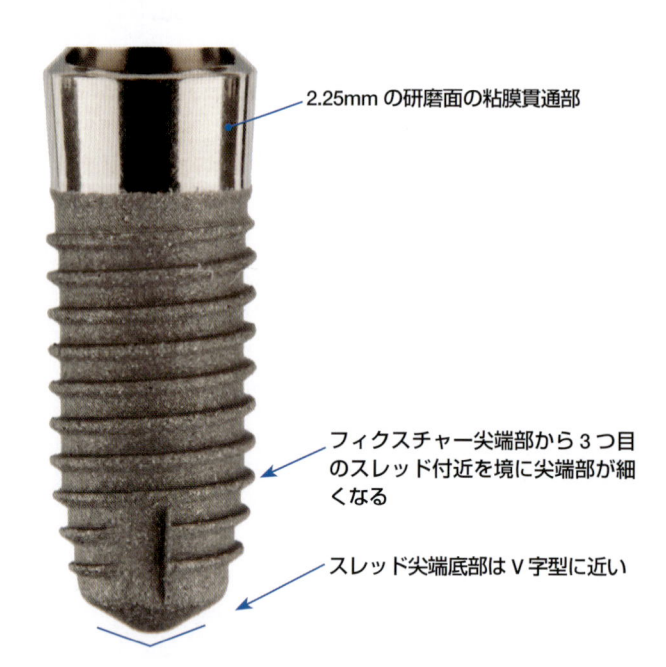

- 2.25mm の研磨面の粘膜貫通部
- フィクスチャー尖端部から3つ目のスレッド付近を境に尖端部が細くなる
- スレッド尖端底部は V 字型に近い

2.25mm の研磨面の粘膜貫通部を持った1回法のフィクスチャーである。骨内埋入部は ABS 処理と呼ばれるリン酸カルシウムブラスト＋純粋水洗浄の表面性状を有している。フィクスチャー尖端部から3つ目のスレッド付近を境に尖端部が細くなり、フィクスチャー尖端底部は V 字型を呈している。

● クレストモジュール

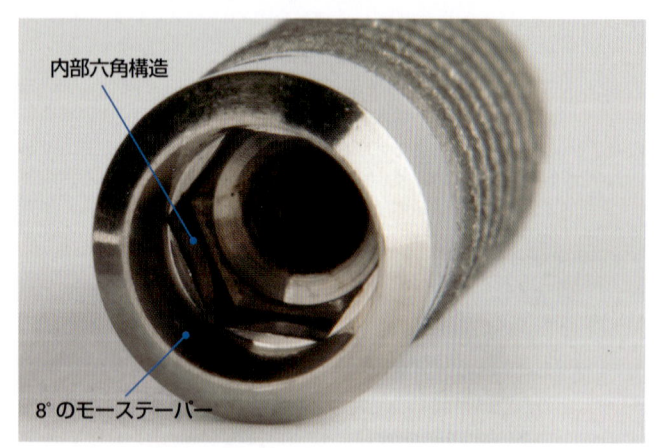

- 内部六角構造
- 8°のモーステーパー

8°のモーステーパーとインターナルヘックスからなるインターナルコネクション機構を有している。

● ドライバー先端の形状と径

形状：六角
径：1.25mm

Tapered anatomic

● エックス線像のポイント

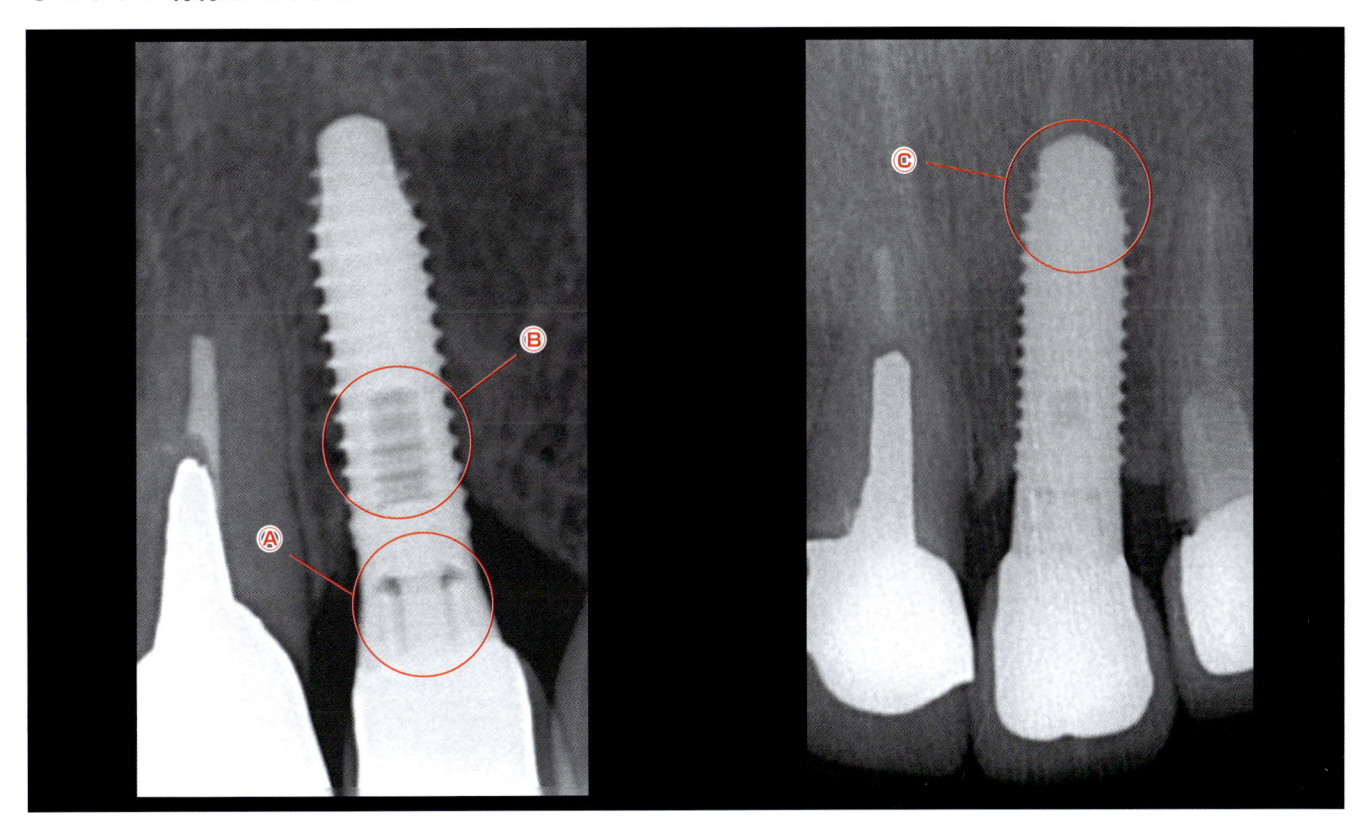

● 他社比較エックス線像

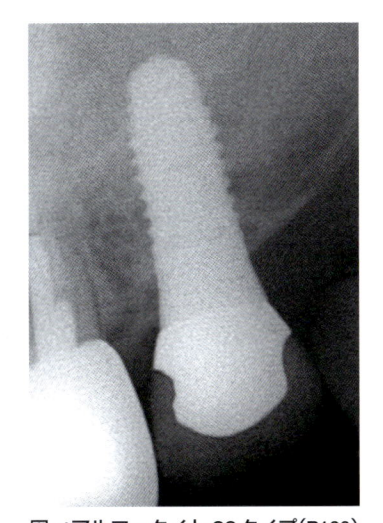

図a：アルファタイトSSタイプ（P130）のエックス線像。精度の高いDM（ダブルモース）嵌合形態によってフィクスチャー内部のコネクション部分に内部スペースはほとんど認められない。固定用スクリューもフィクスチャーの深い位置まで達しており、スクリューホールの内部スペースを示す透過像はほとんど認められない。

　固定用スクリュースレッド部上方と内部六角構造の間に内部スペースを示す透過像がみられる（Ⓐ部）。また、フィクスチャー内部のスクリューホールが深く、固定用スクリュー断端部からフィクスチャー尖端部に至る広い内部スペースが認められる（Ⓑ部）。フィクスチャー尖端部から3つ目のスレッド付近を境に尖端部が細くなり、フィクスチャー尖端底部はV字型を呈している（Ⓒ部）。

　図aに他社の類似システムを掲載するので、比較してみたい。

● マイティス アローインプラント B タイプ

株式会社 ブレーンベース
Tel. 03-3778-0745
www.brain-base.com

135　他医院で治療されたインプラントへの対応ガイド

Tapered anatomic

マイティス アローインプラント C タイプ
Mytis Arrow Implant C-type

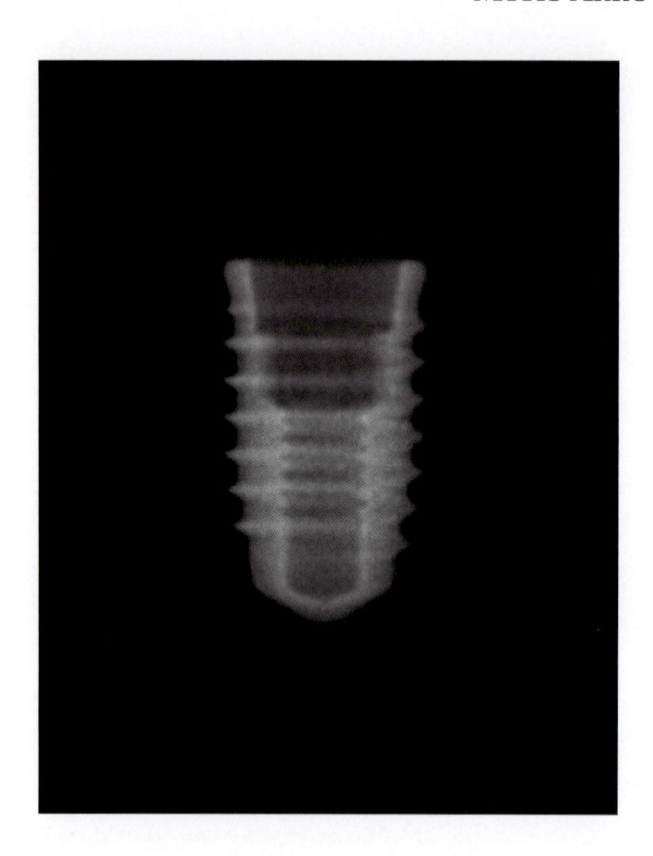

● フィクスチャーの特徴

スレッド尖端底部は V 字型に近い

研磨面のカラー部は存在しないプラットフォームシフティング対応のフィクスチャーである。フィクスチャー全体に ABS 処理と呼ばれるリン酸カルシウムブラスト＋純粋水洗浄の表面性状を有している。フィクスチャー尖端底部は V 字型を呈している。

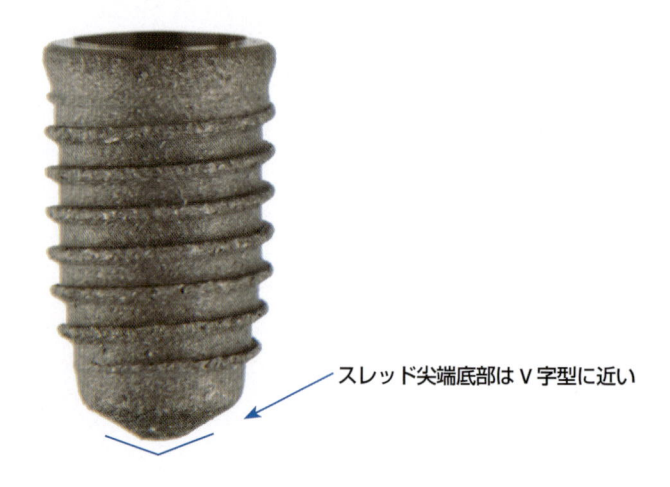

● クレストモジュール

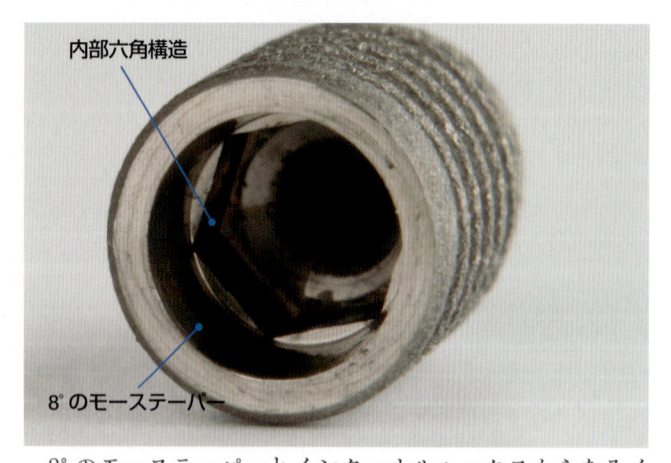

内部六角構造

8°のモーステーパー

8°のモーステーパーとインターナルヘックスからなるインターナルコネクション機構を有している。

● ドライバー先端の形状と径

形状：六角
径：1.25mm

Tapered anatomic

● エックス線像のポイント

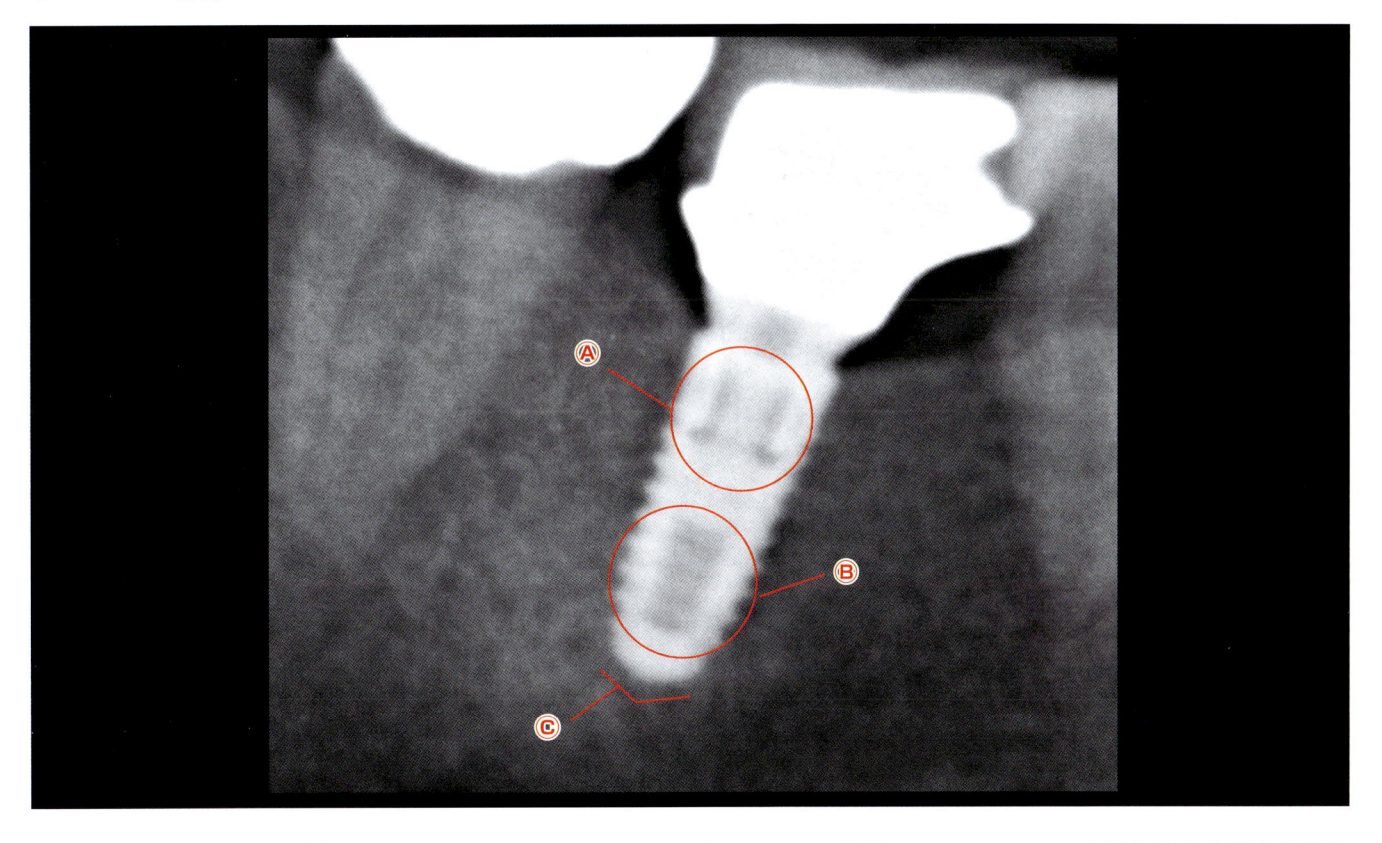

● 他社比較エックス線像

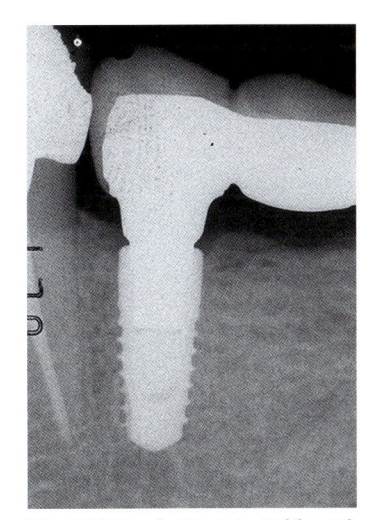

図a：アルファタイトFタイプ（P126）のエックス線像。DM嵌合形態によってフィクスチャー内部の深い部分までコネクション部分が存在するのがわかる。固定用スクリューもフィクスチャーの深い位置まで達しており、スクリューホールの内部スペースを示す透過像はほとんど認められない。

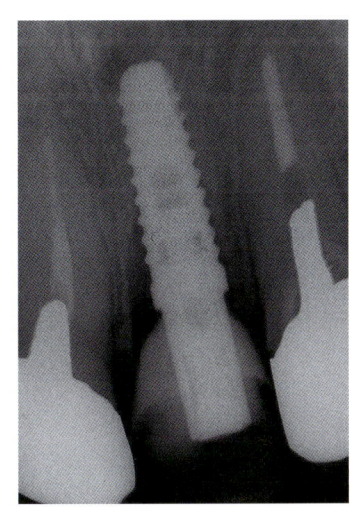

図b：プラトンインプラント タイプIV（P116）のエックス線像。カラー部直下からのスレッドは太い波形にみえ、フィクスチャー尖端部に近づくとVシェイプに変化してくる。また、フィクスチャー内部のスクリューホールの底部と固定スクリューの間に比較的広い内部スペースを示す透過像がみられるもポイントとなる。

　固定用スクリュースレッド部上方と内部六角構造の間に内部スペースを示すL字型の透過像がみられる（Ⓐ部）。また、フィクスチャー内部のスクリューホールが深く、固定用スクリュー断端部からフィクスチャー尖端部に至る広い内部スペースが認められる（Ⓑ部）。フィクスチャー尖端底部はV字型を呈している（Ⓒ部）。
　図aおよびbに他社の類似システムを掲載するので、比較してみたい。

● マイティス アローインプラント Cタイプ

株式会社 ブレーンベース
Tel. 03-3778-0745
www.brain-base.com

他医院で治療されたインプラントへの対応ガイド

Tapered anatomic

マイティス アローインプラントEタイプ ø4.0・4.6mm
MYTIS ARROW IMPLANT E-TYPE

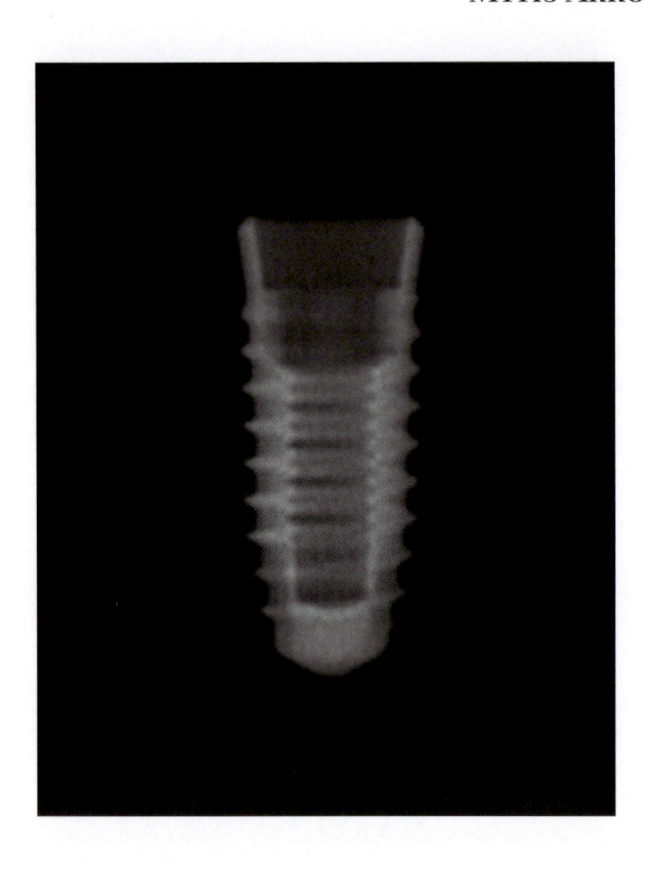

● フィクスチャーの特徴

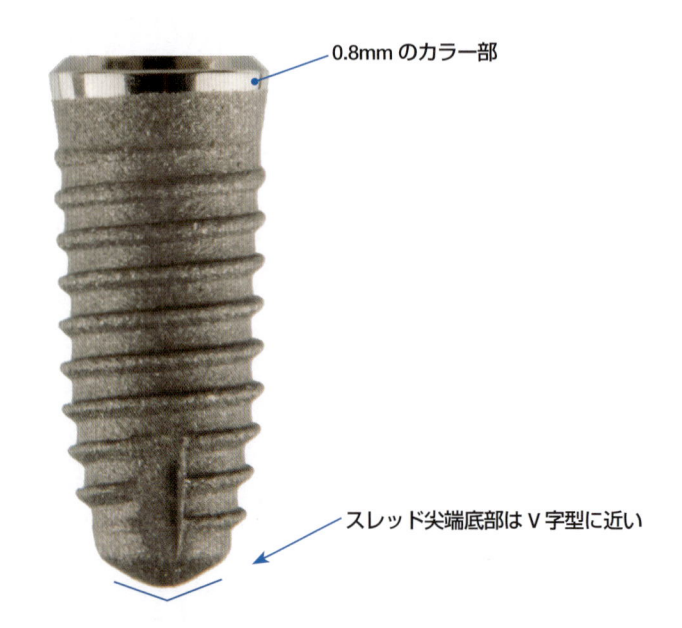

0.8mmのカラー部

スレッド尖端底部はV字型に近い

　研磨面の0.8mmカラー部を持ったフィクスチャーである。カラー部以外はABS処理と呼ばれるリン酸カルシウムブラスト＋純粋水洗浄の表面性状を有している。フィクスチャー尖端底部はV字型に近い形状を呈している。

● クレストモジュール

内部六角構造

8°のモーステーパー

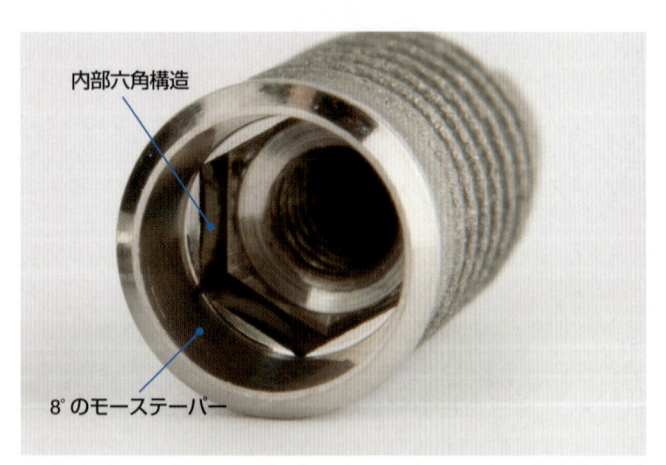

　8°のモーステーパーとインターナルヘックスからなるインターナルコネクション機構を有している。

● ドライバー先端の形状と径
　　形状：六角
　　径：1.25mm

138

Tapered anatomic

● エックス線像のポイント

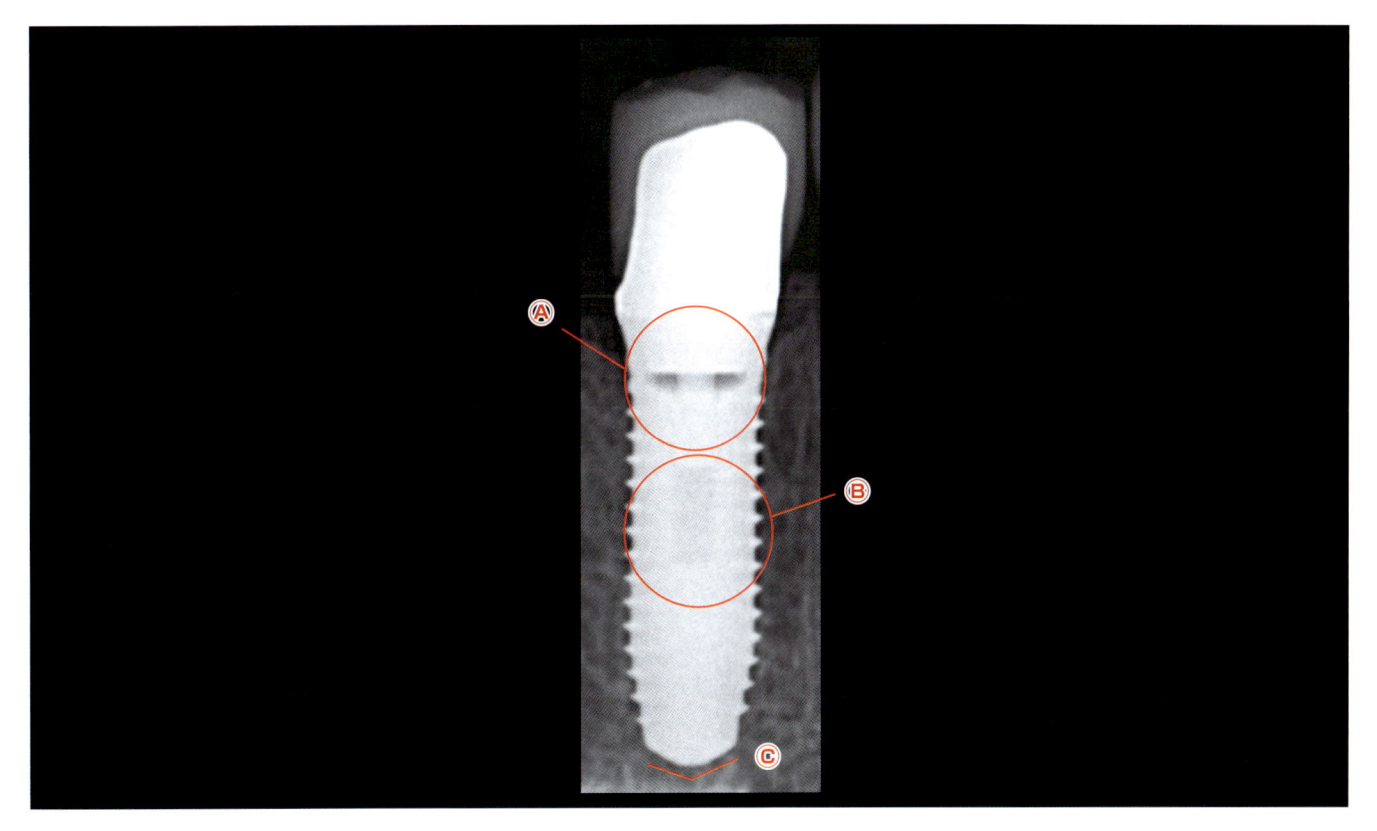

● 他社比較エックス線像

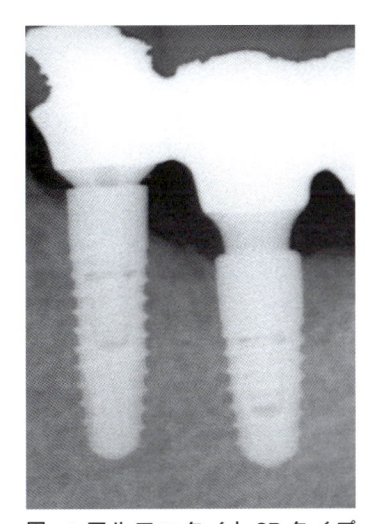

図a：アルファタイトSBタイプ（P132）のエックス線像。DM嵌合形態によってフィクスチャー内部の深い部分までコネクション部分が存在するのがわかる。固定用スクリューもフィクスチャーの深い位置まで達しており、スクリューホールの内部スペースを示す透過像はほとんど認められない。

　固定用スクリュースレッド部上方と内部六角構造の間に内部スペースを示す透過像がみられる（Ⓐ部）。また、フィクスチャー内部のスクリューホールが深く、固定用スクリュー断端部からフィクスチャー尖端部に至る広い内部スペースが認められる（Ⓑ部）。フィクスチャー尖端底部はV字型を呈している（Ⓒ部）。

　図aに他社の類似システムを掲載するので、比較してみたい。

● マイティス アローインプラントEタイプ ø4.0・4.6mm
　株式会社 ブレーンベース
　Tel. 03-3778-0745
　www.brain-base.com

139 他医院で治療されたインプラントへの対応ガイド

Tapered anatomic

マイティス アローインプラント E タイプ ø3.3・3.7mm
MYTIS ARROW IMPLANT E-TYPE TAPERD

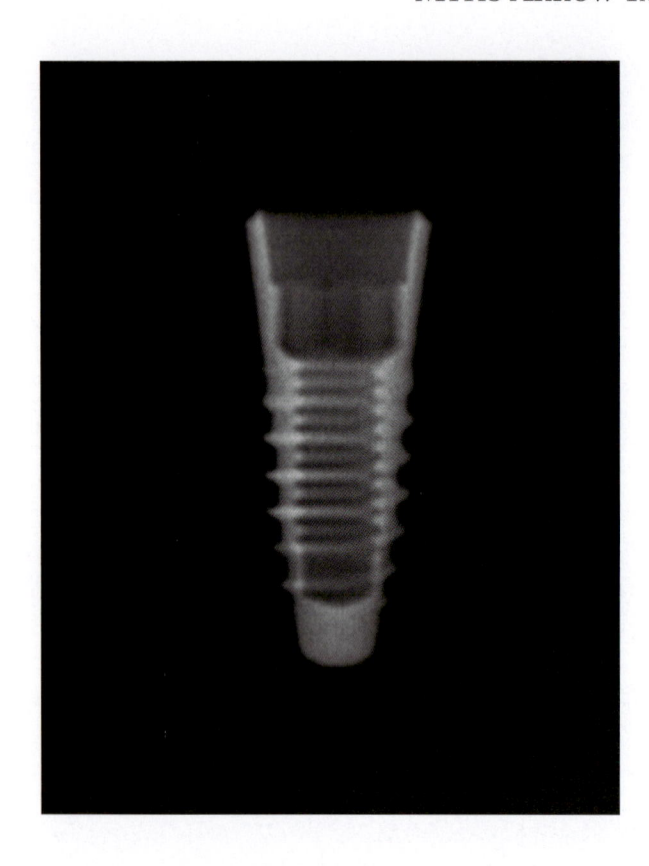

● フィクスチャーの特徴

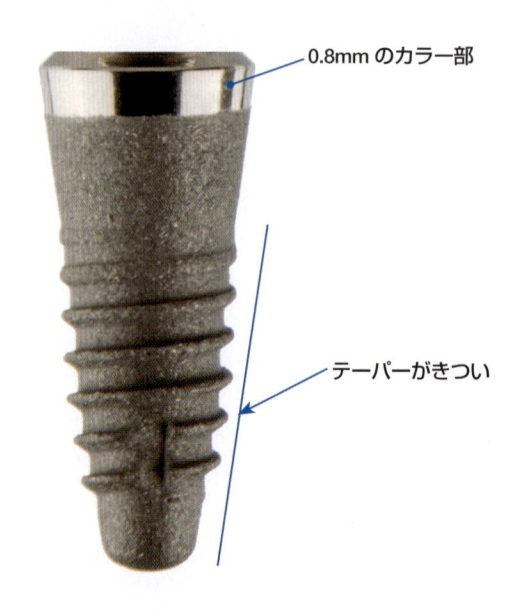

- 0.8mm のカラー部
- テーパーがきつい

研磨面の 0.8mm カラー部を持ったフィクスチャーである。カラー部以外は ABS 処理と呼ばれるリン酸カルシウムブラスト＋純粋水洗浄の表面性状を有している。フィクスチャーに付与されたテーパーがきつく、漏斗状のような形状を呈している。

● クレストモジュール

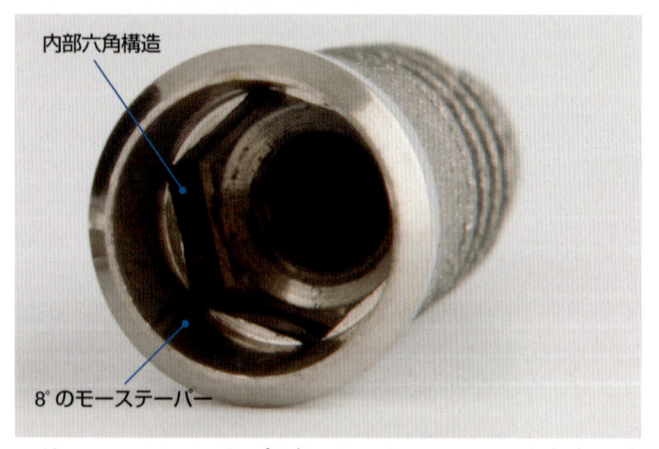

- 内部六角構造
- 8°のモーステーパー

8°のモーステーパーとインターナルヘックスからなるインターナルコネクション機構を有している。

● ドライバー先端の形状と径

形状：六角
径：1.25mm

Tapered anatomic

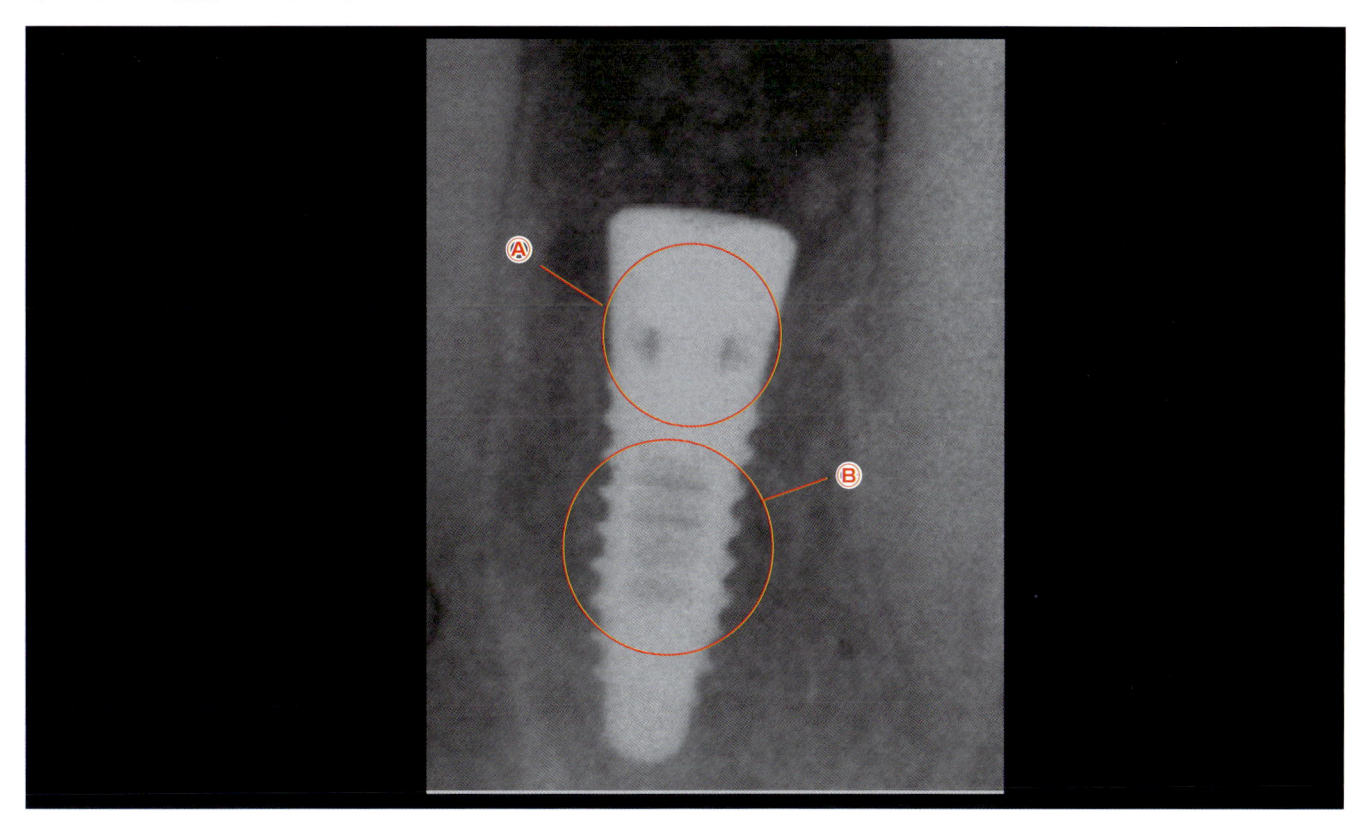

● エックス線像のポイント

● 他社比較エックス線像

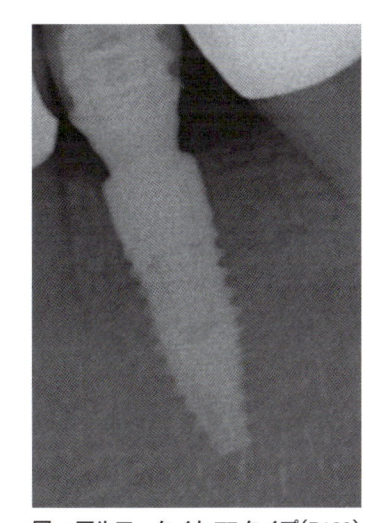

図a：アルファタイトTFタイプ（P128）のエックス線像。フィクスチャー内部の深い部分までコネクション部分が存在するのがわかる。固定用スクリューもフィクスチャーの深い位置まで達しており、スクリューホールの内部スペースを示す透過像はほとんど認められない。フラットなフィクスチャー尖端底部がポイントとなる。

　固定用スクリューヘッド部上方と内部六角構造の間に内部スペースを示す透過像がみられる（Ⓐ部）。また、フィクスチャー内部のスクリューホールが深く、固定用スクリュー断端部からフィクスチャー尖端部に至る広い内部スペースが認められる（Ⓑ部）。フィクスチャーに付与されたテーパーがきつく、漏斗状のような形状を呈している。

　図aに他社の類似システムを掲載するので、比較してみたい。

● マイティス アローインプラントEタイプ ⌀3.3・3.7mm
　株式会社 ブレーンベース
　Tel. 03-3778-0745
　www.brain-base.com

他医院で治療されたインプラントへの対応ガイド

Tapered anatomic

マイティス アローインプラント EW タイプ
MYTIS ARROW IMPLANT EW-TYPE

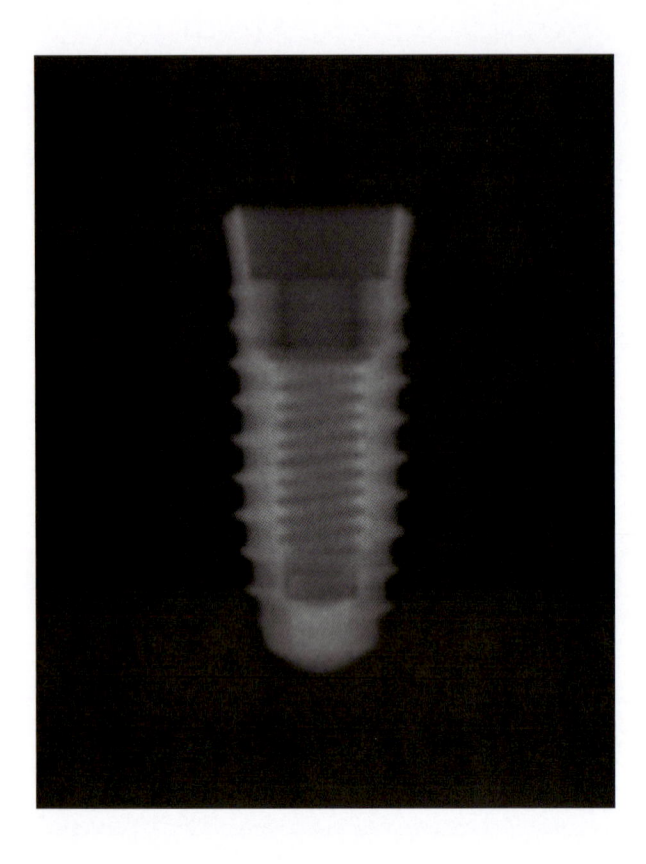

● フィクスチャーの特徴

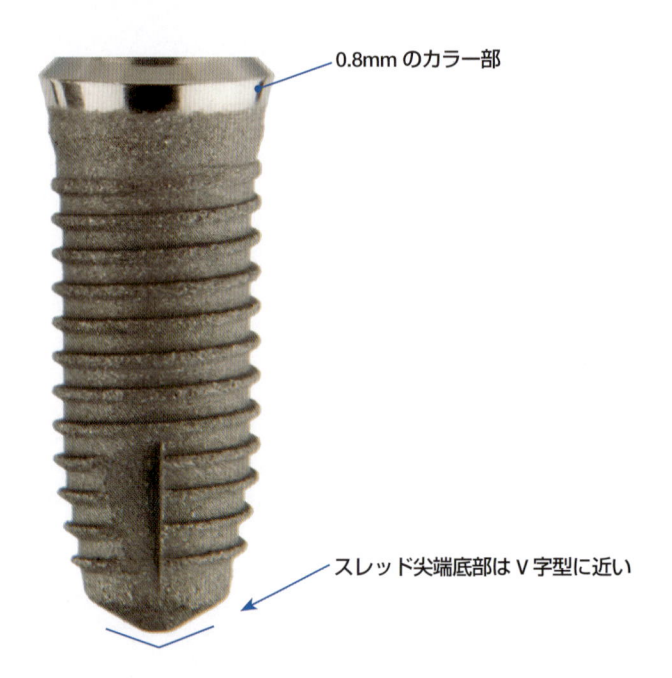

- 0.8mm のカラー部
- スレッド尖端底部は V 字型に近い

　研磨面の 0.8mm カラー部を持った臼歯部用のフィクスチャーである。カラー部以外は ABS 処理と呼ばれるリン酸カルシウムブラスト＋純粋水洗浄の表面性状を有している。フィクスチャー尖端底部は V 字型に近い形状を呈している。埋入径は 5.0mm、6.0mm、7.0mm の 3 種類がラインナップされている。

● クレストモジュール

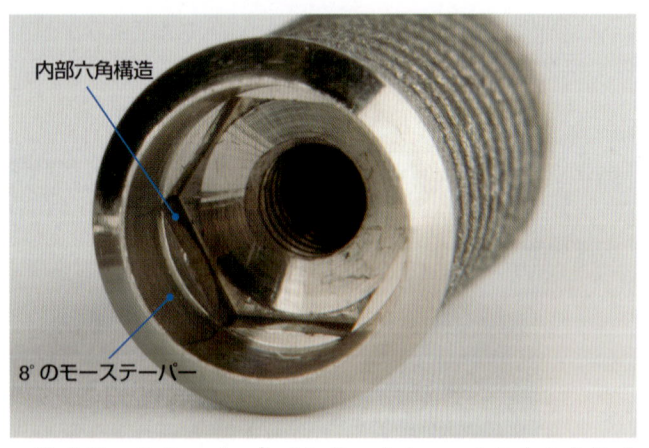

- 内部六角構造
- 8°のモーステーパー

　8°のモーステーパーとインターナルヘックスからなるインターナルコネクション機構を有している。

● ドライバー先端の形状と径

形状：六角

径：1.25mm

Tapered anatomic

● エックス線像のポイント

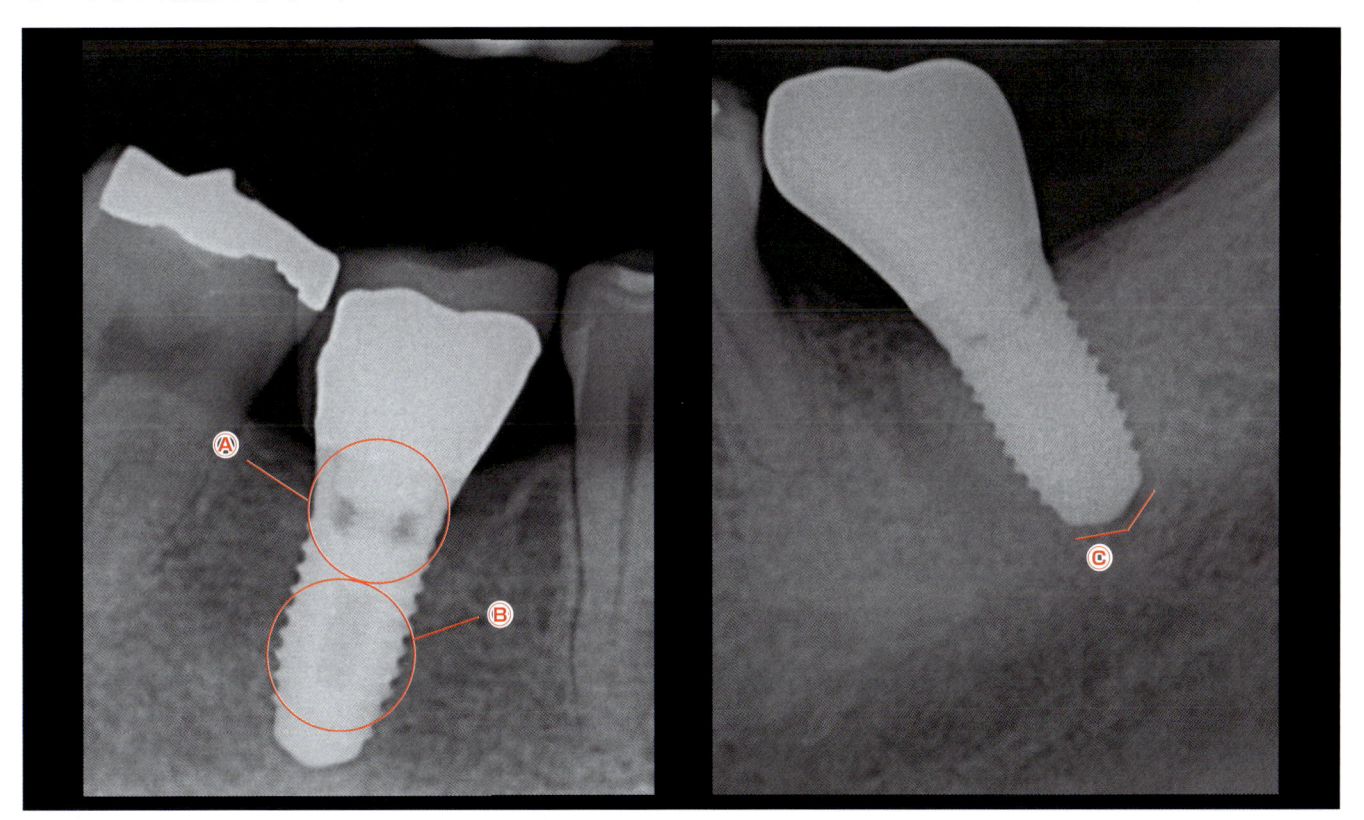

● 他社比較エックス線像

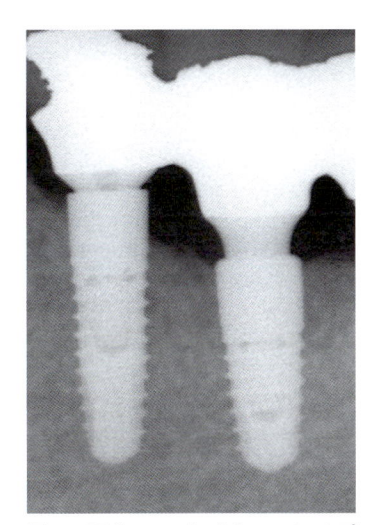

図a：アルファタイトSBタイプ（P132）のエックス線像。DM嵌合形態によってフィクスチャー内部の深い部分までコネクション部分が存在するのがわかる。固定用スクリューもフィクスチャーの深い位置まで達しており、スクリューホールの内部スペースを示す透過像はほとんど認められない。

　固定用スクリュースレッド部上方と内部六角構造の間に内部スペースを示す透過像がみられる（Ⓐ部）。また、フィクスチャー内部のスクリューホールが深く、固定用スクリュー断端部からフィクスチャー尖端部に至る広い内部スペースが認められる（Ⓑ部）。フィクスチャー尖端底部はV字型を呈している（Ⓒ部）。

　図aに他社の類似システムを掲載するので、比較してみたい。

● マイティス アローインプラント EW タイプ

株式会社 ブレーンベース
Tel. 03-3778-0745
www.brain-base.com

143　他医院で治療されたインプラントへの対応ガイド

Tapered anatomic

リプレイス
REPLACE

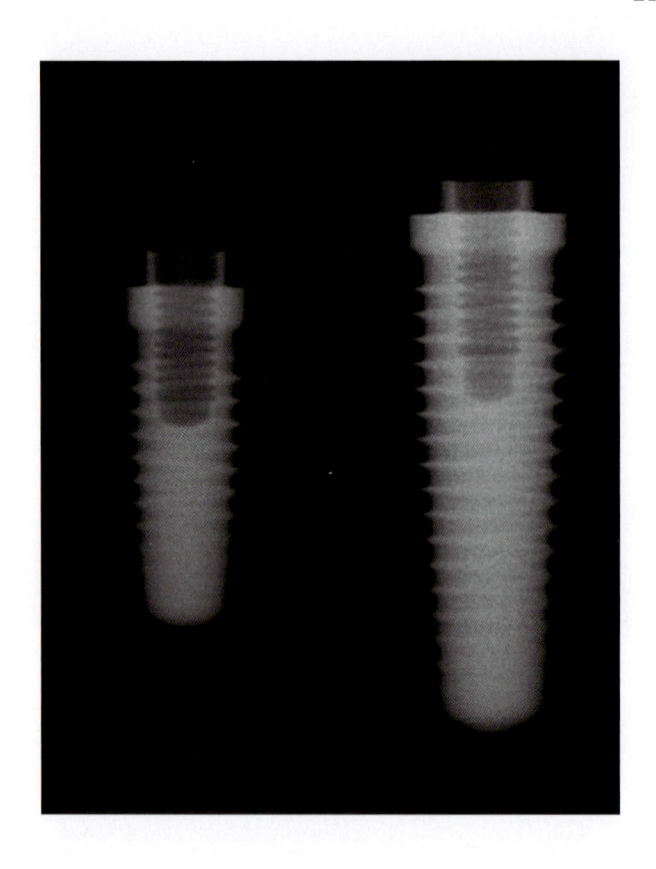

● フィクスチャーの特徴

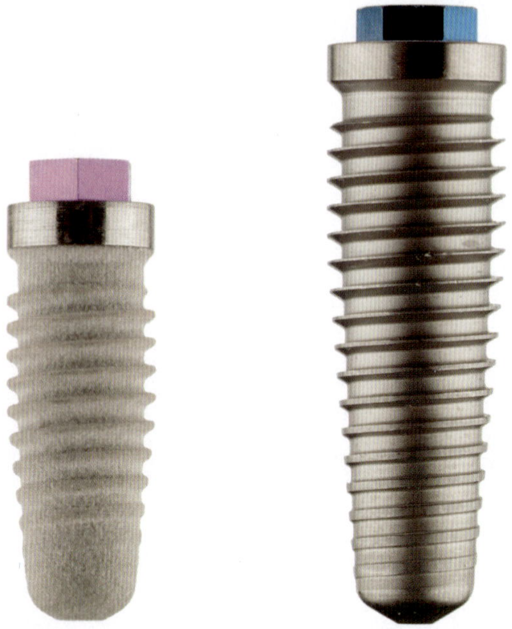

直径 3.5mm　　　　　直径 5.0mm

マシーンドサーフェス、TPSコーティング、そしてHAコーティングの3種類の表面性状がある。形状は歯根型で丸みを帯びたテーパーが付与されている。尖端底面に移行する部分に少し丸みがある。直径は、3.5mm、4.3mm、5.0mm、6.0mmの4種類がラインナップされていたが、現在は販売されていない。

● クレストモジュール

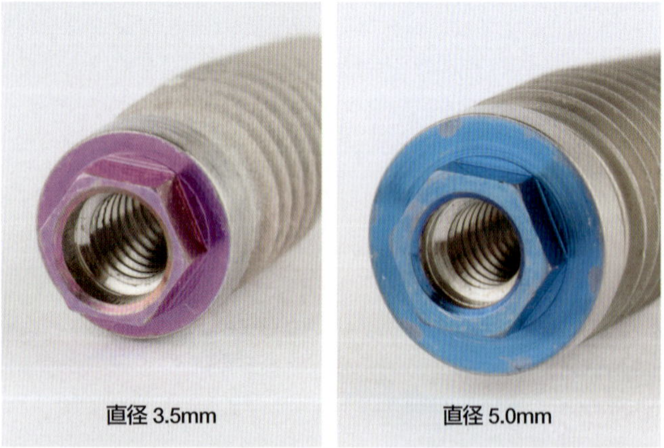

直径 3.5mm　　　　　直径 5.0mm

六角柱がフィクスチャーのプラットフォームから外部に突出したようなエクスターナルコネクション機構を有している。いわゆる外部六角構造（エクスターナルヘックス）と呼ばれている結合様式である。プラットフォームは直径に応じてカラーコード化されている。

● ドライバー先端の形状と径

形状：六角
径：1.25mm

144

Tapered anatomic

● エックス線像のポイント

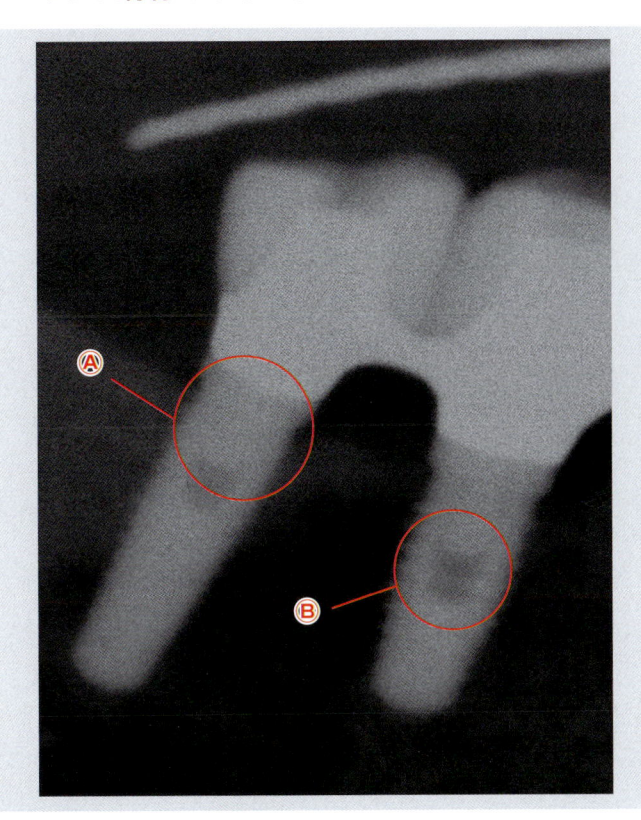

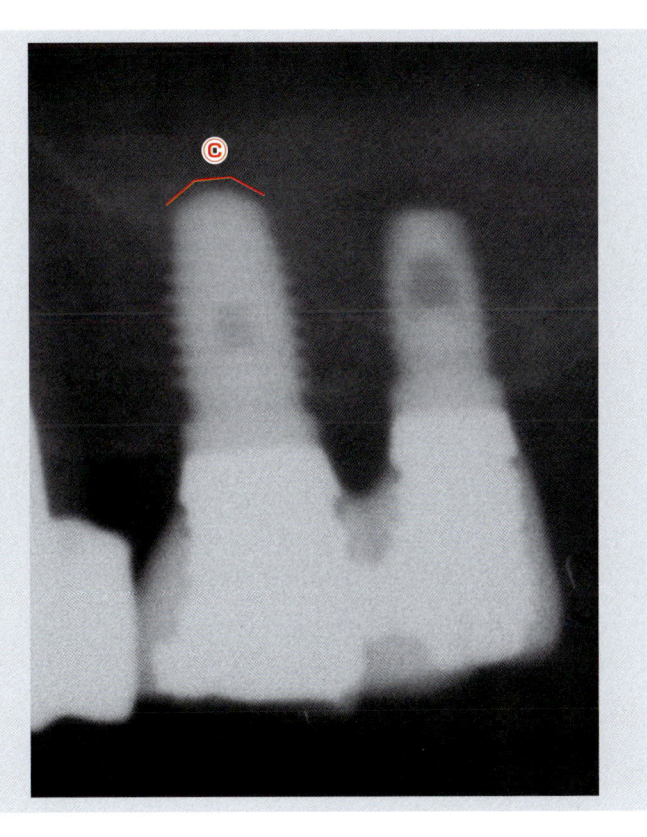

● 他社比較エックス線像

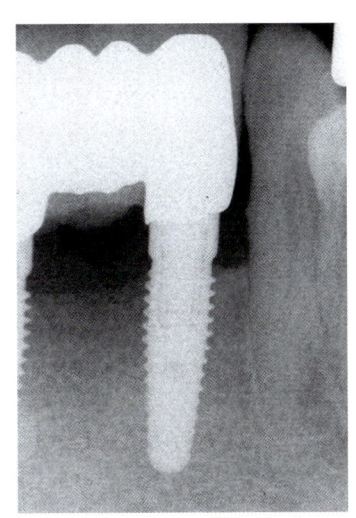

図a：カムログインプラント ルートフォーム（P98）のエックス線像。カラー部のフィクスチャー内部にはインターナルコネクション構造を示す透過像が認められる。また、フィクスチャー尖端部は細く強い曲面の半球形状を呈している。

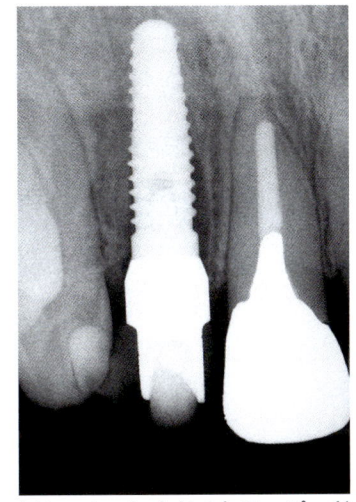

図b：オッセオタイトテーパード（NT）エクスターナル（P104）のエックス線像。カラー部の幅が狭く、フィクスチャー内部のスクリュー周囲の透過像も認められない。フィクスチャー尖端底部への移行部は比較的鋭角な角度がみられる。

エクスターナルコネクションの構造からフィクスチャー頸部付近の内部スペースを示す透過像はほとんどみられず、フィクスチャーにスクリューが直接挿入されているのがみてとれる（Ⓐ部）。また、固定用スクリュー断端部からスクリューホール底部に広い内部スペースが認められる（Ⓑ部）。尖端部はドーム状ではなく底面に平面がある（Ⓒ部）。

図aおよびbに他社の類似システムを掲載するので、比較してみたい。

● リプレイス

株式会社ヨシダインプラント部
Tel. 03-3845-2931
www.yoshida-dental.co.jp

Tapered anatomic

バイオホライゾン テーパード
BioHorizons Tapered

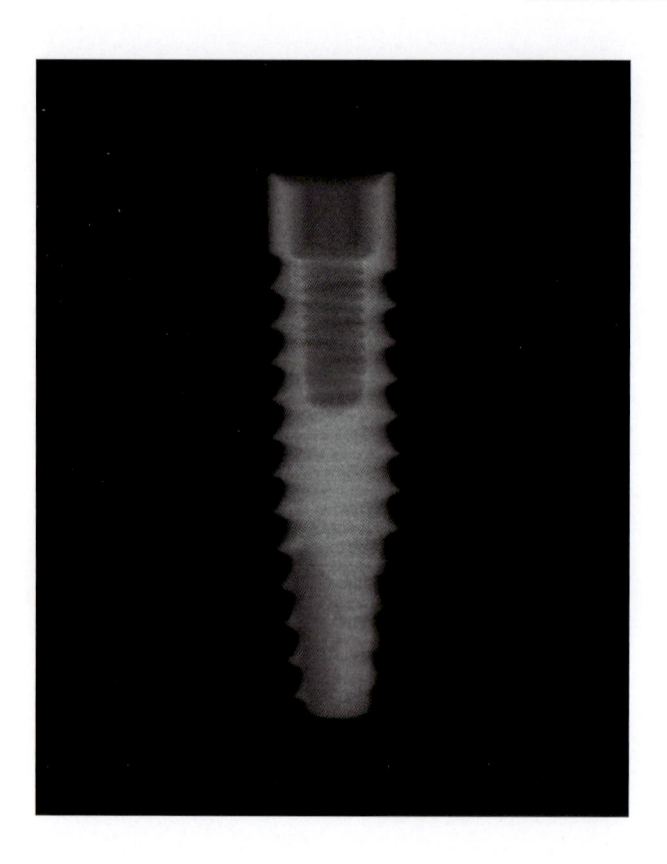

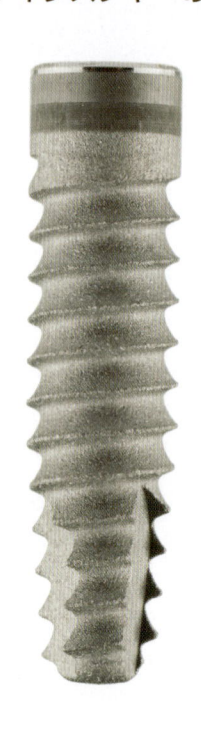

● フィクスチャーの特徴

フィクスチャー頸部には 0.3mm の研磨面のカラー部が存在し、フィクスチャー骨内埋入部には、RBT（Resorbable Blast Texturing）と呼ばれるリン酸カルシウム＋エッチングの表面処理が施されている。フレアスカートが連なったようなスレッドが特徴的である。

● クレストモジュール

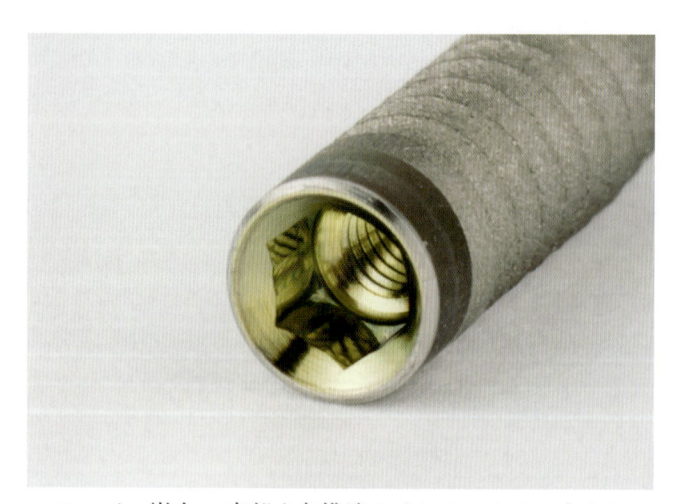

テーパー嵌合＋内部六角構造のインターナルコネクション機構を有している。プラットフォームの周縁には細いバーティカルステップが付与されている。

● ドライバー先端の形状と径

　　形状：六角
　　径：1.25mm

● バイオホライゾン テーパード

　株式会社 カイマンデンタル
　Tel. 03-3238-7560
　www.caimandental.com

TREAT-
MENT
of
implants

Cylinder screw

フィクスチャーの骨内埋入部の基本的な形状はシリンダー状の砲弾型で、そこにスレッドが付与されたタイプをこのカテゴリーに分類した。

代表的なシステムとしてはITIソリッドスクリューやストローマン・スタンダード（プラス）などがあげられる。

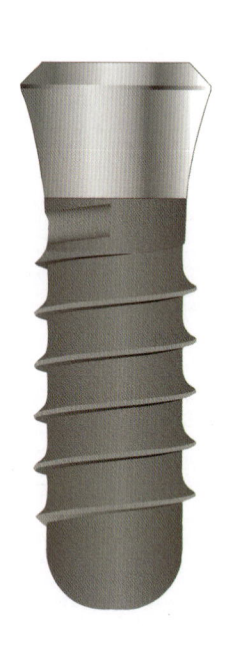

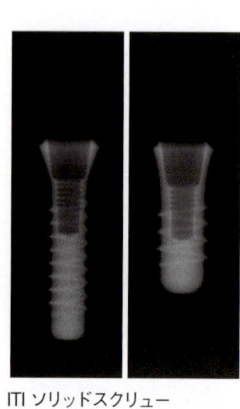

ITI ソリッドスクリュー
インプラント

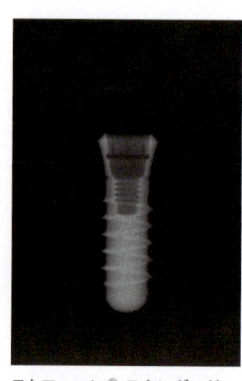

ストローマン® スタンダード
（プラス）

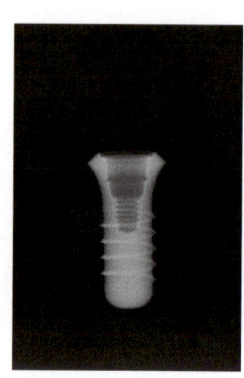

ストローマン® スタンダード
（プラス）ワイドネック

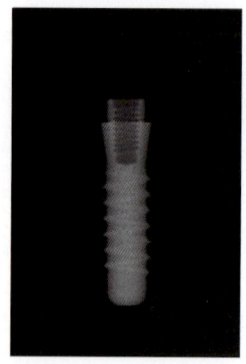

ストローマン® ナローネック

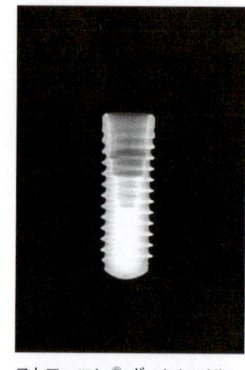

ストローマン® ボーンレベル

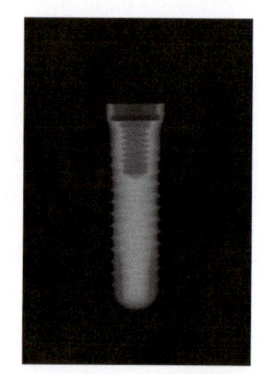

POI システム 2ピースタイプ

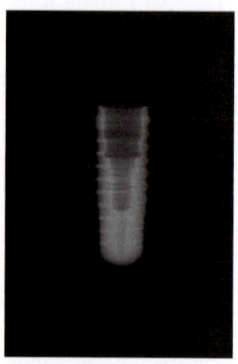

POI システム 3ピースタイプ

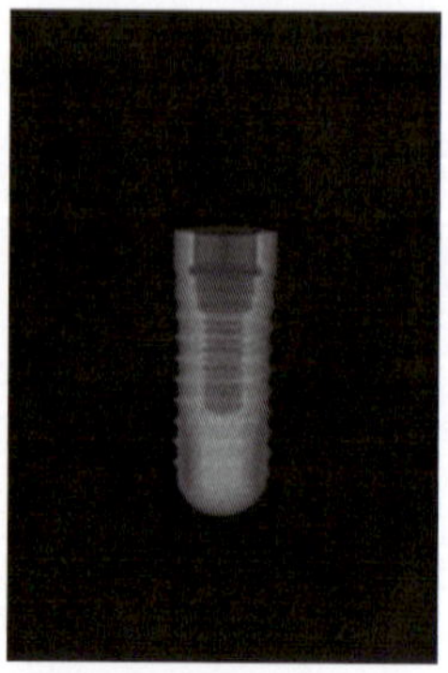

POI EX インプラント
ストレートタイプ

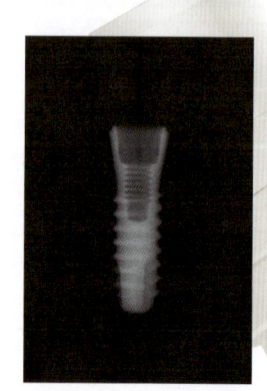

ブラトンインプラント タイプI

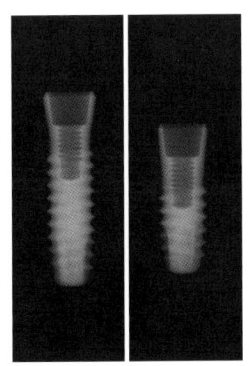

プラトンインプラント　　スイスプラス 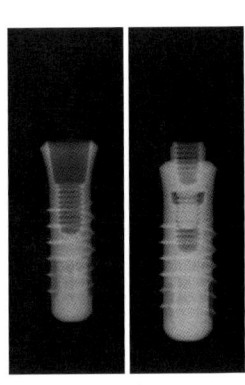　　ステージ1 インプラント 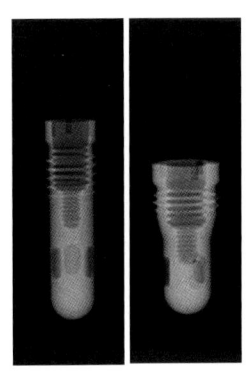　　カムログ インプラント
タイプⅡ, タイプⅢ　　　　　　　　　　　　　　　　　　　　　　　スクリューシリンダー

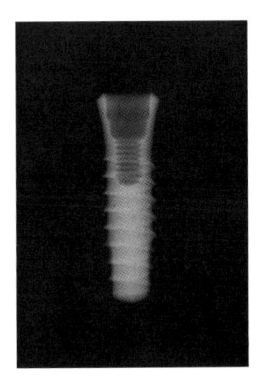

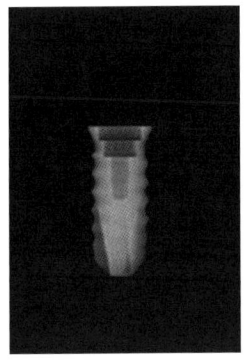

IAT FIT Ⅱ スクリュータイプ 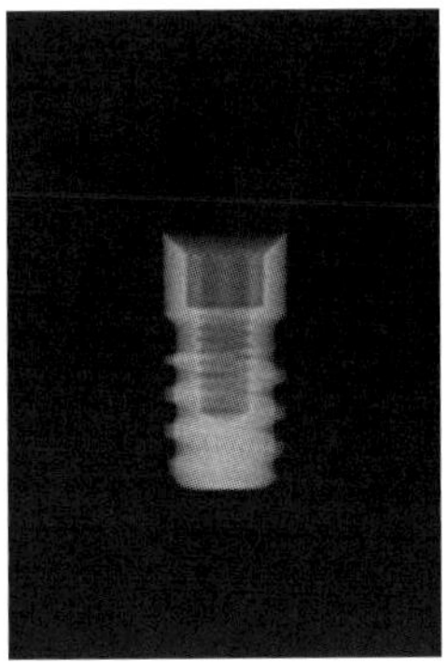　　AQB インプラント・
　　　　　　　　　　　　　　SOL システム

インプラントの形態分類

Cylinder screw

ITI ソリッドスクリューインプラント
ITI Solidscrew Implant

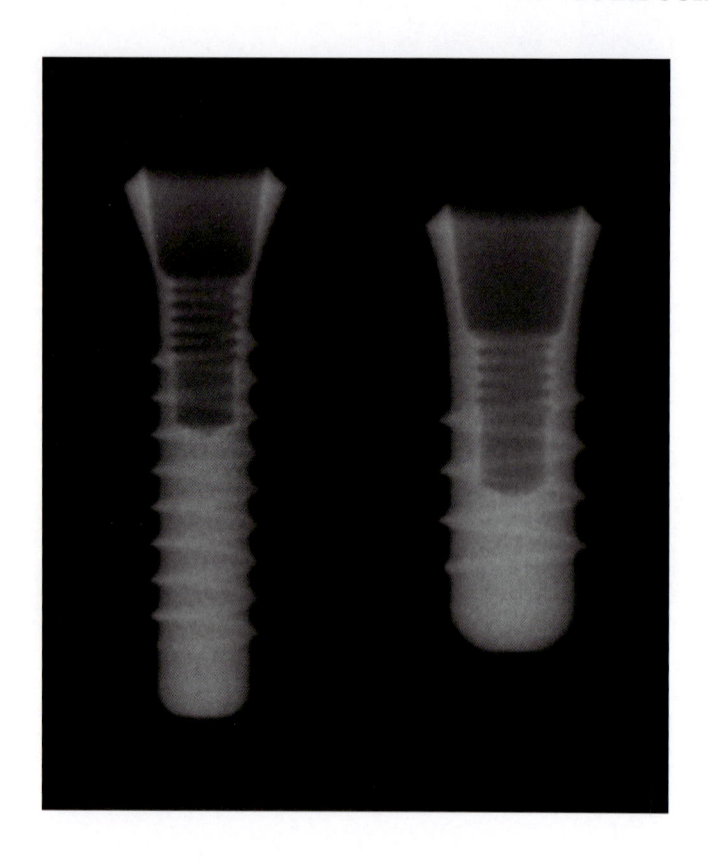

● フィクスチャーの特徴

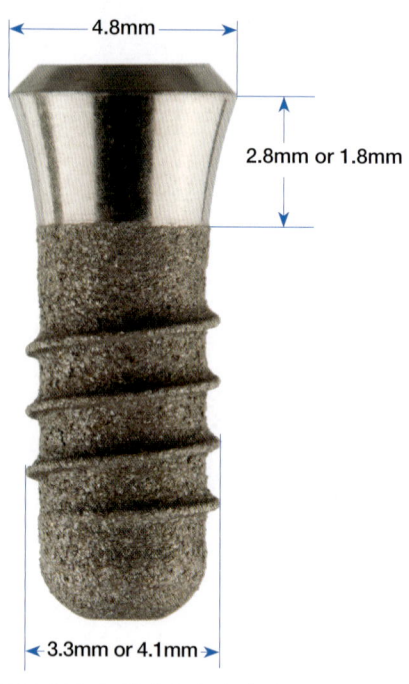

4.8mm
2.8mm or 1.8mm
3.3mm or 4.1mm

1986年より導入された充実スクリュータイプで、現在は販売されていない。

インプラント体のスレッドデザインはホロースクリュータイプと同様であり、現行タイプのストローマン スタンダード（プラス）インプラントと同様である。骨縁上は研磨面、骨内埋入部はチタンプラズマコーティングされている。根尖部は丸みを帯びた形態となっている。ネック部径は4.8mm。フィクスチャー径は3.3mm、4.1mmの2種類。カラー部の長さは1.8mmと2.8mmがあり、現行タイプと同様である。

● クレストモジュール

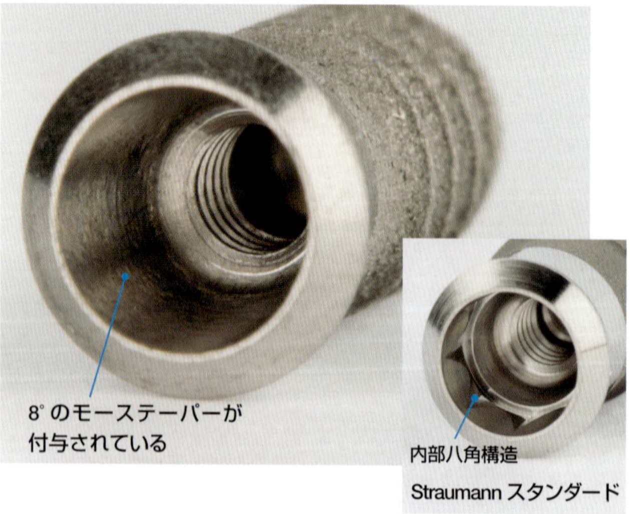

8°のモーステーパーが付与されている

内部八角構造
Straumann スタンダード

ソリッドスクリューインプラントにはインプラント内部に八角構造（synOcta®システム）が存在しない。インプラント体とアバットメントの接合部は8°の角度で接合される（モーステーパー）。

● 固定用スクリューの形状と径
  • 固定用スクリュー
    形状：＋
    径：2.0mm
  スクリューの交換が必要な場合は、現行のSCSスクリューが使用可能である。

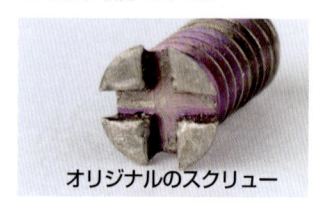

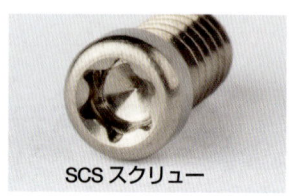

オリジナルのスクリュー　　SCSスクリュー

150

Cylinder screw

● エックス線像のポイント

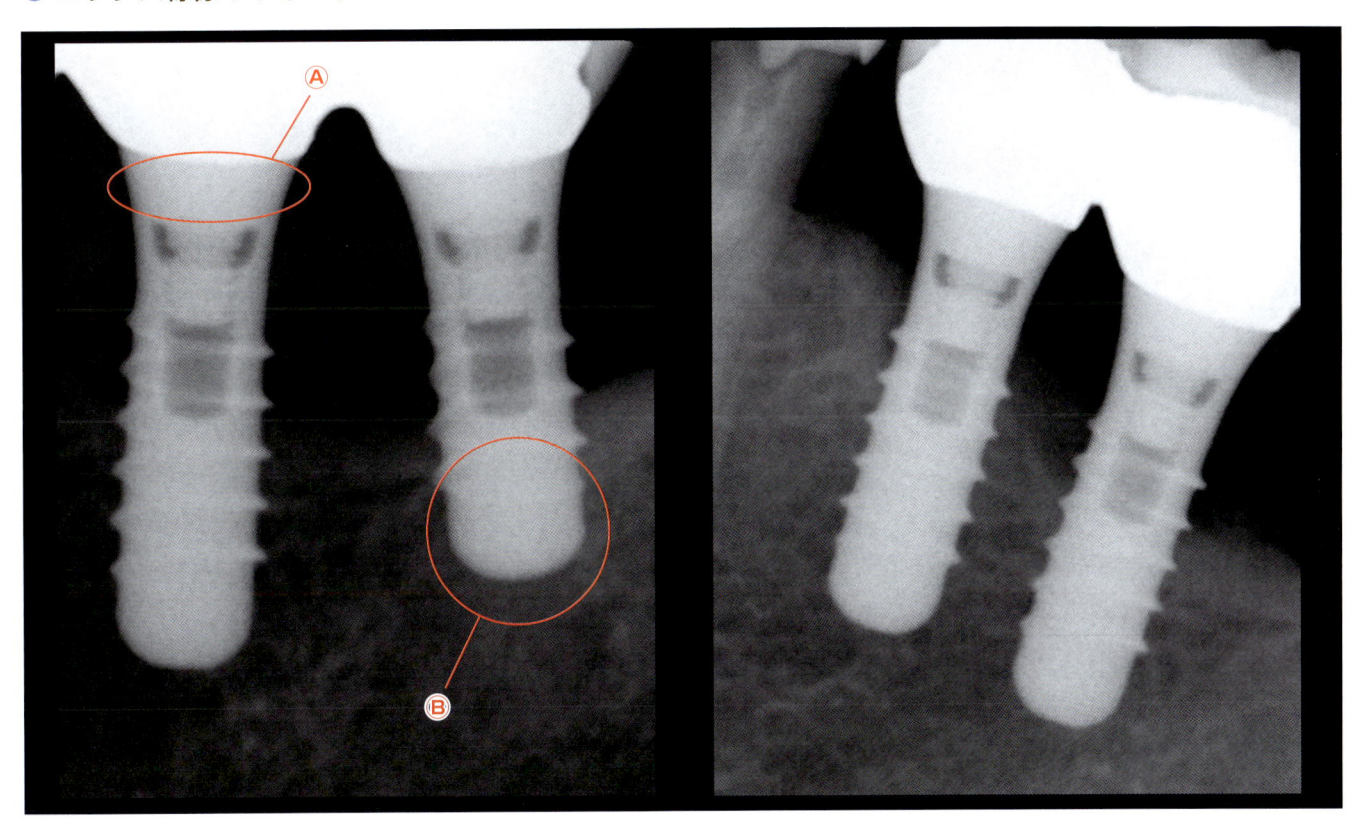

● 他社比較エックス線像

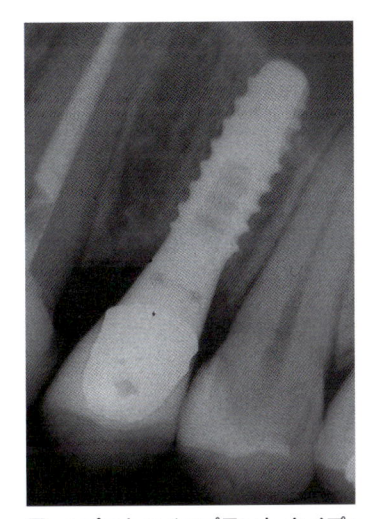

図a：プラトンインプラント タイプI（P166）のエックス線像。スレッドは太めで、ピッチは狭めである。フィクスチャー尖端部のカッティングチャンバーによってスリットのような影が認められる。また、フィクスチャー内部のスクリューホールが深い。

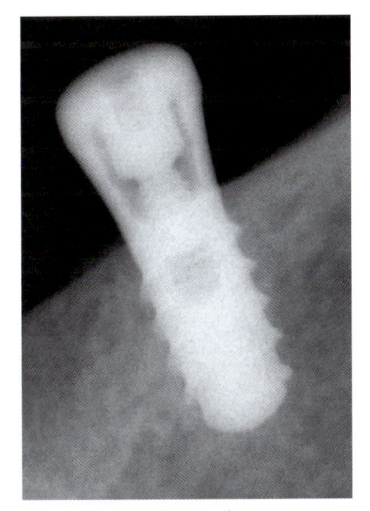

図b：スイスプラス（P170）のエックス線像。内部八角構造のコネクション部から固定スクリューのスレッド部までの間に広い内部スペースが認められる。また、スレッドのネジ山部分が尖端方向に向いている。

現行タイプのストローマンスタンダードインプラントと外形は同じだが、内部八角構造（synOcta® システム）が存在しないので、研磨面のテーパー部分には内部スペースを示す透過像が認められない（Ⓐ部）。フィクスチャー尖端部にカッティングチャンバーが存在しないのでスリットのような影は認められない（Ⓑ部）。

図aおよびbに他社の類似システムを掲載するので、比較してみたい。

● ITI ソリッドスクリューインプラント

ストローマン・ジャパン株式会社
Tel. 0120-418-995
www.straumann.jp

他医院で治療されたインプラントへの対応ガイド

Cylinder screw

ストローマン® スタンダード（プラス）
STRAUMANN® STANDARD (PLUS)

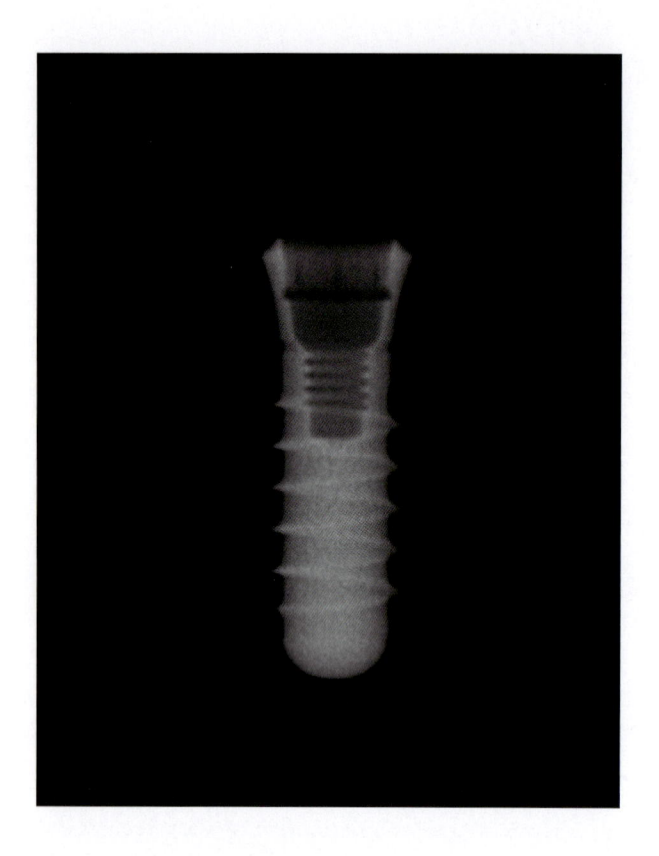

● フィクスチャーの特徴

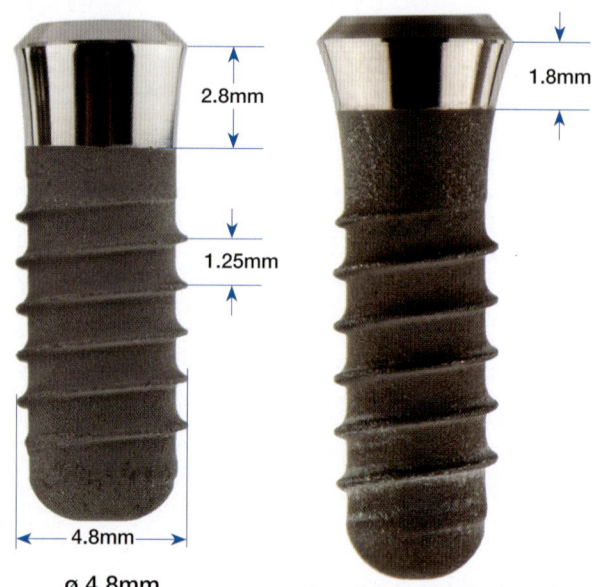

ø 4.8mm
スタンダード（SLA） ／ スタンダードプラス（SLA）

2.8mm／1.25mm／4.8mm／1.8mm

1974年より、ITIインプラントの表面性状はチタンプラズマコーティング（TPS）にて粗造な表面を備えてきた。1998年よりSLA (Sand-blasted, Large grit, Acid-etched)を備えるようになった。TPSと比較すると肉眼でも細かな表面性状を確認できる。

外観はITIソリッドスクリューインプラントと変わらない。フィクスチャーは平行で、根尖部は円形を呈する。カラー部は研磨されている。レギュラーネックはネック部径4.8mmで、カラー部の長さが2.8mm。フィクスチャー径は3.3mm、4.1mm、4.8mmの3種類がある。

ストローマン スタンダードインプラントのカラー部を短くしたものがスタンダードプラスで、カラー部の長さが1.8mmになっている。

● クレストモジュール

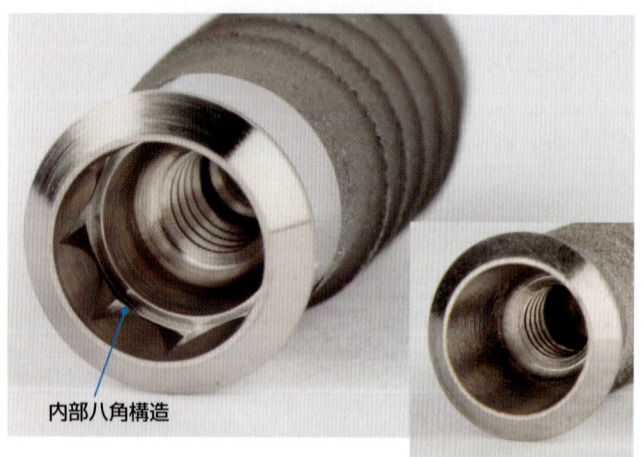

内部八角構造

ITIソリッドスクリュー

インプラント体とアバットメントの接合部は8°の角度で接合される（モーステーパー）。

旧タイプであるITIソリッドスクリューインプラントとは異なり、インプラント内部に八角構造を有する（synOcta®システム）。

● スクリューの形状と径

• カバースクリュー・アバットメントスクリュー共通
  形状：SCSスクリュー
  径：2.0mm

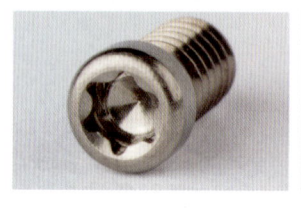

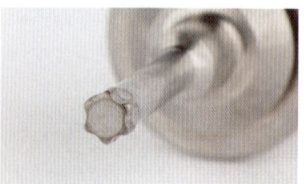

152

Cylinder screw

● エックス線像のポイント

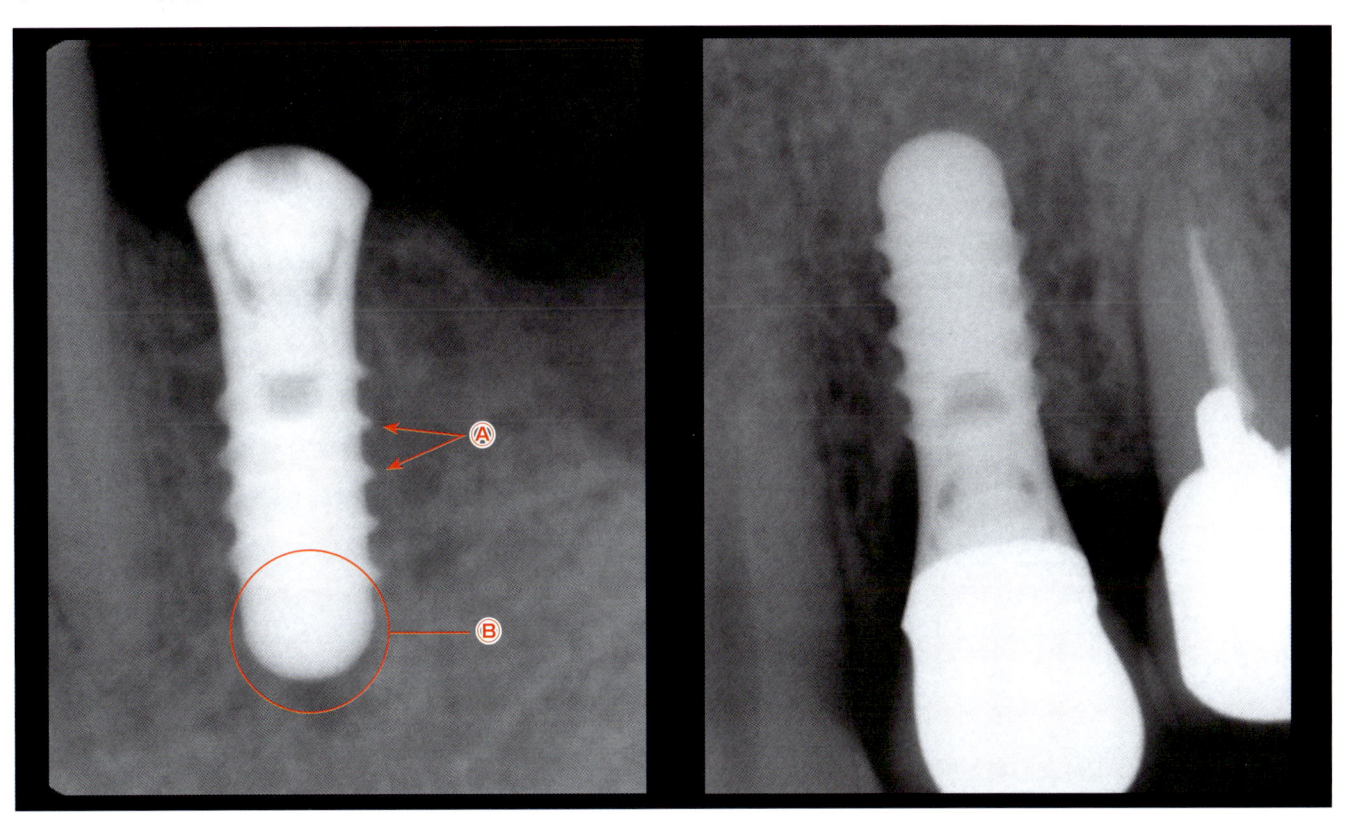

● 他社比較エックス線像

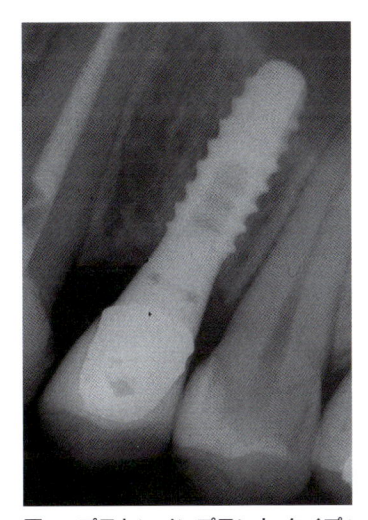

図a：プラトンインプラント タイプI（P166）のエックス線像。スレッドは太めで、ピッチは狭めである。フィクスチャー尖端部のカッティングチャンバーによってスリットのような影が認められる。また、フィクスチャー内部のスクリューホールが深い。

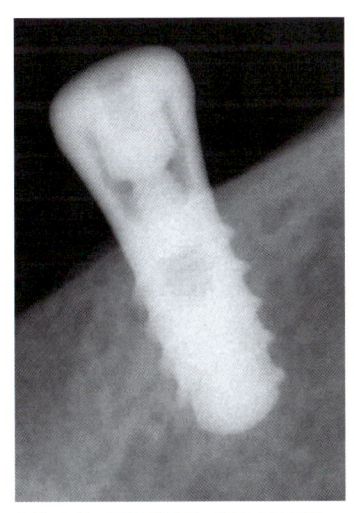

図b：スイスプラス（P170）のエックス線像。内部八角構造のコネクション部から固定スクリューのスレッド部までの間に広い内部スペースが認められる。また、スレッドのネジ山部分が尖端方向に向いている。

スレッドは細く、ピッチは広めである（Ⓐ部）。フィクスチャー尖端部にカッティングチャンバーが存在しないのでスリットのような影は認められない（Ⓑ部）。

図aおよびbに他社の類似システムを掲載するので、比較してみたい。

● ストローマン®スタンダード（プラス）

ストローマン・ジャパン株式会社
Tel. 0120-418-995
www.straumann.jp

Cylinder screw

ストローマン® スタンダード（プラス）ワイドネック
STRAUMANN® STANDARD (PLUS) WIDENECK

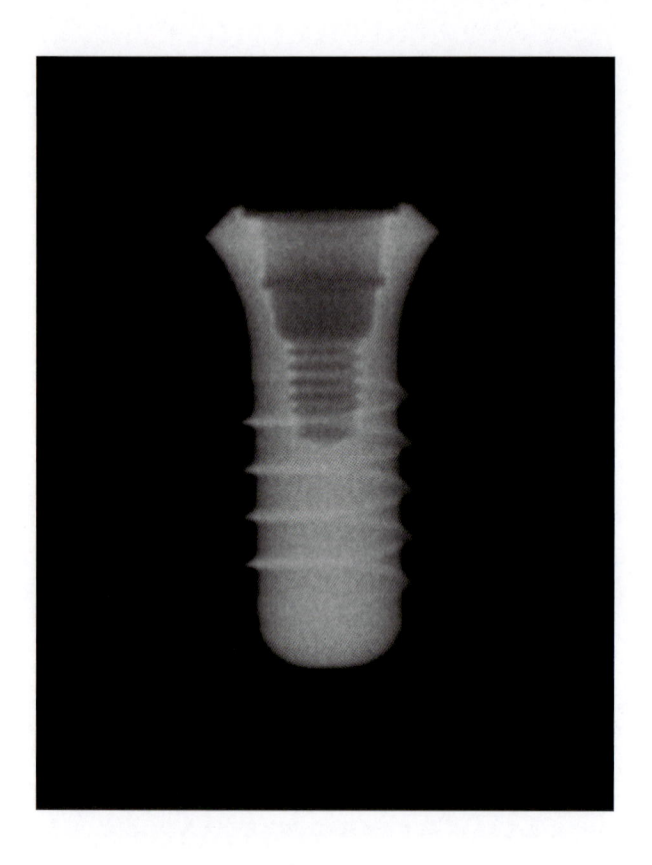

● フィクスチャーの特徴

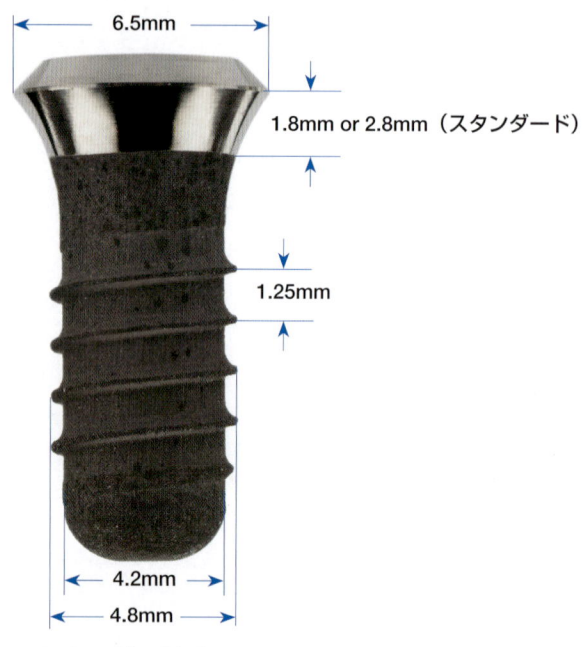

6.5mm
1.8mm or 2.8mm（スタンダード）
1.25mm
4.2mm
4.8mm

スタンダードプラス

　大臼歯部用に開発されたインプラント。
　ストローマン スタンダードインプラントのカラー部直径を大きくしたもの(6.5mm)。フィクスチャー直径は4.8mm。スタンダードタイプとスタンダードプラスタイプがある。カラーの長さがそれぞれ2.8mm、1.8mm。

● クレストモジュール

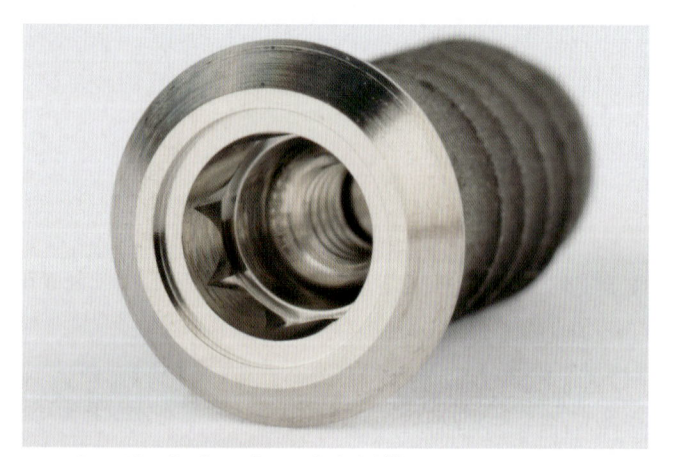

スタンダードインプラントと同様。
インプラント内部に八角構造（synOcta® システム）を有する。

● スクリューの形状と径

・カバースクリュー・アバットメントスクリュー共通
　形状：SCSスクリュー
　径：2.0mm

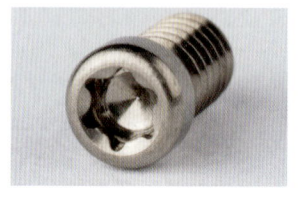

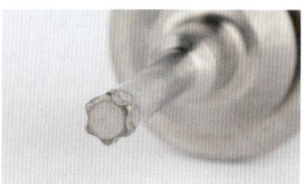

Cylinder screw

● エックス線像のポイント

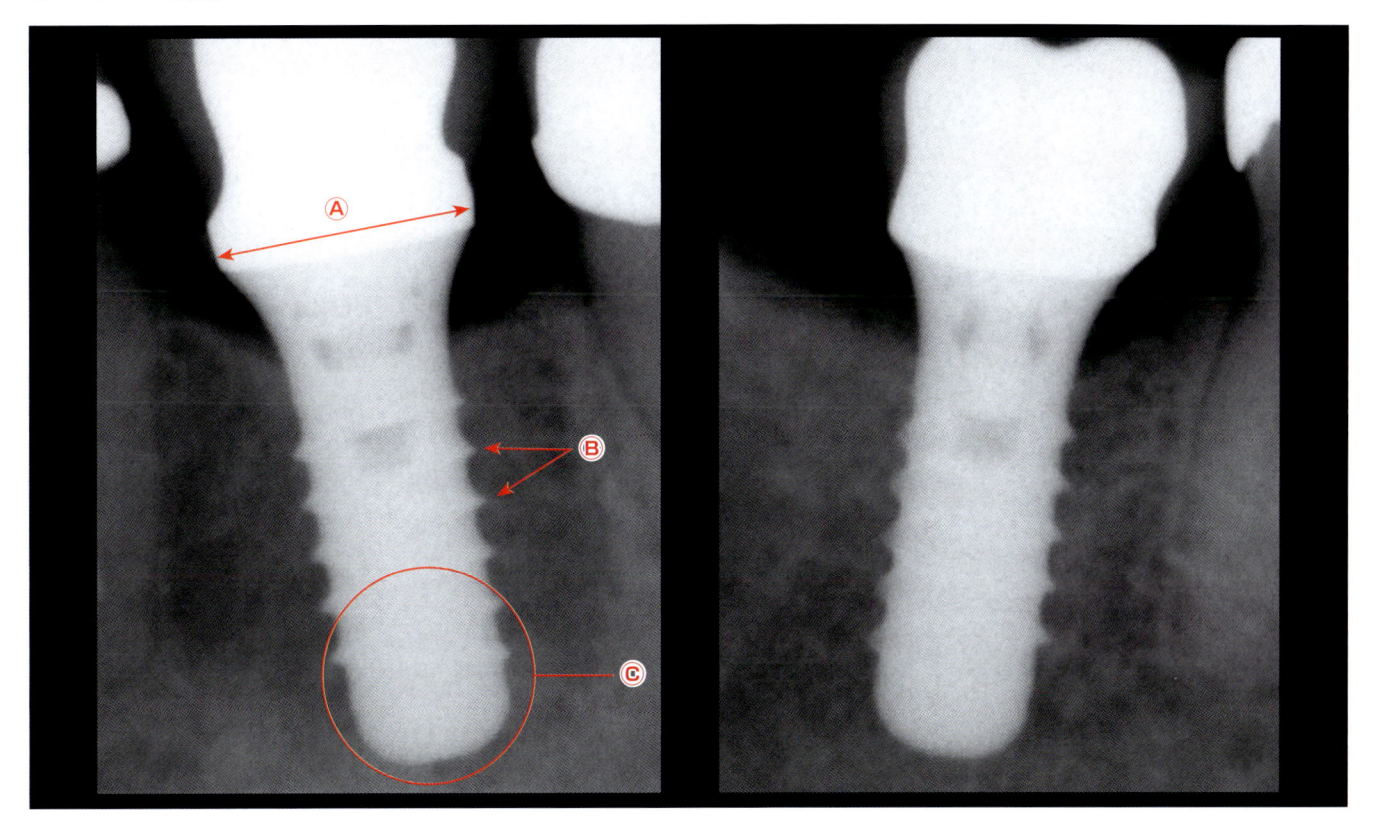

● 他社比較エックス線像

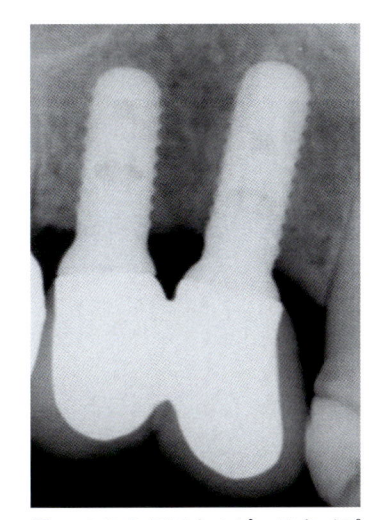

図 a：POI システム 3 ピースタイプ（P162）のエックス線像。粘膜貫通部のコンポーネントが大きく開いているが、フレア形状ではなく、吸盤のような形状を呈している。粘膜貫通部のコンポーネントをスクリューでフィクスチャーに固定しているため、フィクスチャー内部のスクリューが深い位置に存在する。

大きなフレアを描いて6.5mmの広いプラットフォームに達するフィクスチャーは他社ではあまりみられないので特定は容易だと考えられる（Ⓐ部）。スレッドは細く、ピッチは広めである（Ⓑ部）。フィクスチャー尖端部にカッティングチャンバーが存在しないのでスリットのような影は認められない（Ⓒ部）。

図 a に類似システムを掲載するので、比較してみたい。

● ストローマン® スタンダード（プラス）ワイドネック

ストローマン・ジャパン株式会社
Tel. 0120-418-995
www.straumann.jp

他医院で治療されたインプラントへの対応ガイド

Cylinder screw

ストローマン® ナローネック
STRAUMANN® NARROWNECK

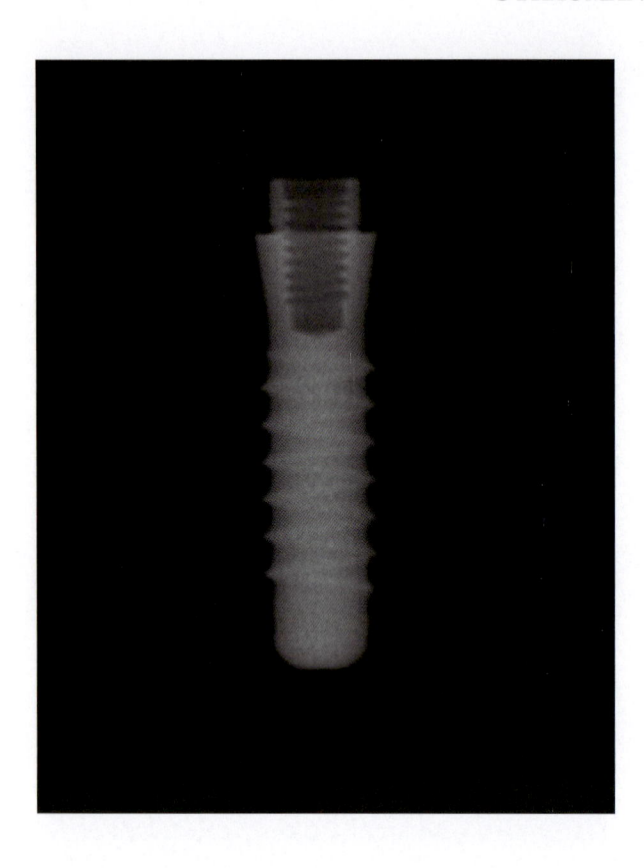

● フィクスチャーの特徴

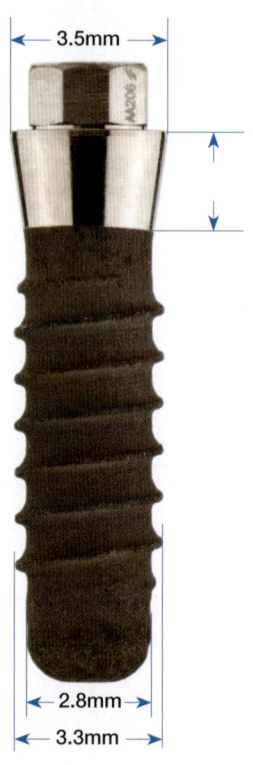

上顎側切歯や下顎前歯などに用いられ、インプラントショルダー部が細いのが特徴（3.5mm）。カラー部直径は3.5mm、骨内埋入部の直径は3.3mm。

アバットメントとの連結は外部連結（External connection）であることが特徴である。他のストローマン社製のインプラントはすべて内部連結（Internal connection）である。

現在の表面構造はSLA (Sand-blasted, Large grit, Acid-etched) を備えている。

● クレストモジュール

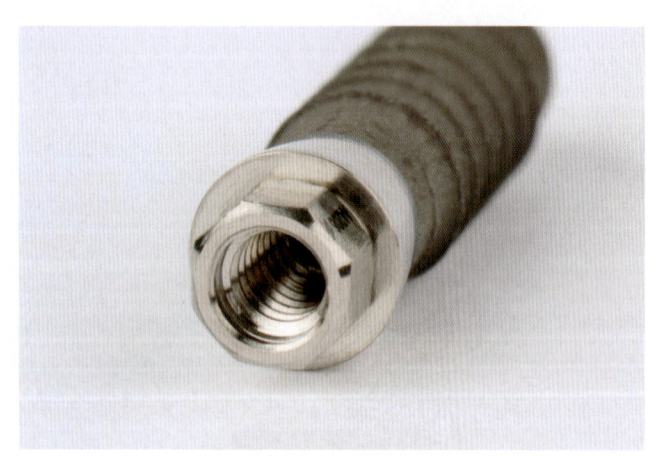

外部連結部は八角形を呈している。

● スクリューの形状と径

• カバースクリュー・アバットメントスクリュー共通
　形状：SCSスクリュー
　径：1.8mm（ナローネック専用）

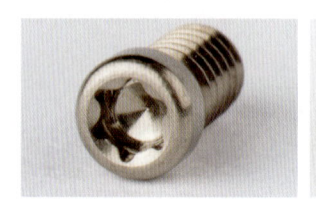

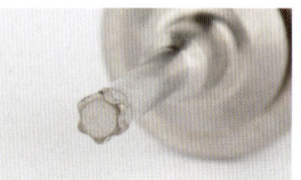

Cylinder screw

● **エックス線像のポイント**

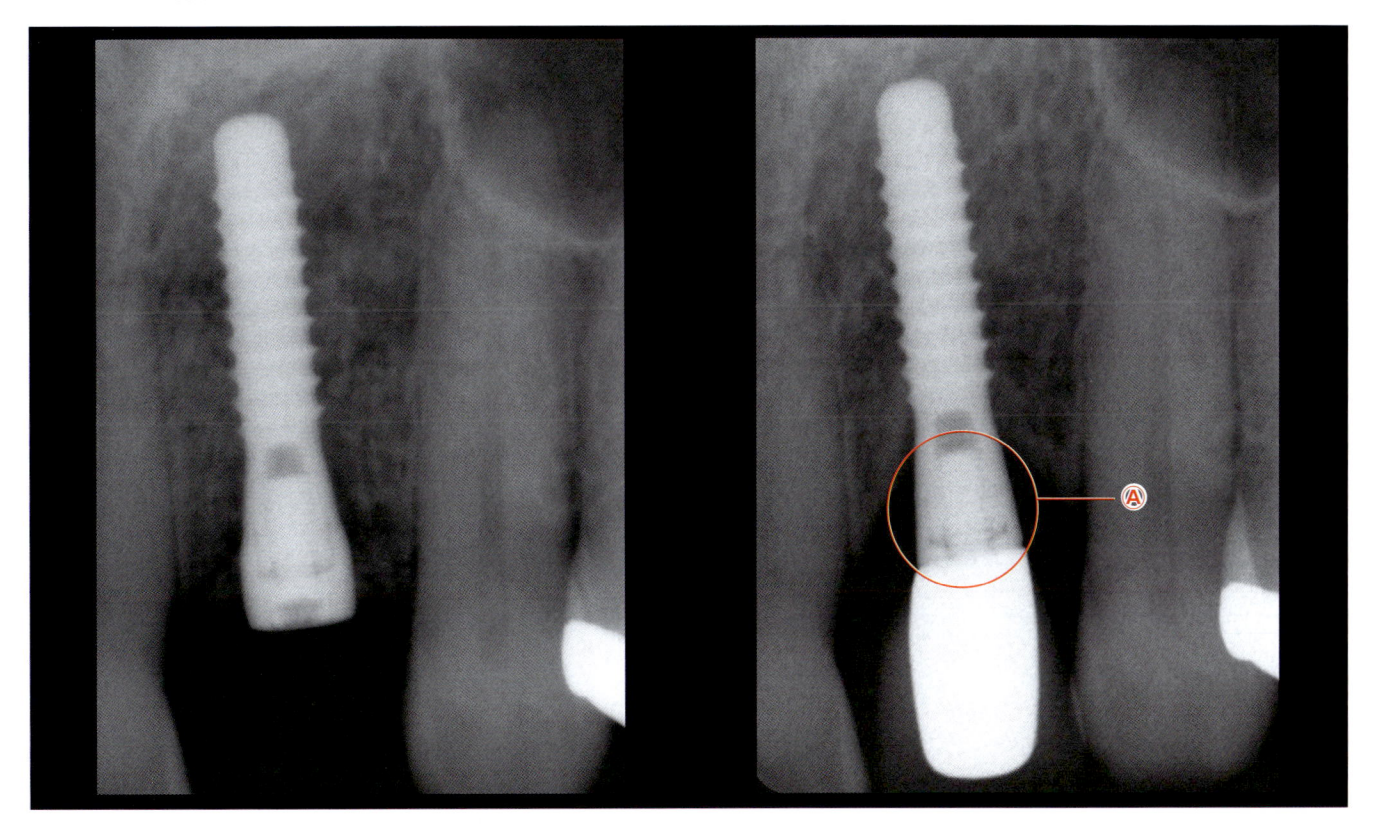

　フィクスチャー頸部あるいはカラー部に固定用スクリューの透過像のみがみられることでエクスターナルコネクションであることが理解できる（Ⓐ部）。

　ストローマン社製のインプラントあるいはそれに類似したシステムのインプラントで、エクスターナルコネクションを有しているフィクスチャーは珍しいので、特定は容易である。

● ストローマン® ナローネック

　ストローマン・ジャパン株式会社
　Tel. 0120-418-995
　www.straumann.jp

Cylinder screw

ストローマン® ボーンレベル
STRAUMANN® BONELEVEL

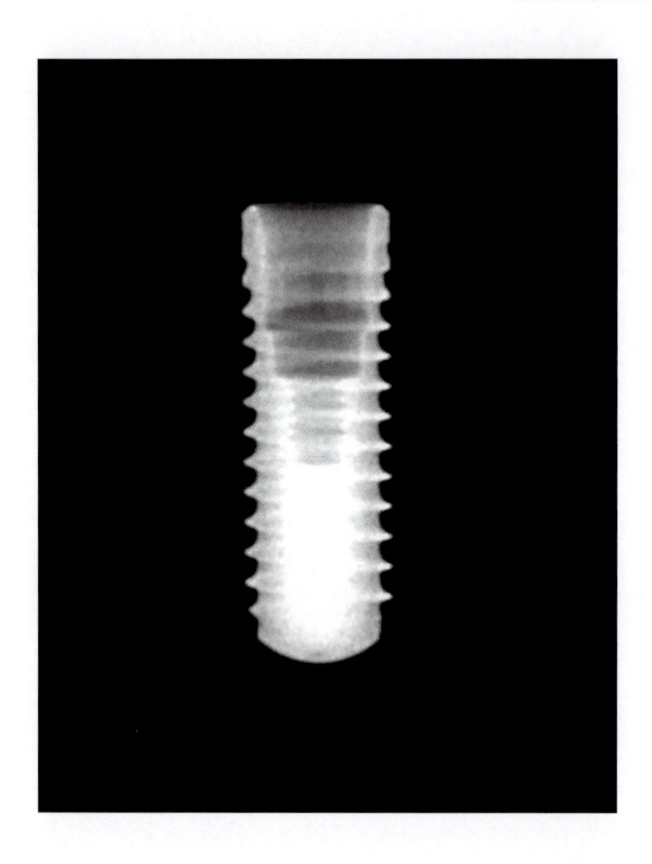

● クレストモジュール

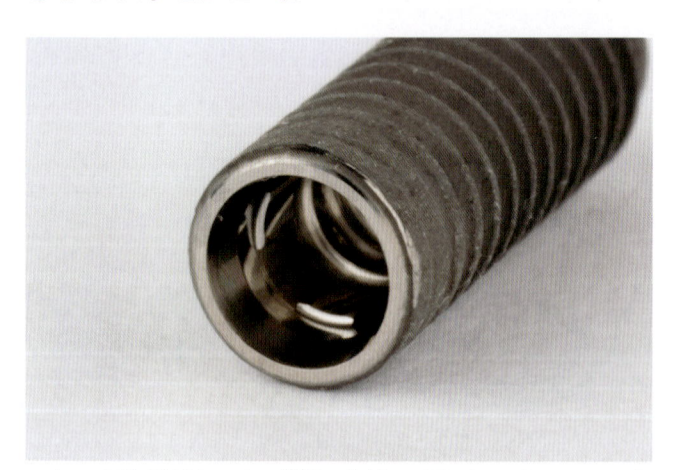

4つの軸ポジション（溝）を持つ15°テーパーのコニカル形状で機械的にロックするCrossFit®コネクションという連結様式が採用されている。

● フィクスチャーの特徴

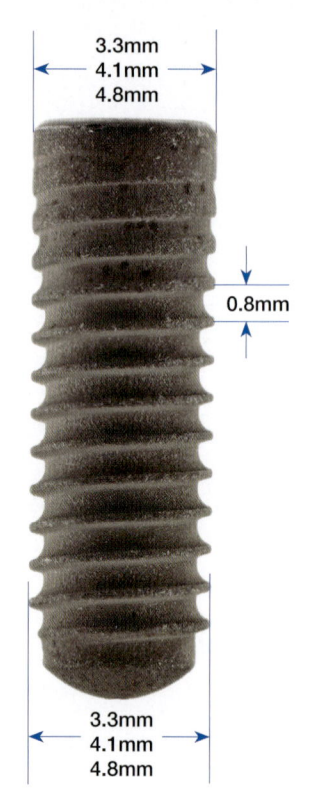

3.3mm
4.1mm
4.8mm

0.8mm

3.3mm
4.1mm
4.8mm

フィクスチャー表面はSLA®サーフェス処理というサンドブラストと酸エッチング加工が施されている。

フィクスチャーの上縁までが粗面になっており、コネクションの位置はやや内側に位置している。スレッドピッチが0.8mmのシリンダー形状を呈しており、根尖部分は細くなる。

● スクリューの形状と径

• カバースクリュー・アバットメントスクリュー共通
　形状：SCSスクリュー
　径：2.0mm

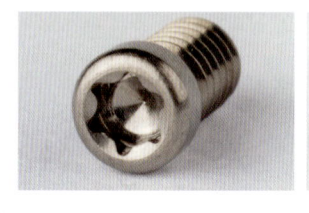

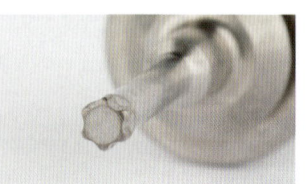

Cylinder screw

● エックス線像のポイント

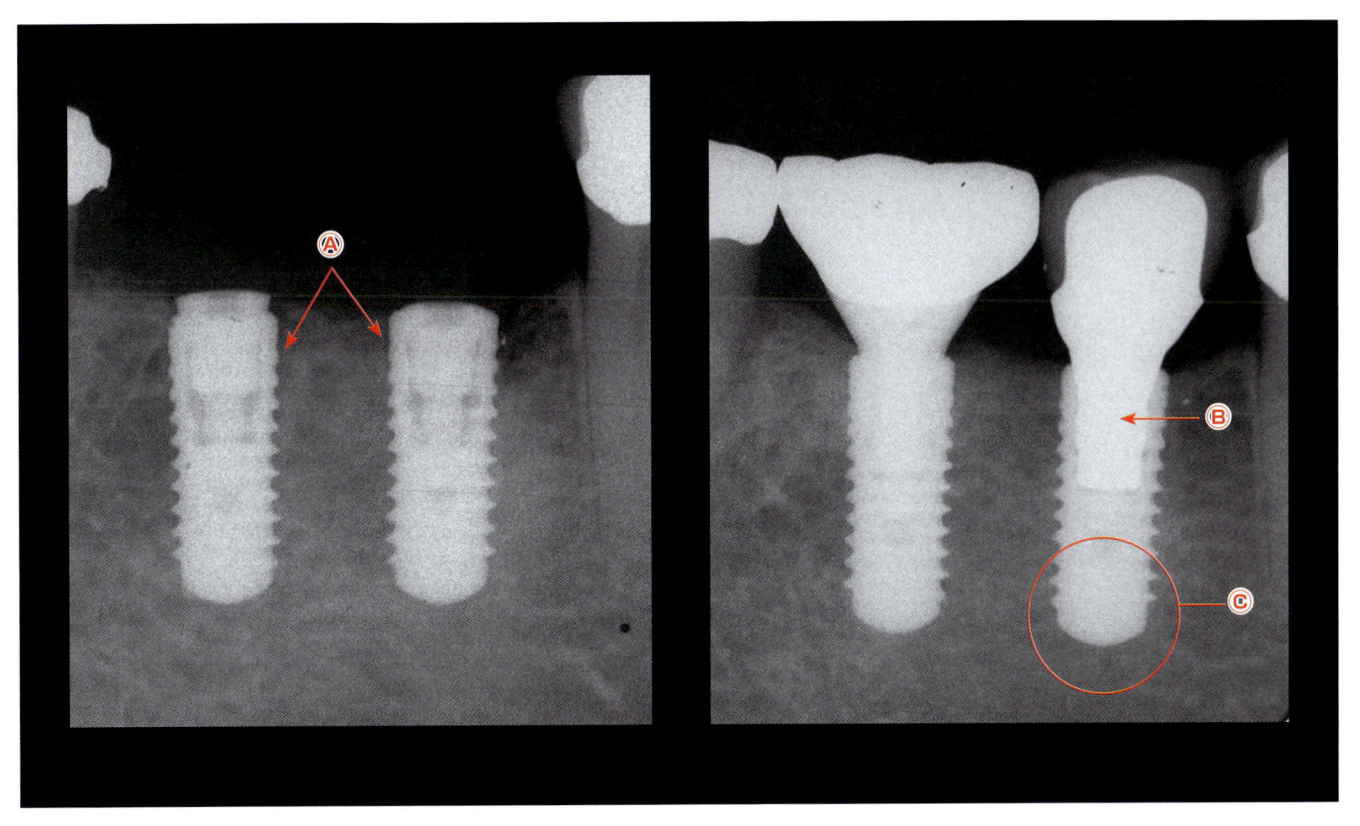

● 他社比較エックス線像

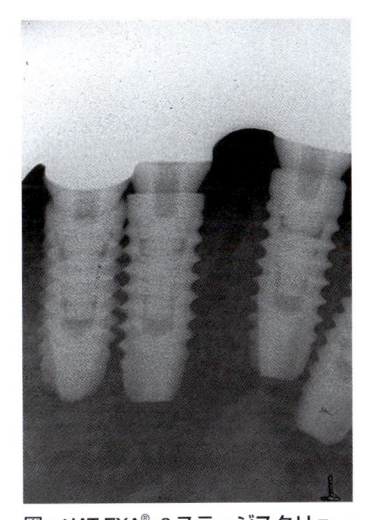

図a：IAT EXA® 2ステージスクリュー（P62）のエックス線像。フィクスチャー内部のスクリューホールが比較的長く、フィクスチャーの内部スペースを示す透過像では、フィクスチャーのほぼ2/3までスクリューホールが達している。スレッドの波形は比較的大きい。

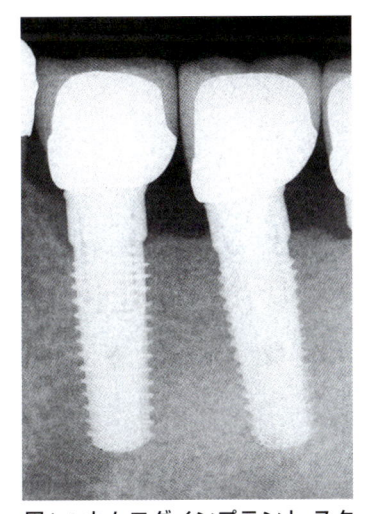

図b：カムログインプラント スクリューライン（P78）のエックス線像。カラー部の幅は広く、スレッドはフィン状の突起でピッチは少し狭い。尖端部はわずかに細くなりながら緩やかな半球形状を呈している。

フィクスチャーのほぼ全面がラフサーフェスになっていて、フィクスチャー上部までスレッドが形成されている（Ⓐ部）。フィクスチャー内部のコネクション部は比較的大きく、太いアバットメントの連結部が認められる（Ⓑ部）。フィクスチャー尖端部は丸みを帯びた尖形を呈している（Ⓒ部）。

図aおよびbに他社の類似システムを掲載するので、比較してみたい。

● ストローマン® ボーンレベル

ストローマン・ジャパン株式会社
Tel. 0120-418-995
www.straumann.jp

Cylinder screw

POI システム 2 ピースタイプ
POI System Two-piece Type

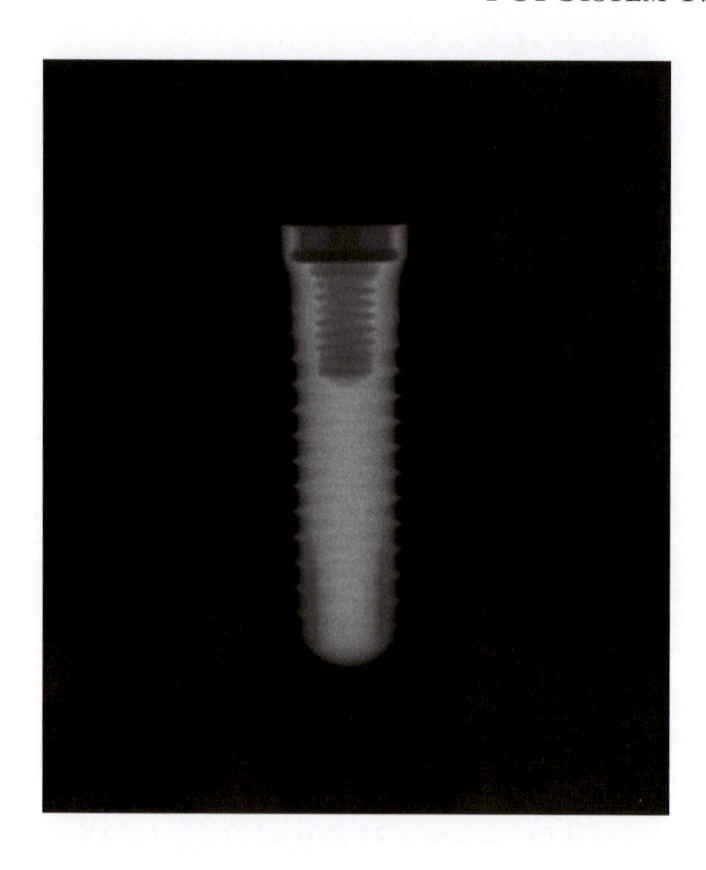

● フィクスチャーの特徴

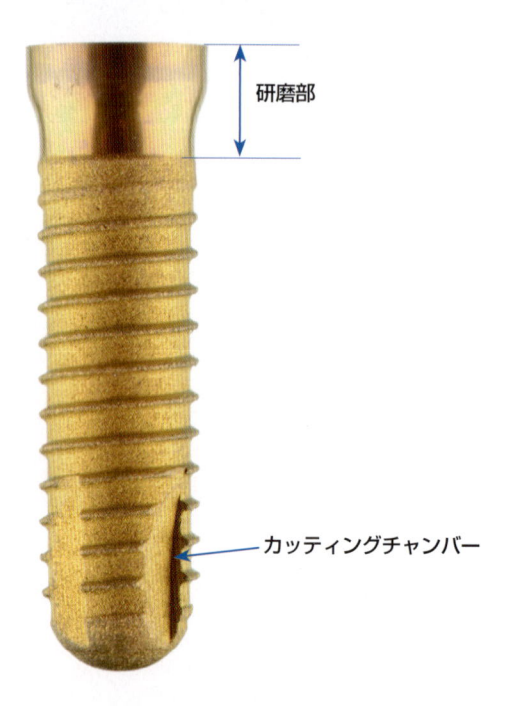

研磨部

カッティングチャンバー

　研磨面の粘膜貫通部を有した1回法用のインプラントである。粘膜貫通部の途中から外側に大きくフレアした形状でプラットフォームは広い。表面性状は陽極酸化処理が施され、ゴールド色の安定したチタン酸化膜の層を形成している。

● クレストモジュール

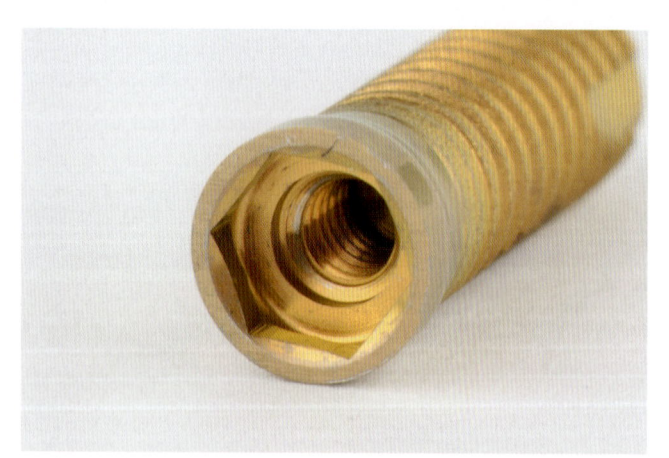

　内部六角構造のインターナルコネクション機構を有している。研磨面およびプラットフォーム部にも陽極酸化処理が施されているためゴールド色を呈している。

● ドライバー先端の形状と径

形状：六角
径：1.1mm

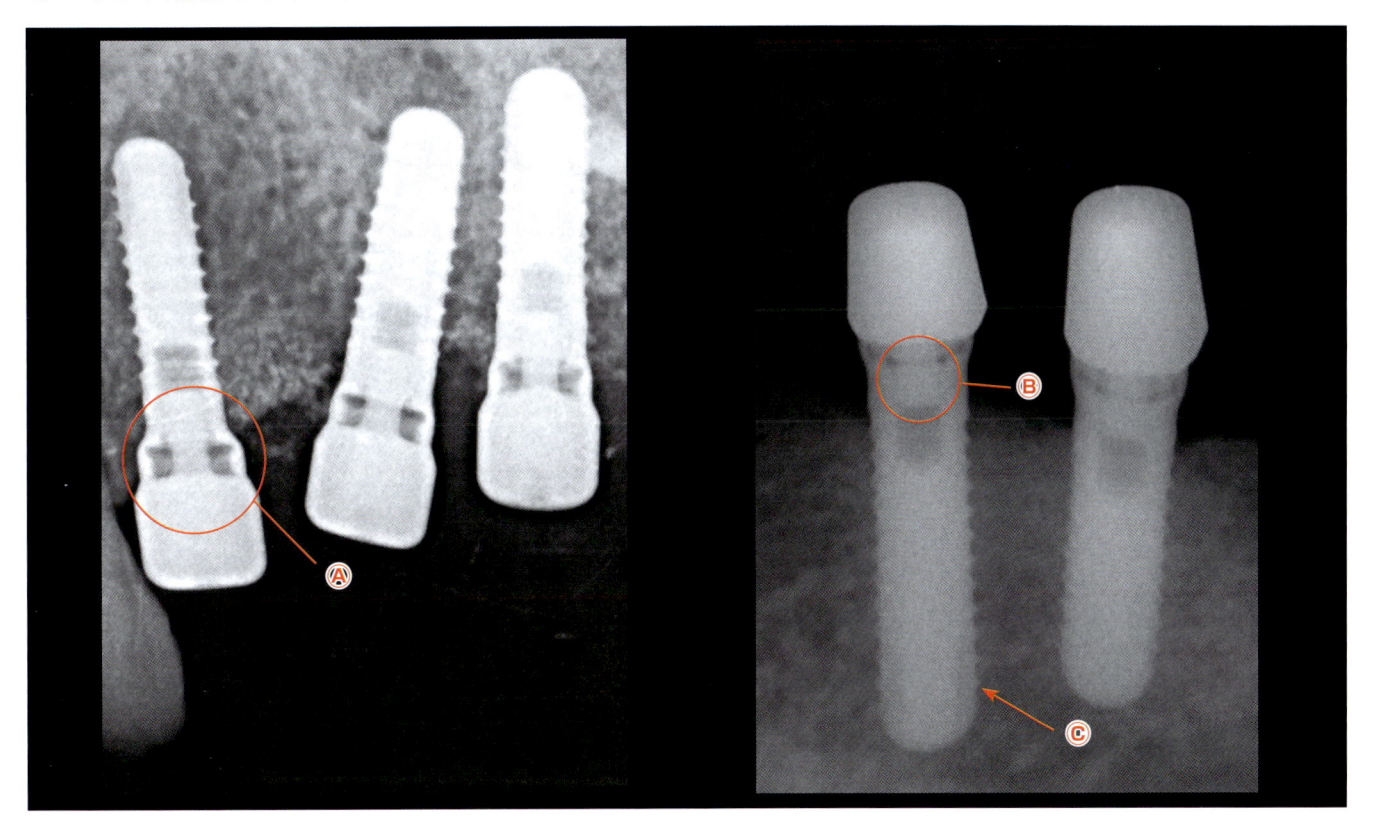

Cylinder screw

● エックス線像のポイント

● 他社比較エックス線像

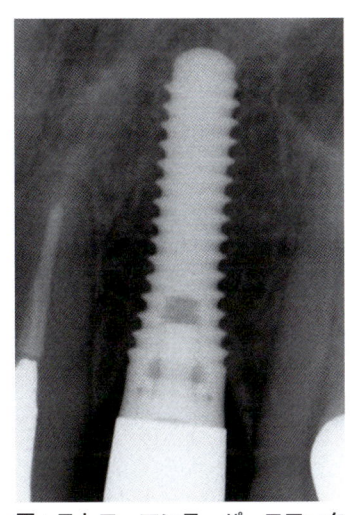

図：ストローマンテーパーエフェクト（TE）（P110）のエックス線像。インターナルコネクション部分のフィクスチャー外形が広がっている。インターナルコネクション部分にSynOcta®ラインのアバットメントを確認することで比較的容易に特定することができる。

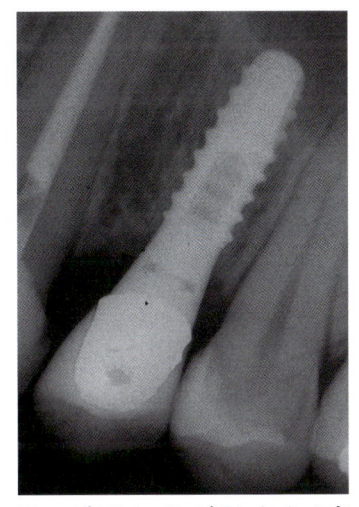

図b：プラトンインプラント タイプI（P166）のエックス線像。スレッドは太めで、ピッチは狭めである。また、フィクスチャー内部のスクリューホールが深い。

　粘膜貫通部が大きく開いているが、フレア形状ではなく、吸盤のような形状を呈している（Ⓐ部）。固定用スクリューは短めで、フィクスチャー内部の浅い位置で止まっている（Ⓑ部）。フィクスチャー尖端部に付与されたカッティングチャンバーによってスリットのような縦長の影が認められる（Ⓒ部）。

　図aおよびbに他社の類似システムを掲載するので、比較してみたい。

● POIシステム 2ピースタイプ

　京セラメディカル 株式会社
　Tel. 06-6350-1036
　www.kyocera-md.jp

Cylinder screw

POI システム 3 ピースタイプ
POI System Three-piece Type

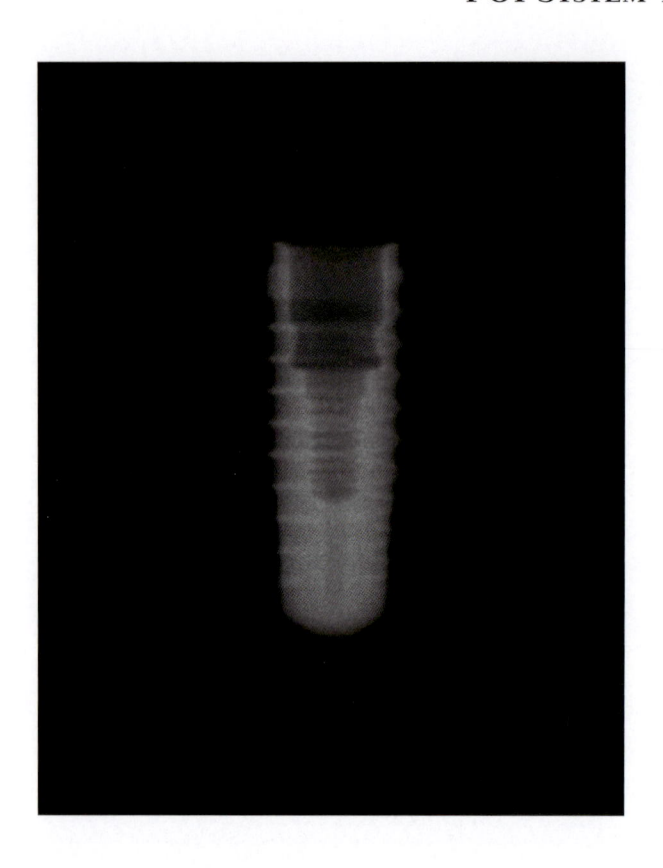

● フィクスチャーの特徴

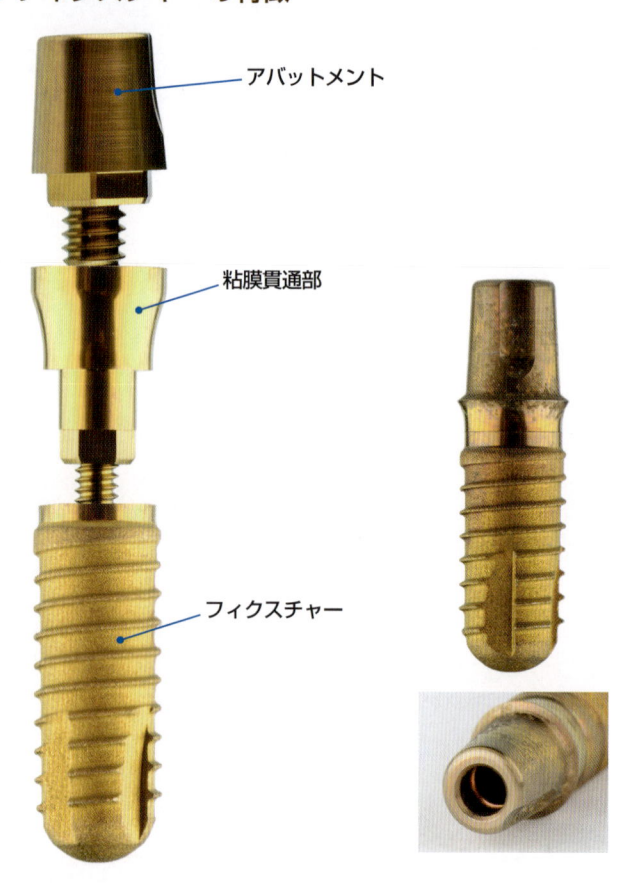

アバットメント

粘膜貫通部

フィクスチャー

● クレストモジュール

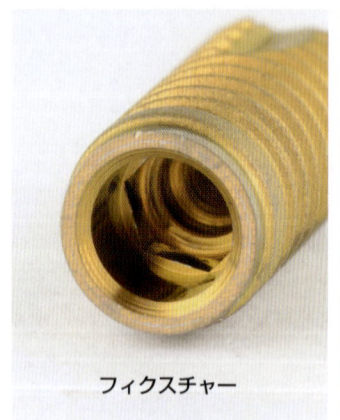

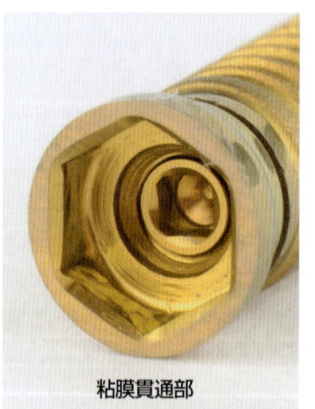

フィクスチャー　　粘膜貫通部

　フィクスチャーと補綴コンポーネントの接合部（左）は、深いシリンダーの先に回転防止の六角構造が付与されたインターナルコネクションである。
　粘膜貫通部コンポーネントの接合部（右）は、2ピースタイプと同様の内部六角構造のインターナルコネクション機構を有している。粘膜貫通部コンポーネントにも陽極酸化処理が施されているためゴールド色を呈している。

　骨内埋入部のフィクスチャー、粘膜貫通部、そしてアバットメント（上部構造装着用部品）の3つのコンポーネントからなる2回法用のインプラントである。症例に応じて粘膜貫通部のコンポーネントを使用せずにフィクスチャーに直接アバットメントを装着することもできる（写真右）。
　表面性状は陽極酸化処理のFINA FIX（チタンインプラント）と骨内埋入部にHAをコーティングしたFINA TITE（HAインプラント）がラインナップされている。

● ドライバー先端の形状と径

　形状：六角
　径：1.1mm

Cylinder screw

● エックス線像のポイント

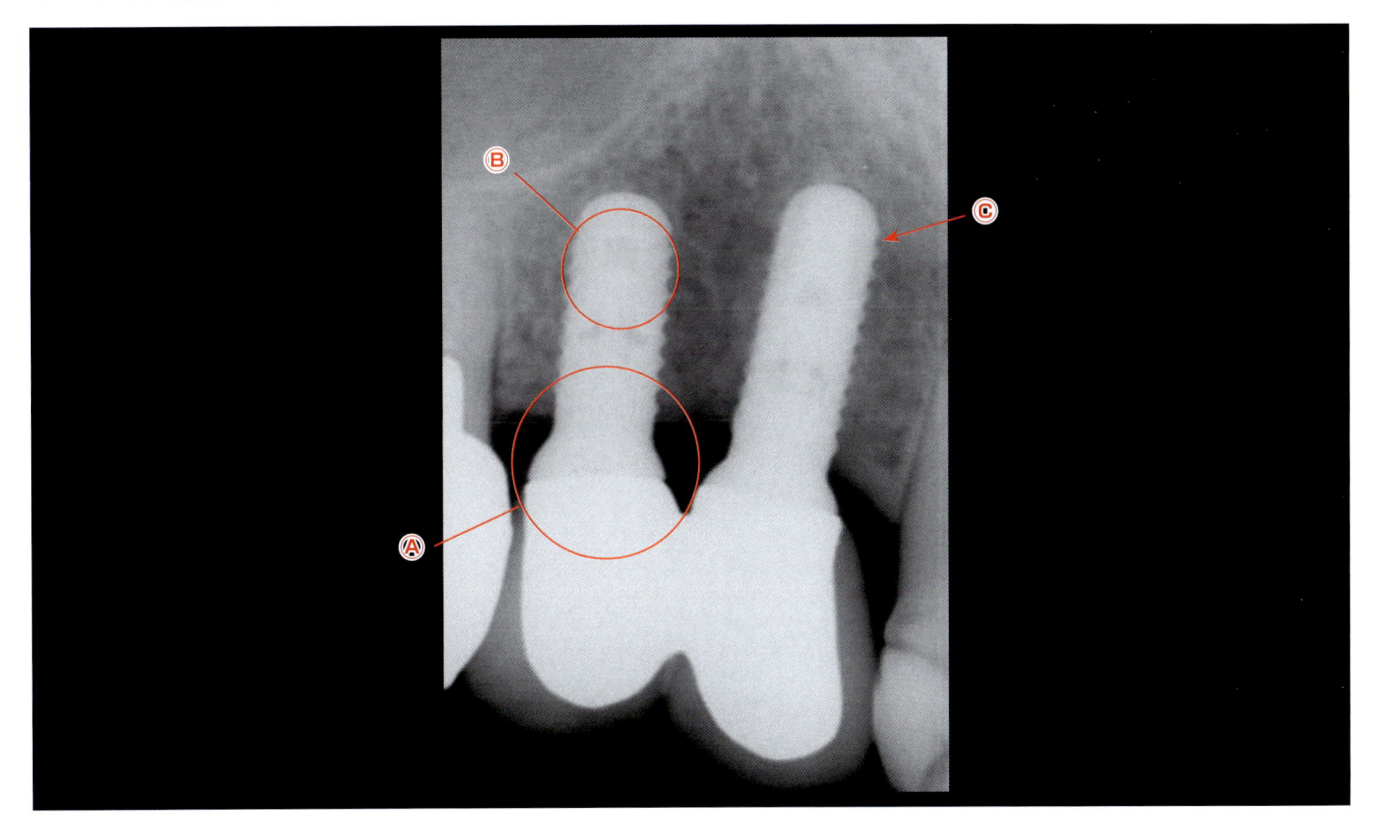

● 他社比較エックス線像

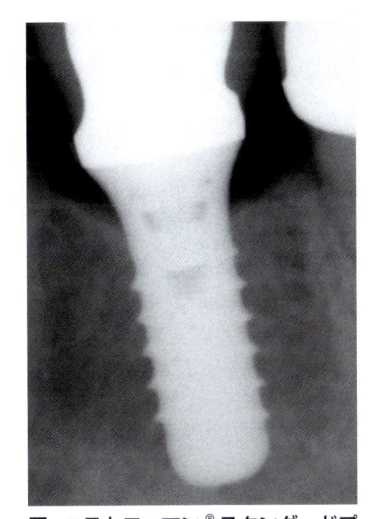

図a：ストローマン®スタンダードプラス ワイドネック（P154）のエックス線像。ネック部が大きくフレアしている。スレッドは細く、ピッチは広めである。フィクスチャー尖端部にカッティングチャンバーが存在しないのでスリットのような影は認められない。

粘膜貫通部のコンポーネントが大きく開いているが、フレア形状ではなく、吸盤のような形状を呈している（Ⓐ部）。粘膜貫通部のコンポーネントをスクリューでフィクスチャーに固定しているため、フィクスチャー内部のスクリューが深い位置に存在する（Ⓑ部）。フィクスチャー尖端部に付与されたカッティングチャンバーによってスリットのような縦長の影が認められる（Ⓒ部）。

図aに他社の類似システムを掲載するので、比較してみたい。

● POIシステム 3ピースタイプ

京セラメディカル 株式会社
Tel. 06-6350-1036
www.kyocera-md.jp

Cylinder screw

POI EX インプラント ストレートタイプ
POI EX Implant Straight Type

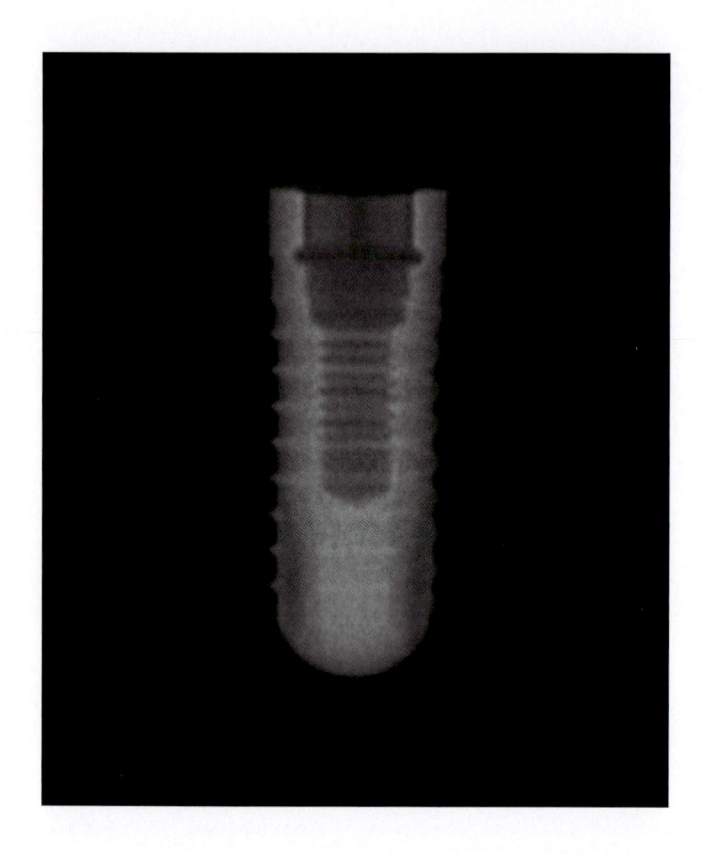

● フィクスチャーの特徴

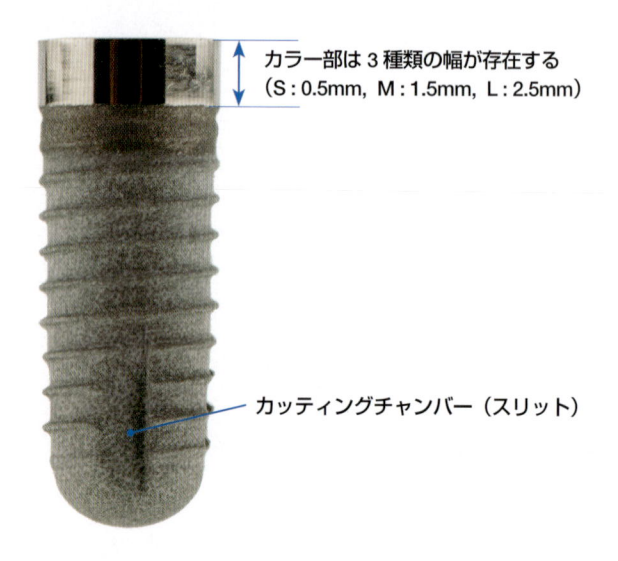

カラー部は3種類の幅が存在する
(S:0.5mm, M:1.5mm, L:2.5mm)

カッティングチャンバー（スリット）

　フィクスチャー頸部の研磨面のカラー部は3種類（S：0.5mm, M：1.5mm, L：2.5mm）が存在し、1回法と2回法に対応できる。

　骨内埋入部の表面性状は陽極酸化処理のFINA FIX（チタンインプラント）とHAをコーティングしたFINA TITE（HAインプラント）がラインナップされている。

● クレストモジュール

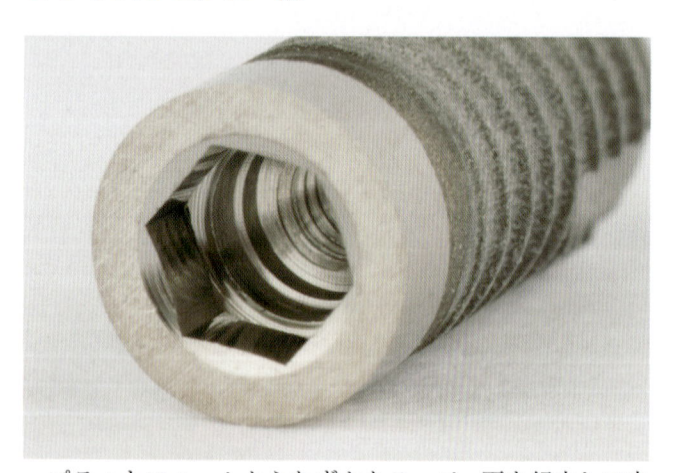

プラットフォームからわずかなテーパー面を経由して内部六角構造に移行するインターナルコネクション機構を有している。

● ドライバー先端の形状と径

形状：六角
径：1.1mm

Cylinder screw

● **エックス線像のポイント**

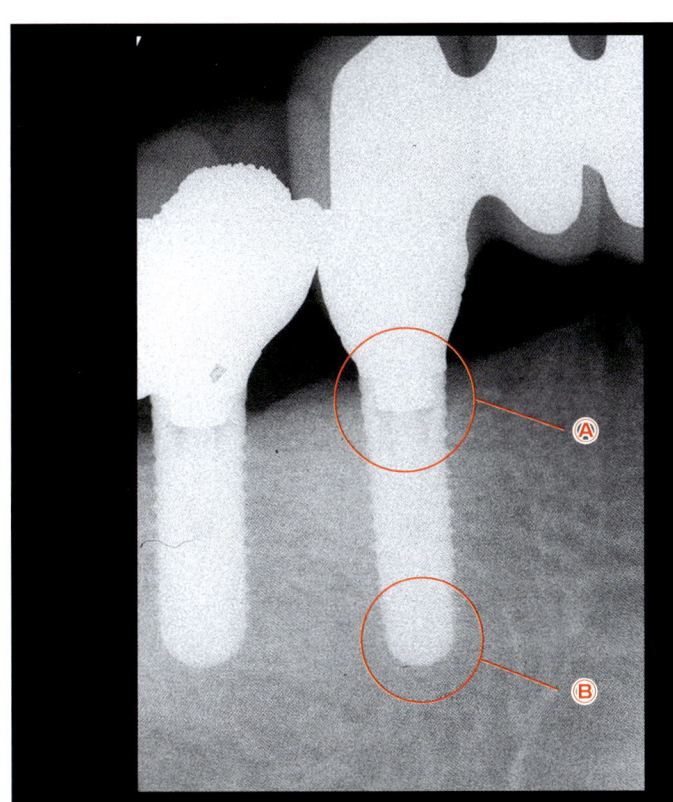

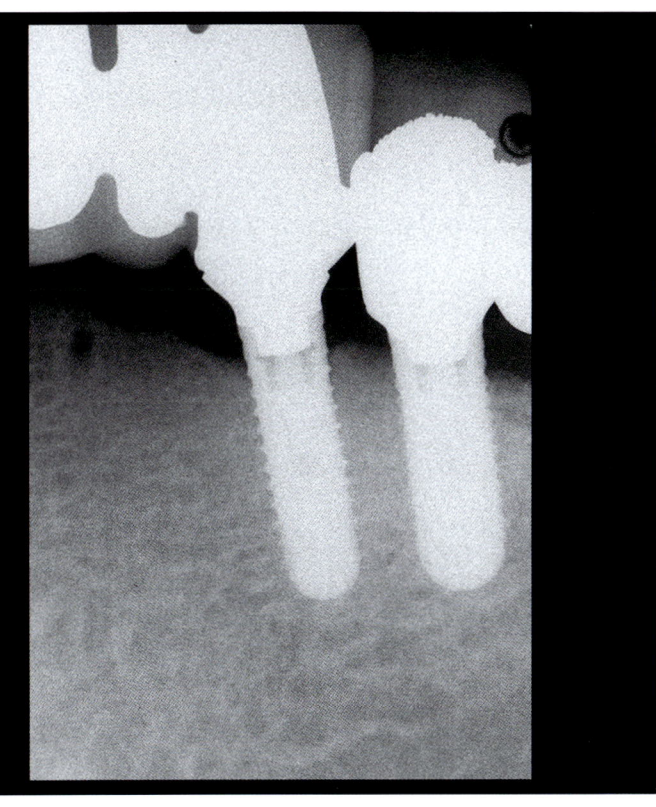

● **他社比較エックス線像**

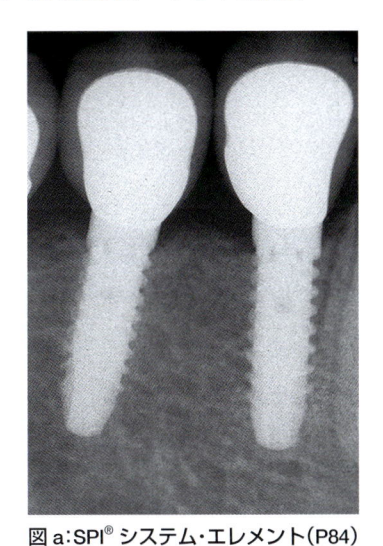

図a：SPI® システム・エレメント（P84）のエックス線像。外側へ少し開いたカラー部が存在する。スレッドはフィン状の突起で尖端部は半円形ではなくテーパーが付与されて細くなっている。

インターナルコネクション構造の内部六角と固定スクリューの間にトライアングルの内部スペースを示す透過像がみられる（Ⓐ部）。また、フィクスチャー尖端部は半円形を示す（Ⓑ部）。

図aに他社の類似システムを掲載するので、比較してみたい。

● **POI EX インプラント ストレートタイプ**

京セラメディカル 株式会社
Tel. 06-6350-1036
www.kyocera-md.jp

Cylinder screw

プラトンインプラント タイプI
PLATON IMPLANT TYPE I

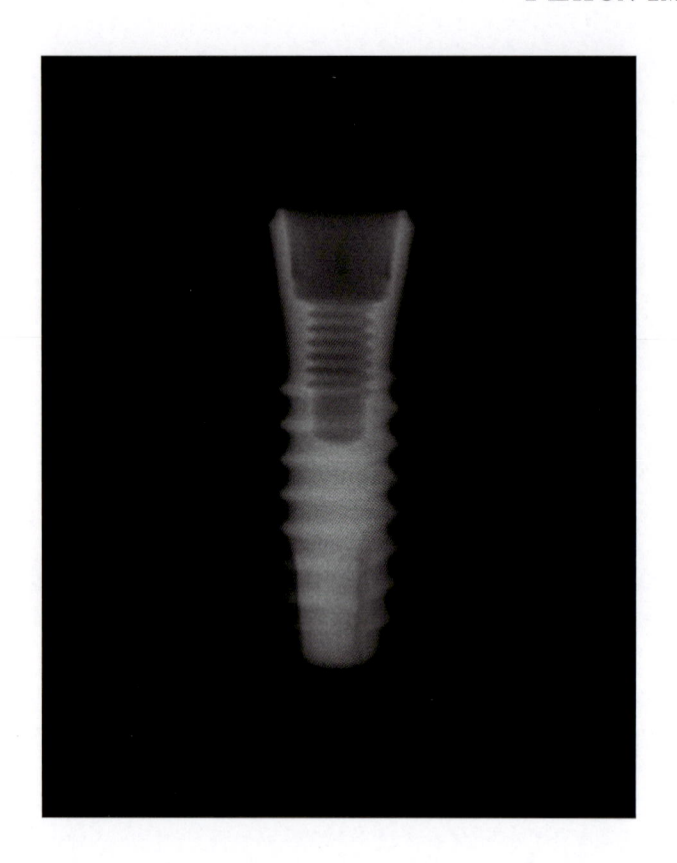

● フィクスチャーの特徴

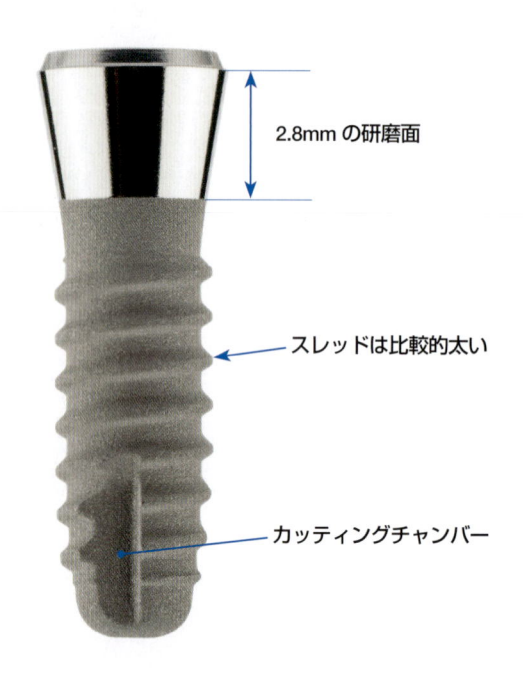

2.8mm の研磨面

スレッドは比較的太い

カッティングチャンバー

フィクスチャー頸部には 2.8mm の研磨面の粘膜貫通部が存在する1回法用のインプラントである。骨内埋入部はブラスト＋酸エッチング＋グロー放電処理の「SAG」と呼ばれる表面処理が施されている。スレッドは比較的太めで、ピッチはやや狭めである。

● クレストモジュール

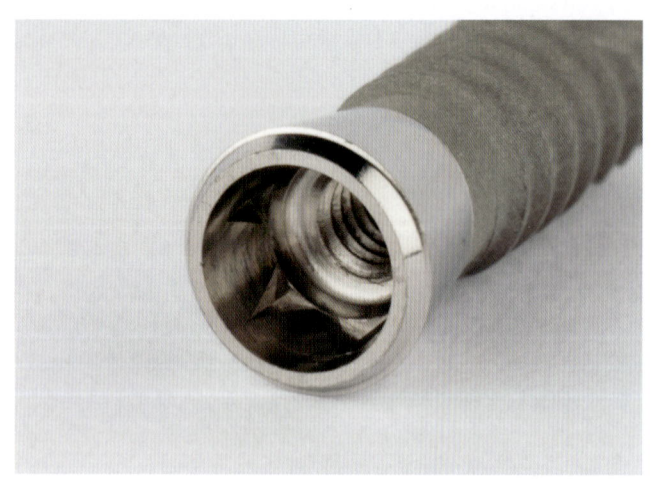

8°のテーパー面によるフリクションフィットのインターナルコネクション機構を有している。

● ドライバー先端の形状と径

形状：六角
径：1.25mm

Cylinder screw

● エックス線像のポイント

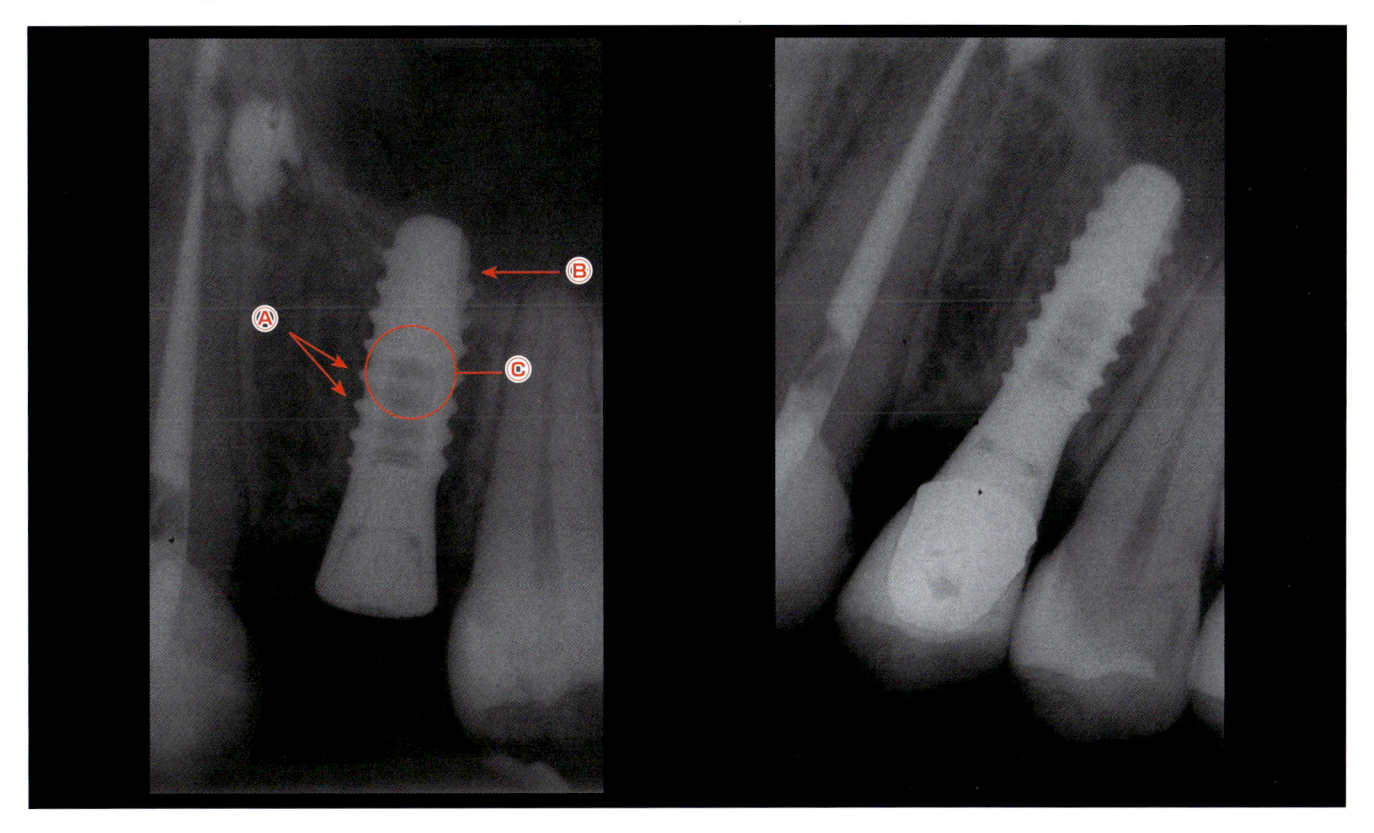

● 他社比較エックス線像

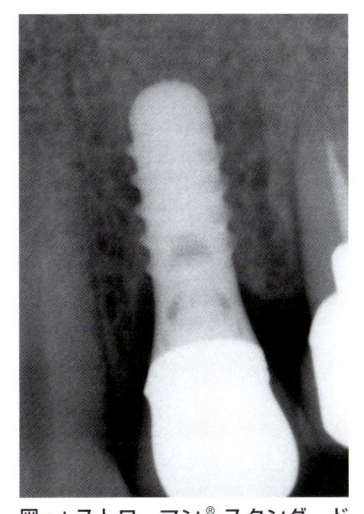

図a：ストローマン® スタンダード（P152）のエックス線像。スレッドは細く、ピッチは広めである。フィクスチャー尖端部にカッティングチャンバーが存在しないのでスリットのような影は認められない。

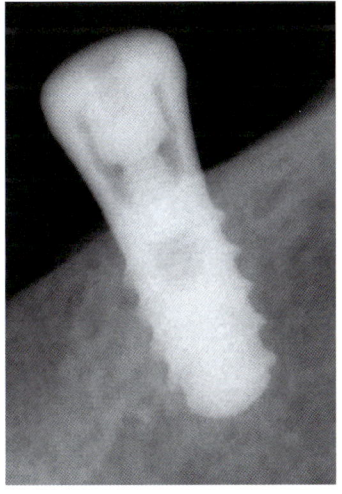

図b：スイスプラス（P170）のエックス線像。内部八角構造のコネクション部から固定スクリューのスレッド部までの間に広い内部スペースが認められる。また、スレッドのネジ山部分が尖端方向に向いている。

スレッドは太めで、ピッチは狭めである（Ⓐ部）。フィクスチャー尖端部のカッティングチャンバーによってスリットのような影が認められる（Ⓑ部）。また、フィクスチャー内部のスクリューホールが深い（Ⓒ部）。

図aおよびbに他社の類似システムを掲載するので、比較してみたい。

● プラトンインプラント タイプ I

株式会社 プラトンジャパン
Tel. 0120-36-8950
www.platonjapan.co.jp/

Cylinder screw

プラトンインプラント タイプ II，タイプ III
PLATON IMPLANT TYPE II & TYPE III

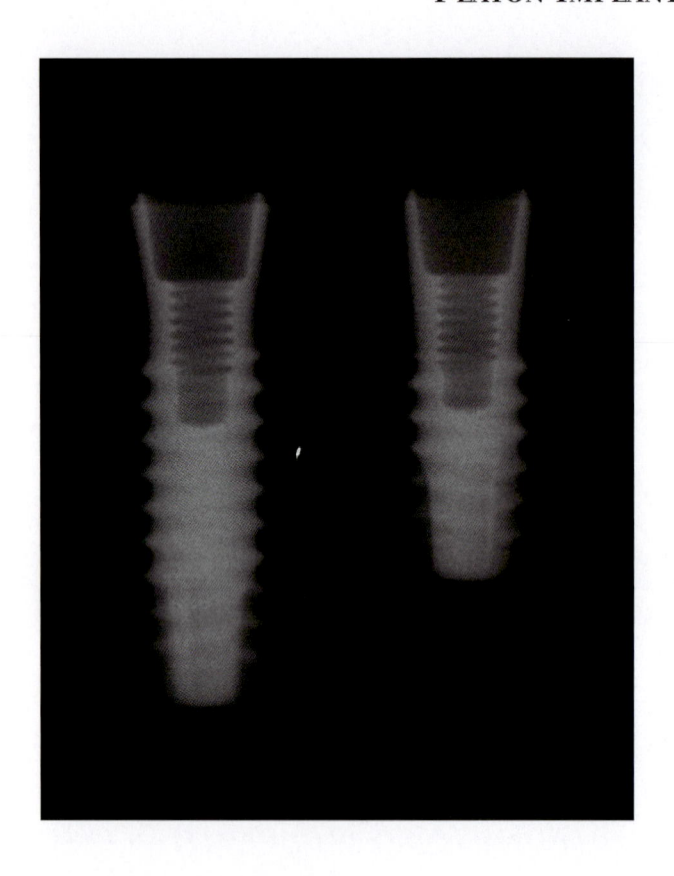

● フィクスチャーの特徴

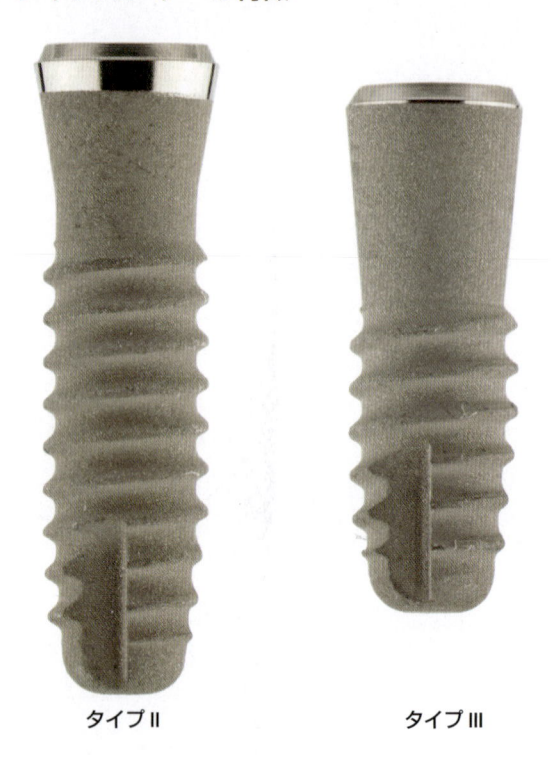

タイプ II　　　　タイプ III

タイプ II とタイプ III の外形はほぼ同じである。フィクスチャー頸部に 0.7mm の研磨面を持つか否かの違いなのでエックス線像では同様の形態を示す。フィクスチャー表面はブラスト＋酸エッチング＋グロー放電処理の「SAG」と呼ばれれる表面処理が施されている。スレッドは比較的太めで、ピッチはやや狭めである。

● クレストモジュール

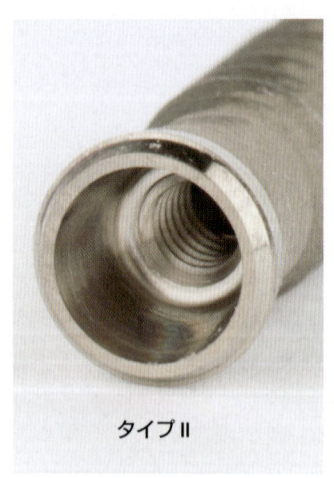

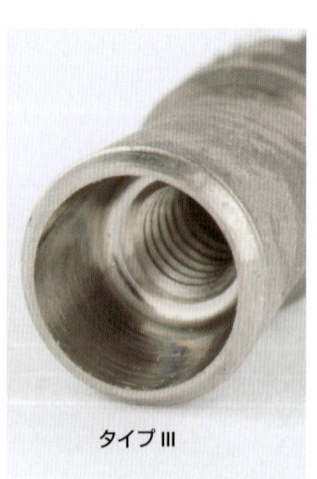

タイプ II　　　　タイプ III

8°のテーパー面によるフリクションフィットのインターナルコネクション機構を有している。

● ドライバー先端の形状と径

形状：六角
径：1.25mm

Cylinder screw

●エックス線像のポイント

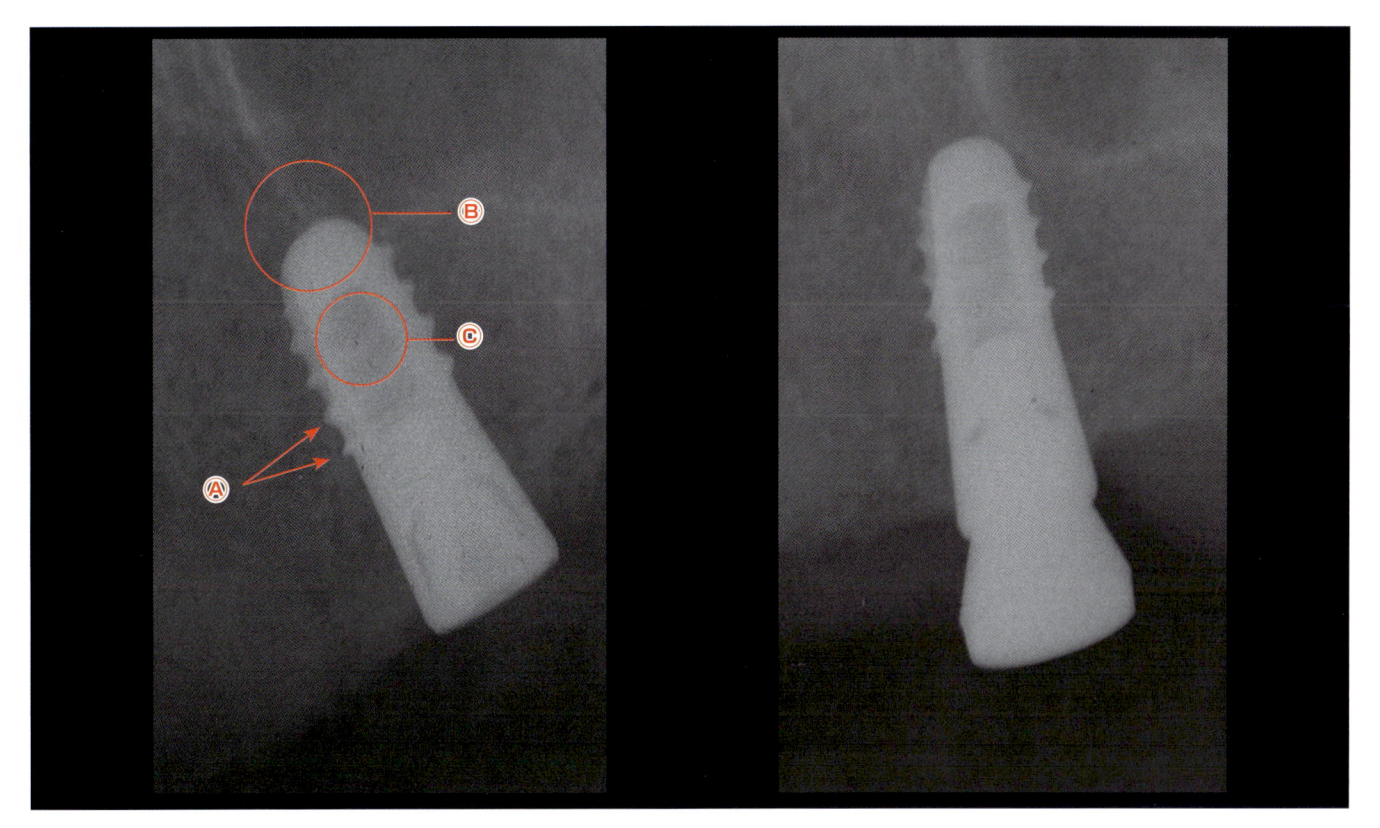

独特の形状をしているので特定は容易である。スレッド部分からプラットフォームに至るテーパー面がアストラテックインプラントテーパードに似ているようにみえるが、スレッドは太めで（Ⓐ部）、インプラント尖端部が半円形になっている（Ⓑ部）。また、フィクスチャー内部のスクリューホールが深い（Ⓒ部）。掲載したエックス線像はタイプⅢである。

● プラトンインプラント タイプⅡ, タイプⅢ

株式会社 プラトンジャパン
Tel. 0120-36-8950
www.platonjapan.co.jp/

Cylinder screw

スイスプラス
SwissPlus

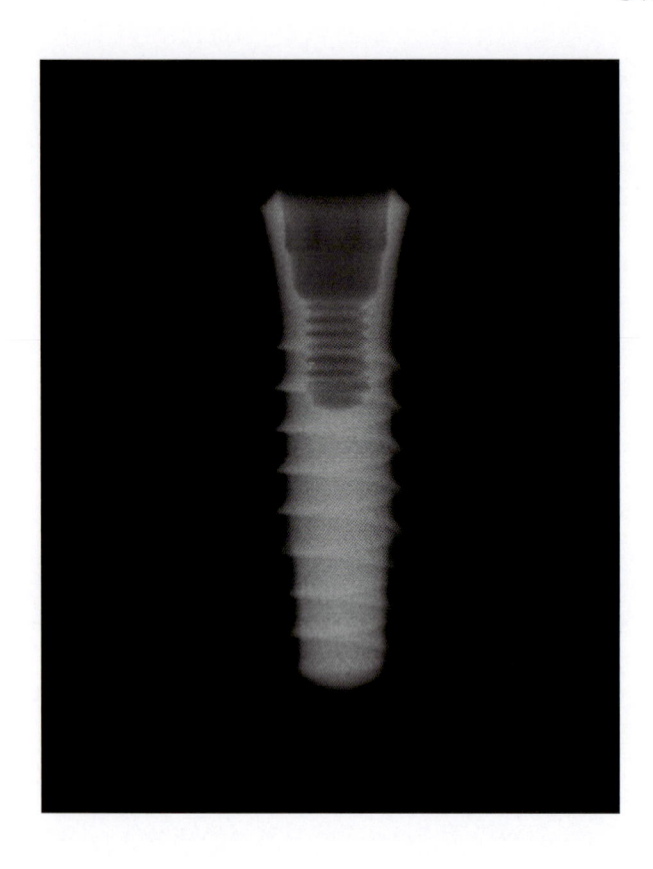

● フィクスチャーの特徴

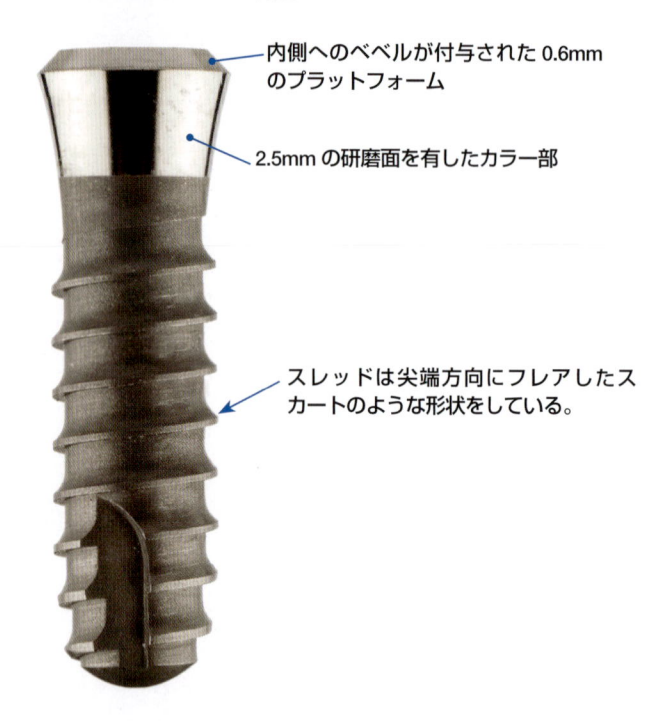

- 内側へのベベルが付与された0.6mmのプラットフォーム
- 2.5mmの研磨面を有したカラー部
- スレッドは尖端方向にフレアしたスカートのような形状をしている。

　1回法のインプラントでフィクスチャーの骨内埋入部にはMTXブラスト処理と呼ばれるHA結晶顆粒によるブラスティング＋酸処理の表面処理が施されている。研磨された2.5mmの粘膜貫通部を有し、ベベルが付与された0.6mmのプラットフォームに連続する。スレッドは尖端方向にフレアしたスカートのような形状をしている。

● クレストモジュール

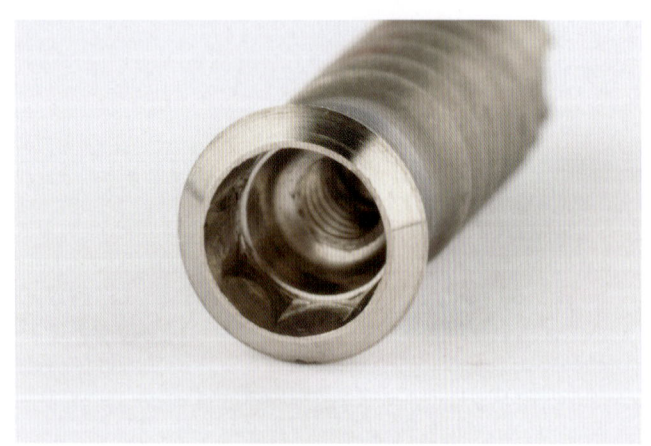

　八角の内部嵌合部を持ったインターナルコネクション構造を有している。

● ドライバー先端の形状と径

　形状：六角
　径：1.25mm

Cylinder screw

● エックス線像のポイント

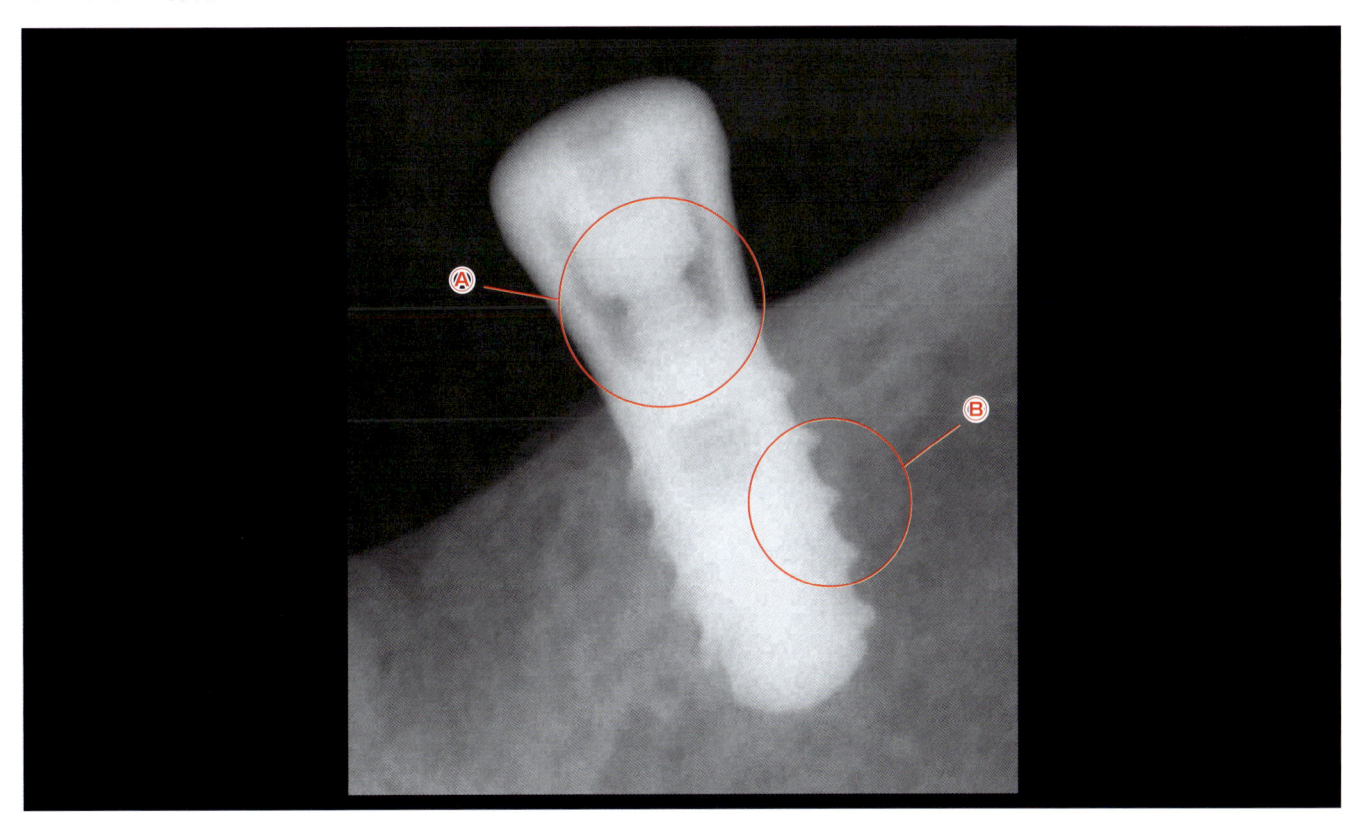

● 他社比較エックス線像

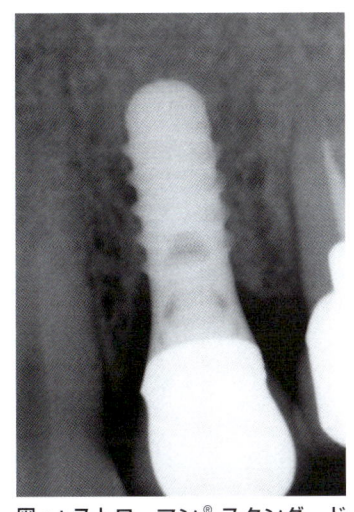

図a：ストローマン®スタンダード（P152）のエックス線像。スレッドは細く、ピッチは広めである。フィクスチャー尖端部にカッティングチャンバーが存在しないのでスリットのような影は認められない。

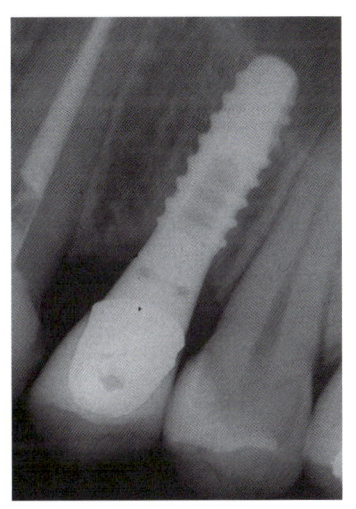

図b：プラトンインプラント タイプI（P166）のエックス線像。スレッドは太めで、ピッチは狭めである。また、フィクスチャー内部のスクリューホールが深い。

ストローマンインプラントに類似した形態のインプラントであるが、内部八角構造のコネクション部から固定スクリューのスレッド部までの間に広い内部スペースが認められるのが大きな特徴である（Ⓐ部）。また、スレッドはピッチが狭く、尖端方向に刃を向けた鋸のような形状をしている（Ⓑ部）。

図aおよびbに他社の類似システムを掲載するので、比較してみたい。

● スイスプラス

株式会社 白鵬
Tel. 03-3265-6251
www.hakuho-d.com

Cylinder screw

ステージ1 インプラント
STAGE 1 IMPLANT

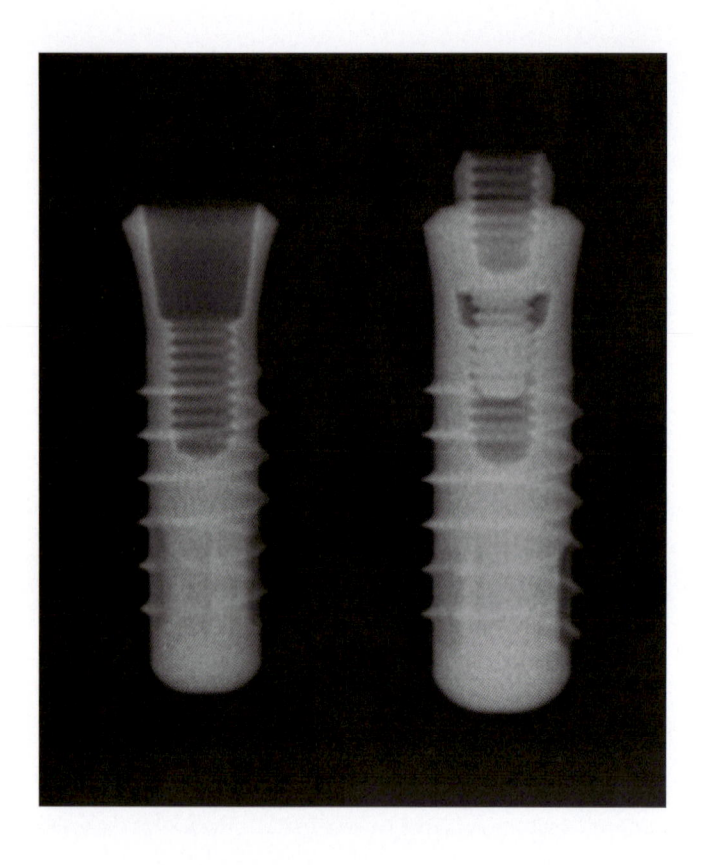

● フィクスチャーの特徴

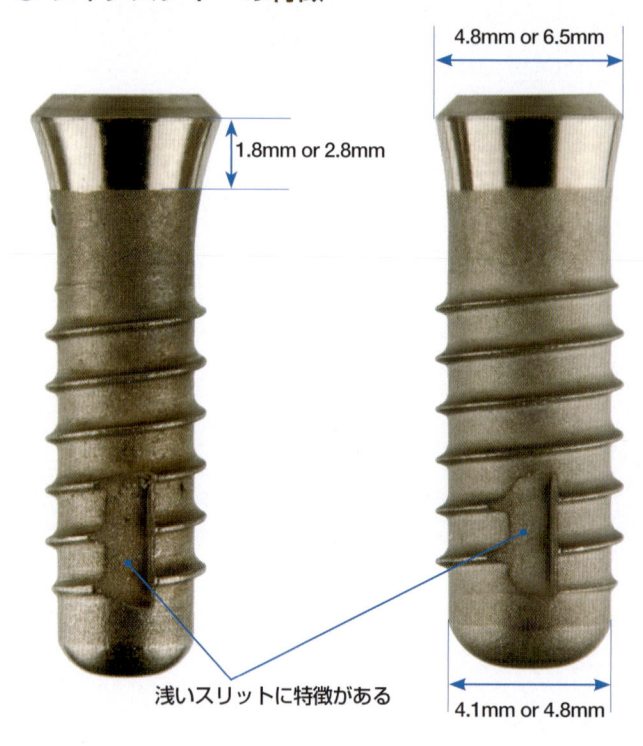

4.8mm or 6.5mm
1.8mm or 2.8mm
浅いスリットに特徴がある
4.1mm or 4.8mm

フィクスチャーは研磨面を除いてCaPブラスト（Resorbable Blast Media）によるRBM加工面を持つ。スレッドは細く、カッティングチャンバー（スリット）は浅い。

● クレストモジュール

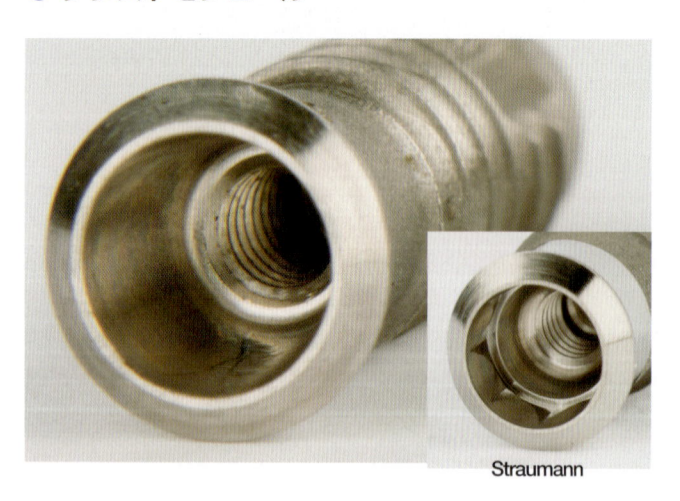

Straumann

ストローマンとの違いは、インターナルオクタが存在しないことである。テーパーロッキングのみによって補綴物をセンターロックするため、均一なウォールの厚みで強度を確保している。

● ドライバー先端の形状と径

形状：六角
径：1.22mm（0.048 inch）

Cylinder screw

● エックス線像のポイント

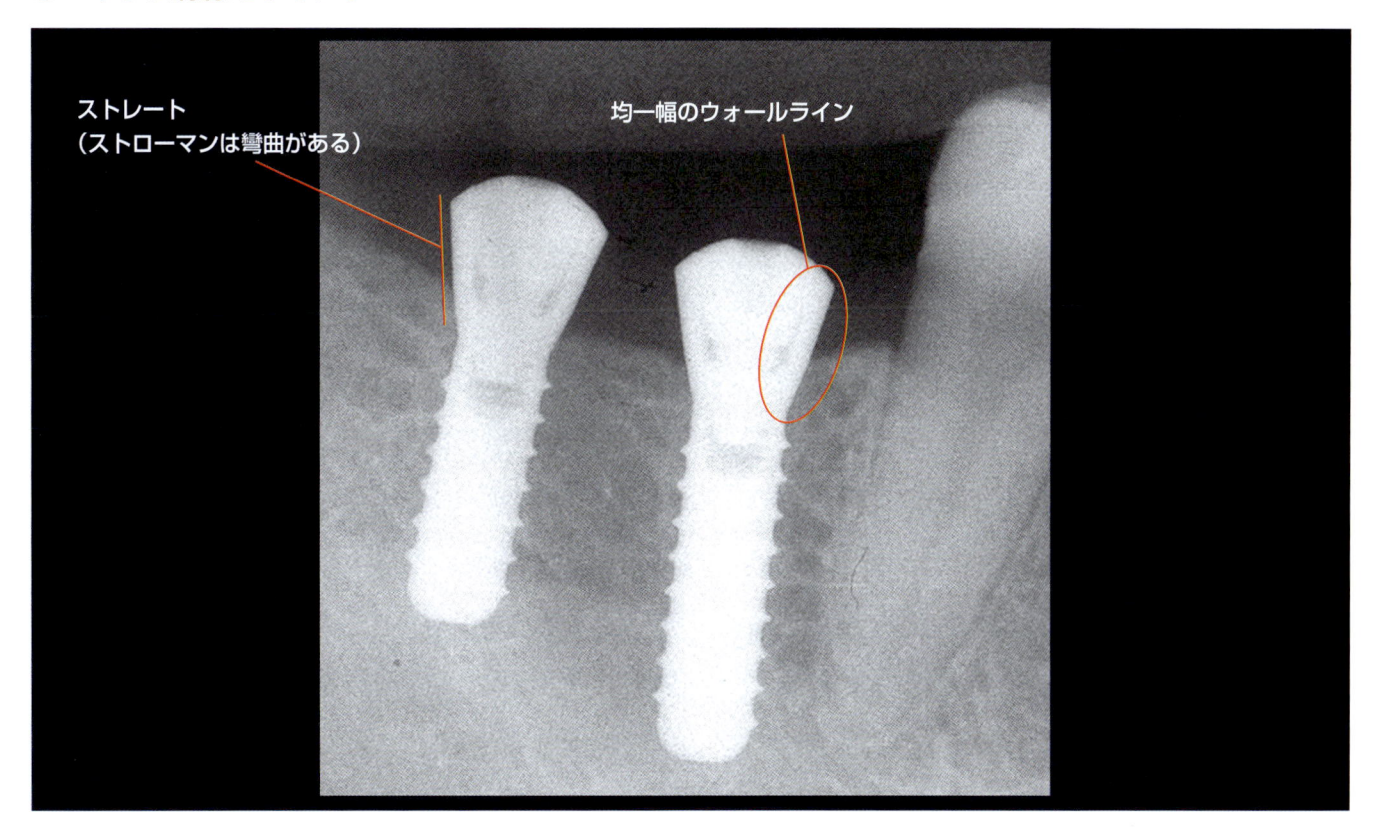

ストレート
（ストローマンは彎曲がある）

均一幅のウォールライン

● 他社比較エックス線像

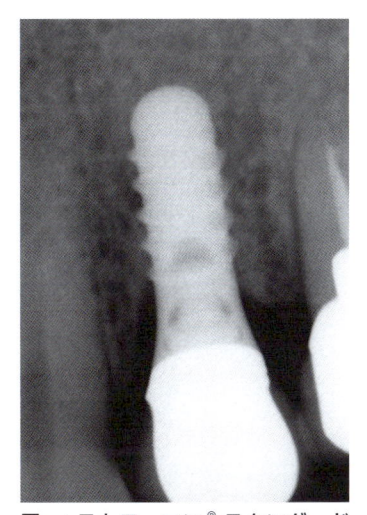

図a：ストローマン®スタンダード（P152）のエックス線像。スレッドは細く、ピッチは広めである。フィクスチャー尖端部にカッティングチャンバーが存在しないのでスリットのような影は認められない。

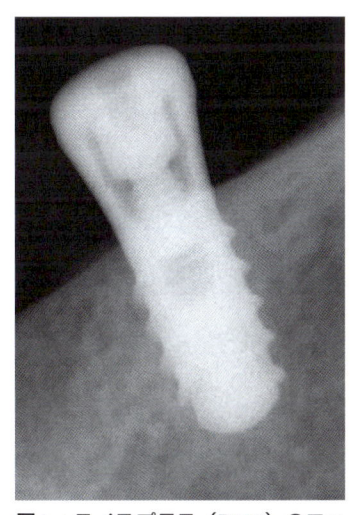

図b：スイスプラス（P170）のエックス線像。内部八角構造のコネクション部から固定スクリューのスレッド部までの間に広い内部スペースが認められる。また、スレッドのネジ山部分が尖端方向に向いている。

　骨内埋入部からプラットフォームに至るテーパー面は直線的に立ち上がっていて、メタルの厚みが均一になっている。

　図aおよびbに他社の類似システムを掲載するので、比較してみたい。

● ステージ1インプラント

白水貿易 株式会社
Tel. 06-6396-4400
www.hakusui-trading.co.jp

Cylinder screw

カムログ インプラント スクリューシリンダー
CAMLOG IMPLANT SCREW CYLINDER

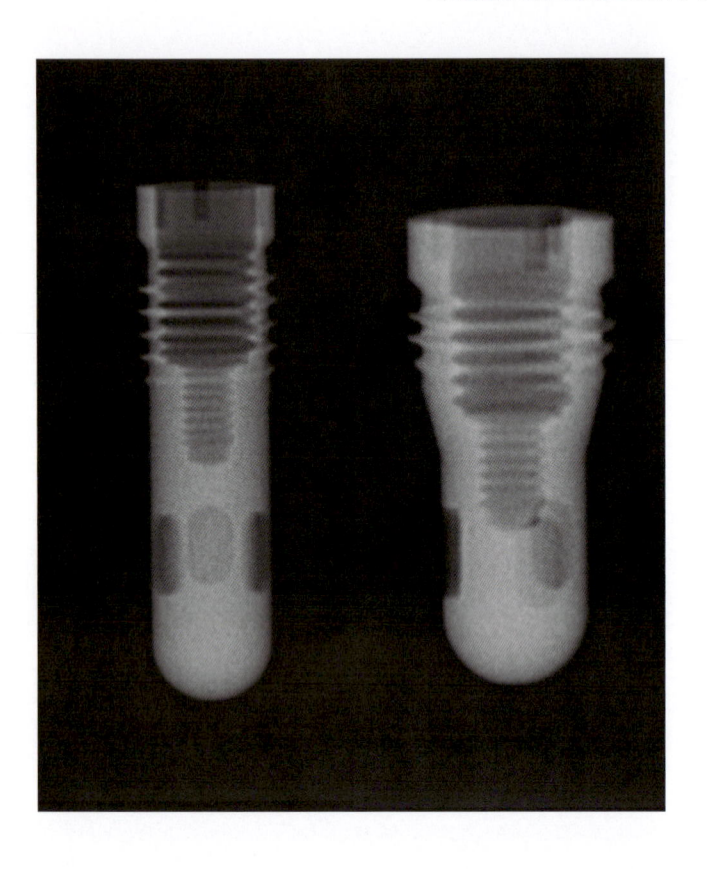

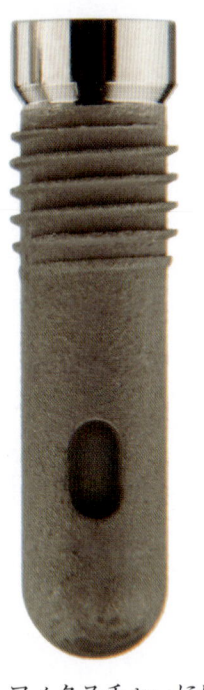

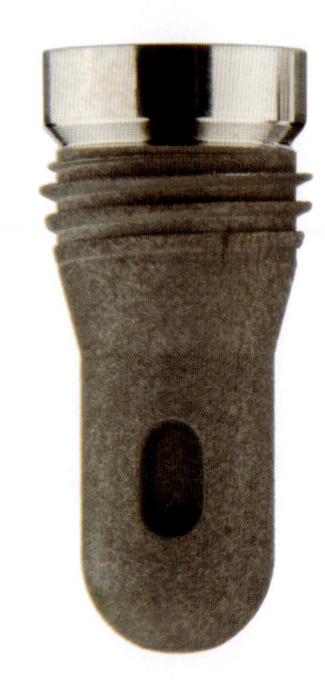

● フィクスチャーの特徴

フィクスチャーにはPromote® Surfaceというブラスト・エッチングの表面処理が施されており、フィクスチャー頸部には研磨面のカラー部が存在する。上部（歯冠側）はスクリューで下部（尖端側）はスクリューがないシリンダーという独特のデザインを有している。

● クレストモジュール

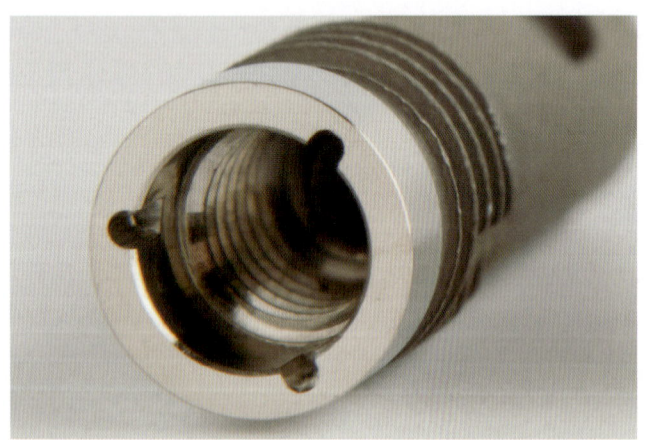

カムログコネクションと呼ばれるチューブインチューブ構造の独特のインターナルコネクション機構を有している。クレストモジュール部に回転防止と結合力を高めるための3つの孔が付与されているのが特徴的である。口腔内でクレストモジュール（プラットホーム）部の3つの孔を確認できれば、カムログインプラントシステムのフィクスチャーであることがほぼ特定できる。

● ドライバー先端の形状と径

形状：六角
径：1.25mm

Cylinder screw

● エックス線像のポイント

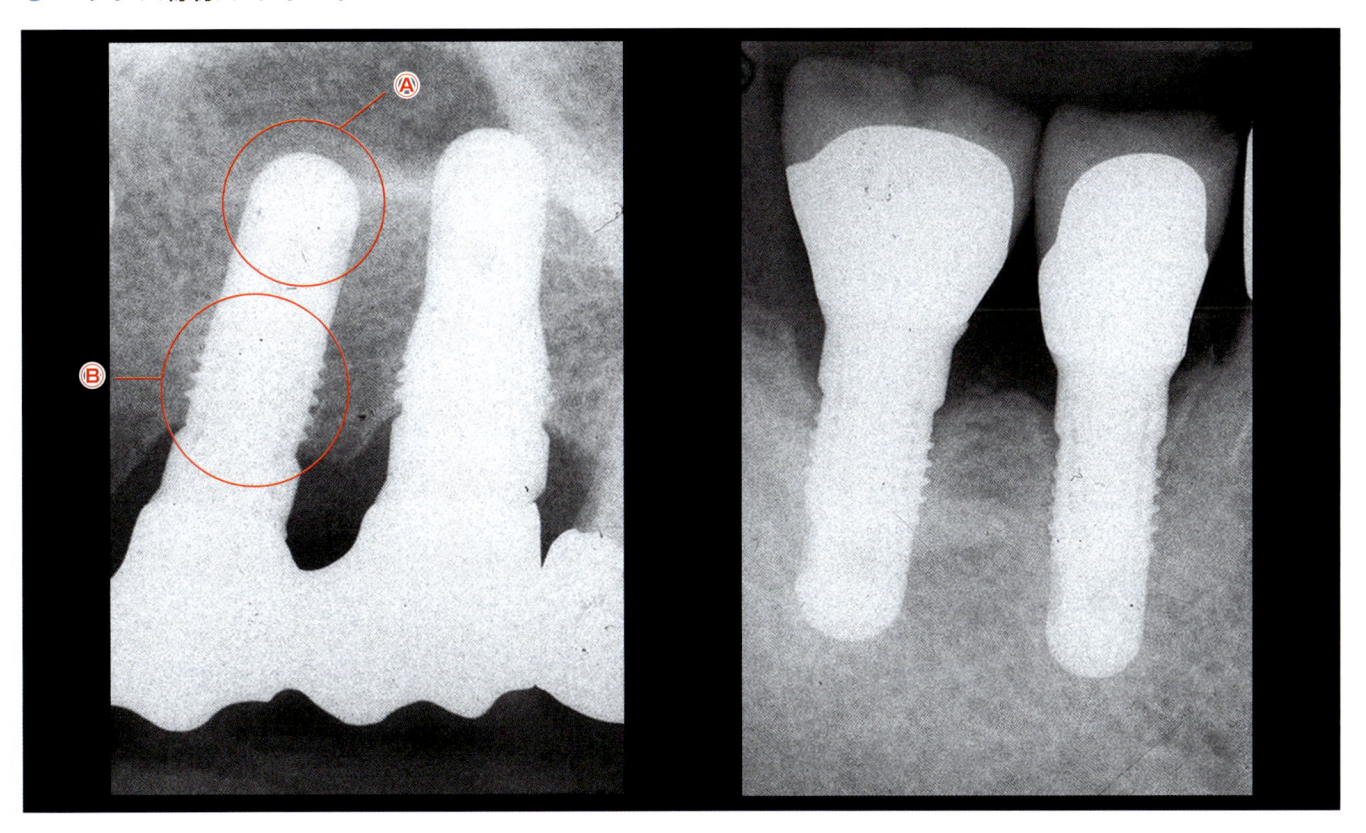

　上部（歯冠側）はスクリューで下部（尖端側）がスクリューのないシリンダーという独特のデザインを有しているので、特定は容易である。フィクスチャー尖端部は半円形のシリンダー形状で（Ⓐ部）、カラー部直下はスクリュー形状になっている（Ⓑ部）。

● カムログ インプラント スクリュー シリンダー

株式会社 アルタデント
Tel. 06-6377-2221
www.alta-dent.com

Cylinder screw

IAT FIT II スクリュータイプ
IAT FIT II Screw Type

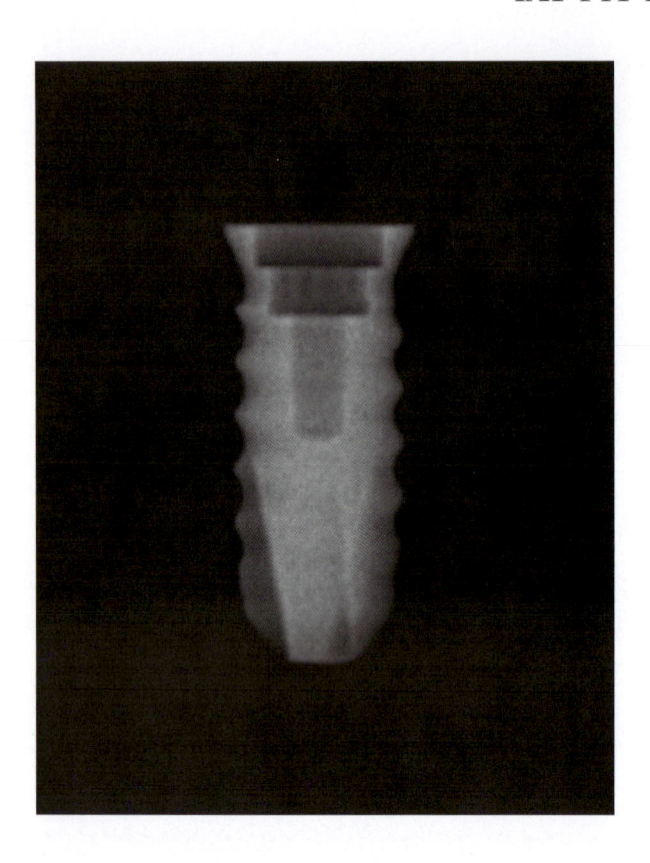

● フィクスチャーの特徴

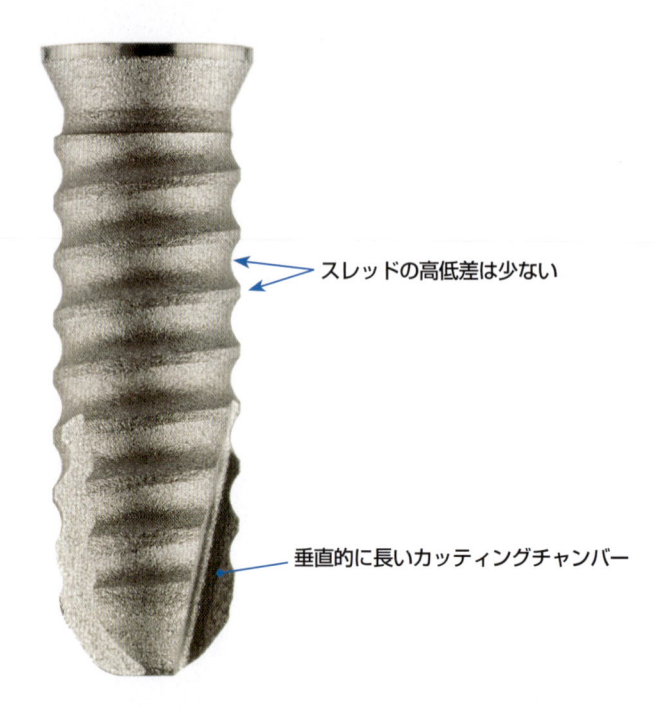

← スレッドの高低差は少ない

← 垂直的に長いカッティングチャンバー

　ワイヤ放電加工によって表面処理されており、特徴的なスレッドとカッティングチャンバー（ベント）が付与されたセルフタッピングの2ステージ法インプラントである。
　スレッドは高低差が少なく、さざ波のような形状を呈する。カッティングチャンバー（ベント）はフィクスチャーの1/2を占めるほど長い。

● クレストモジュール

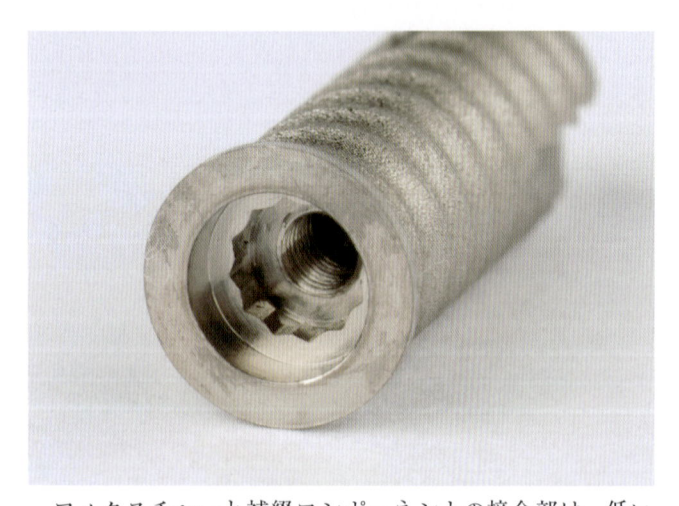

　フィクスチャーと補綴コンポーネントの接合部は、低いシリンダー形状の先に回転防止のツインヘックス構造が付与されたインターナルコネクションである。

● ドライバー先端の形状と径

形状：六角

径：1.3mm

※アバットメントスクリュー用のプラスドライバーは専用設計

Cylinder screw

● エックス線像のポイント

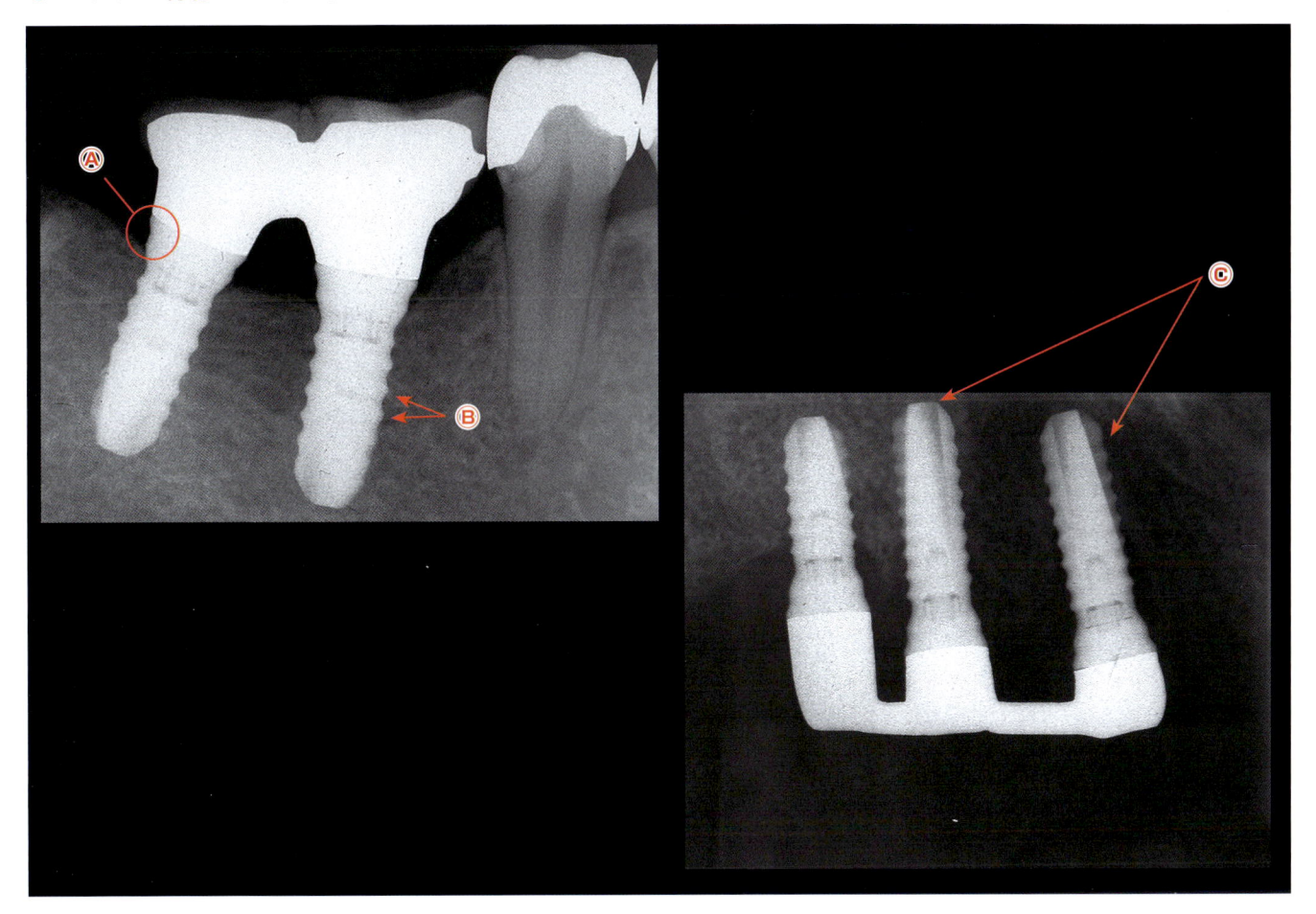

　スレッドからプラットフォームへは外開きのテーパーが付与されている（Ⓐ部）。スレッドは高低差が少ないので、さざ波のような形状を呈する（Ⓑ部）。カッティングチャンバー（ベント）はフィクスチャーの1/2を占めるほど長く、直線的なカッティングエッジが認められる（Ⓒ部）。

● IAT FIT II スクリュータイプ

日本ピストンリング 株式会社
Tel. 048-856-5033
www.npr.co.jp

Cylinder screw

AQB インプラント・SOL システム
AQB Implant SOL System

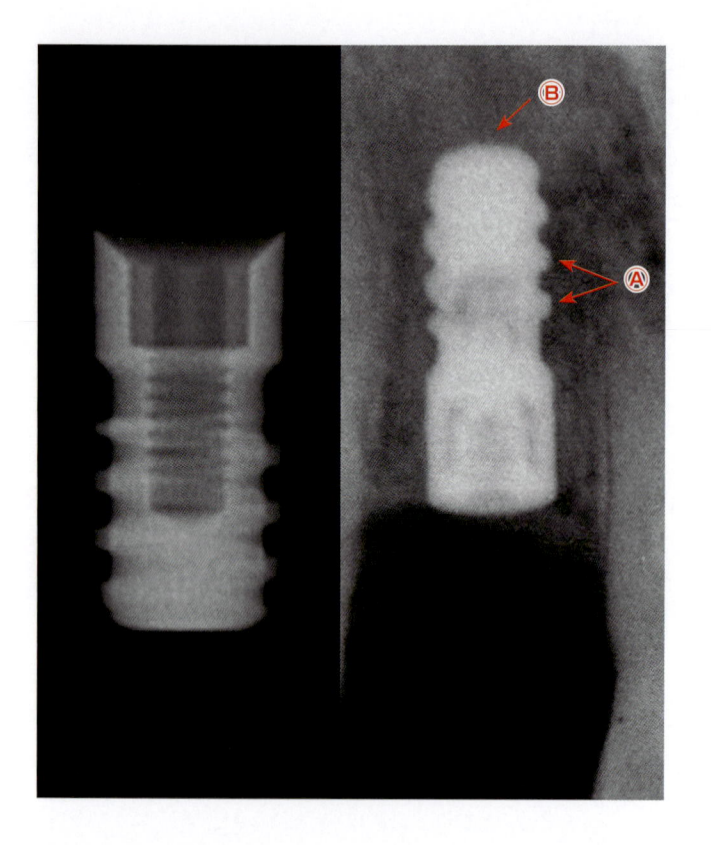

● フィクスチャーの特徴

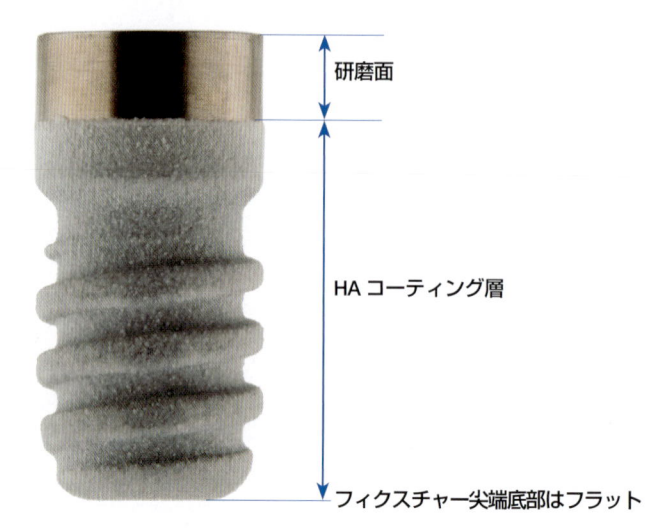

研磨面
HA コーティング層
フィクスチャー尖端底部はフラット

● クレストモジュール

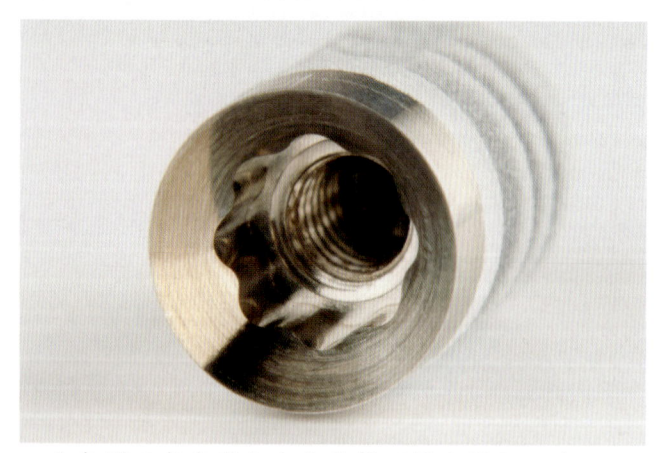

八角形の角を滑らかな曲線で結んだ SOL (Smooth Octagonal Lock) システムという独自のインターナルコネクションを有している。

● フィクスチャーおよびエックス線像のポイント

　HA（ハイドロキシアパタイト）がコーティングされたインプラントである。フィクスチャー頸部には研磨面のカラー部が存在する。スレッドはコの字型のスクエアスレッドに近く幅も広めである（Ⓐ部）。フィクスチャー尖端部はフラット（Ⓑ部）でエックス線像でも特定は容易である。

● ドライバー先端の形状と径

　形状：六角
　径：1.5mm

● AQB インプラント・SOL システム

AQB-RHA 株式会社
Tel. 03-3667-8797
www.aqb.jp

Cylinder

いわゆる砲弾型のフィクスチャーで、スレッド形状を一切持たないものをこのカテゴリーに分類した。カテゴリーの特定は容易だが、エックス線像でシリンダータイプはすべて同じような形状を示すので、ベントやスリットの形状や位置に注目するのがポイントである。

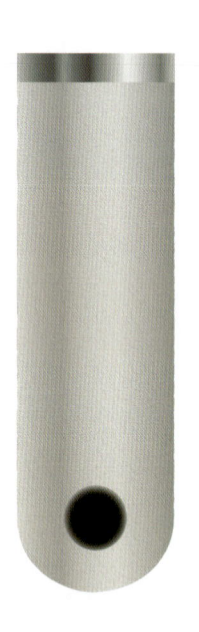

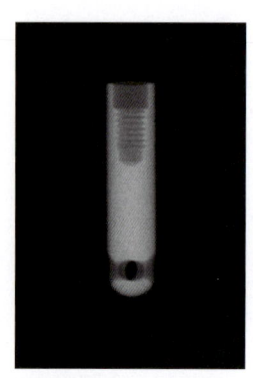

インテグラル

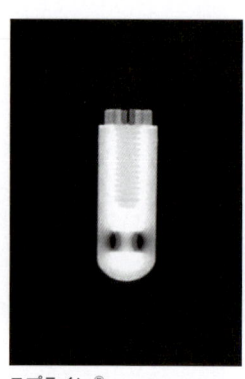

スプライン®
シリンダーMP-1®（HA）

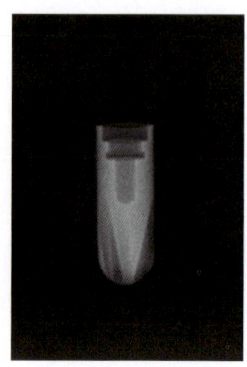

IAT FIT II プレスフィット

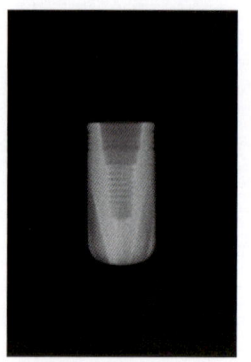

IAT EXA® 2ステージ
シリンダー

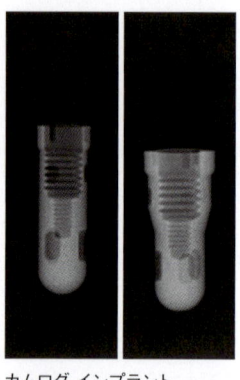

カムログ インプラント
シリンダー

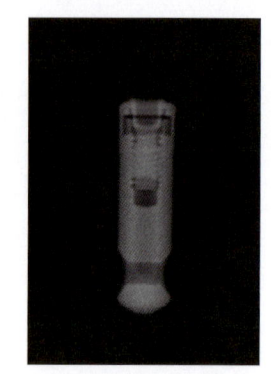

ステリオス シリンダーHL

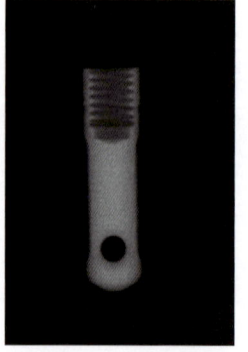

ステリオス シリンダーNon-HL

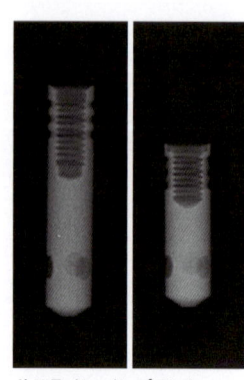

サステイン インプラント

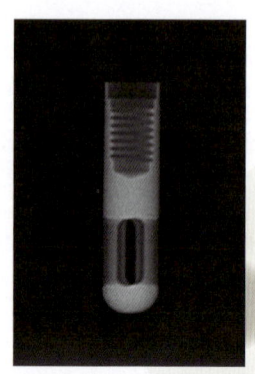

IMZ インプラントシステム

インプラントの形態分類

Cylinder

インテグラル
INTEGRAL

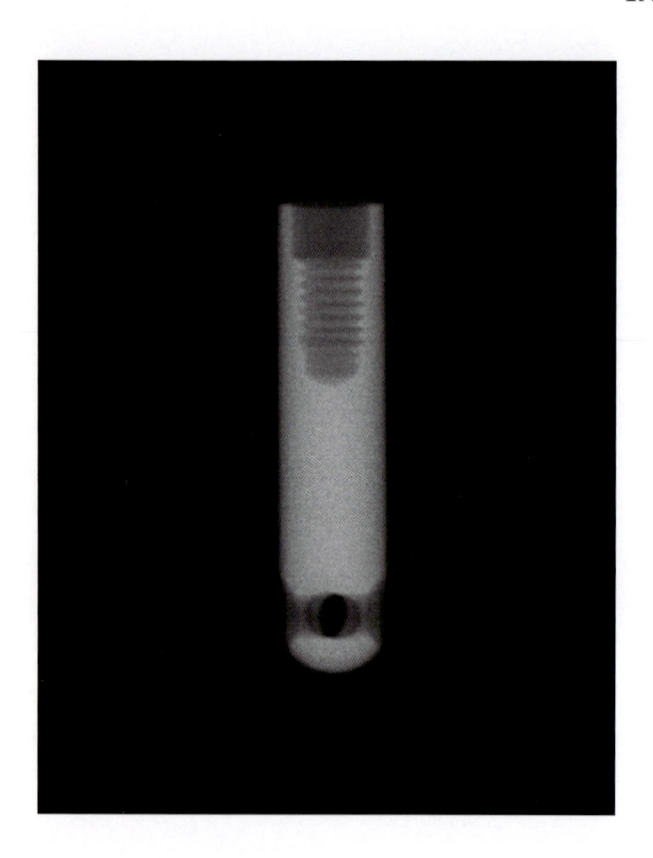

● フィクスチャーの特徴

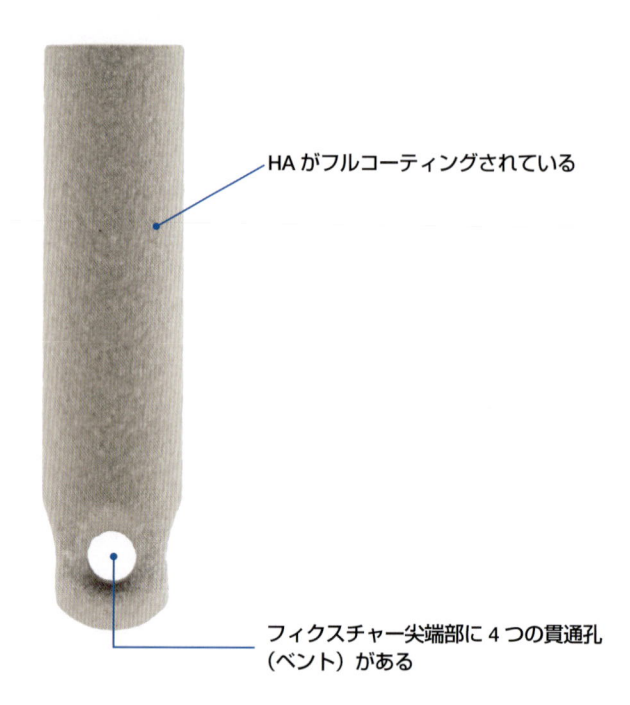

HAがフルコーティングされている

フィクスチャー尖端部に4つの貫通孔（ベント）がある

　HA（ハイドロキシアパタイト）がフルコーティングされたシリンダータイプのインプラントである。フィクスチャー尖端部に4つの貫通孔（ベント）があるので、みる方向によっては尖端部が細くなっているようにみえる。
　同様の形態で内部八角の回転防止機構を有したオムニロックもラインナップされている。

● クレストモジュール

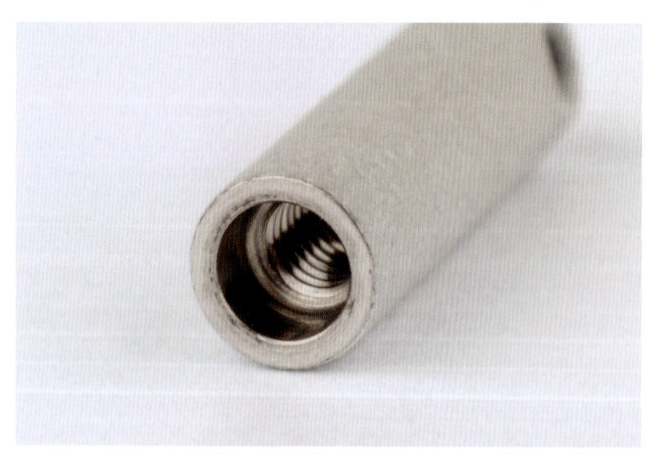

　インテグラルは特に回転防止機構はなく、筒状の構造物をスクリューで固定するインターナルコネクション構造を有している。また、追加でラインナップされたオムニロックには、内部八角の回転防止機構が付与されている。

● ドライバー先端の形状と径
　　形状：六角
　　径：1.25mm

Cylinder

● エックス線像のポイント

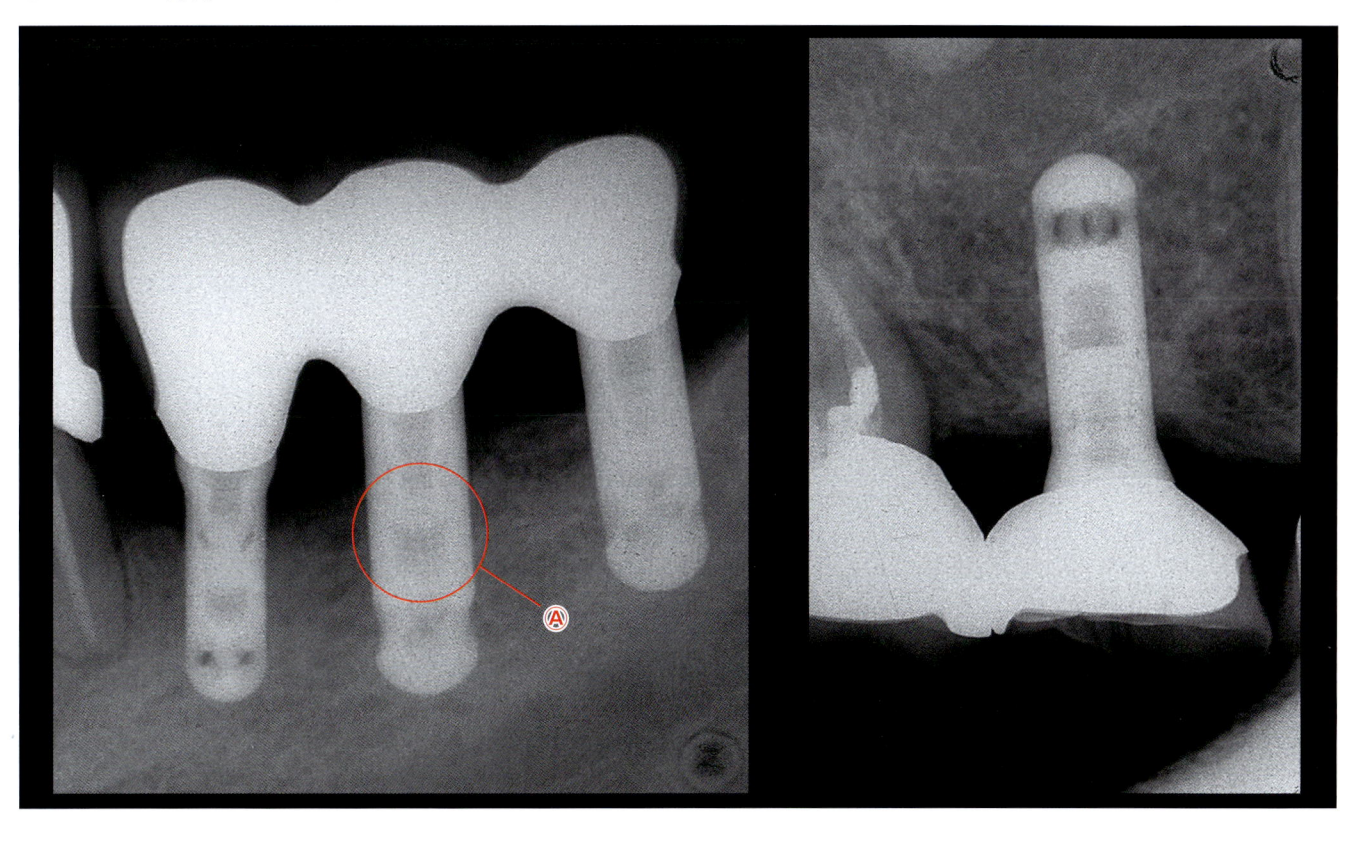

● 他社比較エックス線像

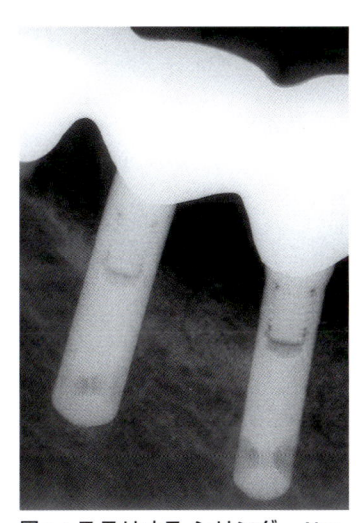

図a：ステリオス シリンダー Non-HL（P194）のエックス線像。フィクスチャー内部のスクリューホールが浅い。

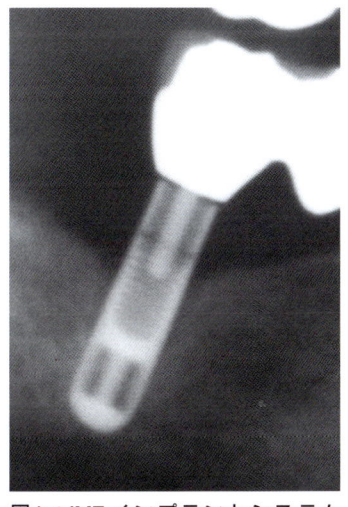

図b：IMZインプラントシステム（P198）のエックス線像。貫通孔が縦長で、ポリオキシメチレン製の内部可動エレメントが頸部に挿入されているため上部構造が浮いているようにみえる。

　シリンダータイプでフィクスチャー尖端部に貫通孔（ベント）があるのは、インテグラルが進化したスプラインシステム、他社ではステリオス、そしてIMZが代表的である。インテグラルはステリオスと比べてフィクスチャー内部のスクリューホールが深い（Ⓐ部）。またIMZは貫通孔が縦長で、ポリオキシメチレン製の内部可動エレメントが頸部に挿入されているため、上部構造が浮いているようにみえるので判別しやすい。スプラインシステム（P184）との判別が最も難しいが、エックス線像あるいは口腔内でクレストモジュールを確認することで容易に判別できる。

　図aおよびbに他社の類似システムを掲載するので、比較してみたい。

● インテグラル

　株式会社 白鵬
　Tel. 03-3265-6251
　www.hakuho-d.com

Cylinder

スプライン® シリンダー MP-1®（HA）
SPLINE® CYLINDER MP-1®(HA)

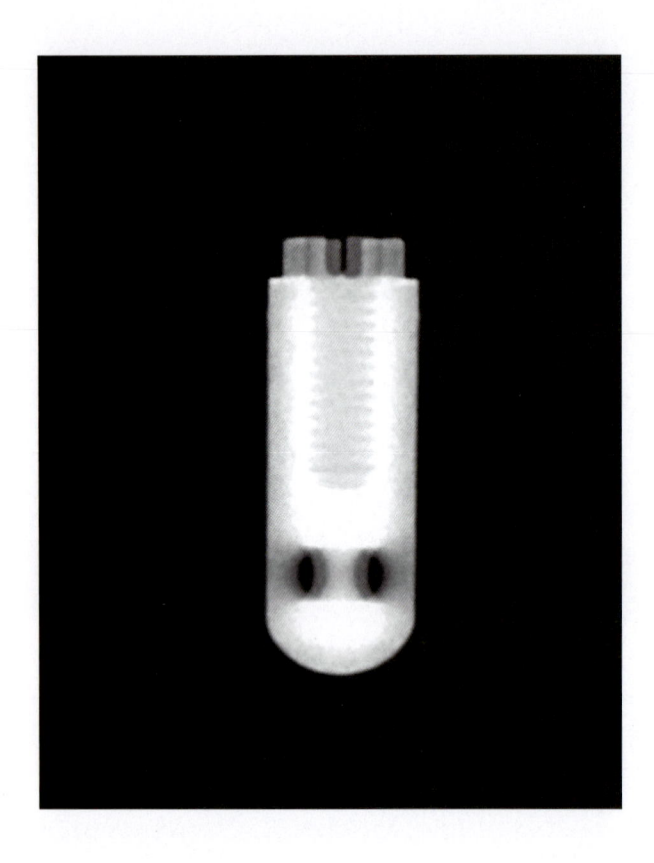

● フィクスチャーの特徴

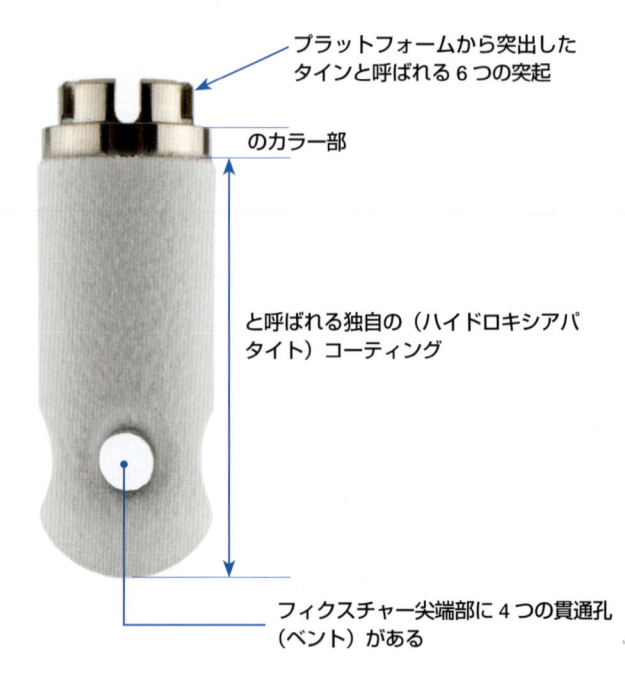

プラットフォームから突出した
タインと呼ばれる6つの突起

のカラー部

と呼ばれる独自の（ハイドロキシアパタイト）コーティング

フィクスチャー尖端部に4つの貫通孔（ベント）がある

フィクスチャーにはMP-1®と呼ばれる独自のHA（ハイドロキシアパタイト）コーティングが施されたシリンダータイプのインプラントである。フィクスチャー尖端部に4つの貫通孔（ベント）がある。フィクスチャー頸部には0.75mmの研磨面のカラー部が存在し、そこから外側に1mmのタインが突出する。

フィクスチャーの直径は、3.25mm、4.0mm、5.0mmの3種類がリリースされている。

● クレストモジュール

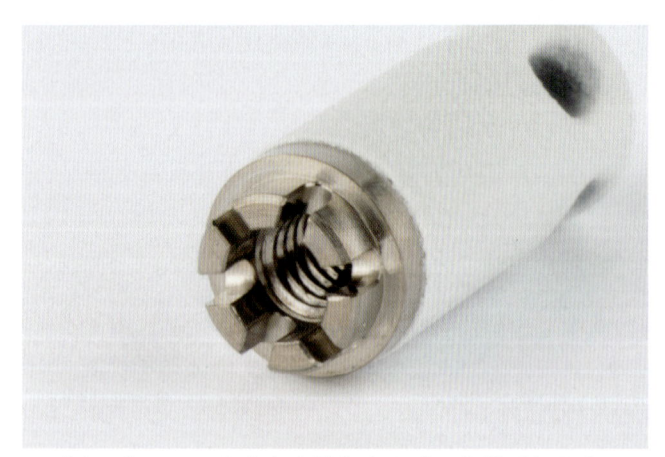

プラットフォームから突出したタインと呼ばれる6つの突起がアバットメント内面のスロット部に嵌合する独特のエクスターナルコネクション機構を有している。口腔内でクレストモジュール（プラットフォーム）部を確認できれば、スプラインインプラントシステムのフィクスチャーであることがほぼ特定できる。

● ドライバー先端の形状と径

形状：六角
径：1.25mm

Cylinder

● エックス線像のポイント

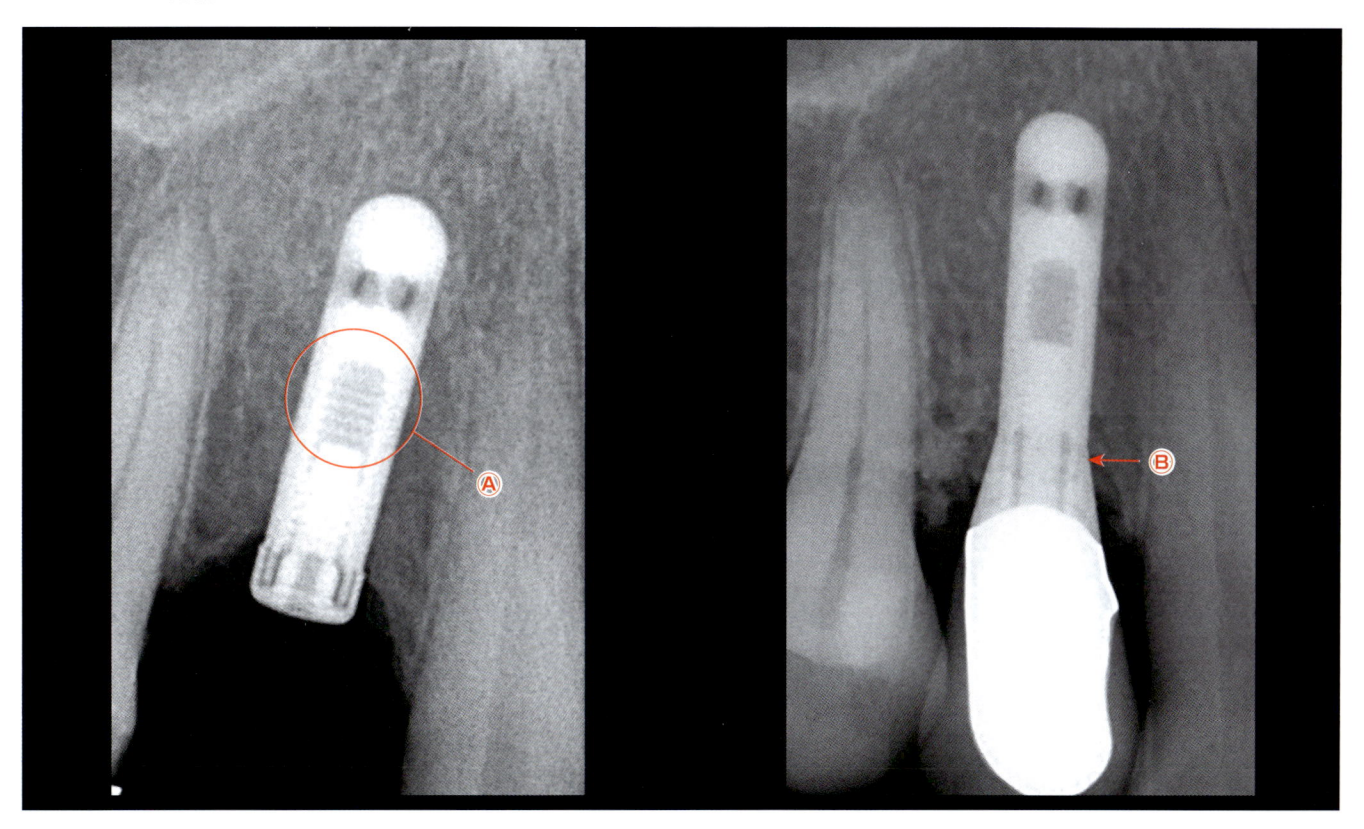

● 他社比較エックス線像

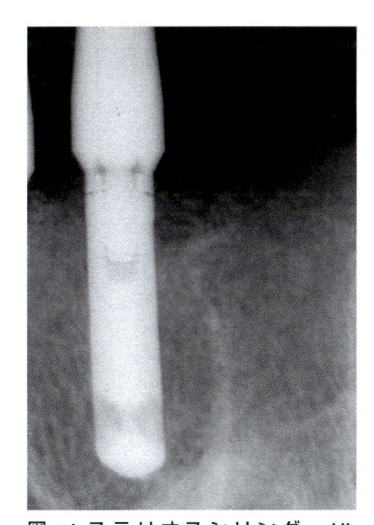

図a：ステリオスシリンダー HL（P192）のエックス線像。フィクスチャー内部のスクリューホールが浅い。

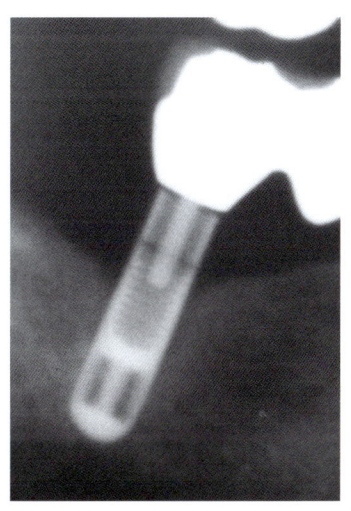

図b：IMZインプラントシステム（P198）のエックス線像。貫通孔が縦長で、ポリオキシメチレン製の内部可動エレメントが頸部に挿入されているため上部構造が浮いているようにみえる。

シリンダータイプでフィクスチャー尖端部に貫通孔（ベント）があるのは、他社ではステリオス、そしてIMZが代表的である。スプラインはステリオスと比べてフィクスチャー内部のスクリューホールが深い（Ⓐ部）。またIMZは貫通孔が縦長で、ポリオキシメチレン製の内部可動エレメントが頸部に挿入されているため上部構造が浮いているようにみえるので判別しやすい。スプラインの前身であるインテグラル（P182）との判別が最も難しいが、エックス線像でタインを確認できるか（Ⓑ部）、口腔内でクレストモジュールを確認することで容易に判別できる。

図aおよびbに他社の類似システムを掲載するので、比較してみたい。

● スプライン® シリンダー MP-1®

株式会社 白鵬
Tel. 03-3265-6251
www.hakuho-d.com

185　他医院で治療されたインプラントへの対応ガイド

Cylinder

IAT FIT II プレスフィット
IAT FIT II PressFit

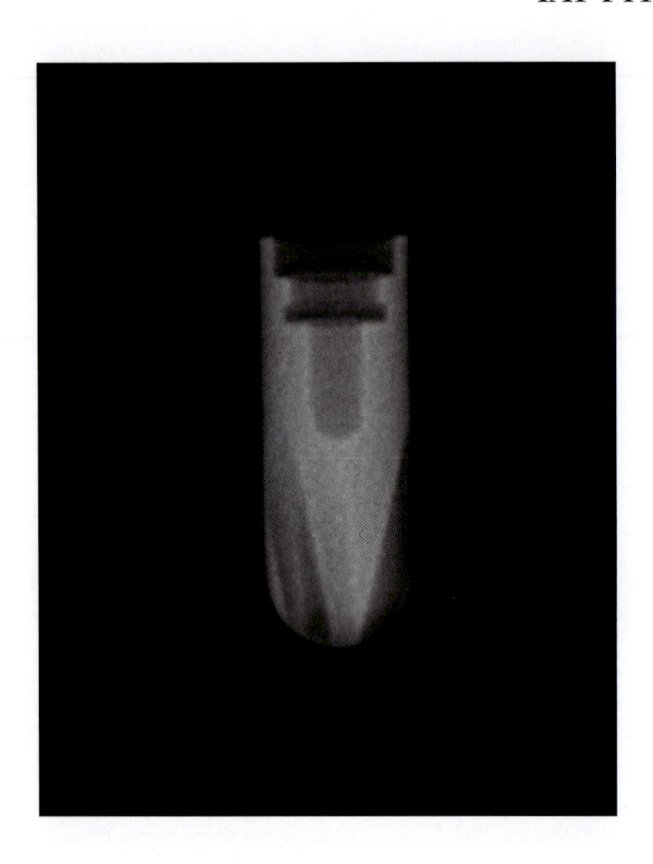

● フィクスチャーの特徴

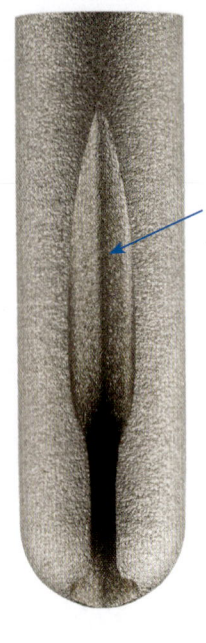

フィクスチャーの 2/3 を占めるほど長いカッティングチャンバー（ベント）

ワイヤ放電加工によって表面処理されており、特徴的なカッティングチャンバー（ベント）が付与されたシリンダータイプの2回法用インプラントである。
カッティングチャンバー（ベント）はフィクスチャーの2/3を占めるほど長い。

● クレストモジュール

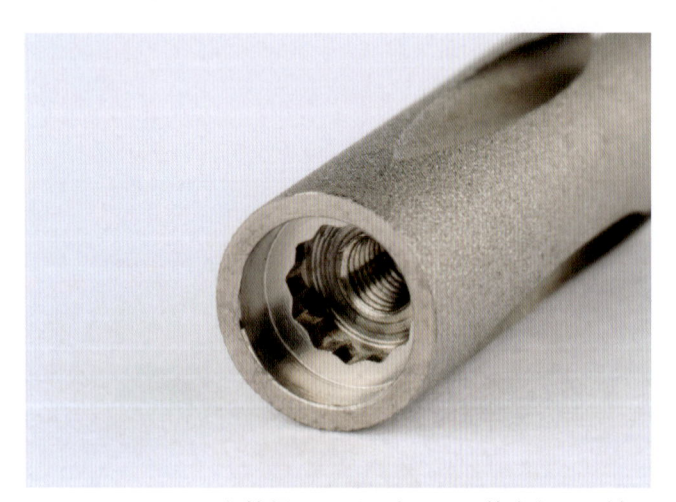

フィクスチャーと補綴コンポーネントの接合部は、低いシリンダー形状の先に回転防止のツインヘックス構造が付与されたインターナルコネクションである。

● ドライバー先端の形状と径

形状：六角
径：1.3mm

Cylinder

● エックス線像のポイント

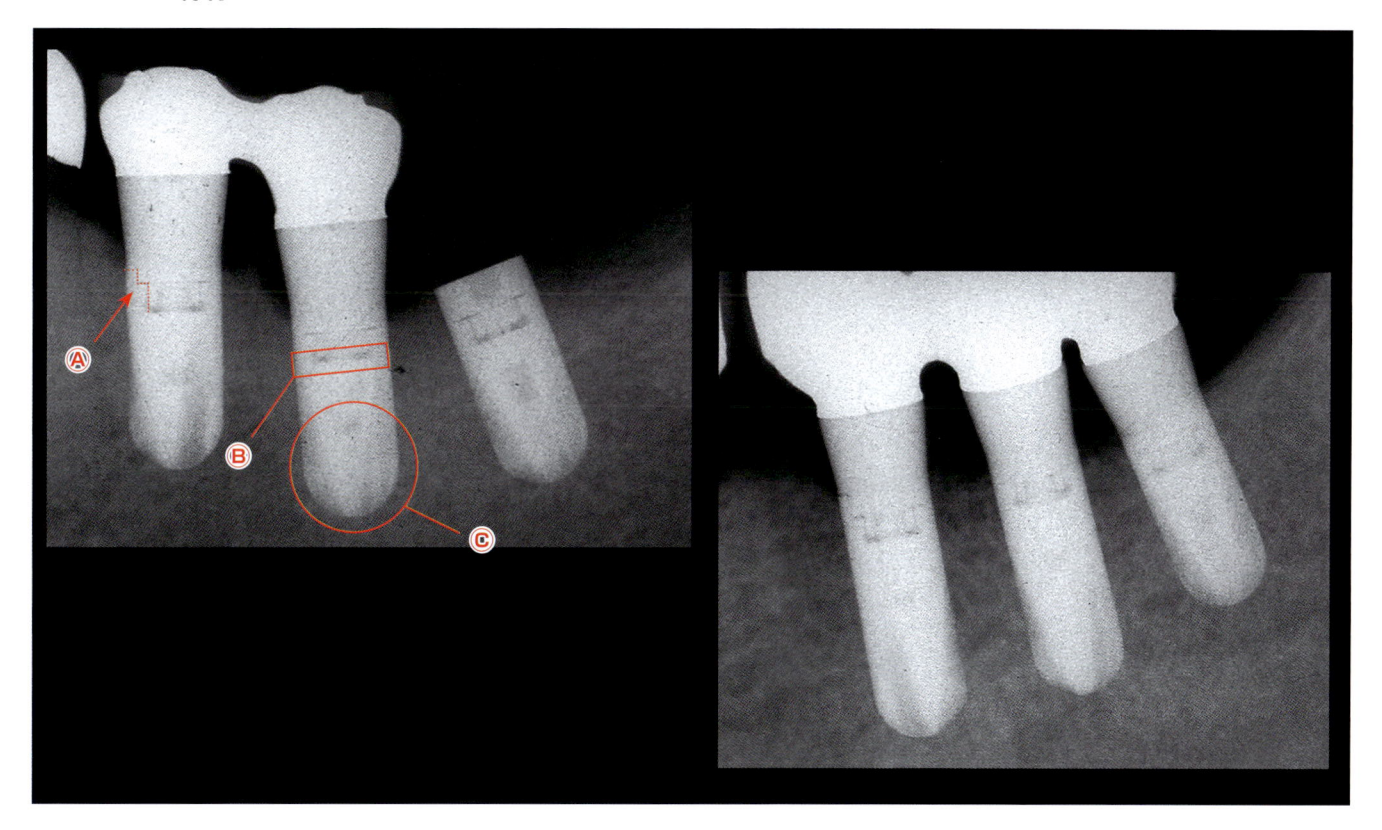

● 他社比較エックス線像

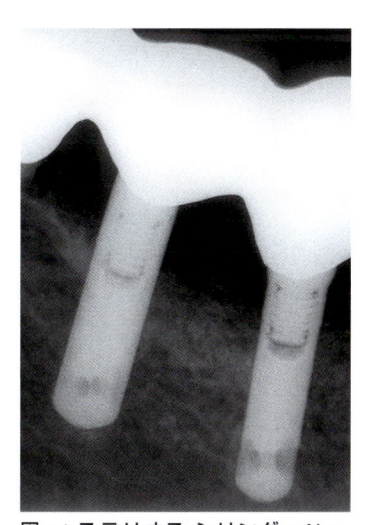

図a：ステリオス シリンダー Non-HL（P194）のエックス線像。フィクスチャー内部のスクリューホールが浅い。

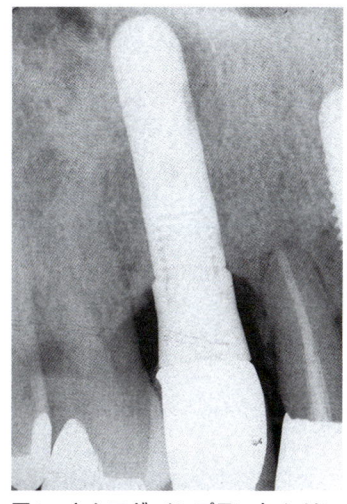

図b：カムログ インプラント シリンダー（P190）のエックス線像。カラー部にステップが確認できる。フィクスチャー尖端部に貫通孔やカッティングチャンバーの透過像は認められない。

ステップがついたインターナルコネクション構造が特徴的である（Ⓐ部）。回転防止のツインヘックス構造の直下に水平的なライン状の内部スペースがみられる（Ⓑ部）。IAT独特のV字型にみえるカッティングチャンバー（スリット）もポイントである（Ⓒ部）。クレストモジュールの異なる同社のIAT EXA® 2ステージシリンダー（P188）とも類似したエックス線像を示すが、プレスフィットにはフィクスチャー頸部のグルーブが存在しない。

図aおよびbに他社の類似システムを掲載するので、比較してみたい。

● IAT FIT II プレスフィット

日本ピストンリング 株式会社
Tel. 048-856-5033
www.npr.co.jp

他医院で治療されたインプラントへの対応ガイド

IAT EXA® 2ステージシリンダー
IAT EXA® Cylinder for 2 stage

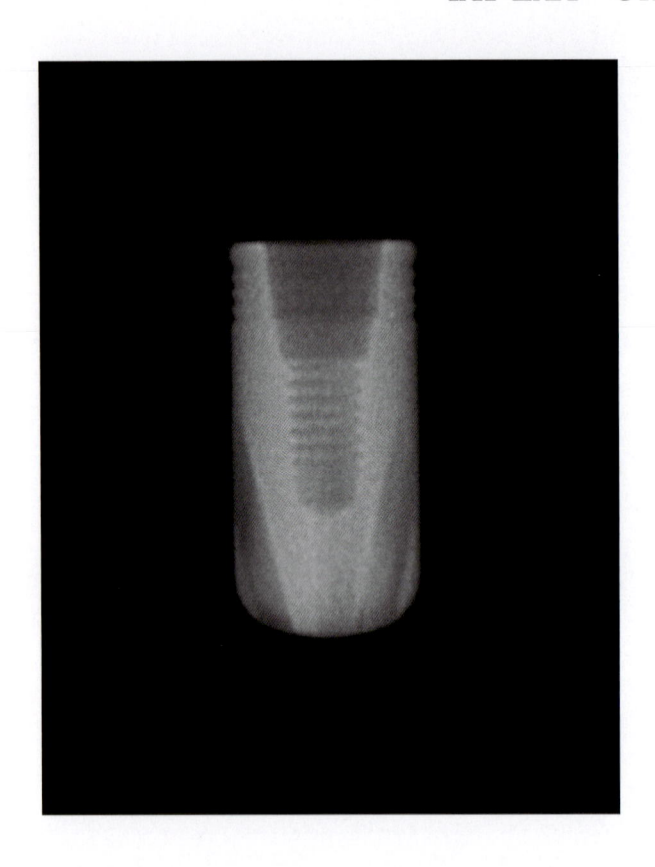

● フィクスチャーの特徴

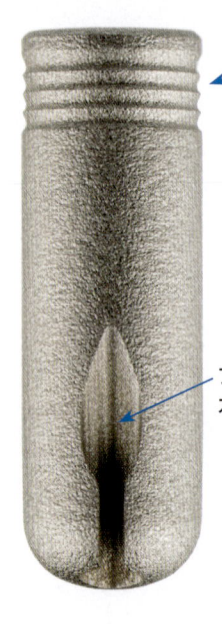

フィクスチャー頸部に付与されたグルーブ

フィクスチャーの1/2を占めるほど長いカッティングチャンバー（ベント）

フィクスチャーの全面に純チタンワイヤ電極による放電加工（ワイヤ放電加工）の表面処理が施されており、フィクスチャー頸部にはグルーブが付与されている。カッティングチャンバー（ベント）はIATの伝統を受け継ぐ独特な形状を呈している。

● クレストモジュール

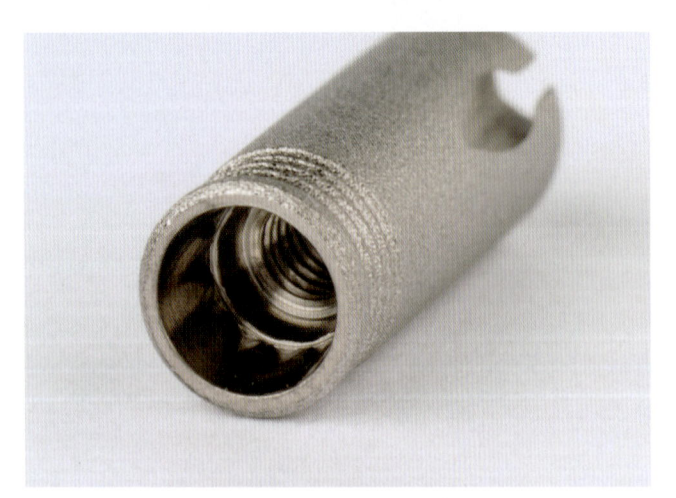

ツインヘックス・テーパー構造というインターナルコネクションを有する。プラットフォームシフティングができるようにラフサーフェス部分が内側に傾斜してからテーパーコネクション部分に移行している。内部にあるツインヘックスは12個の突起部を持った星のような形状をしている。

● ドライバー先端の形状と径

形状：六角
径：1.3mm

Cylinder

● エックス線像のポイント

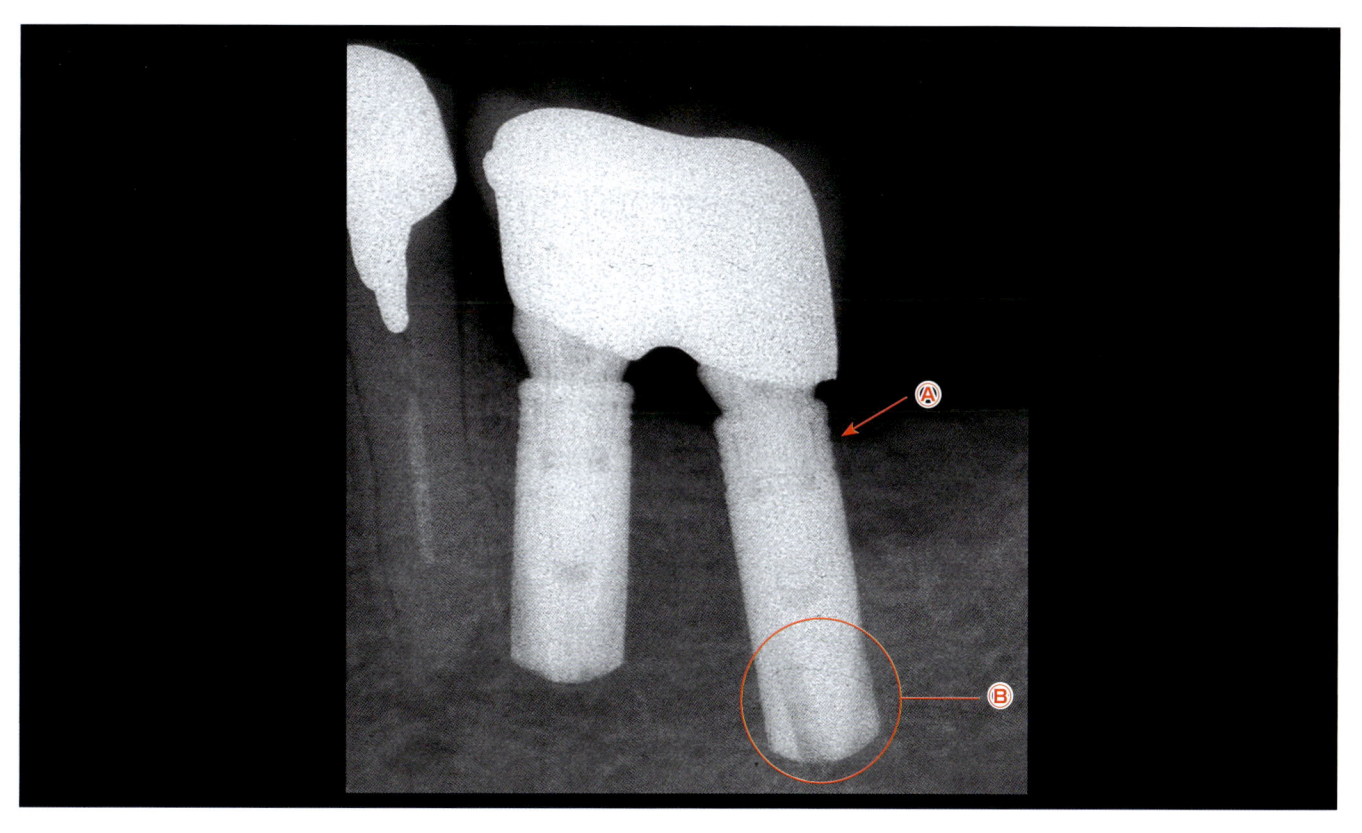

● 他社比較エックス線像

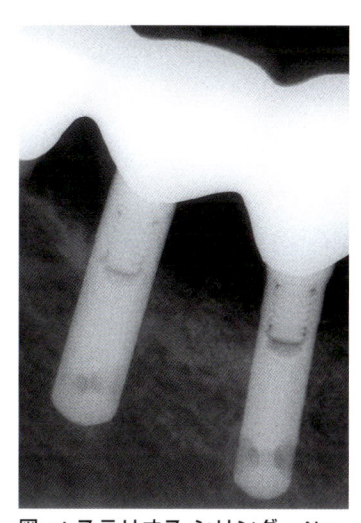

図a：ステリオス シリンダー Non-HL（P194）のエックス線像。フィクスチャー内部のスクリューホールが浅い。

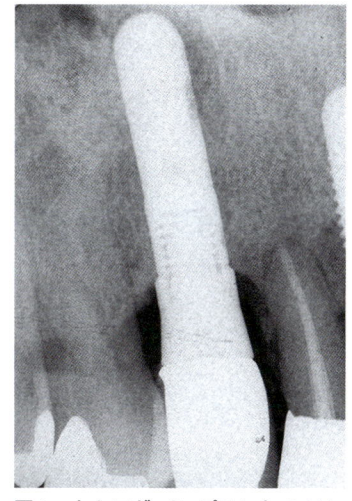

図b：カムログ インプラント シリンダー（P190）のエックス線像。カラー部にステップが確認できる。フィクスチャー尖端部に貫通孔やカッティングチャンバーの透過像は認められない。

エックス線像においてもフィクスチャー頸部に付与されたグルーブの存在が認められる（Ⓐ部）。IAT独特のV字型にみえるカッティングチャンバー（スリット）もポイントである（Ⓑ部）。クレストモジュールの異なる同社のIAT FIT Ⅱ プレスフィット（P186）とも類似したエックス線像を示すが、プレスフィットにはフィクスチャー頸部のグルーブが存在しない。

図aおよびbに他社の類似システムを掲載するので、比較してみたい。

● IAT EXA® 2ステージシリンダー

日本ピストンリング 株式会社
Tel. 048-856-5033
www.npr.co.jp

他医院で治療されたインプラントへの対応ガイド

カムログ インプラント シリンダー
CAMLOG IMPLANT CYLINDER

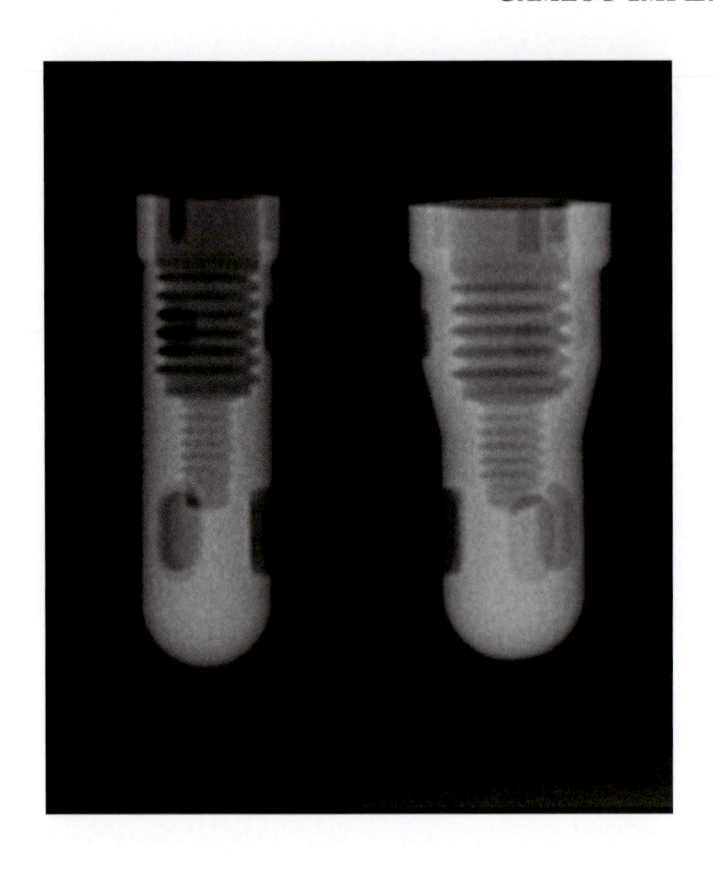

● クレストモジュール

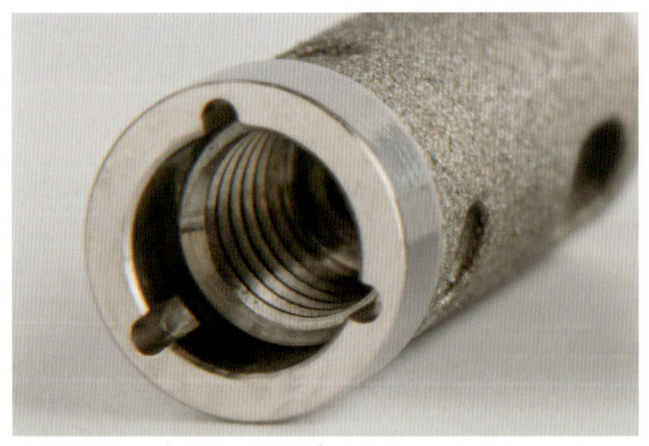

カムログコネクションと呼ばれるチューブインチューブ構造の独特のインターナルコネクション機構を有している。クレストモジュール部に回転防止と結合力を高めるための3つの孔が付与されているのが特徴的である。口腔内でクレストモジュール（プラットフォーム）部の3つの孔を確認できれば、カムログインプラントシステムのフィクスチャーであることがほぼ特定できる。

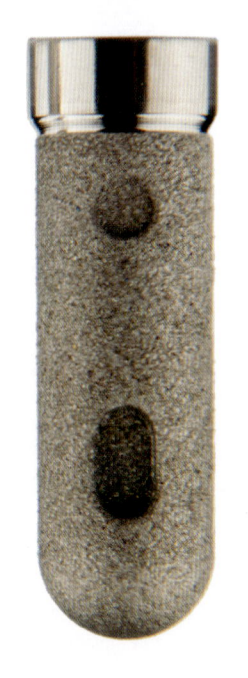

● フィクスチャーの特徴

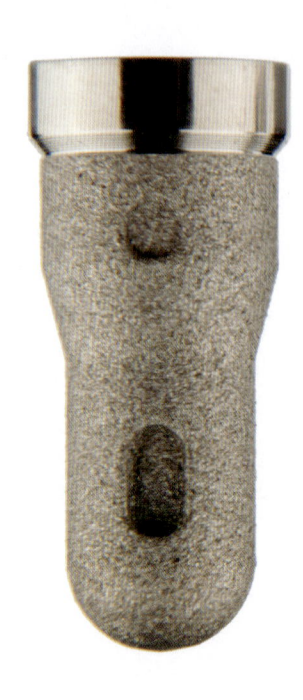

フィクスチャーにはチタンプラズマ溶射（TPS）が施されており、フィクスチャー頸部には研磨面のカラー部が存在する。貫通孔やカッティングチャンバーはなく、骨内での維持部としては円形あるいは楕円形の凹みが付与されている。また、広いプラットフォームを有したタイプは、フィクスチャー中央付近から外側に開くテーパーが付与され、フィクスチャー頸部の太い径に移行する独特な形状を呈している（写真右）。

● ドライバー先端の形状と径

形状：六角
径：1.25mm

Cylinder

● エックス線像のポイント

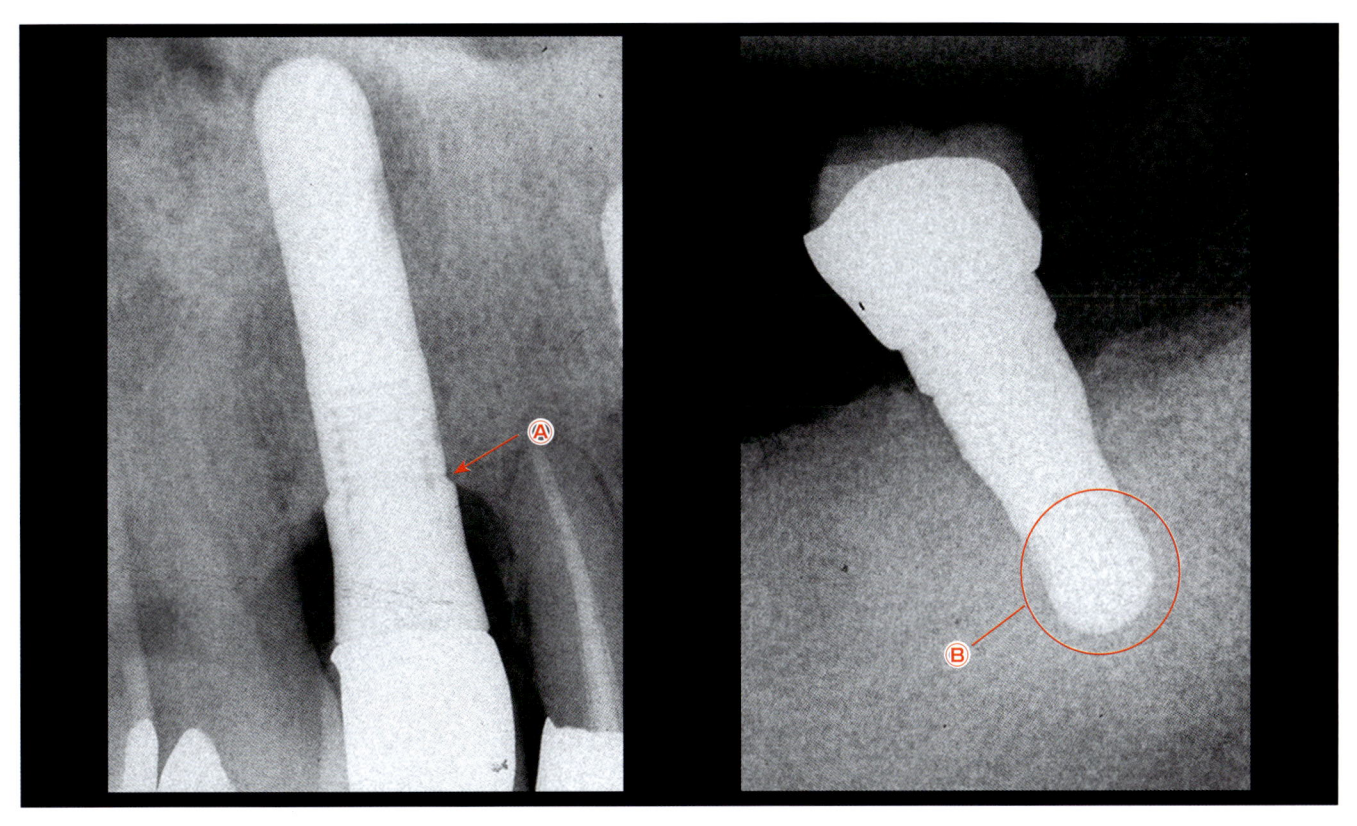

● 他社比較エックス線像

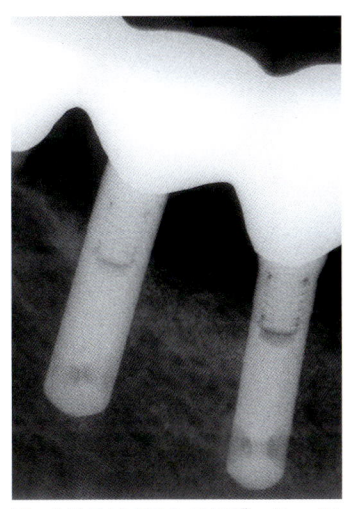

図a：ステリオス シリンダー Non-HL の（P194）エックス線像。フィクスチャー尖端部に貫通孔（ベント）が認められる。

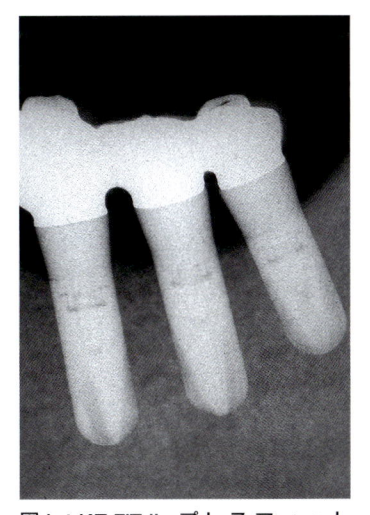

図b：IAT FIT II プレスフィット（P186）のエックス線像。回転防止のツインヘックス構造の直下に水平的なライン状の内部スペースがみられる。IAT独特のV字型にみえるカッティングチャンバー（スリット）もポイントである。

カラー部にステップが確認できる（Ⓐ部）。フィクスチャー尖端部に貫通孔やカッティングチャンバーの透過像は認められない（Ⓑ部）。

インターナルのカムログコネクションの構造からフィクスチャー歯冠側の内部にアバットメントのチューブインを示す透過像がみられる。

図aおよびbに他社の類似システムを掲載するので、比較してみたい。

● カムログ インプラント シリンダー

株式会社 アルタデント
Tel. 06-6377-2221
www.alta-dent.com

他医院で治療されたインプラントへの対応ガイド

Cylinder

ステリオス シリンダー HL
STERI-OSS CYLINDRICAL HEX LOCK IMPLANT

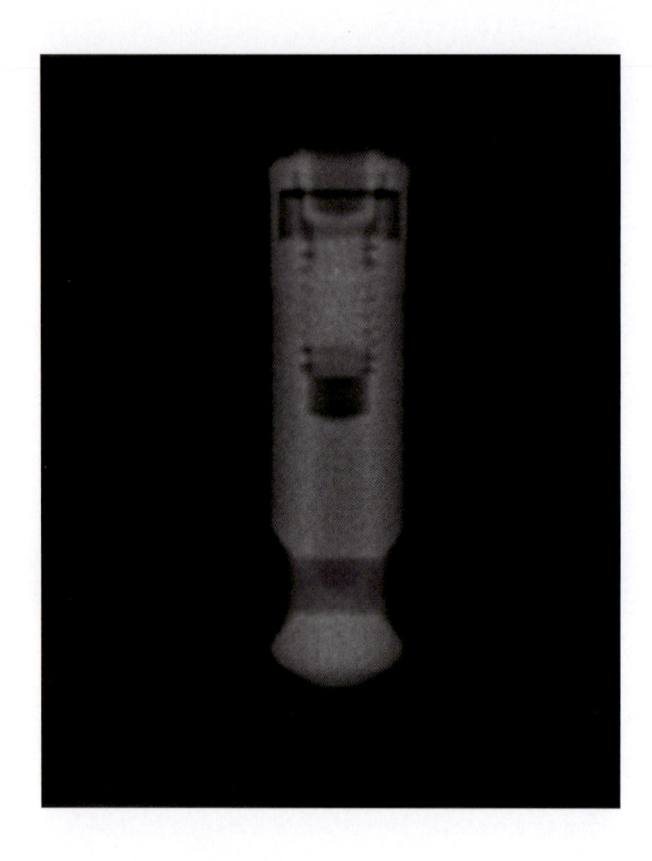

● フィクスチャーの特徴

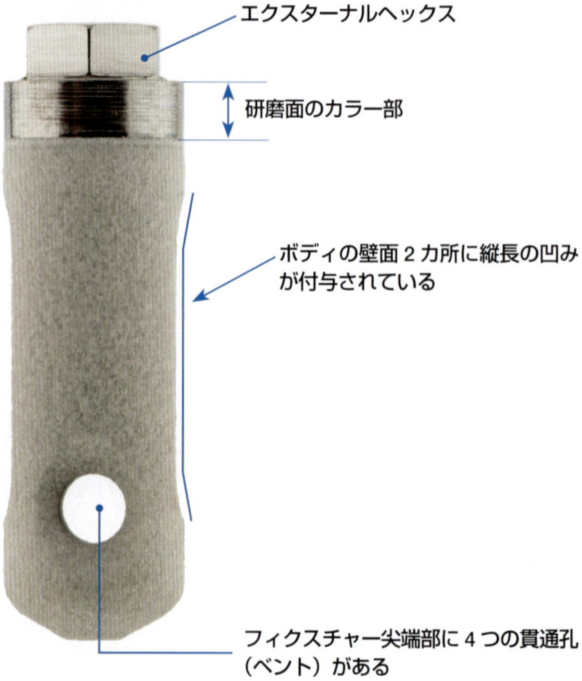

- エクスターナルヘックス
- 研磨面のカラー部
- ボディの壁面2カ所に縦長の凹みが付与されている
- フィクスチャー尖端部に4つの貫通孔（ベント）がある

TPSコーティングとHAコーティングの2種類の表面性状がある。ボディの壁面2カ所に縦長の凹みが付与されているため、みる方向によってはボディ中央部が細くなっているようにみえる。フィクスチャー尖端部はドーム状ではなく直線的な屋根のような形状を呈している。現在は販売されていない。

● クレストモジュール

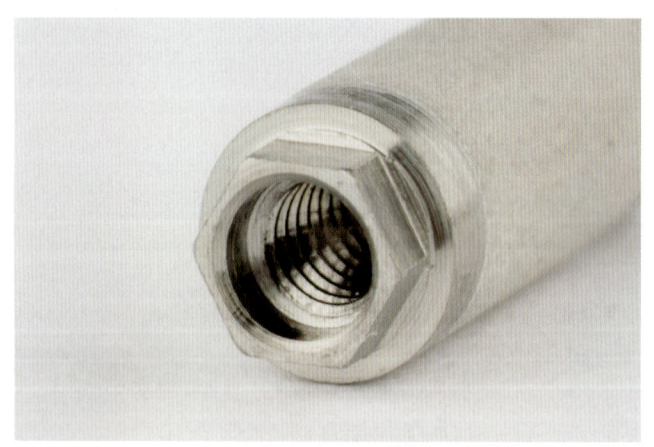

六角柱がフィクスチャーのプラットフォームから外部に突出したようなエクスターナルコネクション機構を有している。いわゆる外部六角構造（エクスターナルヘクス）と呼ばれている結合様式である。

● ドライバー先端の形状と径

形状：六角
径：1.25mm

Cylinder

● エックス線像のポイント

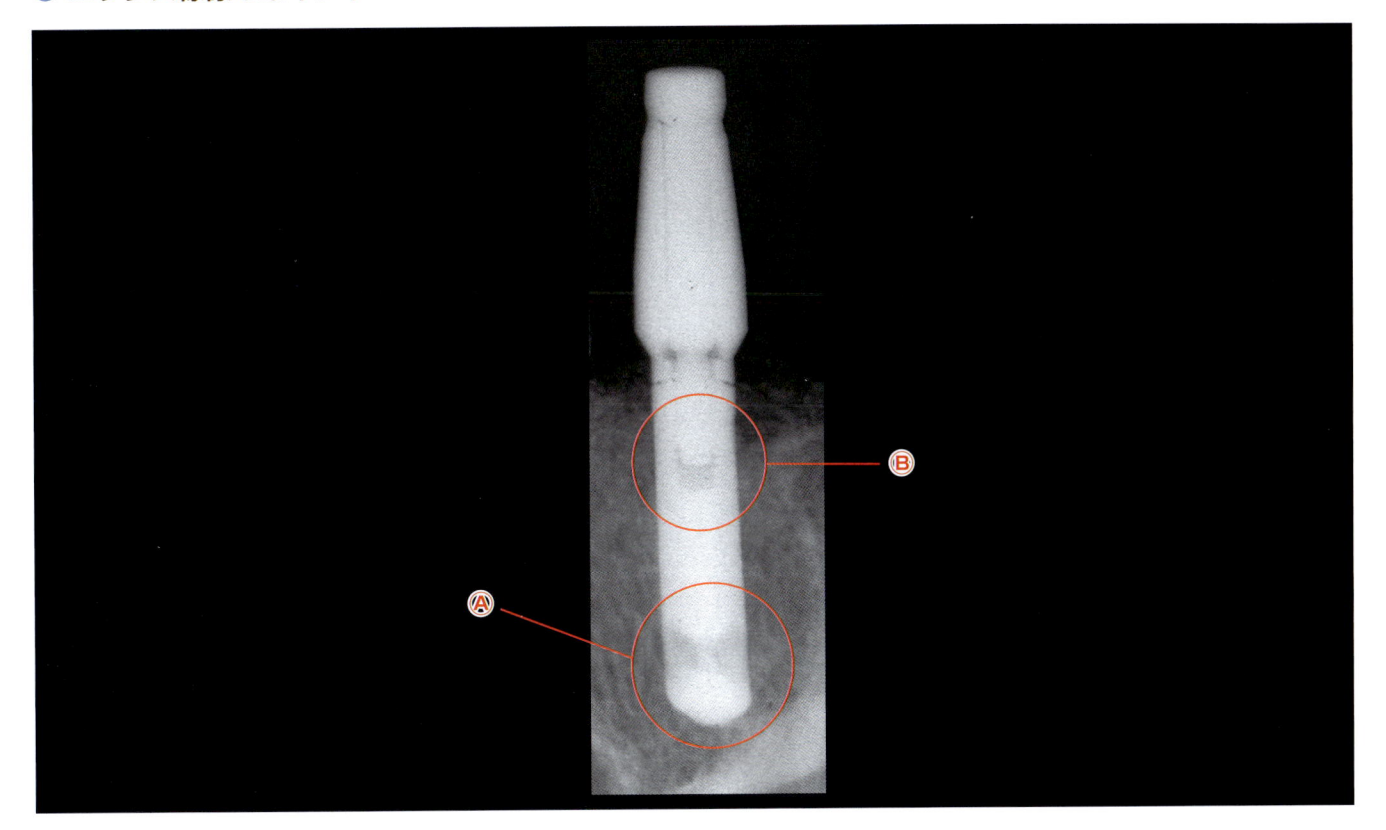

● 他社比較エックス線像

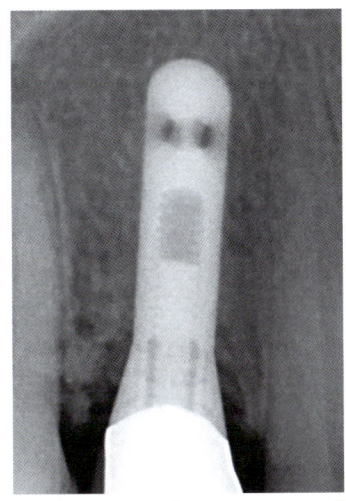

図a：スプライン®シリンダーMP-1®（P184）のエックス線像。フィクスチャー内部のスクリューホールが深い

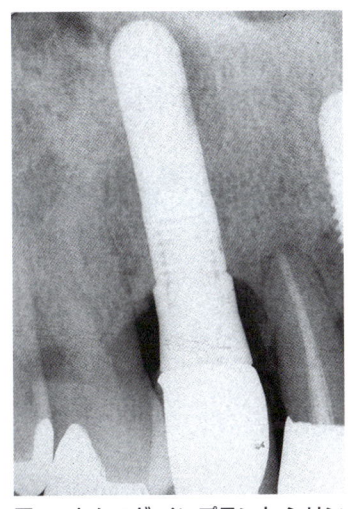

図b：カムログ インプラント シリンダー（P190）のエックス線像。カラー部にステップが確認できる。フィクスチャー尖端部に貫通孔やカッティングチャンバーの透過像は認められない。

シリンダータイプでフィクスチャー尖端部に貫通孔（ベント）があるのは、インテグラル（P182）、スプラインシステム、そしてIMZが代表的である。フィクスチャー尖端部に円形の貫通孔（ベント）の存在が確認（Ⓐ部）できれば特定するシステムを絞り込むことができる。ステリオスシリンダーHLはスプライン（インテグラル）と比べてフィクスチャー内部のスクリューホールが浅い（Ⓑ部）。

図aおよびbに他社の類似システムを掲載するので、比較してみたい。

● ステリオス シリンダー HL

株式会社ヨシダ インプラント部
Tel. 03-3845-2931
www.yoshida-dental.co.jp

Cylinder

ステリオス シリンダー Non-HL
STERI-OSS CYLINDRICAL NON-HEX LOCK IMPLANT

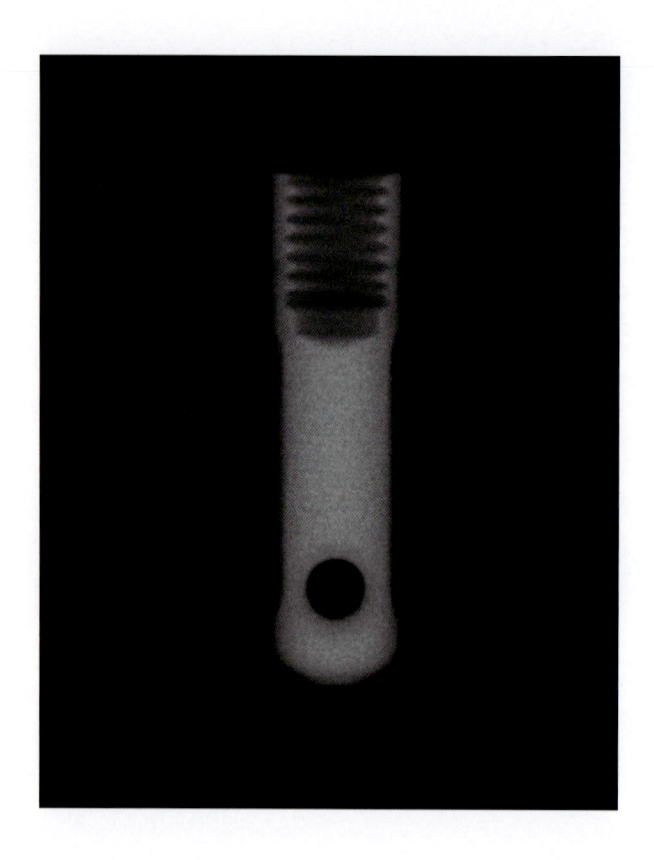

● フィクスチャーの特徴

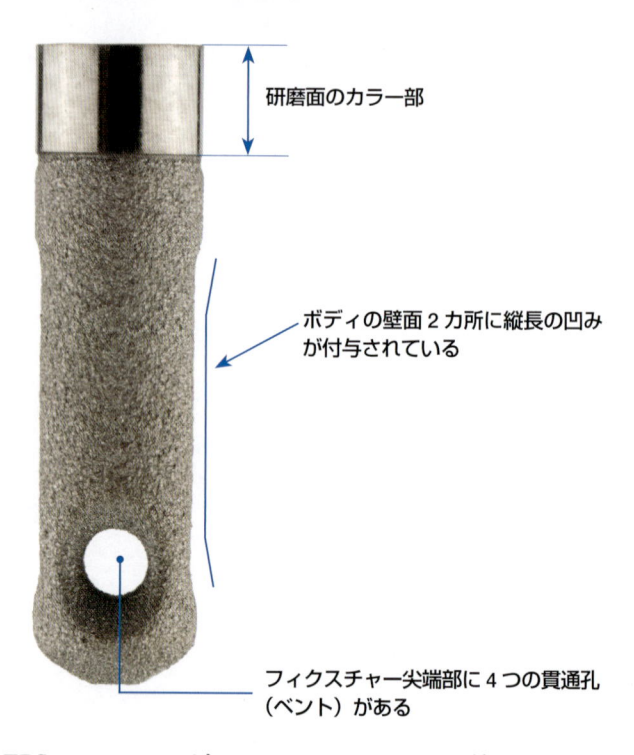

研磨面のカラー部

ボディの壁面2カ所に縦長の凹みが付与されている

フィクスチャー尖端部に4つの貫通孔（ベント）がある

　TPSコーティングとHAコーティングの2種類の表面性状がある。ボディの壁面2カ所に縦長の凹みが付与されているため、みる方向によってはボディ中央部が細くなっているようにみえる。フィクスチャー尖端部はドーム状ではなく直線的な屋根のような形状を呈している。現在は販売されていない。

● クレストモジュール

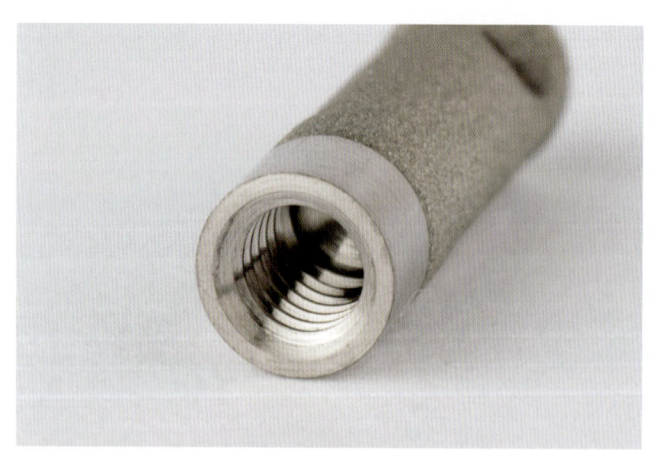

　回転防止機構はなく、補綴コンポーネントをシンプルにスクリューで固定するインターナルコネクション構造を有している。

● ドライバー先端の形状と径

　形状：六角
　径：1.25mm
　※3ピース構造の中間構造体であるPMEアバットメントやHLコニカルアバットメントが使用されている場合は専用のレンチが必要となる。

Cylinder

● エックス線像のポイント

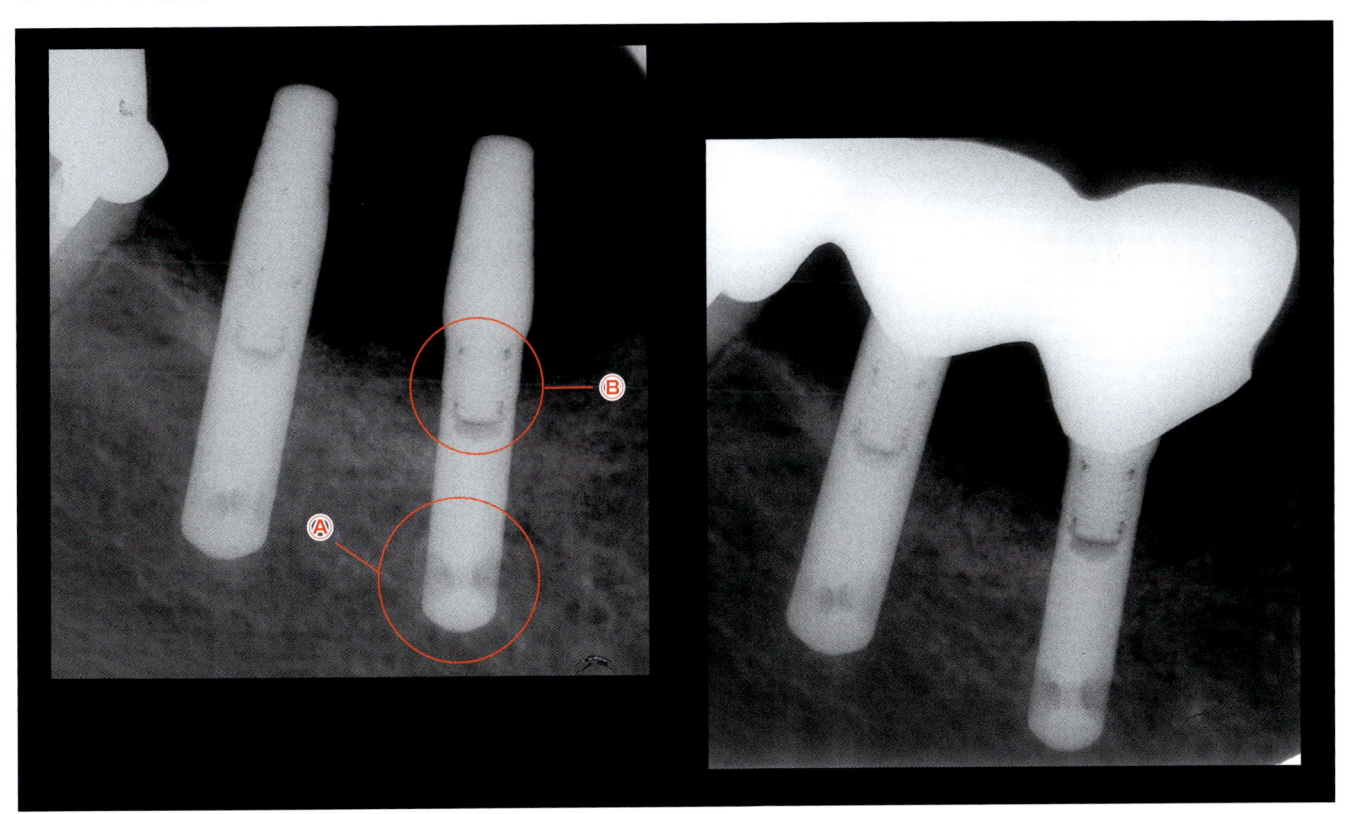

● 他社比較エックス線像

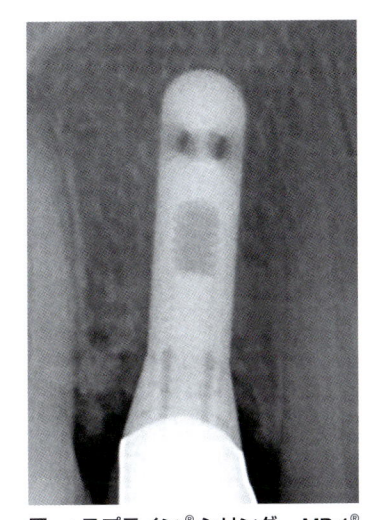

図a：スプライン® シリンダー MP-1®（P184）のエックス線像。フィクスチャー内部のスクリューホールが深い

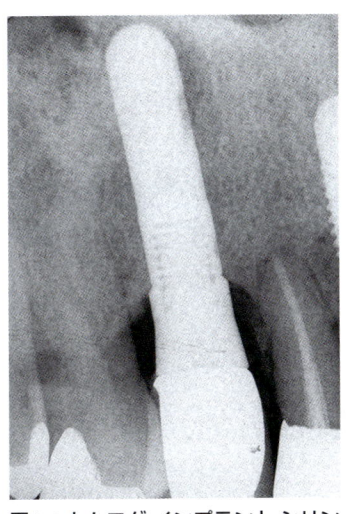

図b：カムログ インプラント シリンダー（P190）のエックス線像。カラー部にステップが確認できる。フィクスチャー尖端部に貫通孔やカッティングチャンバーの透過像は認められない。

シリンダータイプでフィクスチャー尖端部に貫通孔（ベント）があるのは、インテグラル（P154）、スプラインシステム、そしてIMZが代表的である。フィクスチャー尖端部に円形の貫通孔（ベント）の存在が確認（Ⓐ部）できればシステムを絞り込むことができる。ステリオスシリンダー Non-HL はスプライン（インテグラル）と比べてフィクスチャー内部のスクリューホールが太くて浅い（Ⓑ部）。

図aおよびbに他社の類似システムを掲載するので、比較してみたい。

● ステリオス シリンダー Non-HL

　株式会社ヨシダ インプラント部
　Tel. 03-3845-2931
　www.yoshida-dental.co.jp

他医院で治療されたインプラントへの対応ガイド

サステイン インプラント
SUSTAIN® IMPLANT

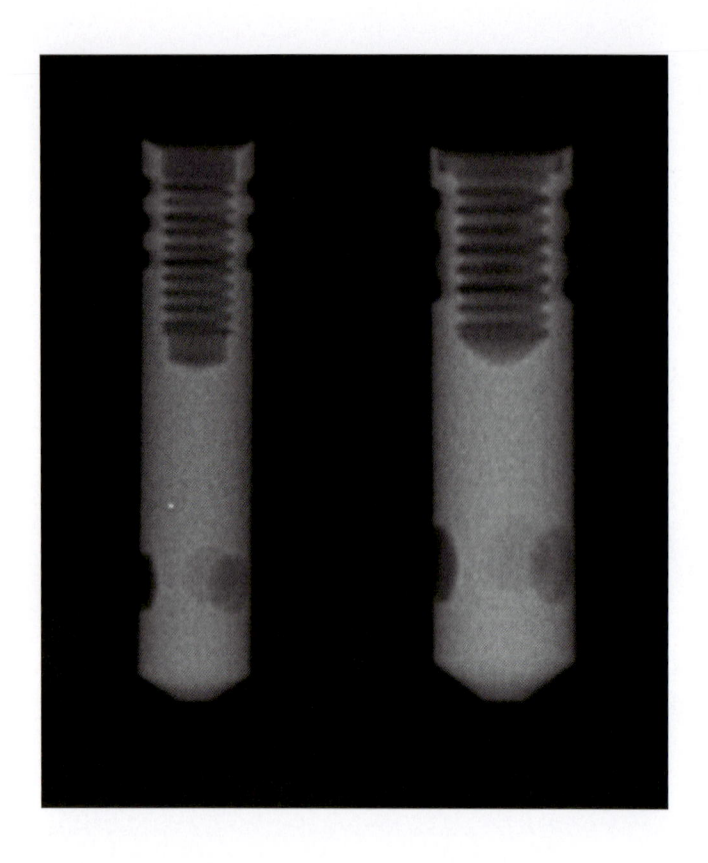

● フィクスチャーの特徴

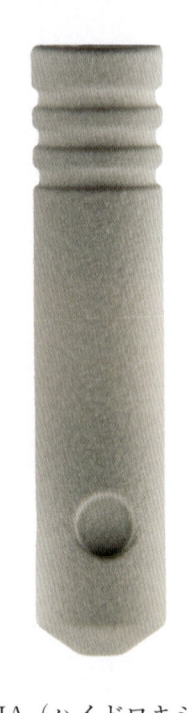

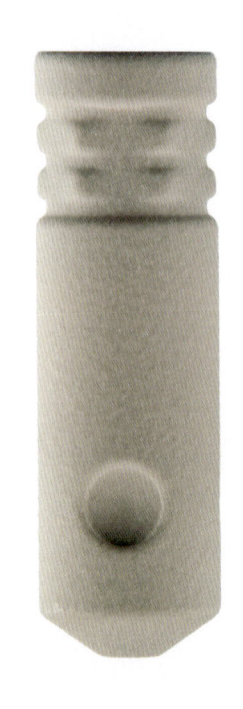

HA（ハイドロキシアパタイト）がフルコーティングされたシリンダータイプのインプラントである。フィクスチャー頸部付近にはグルーブが付与されており、フィクスチャー尖端寄りに円形の凹みがある。フィクスチャー尖端部はドーム状ではなく直線的な屋根のような形状を呈している。現在は販売されていない。

● クレストモジュール

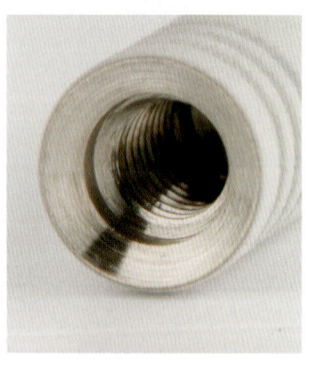

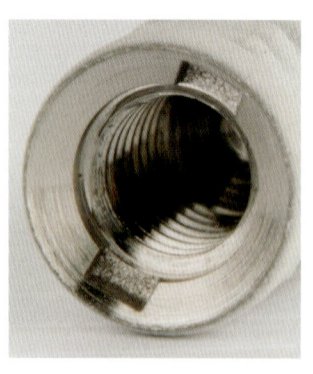

特に回転防止機構はなく、ベベルが付与された各コンポーネントをスクリューで固定するインターナルコネクション構造を有している。

● ドライバー先端の形状と径

形状：六角
径：1.25mm or 1.5mm

Cylinder

● エックス線像のポイント

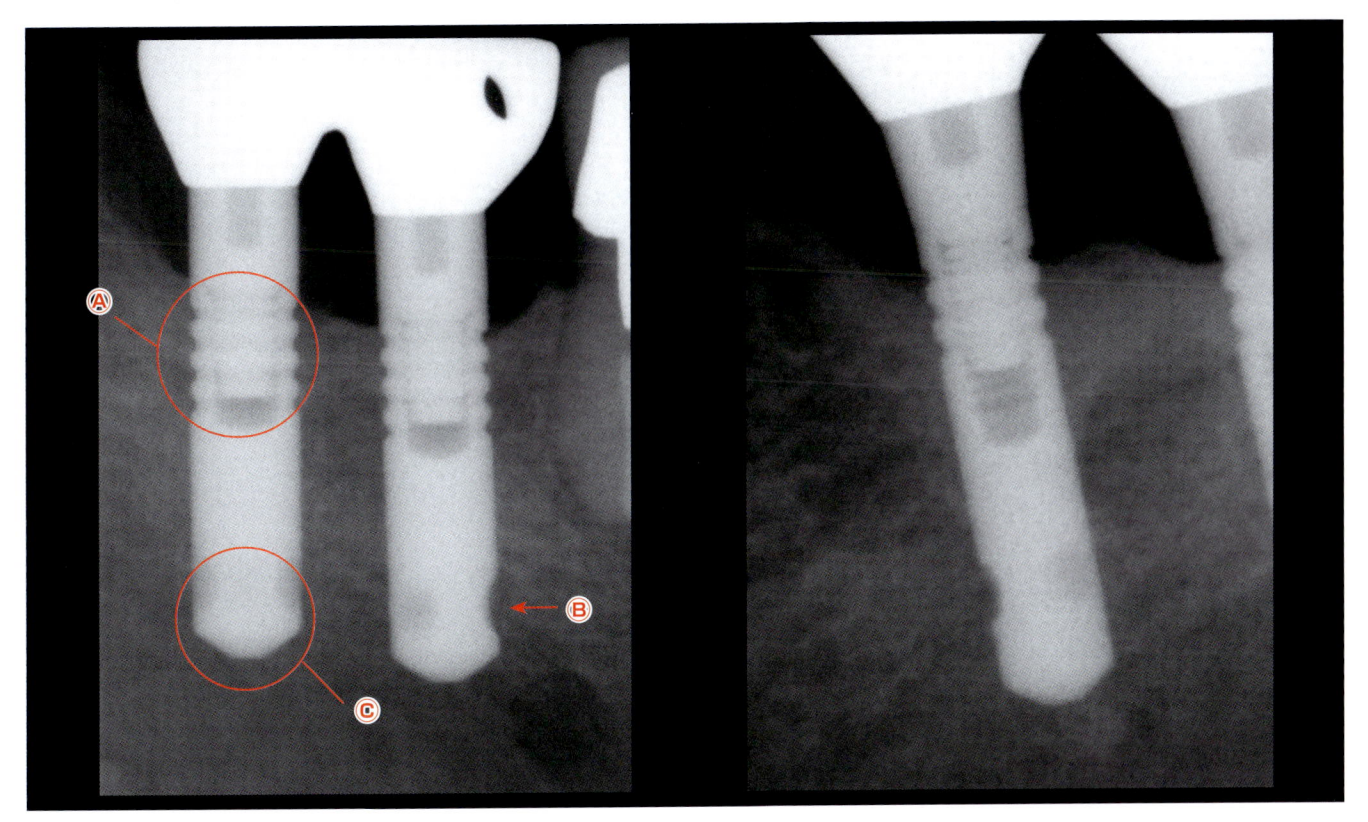

● 他社比較エックス線像

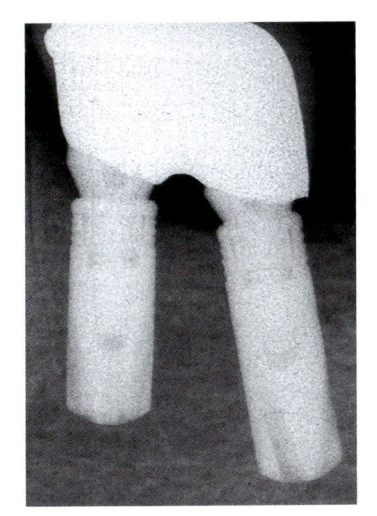

図a：IAT EXA® 2ステージシリンダー（P188）のエックス線像。フィクスチャー頸部に付与されたグルーブの存在が認められるがサステインよりもピッチが狭い。IAT独特のV字型にみえるカッティングチャンバー（スリット）もポイントである。

　フィクスチャー頸部付近には太めのグルーブが認められる独特の形状（Ⓐ部）を呈しているので、比較的特定は容易である。フィクスチャー尖端寄りに円形の凹みもみられる（Ⓑ部）。フィクスチャー尖端部はドーム状ではなく直線的な屋根のような形状を呈している（Ⓒ部）。

　図aに他社の類似システムを掲載するので、比較してみたい。

● サステイン インプラント
現在、国内での取扱いは行われていない。

IMZ インプラントシステム
IMZ Implant System

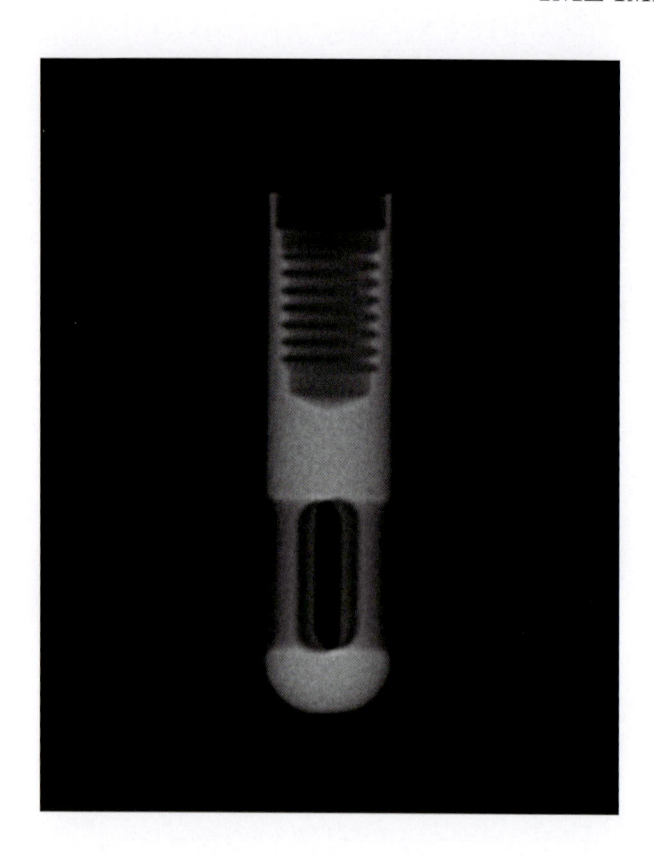

● フィクスチャーの特徴

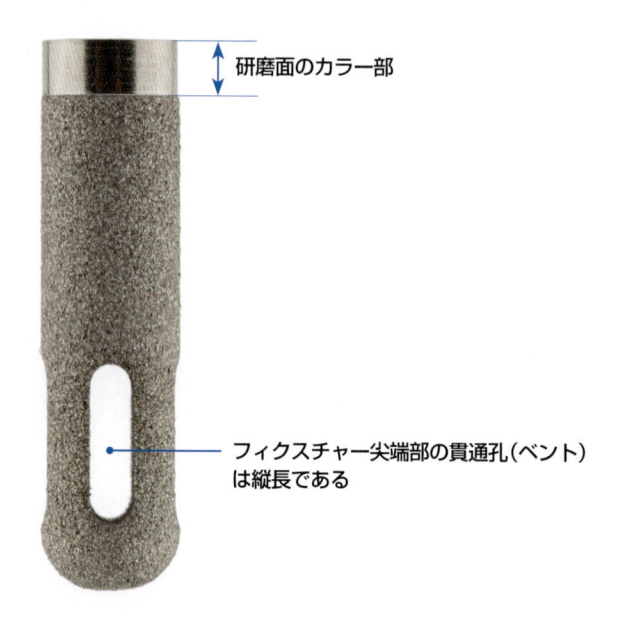

研磨面のカラー部

フィクスチャー尖端部の貫通孔（ベント）は縦長である

　内部可動エレメントを有し天然歯との連結をコンセプトとしたインプラントである。TPSコーティングの表面性状を持つ。フィクスチャー尖端方向に縦長の貫通孔（ベント）がある。フィクスチャー尖端底部はドーム状を呈している。
　後に内部可動エレメントを使用しないシステムを追加したIMZツインプラスがリリースされている。このIMZツインプラスは貫通孔が凹みに変更された。

● クレストモジュール

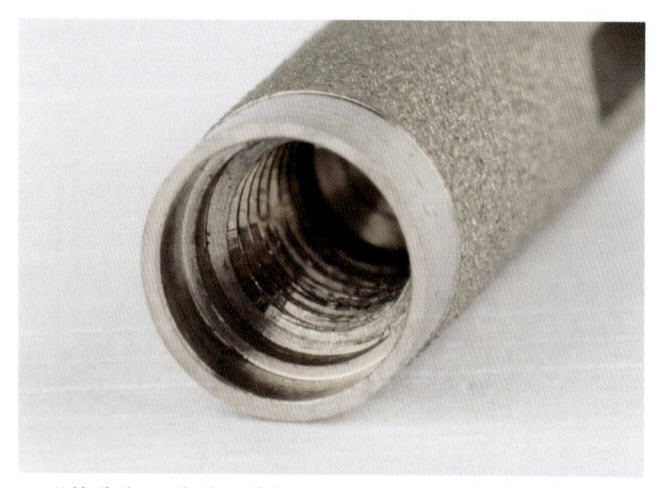

　天然歯との連結が前提であったため回転防止機構は付与されていない。内部可動エレメント（IMC）を装着するIMCインサートを連結する。

● ドライバー先端の形状と径

　形状：マイナス

Cylinder

● エックス線像のポイント

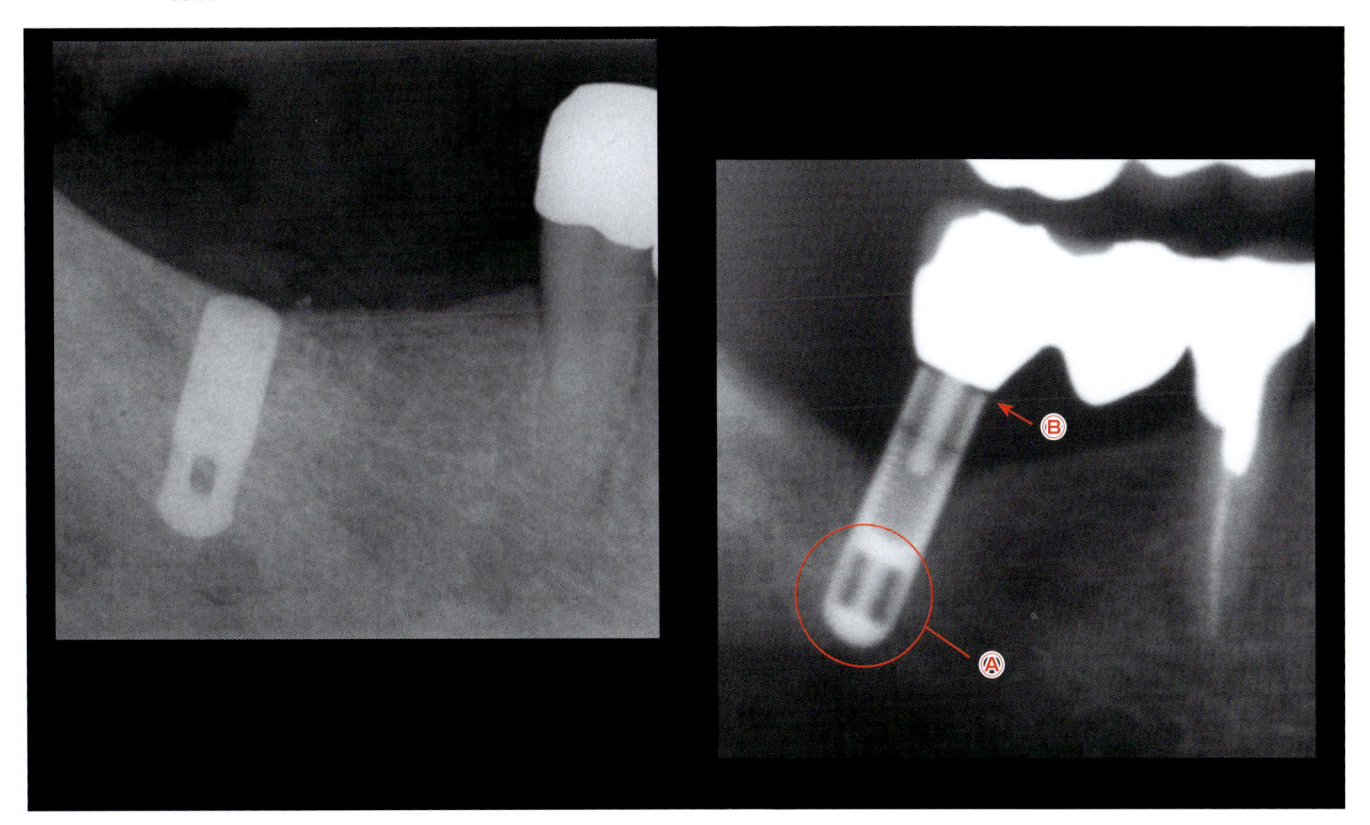

● 他社比較エックス線像

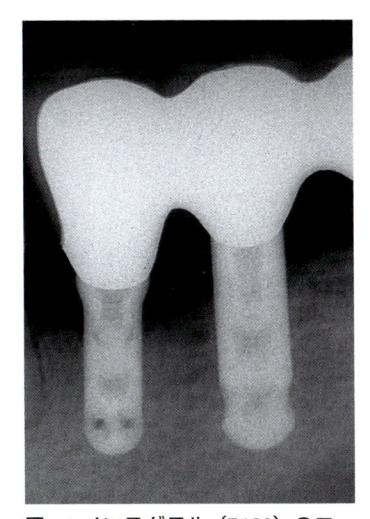

図a：インテグラル（P182）のエックス線像。フィクスチャー尖端部の貫通孔（ベント）は正円形に近い。

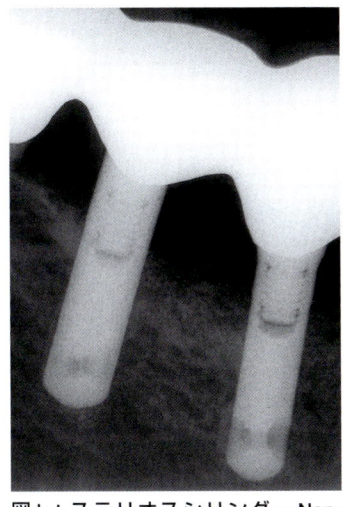

図b：ステリオスシリンダー Non-HL の（P194）エックス線像。フィクスチャー尖端部の貫通孔（ベント）は正円形に近い。フィクスチャー内部のスクリューホールは浅い。

フィクスチャー尖端方向の貫通孔が縦長で、フィクスチャー尖端底部はドーム状を呈する（Ⓐ部）。ポリオキシメチレン製の内部可動エレメントが頸部に挿入されているため上部構造が浮いているようにみえる（Ⓑ部）。

図aおよびbに他社の類似システムを掲載するので、比較してみたい。

● IMZ インプラントシステム（販売終了）

デンツプライ三金 株式会社
Tel. 0120-4618-68
www.dentsply-sankin.com/

Others

他のフィクスチャーとは一線を画した独自の形状を有したインプラントシステムをこのカテゴリーに分類した。ゆえにシステムの特定は容易だと考えられる。ただし、同システム内においてもクレストモジュールが異なったタイプも存在する場合があるので注意が必要である。

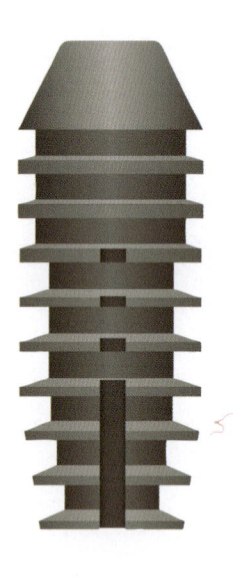

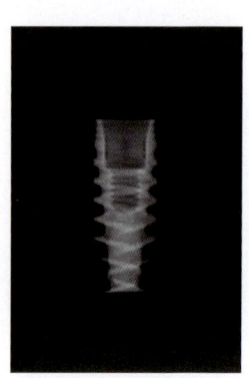

ノーベルアクティブ

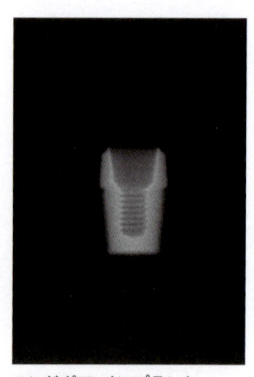

エンドポア インプラント
インターナル

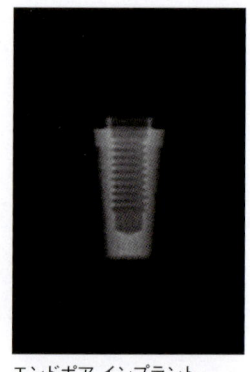

エンドポア インプラント
エクスターナル

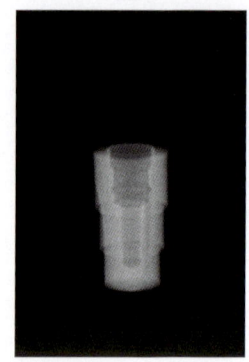

フリアリット-2
ステップシリンダー

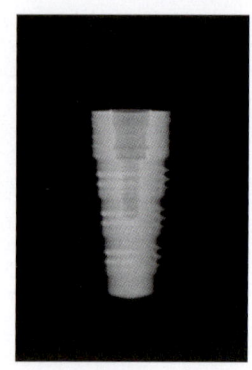

フリアリット-2
ステップスクリュー

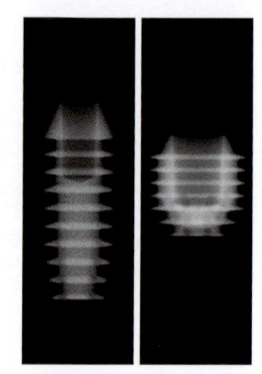

バイコン インプラント

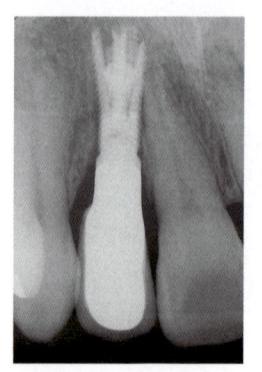

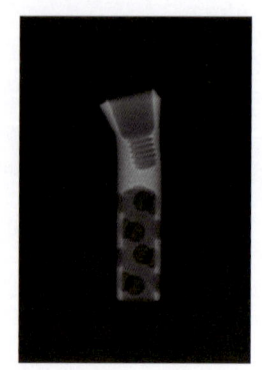

サルゴン インプラント

ITIインプラント
中空シリンダー

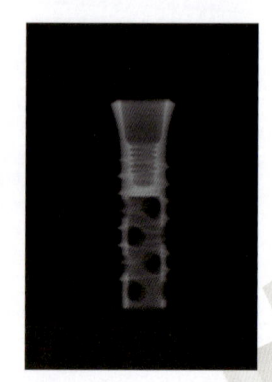

ITIインプラント
中空スクリュー

200

インプラントの形態分類

ノーベルアクティブ
NOBELACTIVE™

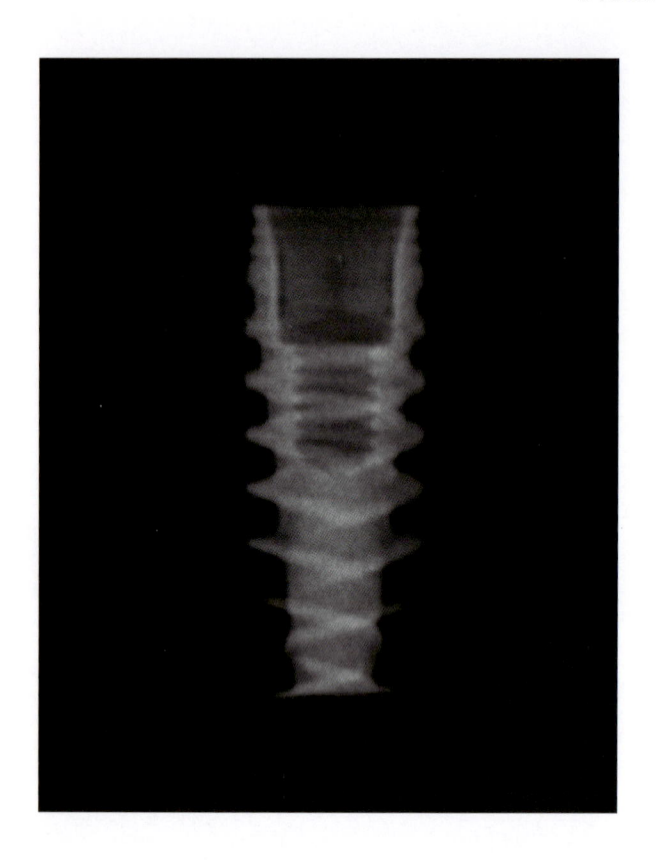

● フィクスチャーの特徴

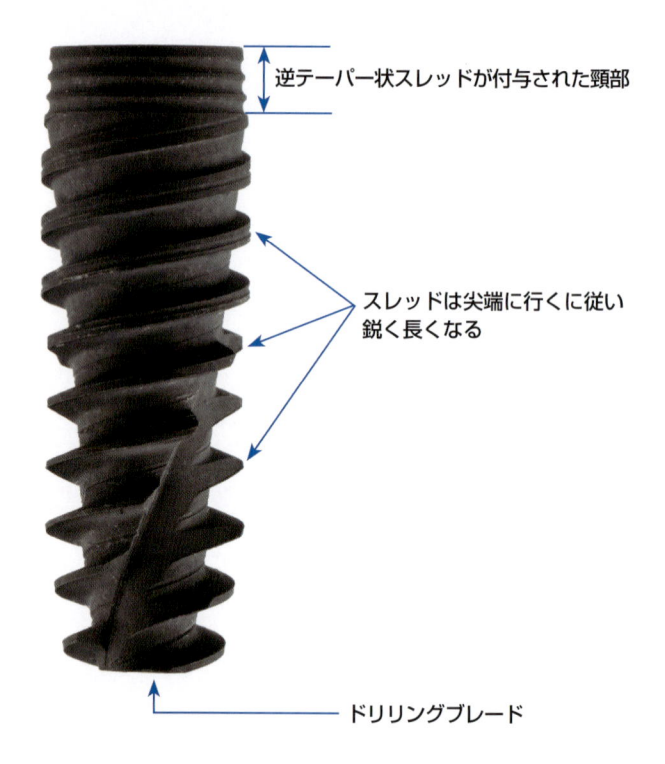

逆テーパー状スレッドが付与された頸部

スレッドは尖端に行くに従い鋭く長くなる

ドリリングブレード

　フィクスチャーはテーパー形状で、頸部を含めてフィクスチャー全面に TiUnite 加工されている。頸部はわずかに内側へ傾斜した逆テーパー状スレッドで、ボディのスレッドは尖端に行くに従い長くなる。フィクスチャー尖端はドリリングブレードのため切刃状。

● クレストモジュール

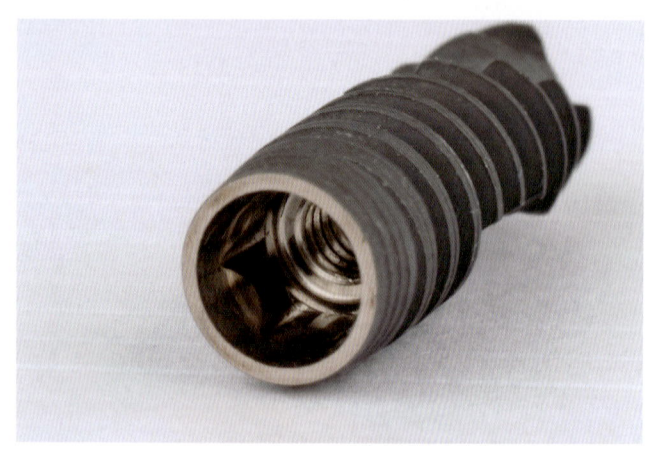

　インターナルコネクションでプラットフォームは丸く、内部にヘックスがみえる。

● ドライバー先端の形状と径

形状：ユニグリップ（オリジナル）

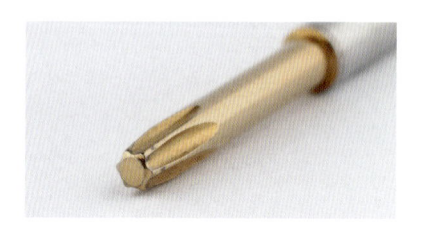

Others

● エックス線像のポイント

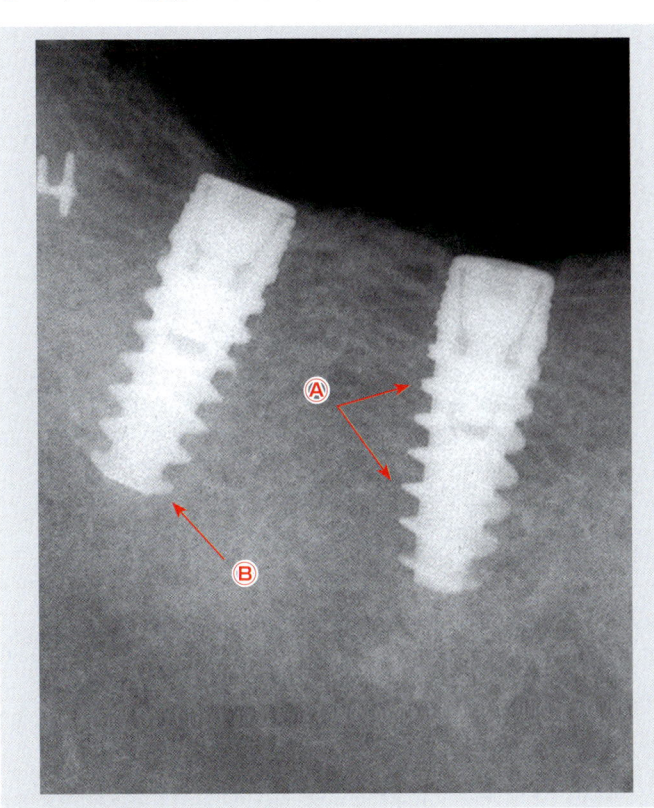

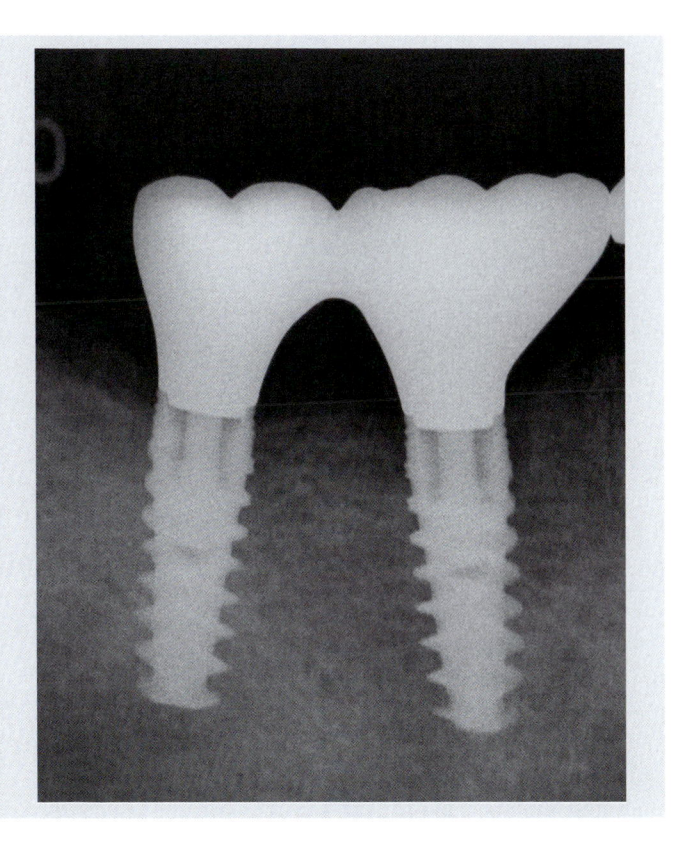

フィクスチャー尖端部に近づくほど鋭くなる長いスレッドが特徴的（Ⓐ部）で、「魚が上を向いている」形状である。フィクスチャー尖端に付与された鋭いドリリングブレードもポイントとなる（Ⓑ部）。

● 他社比較エックス線像

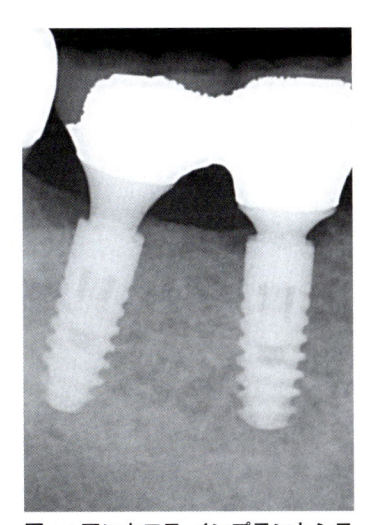

図a：アンキロス インプラントシステム（P118）のエックス線像。スクエアシェイプのスレッド形態は、比較的太く、フィクスチャー尖端部に近づくほどはっきりとみえるが、ノーベルアクティブほどではない。フィクスチャー尖端底部は丸みを帯びている。

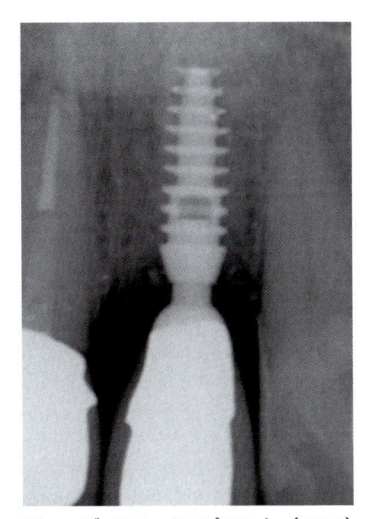

図b：バイコンインプラント（P210）のエックス線像。フィクスチャー頸部の内側に傾斜する逆テーパーと細い台形のフィンタイプでの形状から特定は容易である。

● ノーベルアクティブ

ノーベル・バイオケア・ジャパン株式会社
Tel. 03-6717-6191
www.nobelbiocare.co.jp

他医院で治療されたインプラントへの対応ガイド

エンドポア インプラント インターナル
ENDOPORE IMPLANT INTERNAL

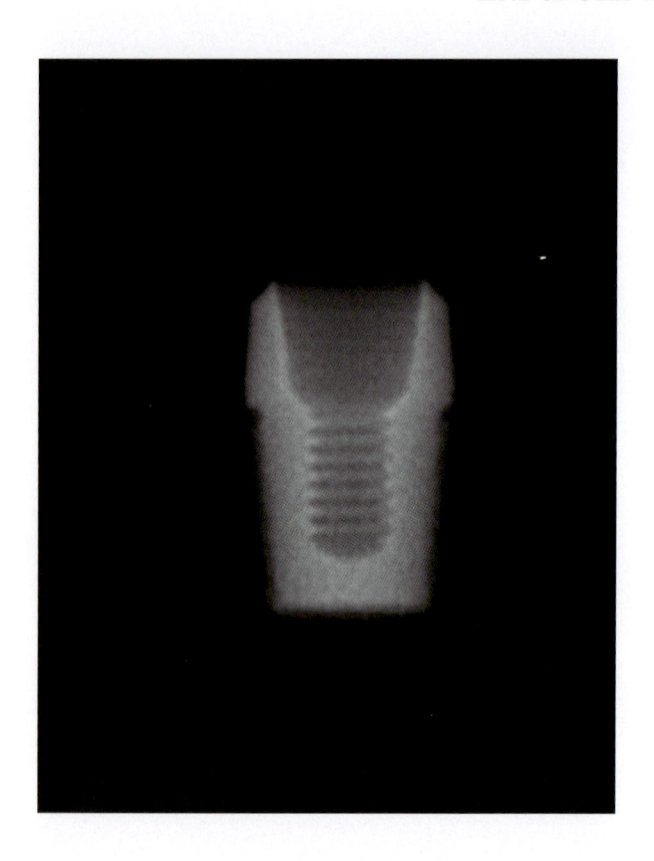

● フィクスチャーの特徴

4.8mm
研磨面を持つカラー部
ポーラスコーティング
（多孔質被覆）

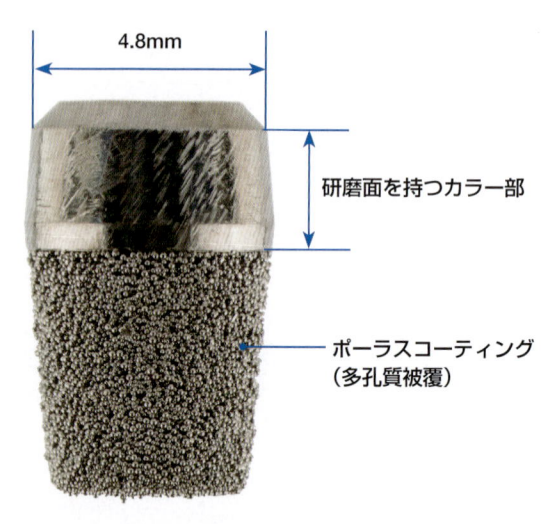

直径 5.0mm のフィクスチャー

　フィクスチャーにはポーラスコーティング（多孔質被覆）あるいはビーズコーティングと呼ばれる特殊な表面処理が施され、骨とインプラントの緻密な結合をはかっている。チタン合金製の微小球体をフィクスチャー表面に焼結させることによって得られた微小な多孔質構造が、細胞の侵入増殖を促進させるとされている。
　フィクスチャー径にかかわらずプラットフォーム径が4.8mm に統一されているので、直径 4.1mm のフィクスチャーはテーパーカラーが付与され、直径 5.0mm のフィクスチャー（写真）はカラー部が内側に傾斜した逆テーパーになっている。
　モノコックボディと呼ばれる形状は、5°のテーパーが付与された円錐台形で、スレッドもスリットも有しない独特の形態であるため特定は容易である。

● クレストモジュール

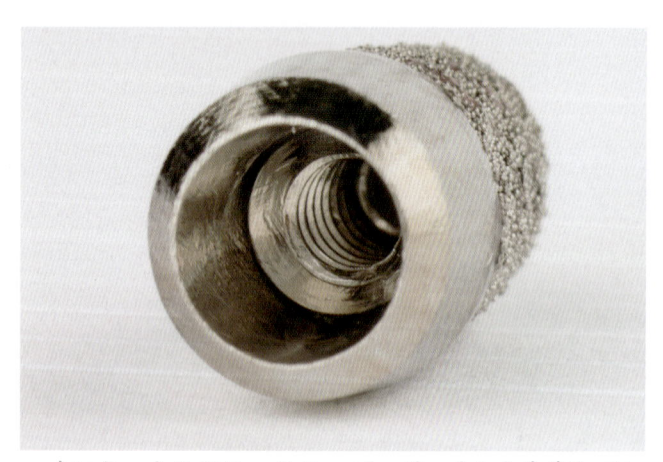

　インターナルのモーステーパージョイントを有している。現在は同じインターナルコネクションでインターナルヘックスを有した 2 回法のシステムもラインナップされている。

● ドライバー先端の形状と径
　　形状：六角
　　径：1.25mm

Others

● エックス線像のポイント

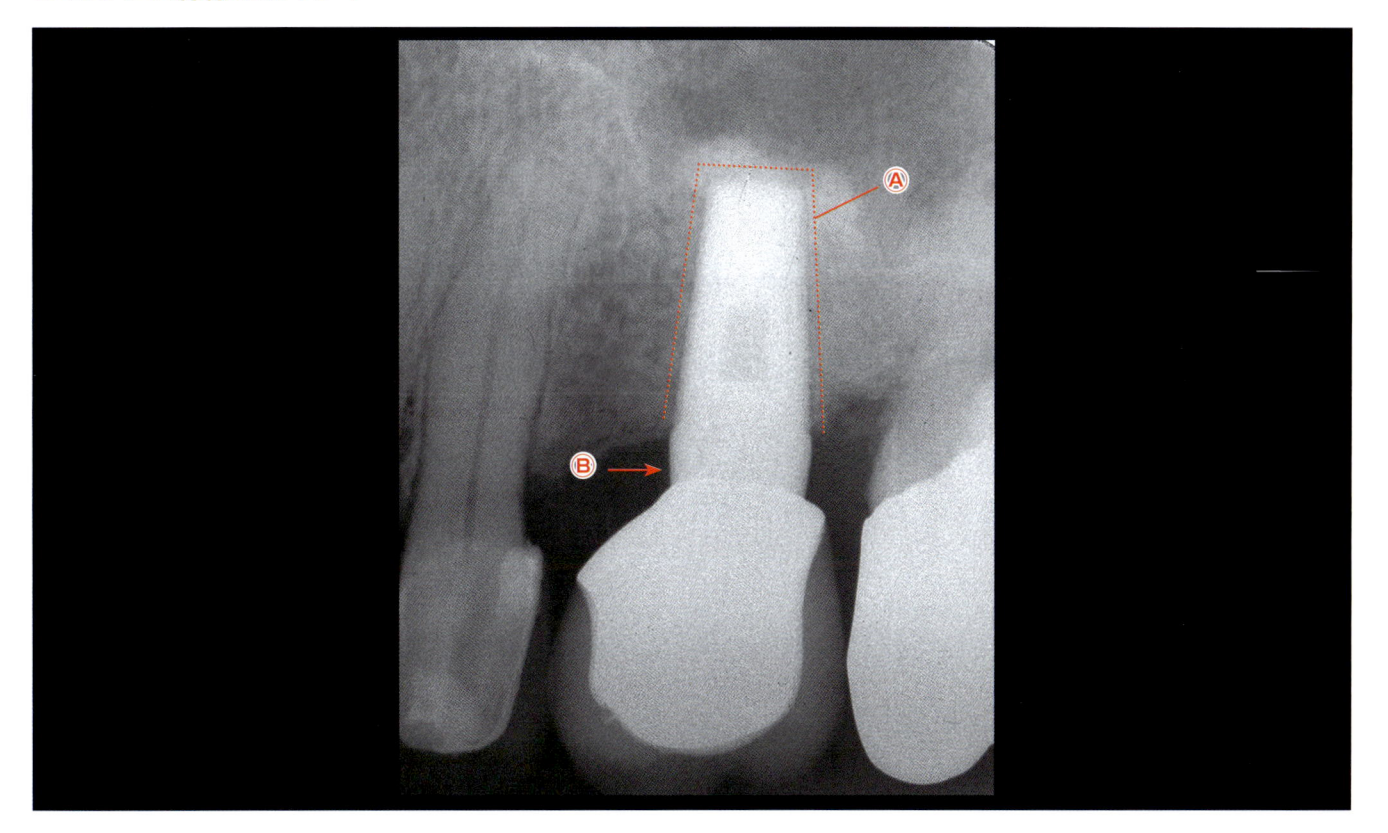

　スレッドもスリットも有しない5°のテーパーが付与された独特の円錐台形状であるため特定は容易である。ポーラスコーティング（多孔質被覆）が施されたフィクスチャー表面は、エックス線像上ではフィクスチャーの輪郭がぼやけてみえる（Ⓐ部）。直径4.1mmのフィクスチャーはカラー部にもテーパーが付与されているが、直径5.0mmのフィクスチャーはカラー部が内側に傾斜した逆テーパーになっている（Ⓑ部：インターナルコネクション直径5mm・長さ7mm）。

● エンドポア インプラント インターナル
　（2012 販売終了）

東京歯科産業株式会社
Tel. 03-3831-0176
www.tokyodental.co.jp

エンドポア インプラント エクスターナル
ENDOPORE IMPLANT EXTERNAL

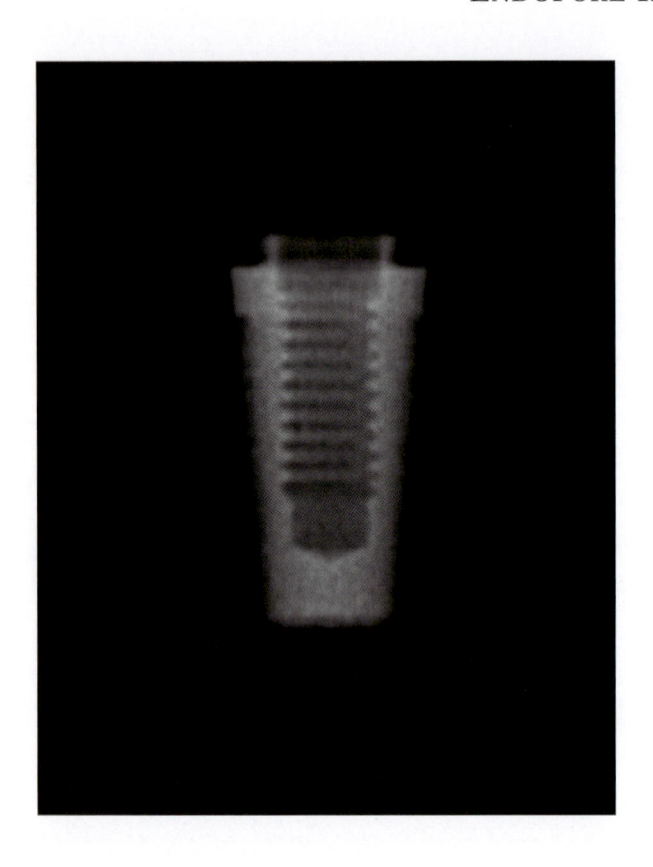

● フィクスチャーの特徴

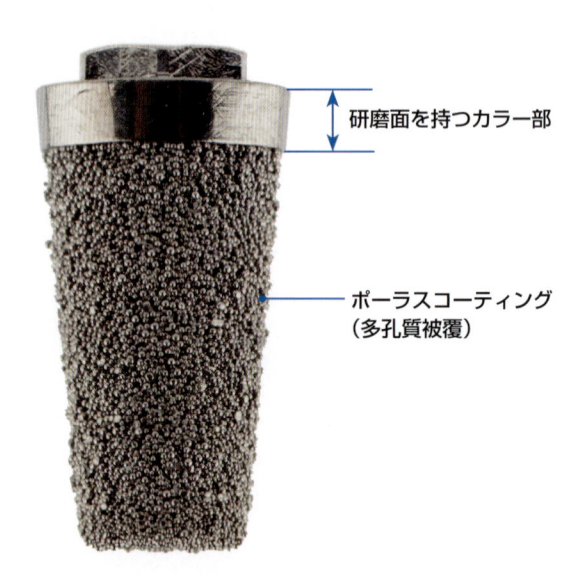

研磨面を持つカラー部

ポーラスコーティング
（多孔質被覆）

　フィクスチャーにはポーラスコーティング（多孔質被覆）あるいはビーズコーティングと呼ばれる特殊な表面処理が施され、骨とインプラントの緻密な結合をはかっている。チタン合金製の微小球体をフィクスチャー表面に焼結させることによって得られた微小な多孔質構造が、細胞の侵入増殖を促進させるとされている。

　モノコックボディと呼ばれる形状は、5°のテーパーが付与された円錐台形で、スレッドもスリットも有しない独特の形態であるため特定は容易である。

● クレストモジュール

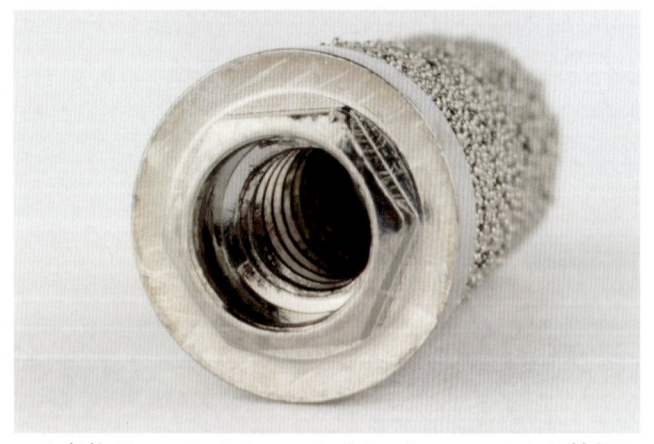

　六角柱がフィクスチャーのプラットフォームから外部に突出したようなエクスターナルコネクション機構を有している。いわゆる外部六角構造（エクスターナルヘックス）と呼ばれている結合様式である。

● ドライバー先端の形状と径

　形状：六角
　径：1.25mm

● エックス線像のポイント

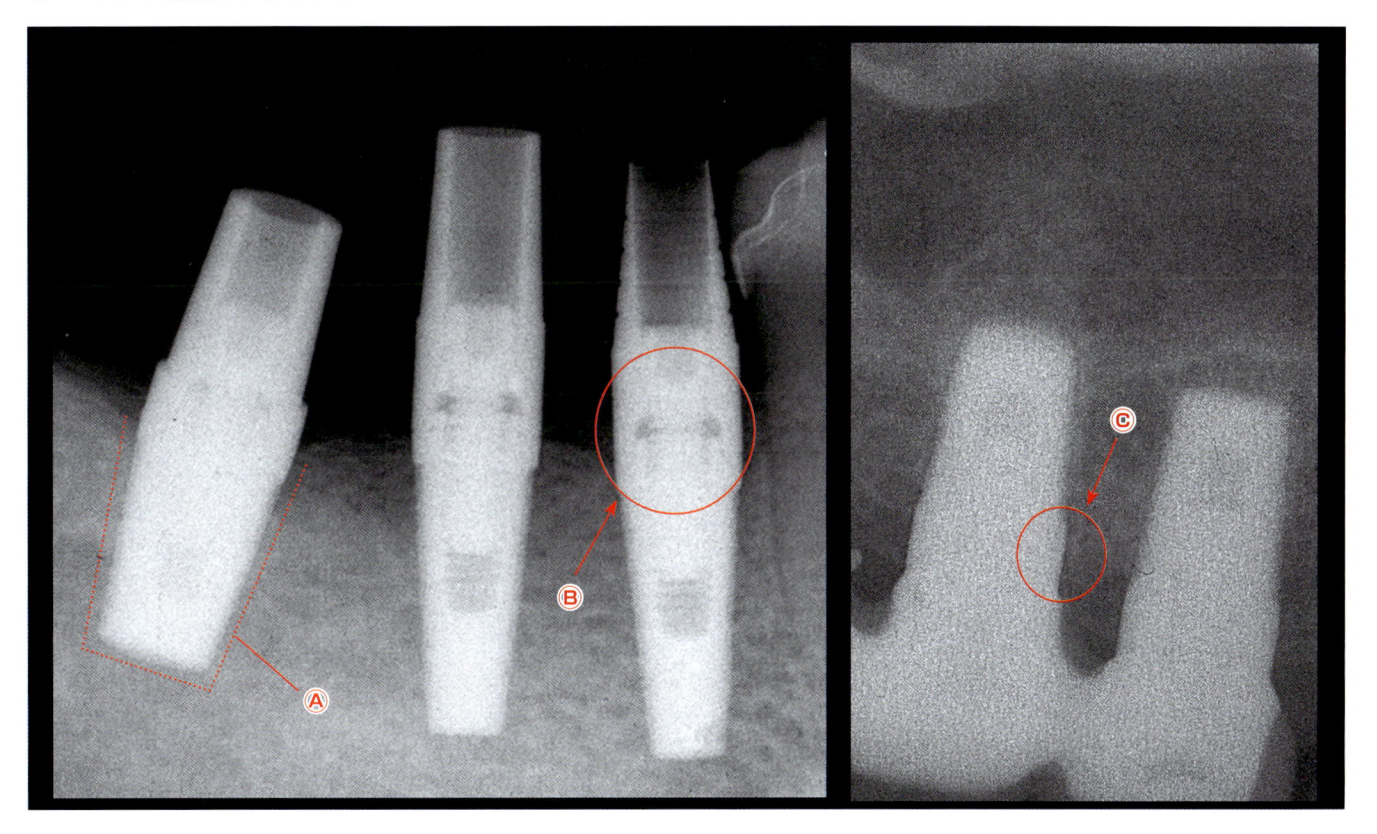

　スレッドもスリットも有しない5°のテーパーが付与された独特の円錐台形状であるため特定は容易である。ポーラスコーティング（多孔質被覆）が施されたフィクスチャー表面は、エックス線像上ではフィクスチャーの輪郭がぼやけてみえる（Ⓐ部）。エンドポアインプラント エクスターナルの場合は、プラットフォームから突出したエクスターナルヘックスの上部に内部スペースを示す透過像が認められる（Ⓑ部）。Ⓒ部は直径5mm・長さ7mmのエクスターナルにストレートアバットメントを連結し、上部構造を装着したエックス線像である。

● エンドポア インプラント エクスターナル
　（2012 販売終了）

東京歯科産業株式会社
Tel. 03-3831-0176
www.tokyodental.co.jp

フリアリット-2 ステップシリンダー
FRIALIT-2 STEP CYLINDER

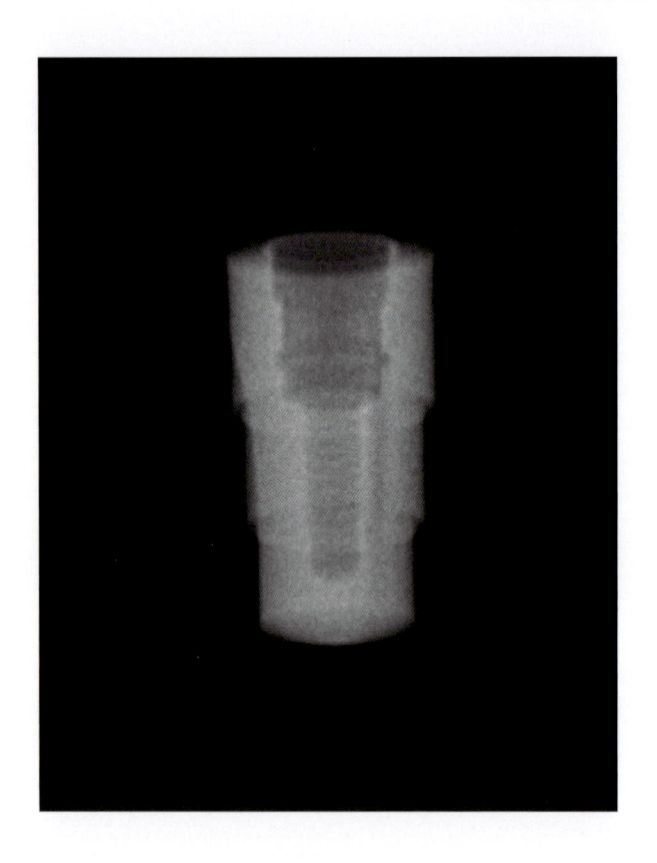

● フィクスチャーの特徴

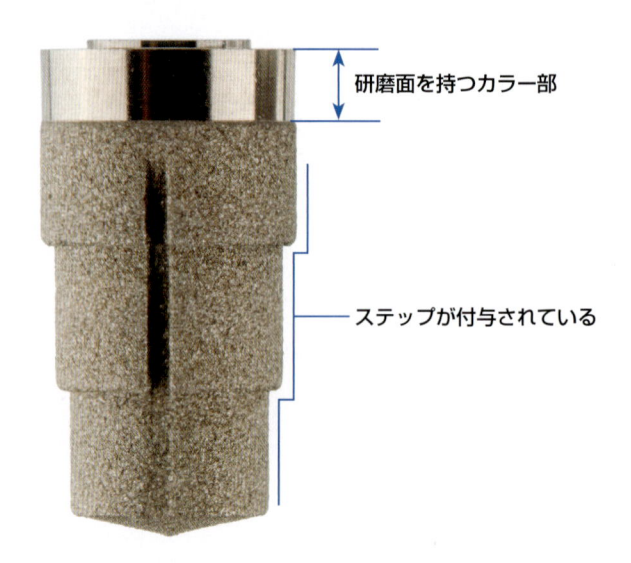

研磨面を持つカラー部

ステップが付与されている

　フィクスチャーにはFrios® チタンコーティングというTPS表面処理が施されており、フィクスチャー頸部には研磨面のカラー部が存在する。ウェディングケーキを逆さまにしたような独特な形状で、エックス線像でも特定は容易である。

● クレストモジュール

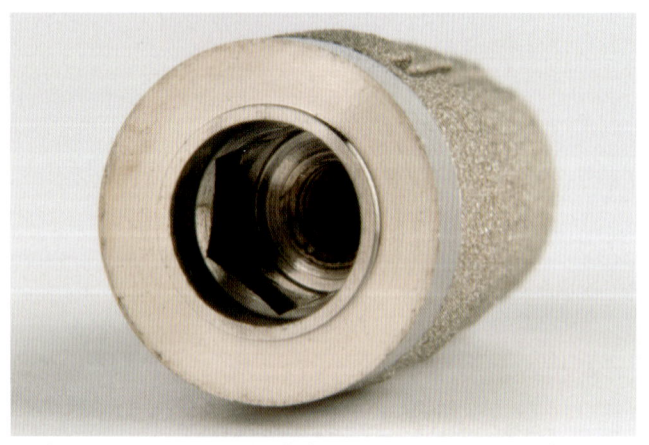

　インターナルヘックスを有したインターナルコネクションであるが、インターナルコネクション部分の周囲はフラットではなく、一部がリング状に外側へ突出した形状になっている。

● ドライバー先端の形状と径

　形状：六角
　径：1.22mm
　※初期モデルにおいてはマイナスドライバーを使用していた時期もあった。

● フリアリット-2 ステップシリンダー（販売終了）
デンツプライ三金 株式会社
Tel. 0120-4618-68
www.dentsply-sankin.com/

フリアリット-2 ステップスクリュー
FRIALIT-2 STEP SCREW

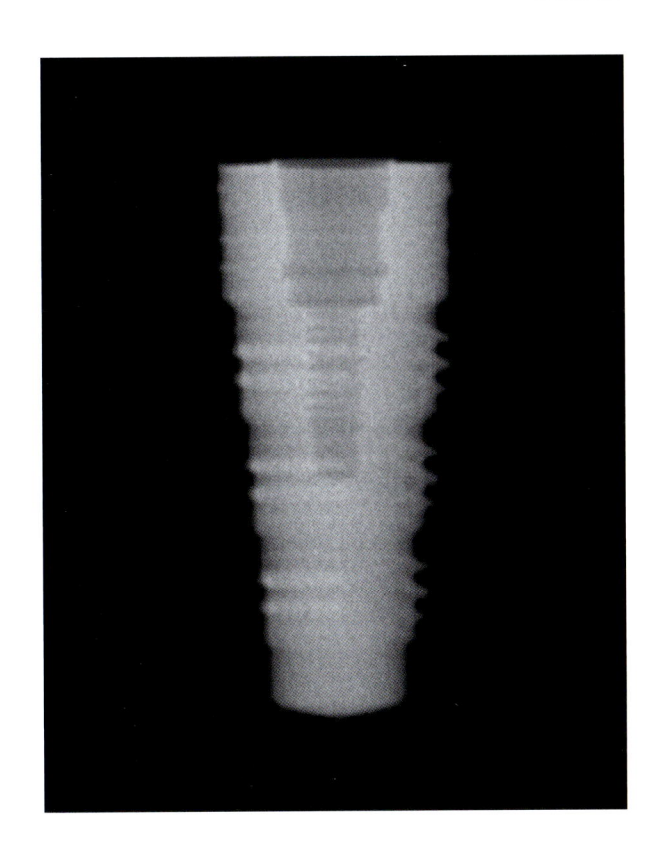

● フィクスチャーの特徴

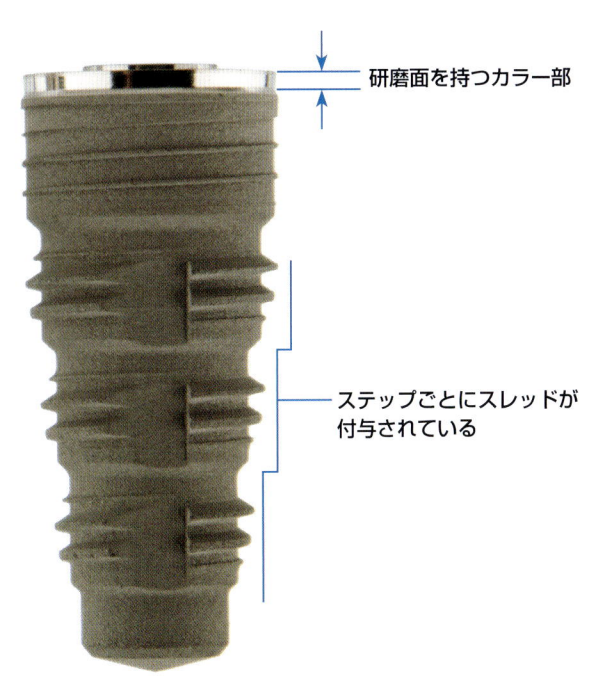

研磨面を持つカラー部

ステップごとにスレッドが付与されている

　フィクスチャーにはFrios® ディーププロフィールコーティングというブラストエッチング表面処理が施されており、フィクスチャー頸部には研磨面のカラー部がわずかに存在する。フリアリット-2 ステップシリンダーと同様にウェディングケーキを逆さまにしたような独特な形状に、スレッドを追加している。エックス線像でも特定は容易である。

● クレストモジュール

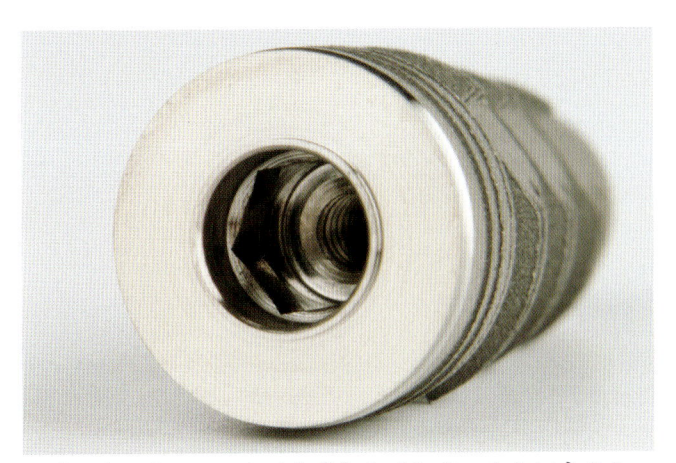

　インターナルヘックスを有したインターナルコネクションであるが、インターナルコネクション部分の周囲はフラットではなく、一部がリング状に外側へ突出した形状になっている。

● ドライバー先端の形状と径

形状：六角
径：1.22mm
※初期モデルにおいてはマイナスドライバーを使用していた時期もあった。

● フリアリット-2 ステップスクリュー（販売終了）

デンツプライ三金 株式会社
Tel. 0120-4618-68
www.dentsply-sankin.com/

他医院で治療されたインプラントへの対応ガイド

バイコン インプラント
BICON IMPLANT

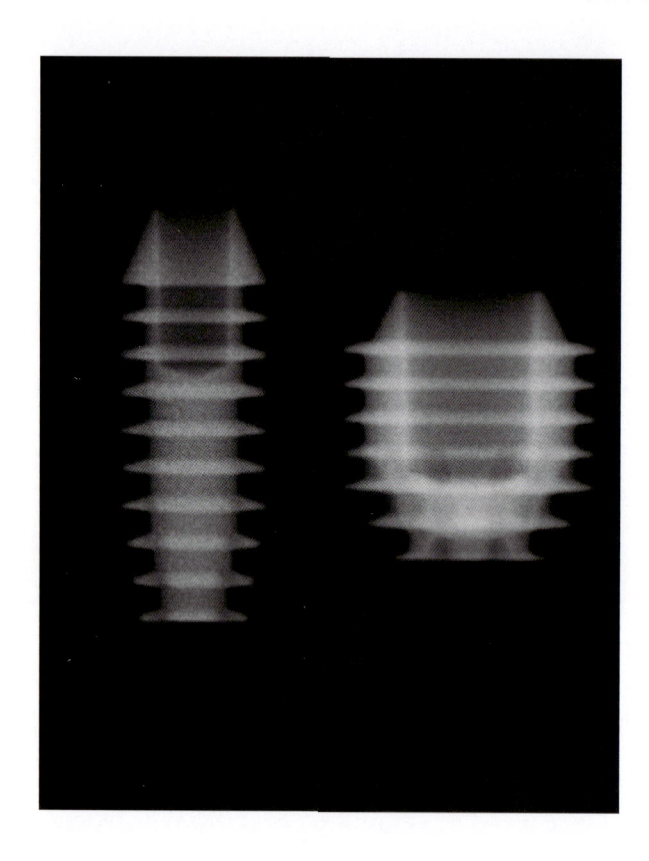

● フィクスチャーの特徴

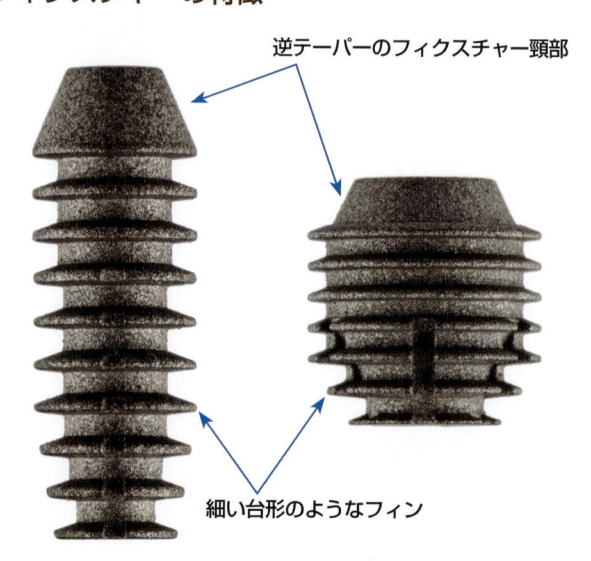

逆テーパーのフィクスチャー頸部

細い台形のようなフィン

フィクスチャー頸部は内側に傾斜する逆テーパーが付与されている。スレッドではなく細い台形のフィンタイプで独特の形状を呈している。

● クレストモジュール

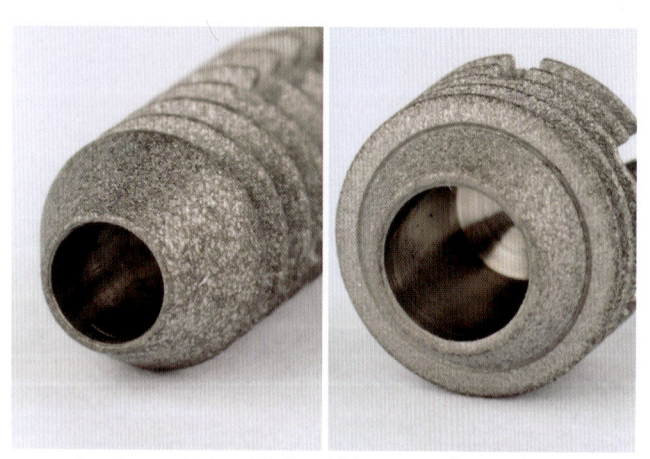

アバットメントとの連結は槌打による金属対金属の摩擦力を利用した「ロッキングテーパー」という原理を採用している。そのため、スクリューホールや回転防止機構がないシンプルな連結孔が存在するのみである。

● エックス線像のポイント

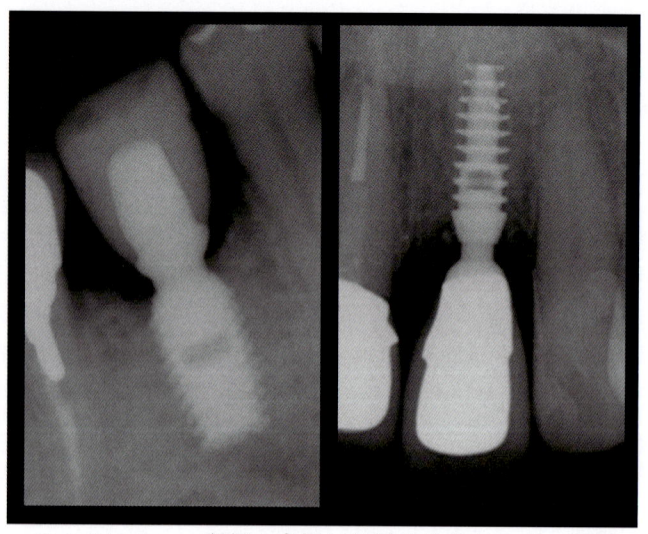

フィクスチャー頸部の内側に傾斜する逆テーパーと細い台形のフィンタイプでの形状から特定は容易である。

● バイコン インプラント

バイコンジャパン株式会社
Tel. 0120-8150-62
www.bicon.co.jp/

サルゴン インプラント
SARGON IMMEDIATE LOAD IMPLANT

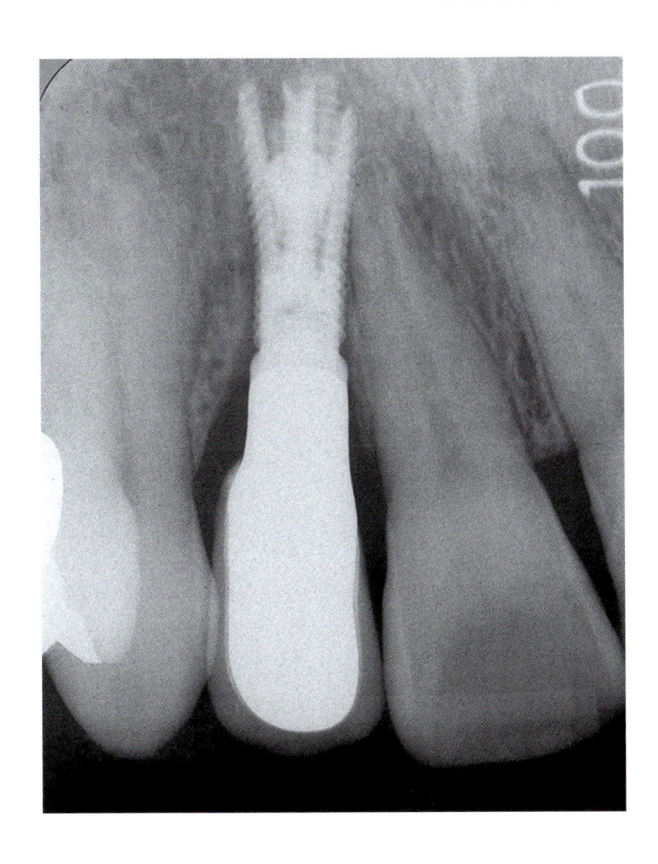

● フィクスチャーの特徴

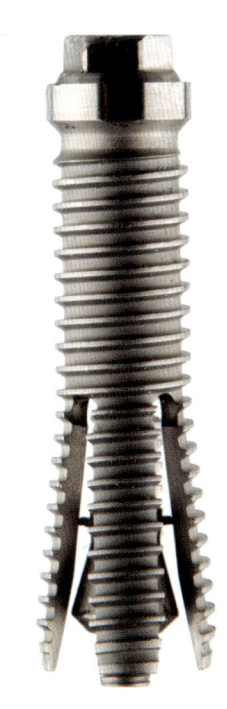

スクリュータイプの開脚式という独特のコンセプトを有したインプラントである。フィクスチャー内部にエクスパンジョンスクリューとエクスパンジョンナットがあり、エクスパンジョンスクリューを回転させることで、フィクスチャー尖端部のスリットが開く構造になっている。エックス線像をみても独特な形状を呈しているので特定は容易である。

現在、国内での取扱いはないので、米国本社のウェブサイトを掲載している。

● クレストモジュール

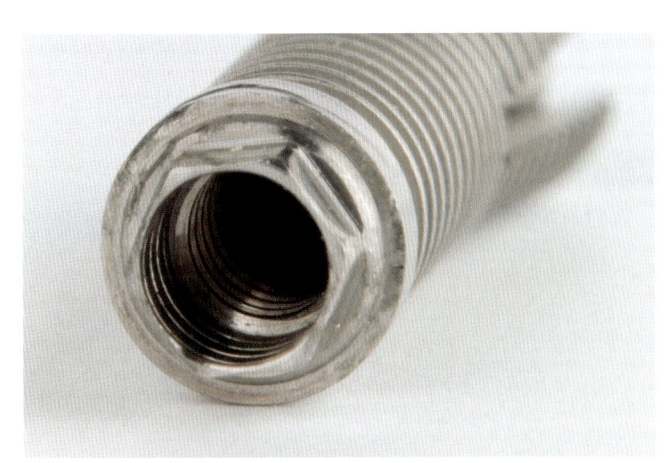

六角柱がフィクスチャーのプラットフォームから外部に突出したようなエクスターナルコネクション機構を有している。いわゆる外部六角構造（エクスターナルヘックス）と呼ばれている結合様式である。

● ドライバー先端の形状と径

形状：六角

● サルゴン インプラント

www.sargondentalimplants.com/
現在、国内での取扱いは行われていない。

ITI インプラント 中空シリンダー
ITI Hollow Cylinder

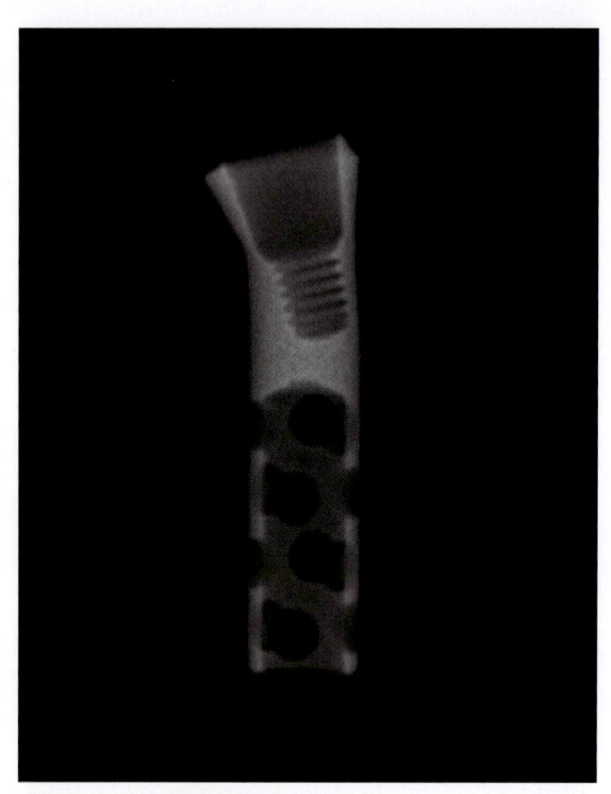

● エックス線像のポイント
インプラント体に横穴を認める。
カラー部は現行タイプの形状（2パートタイプ）。
根尖部は90°の箱型になっている。

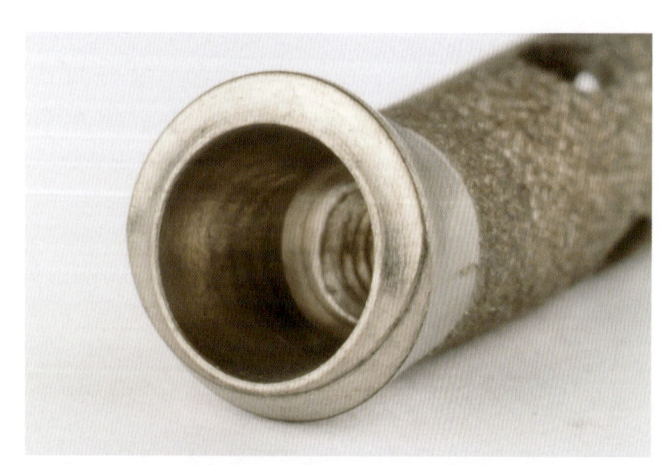

● クレストモジュール
インプラント内部には特に回転防止機構は存在しない。インプラント体とアバットメントの接合部は8°の角度で接合される（モーステーパー）。

● フィクスチャーの特徴

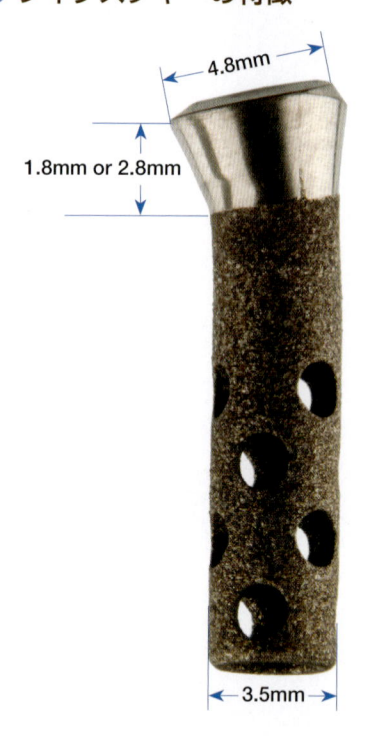

1974年に開発された。現在は販売されていない。中空状になっており、横穴が開いている。骨縁上は機械研磨、骨内埋入部はチタンプラズマコーティングされている。1パートタイプと2パートタイプ（写真）がある。ネック部に15°の角度がついたもの（写真）とストレートのものがある。

直径は3.5mmで骨内に固定される部分の長さは8mm、10mm、12mm、14mm、16mmがある。

機械研磨されたインプラントカラー部の長さは、1.8mmと2.8mmのものがある。

● アバットメントスクリューの形状

形状：＋
径：2.0mm

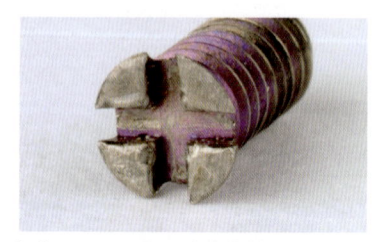

● ITI インプラント中空シリンダー（販売終了）
ストローマン・ジャパン株式会社
Tel. 0120-418-995
www.straumann.jp

ITIインプラント 中空スクリュー
ITI Hollow Screw

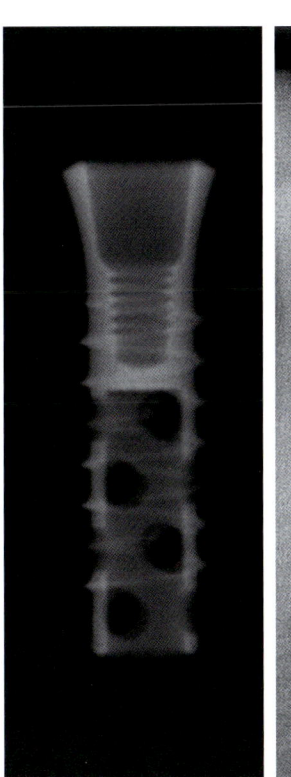

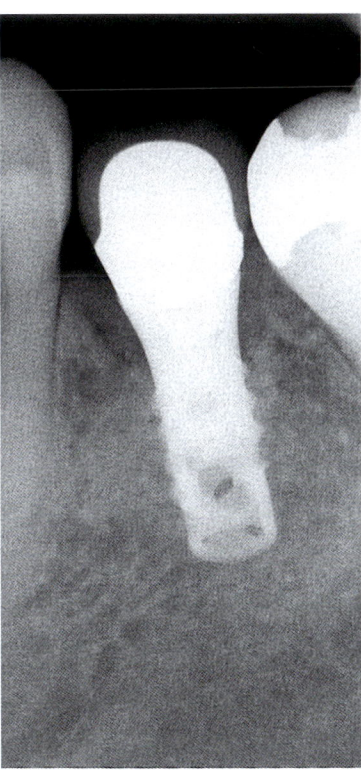

● エックス線像のポイント

インプラント体に横穴を認める。
カラー部は現行タイプの形状（2パートタイプ）。
スクリュー形態、間隔も現行タイプと同様である。
根尖部は90°の箱型になっている。

● クレストモジュール

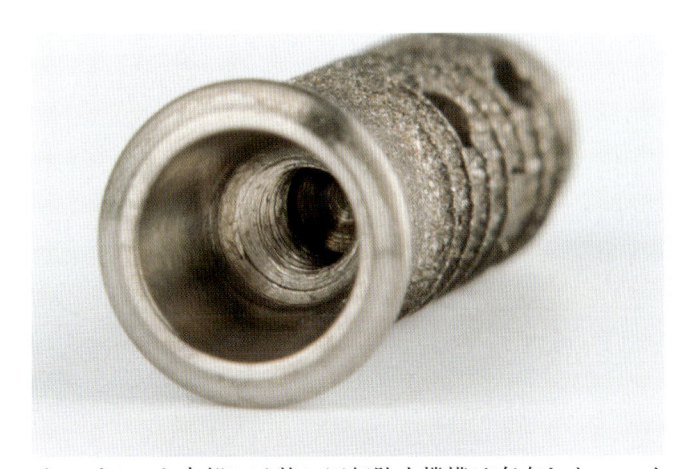

インプラント内部には特に回転防止機構は存在しない。インプラント体とアバットメントの接合部は8°の角度で接合される（モーステーパー）。

● フィクスチャーの特徴

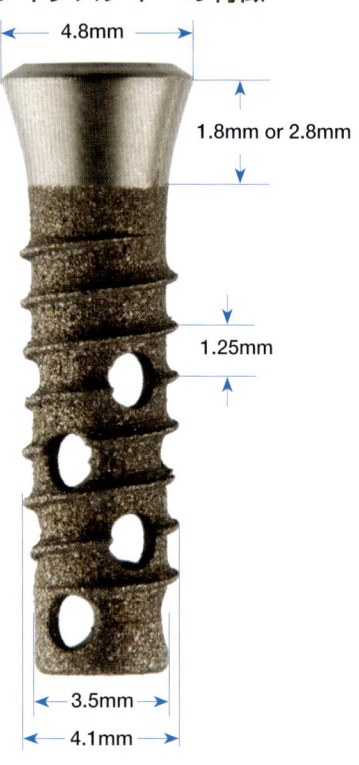

4.8mm
1.8mm or 2.8mm
1.25mm
3.5mm
4.1mm

1974年に開発された。現在は販売されていない。中空シリンダータイプにスクリューを付与したもの。外形は4.1mm、コアの径は3.5mm。骨内に固定される部分の長さは8mm、10mm、12mmがある。中空状になっており、横穴が開いている。骨縁上は機械研磨、骨内埋入部はチタンプラズマコーティングされている。1パートタイプと2パートタイプ（写真）がある。

機械研磨されたインプラントカラー部の長さは、1.8mmと2.8mmのものがある。

● アバットメントスクリューの形状

形状：＋
径：2.0mm

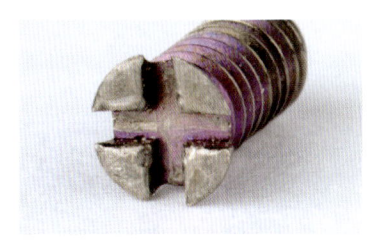

● ITIインプラント中空スクリュー（販売終了）

ストローマン・ジャパン株式会社
Tel. 0120-418-995
www.straumann.jp

他医院で治療されたインプラントへの対応ガイド

One-piece

　1 ピース（One-piece）インプラントは、アバットメント部分が一体化されているインプラントである。上部構造にトラブルが生じている場合でもアバットメントを取り外すことはできず、技工物のみを修正あるいは再製作することになる。つまり、補綴コンポーネントの交換等はほとんど必要ないので、1 ピースインプラントであることを特定することが重要となる。

　エックス線像による特定のポイントは、アバットメントや補綴コンポーネントを連結するためのスクリューやスクリューホール、回転防止機構などといったフィクスチャーの内部構造がみられないことである。

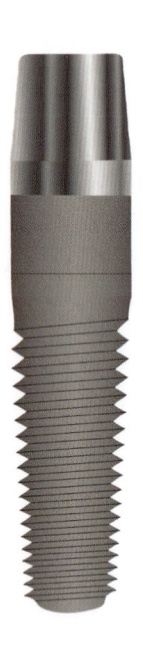

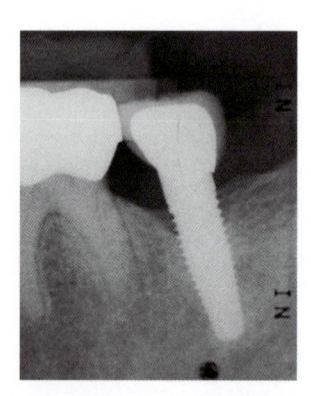

ノーベルダイレクト グルービー
ノーベルダイレクト インサイザル
ノーベルダイレクト ポステリア

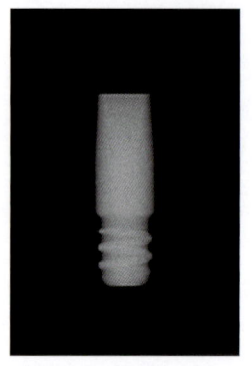

AQB インプラント

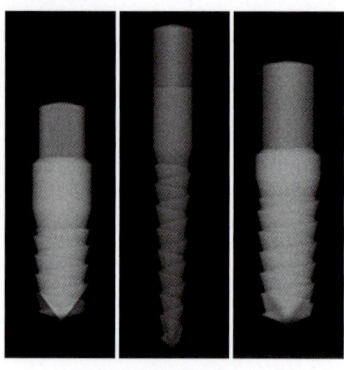

JIAD (KOM) インプラント

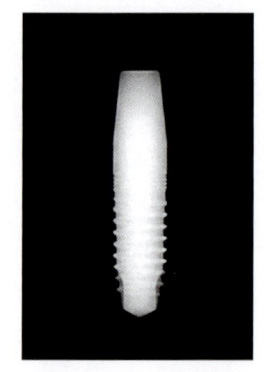

マイティス アローインプラント
A タイプ

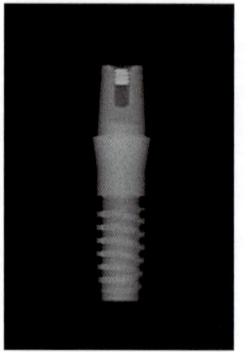

ミューワン HA インプラント
初期モデル

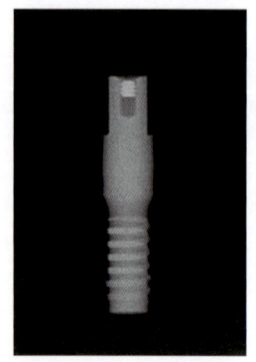

ミューワン HA インプラント
S タイプ

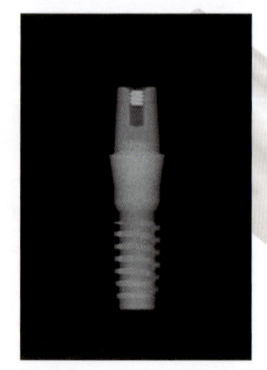

ミューワン HA インプラント
L タイプ

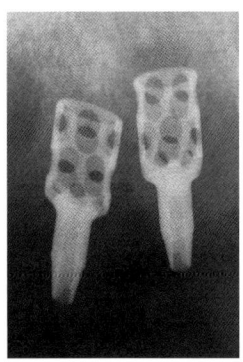

ITI インプラント Cタイプ	ITI インプラント Eタイプ	ITI インプラント Kタイプ	ITI インプラント Hタイプ	ITI インプラント Fタイプ
ITI インプラント スイススクリュー	オガインプラント シンクレストタイプ	オガインプラント スパイラルタイプ	バイオセラムインプラント	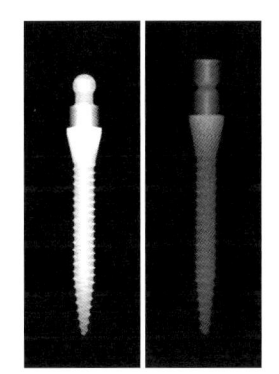
イムテック インプラント				

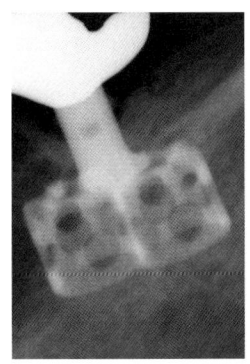

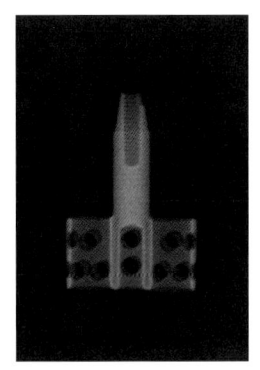

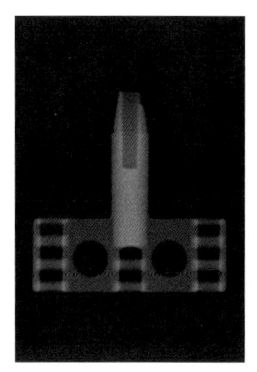

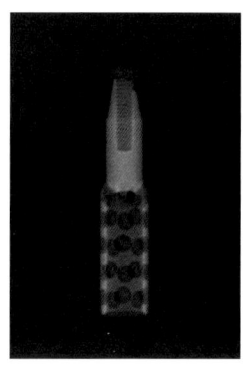

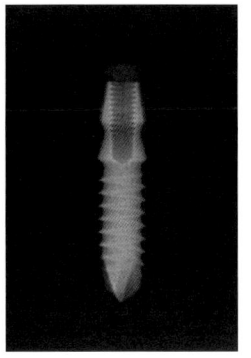

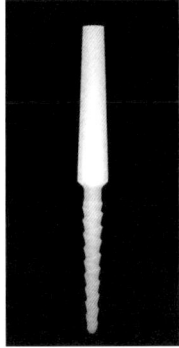

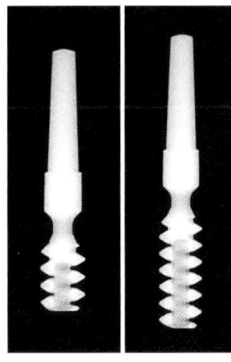

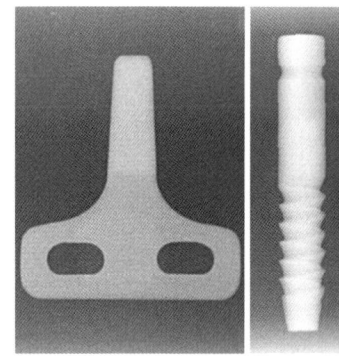

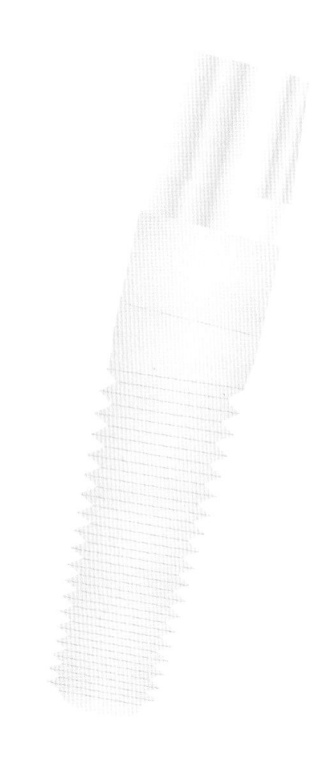

インプラントの形態分類

ノーベルダイレクト グルービー
ノーベルダイレクト インサイザル
ノーベルダイレクト ポステリア

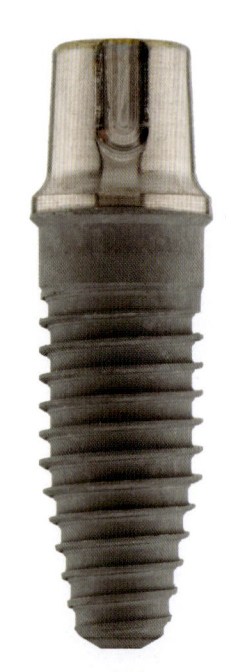

NOBEL DIRECT GROOVY · NOBEL DIRECT INCISAL · NOBEL DIRECT POSTERIOR

● フィクスチャーの特徴

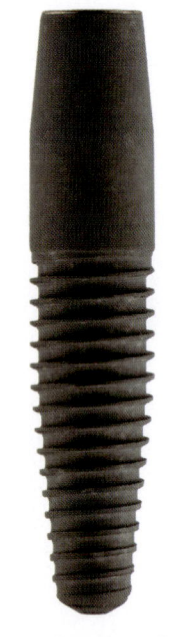

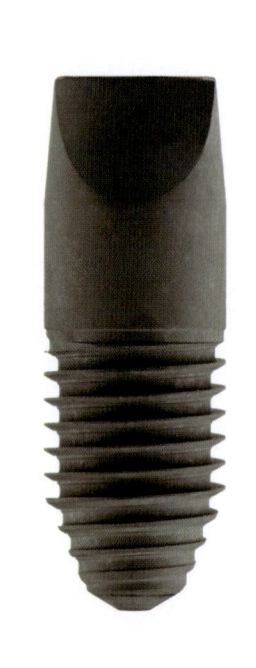

ノーベルダイレクト グルービー　　　　　ノーベルダイレクトインサイザル　　　　　ノーベルダイレクト ポステリア

　1ピースインプラントで、タイユナイト加工（グルービー）が施されている。ポステリアはスナッピーアバトメント4.0と同一形状。
　スレッドの長さが先端へ行くに従い短くなり、形状が尖形から鈍化する。スレッドが歯冠方向に跳ね上がっていて、スレッドの下部側面にマイクログルーブが付与（グルービー）されている。尖端部は半球状ではなく底面に平面がある。
　フィクスチャーはいわゆる「芋虫」形状のルートフォームで、全面にTiUnite加工されている。

● クレストモジュール

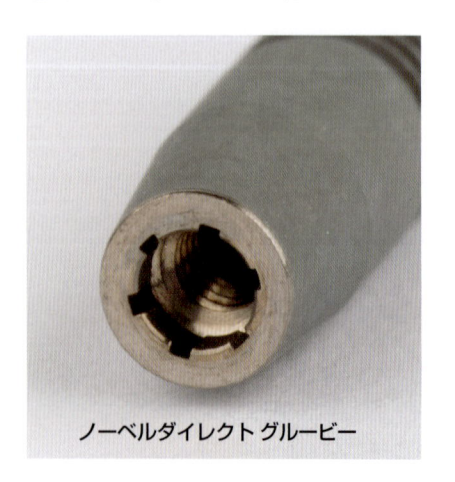

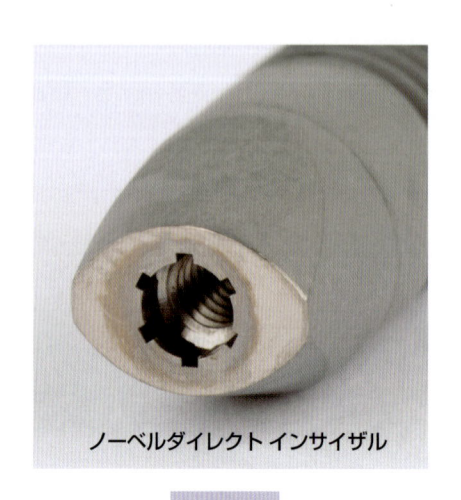

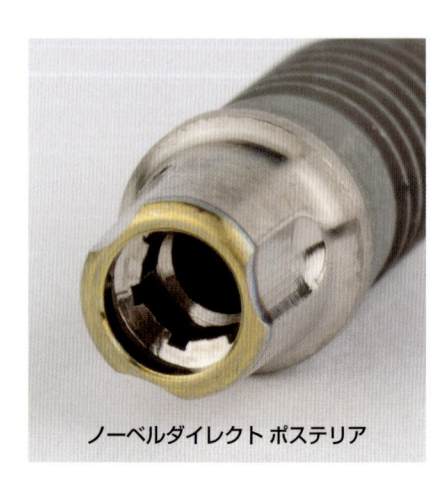

ノーベルダイレクト グルービー　　　　　ノーベルダイレクト インサイザル　　　　　ノーベルダイレクト ポステリア

One-piece

● **エックス線像のポイント**

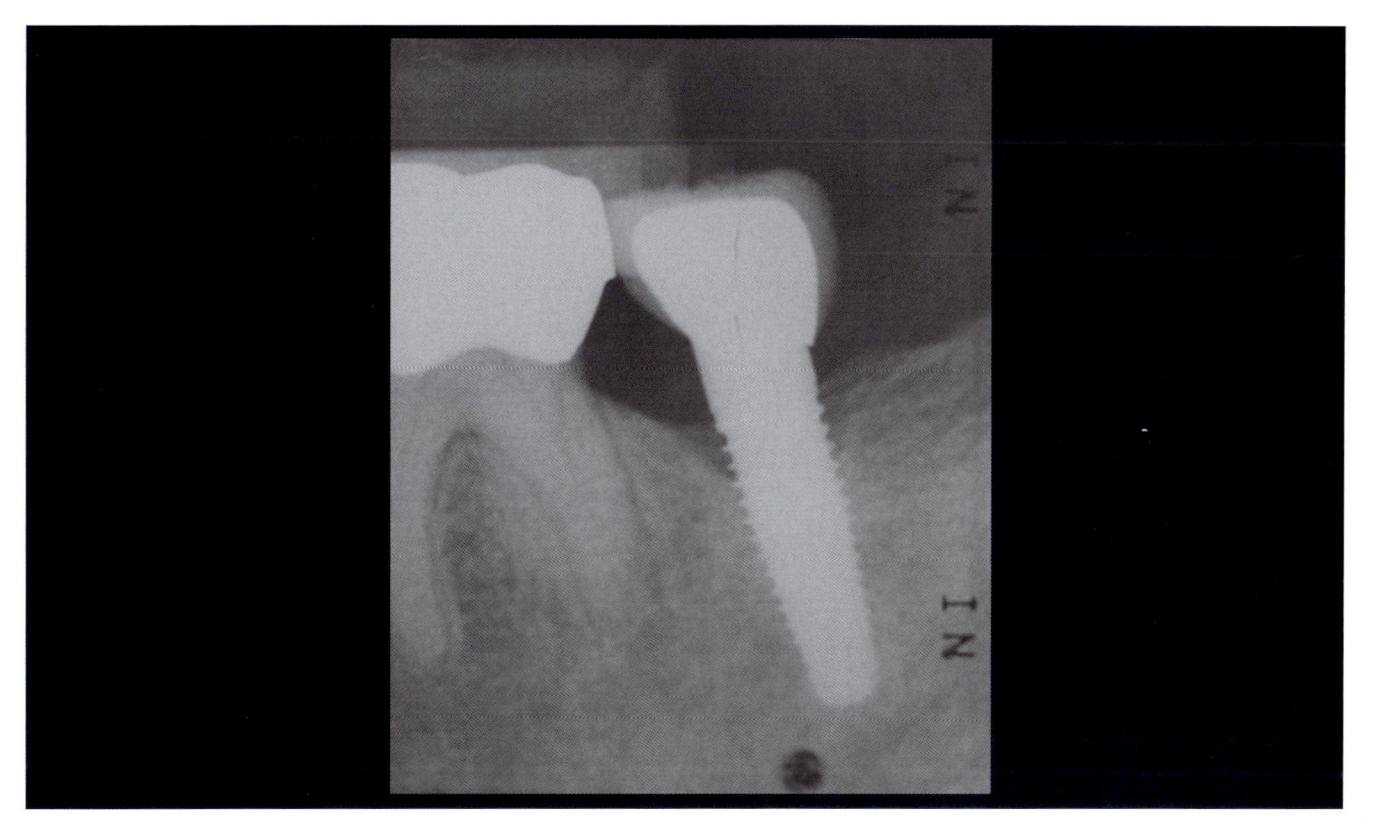

ノーベルダイレクトポステリアのエックス線像である。フィクスチャー内部は充実しており、スペースなどの透過像はまったくない。スレッドが歯冠方向に跳ね上がっている。

● ノーベルダイレクトグルービー
● ノーベルダイレクトインサイザル
● ノーベルダイレクトポステリア

ノーベル・バイオケア・ジャパン株式会社
Tel. 03-6717-6191
www.nobelbiocare.co.jp

One-piece

AQB インプラント
AQB Implant

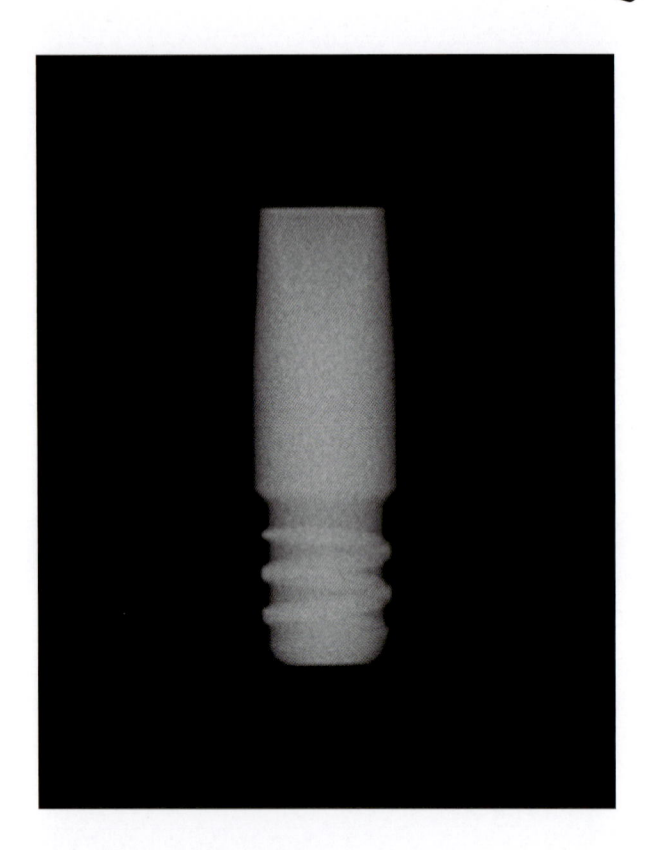

● フィクスチャーの特徴

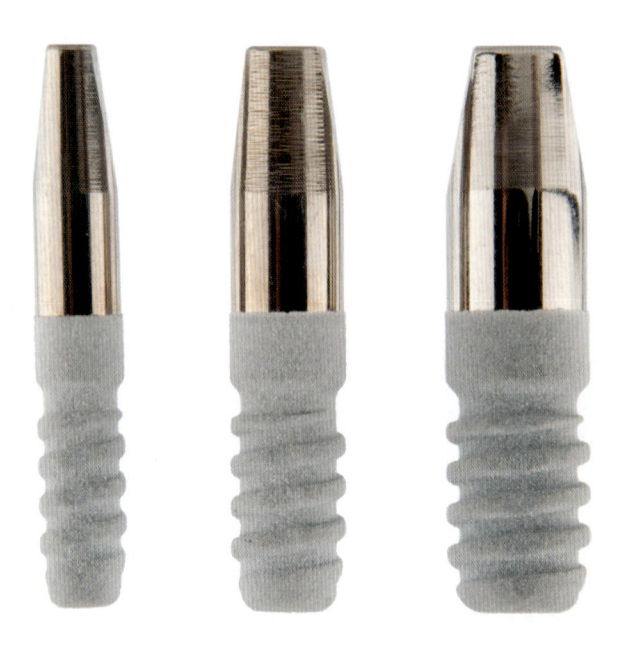

HA（ハイドロキシアパタイト）がコーティングされた1ピースのインプラントである。スレッドはコの字型のスクエアスレッドに近く、幅も広めである。フィクスチャー尖端底部はフラットである。

● エックス線像のポイント

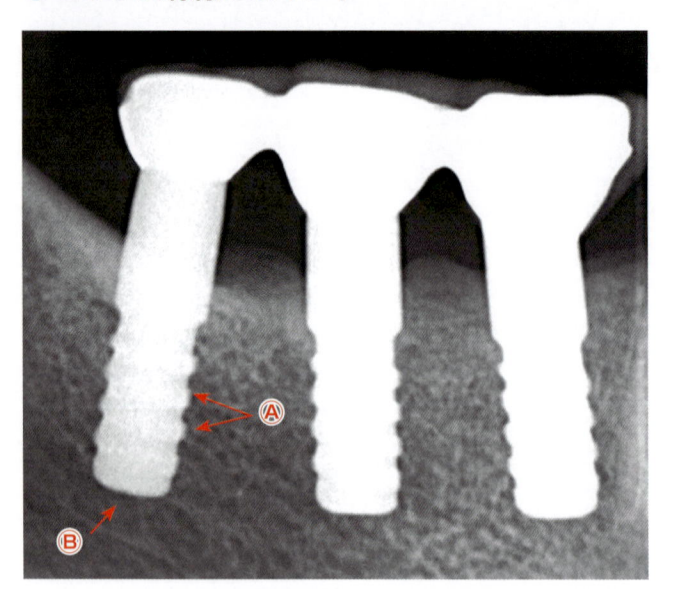

スレッドはコの字型のスクエアスレッドに近く、幅も広めである（Ⓐ部）。フィクスチャー尖端部はフラット（Ⓑ部）でエックス線像でも特定は容易である。フィクスチャー内部は充実しており、スペースなどの透過像はまったくない。

● AQB インプラント

AQB-RHA 株式会社
Tel. 03-3667-8797
www.aqb.jp

218

JIAD (KOM) インプラント
JIAD (KOM) Implant

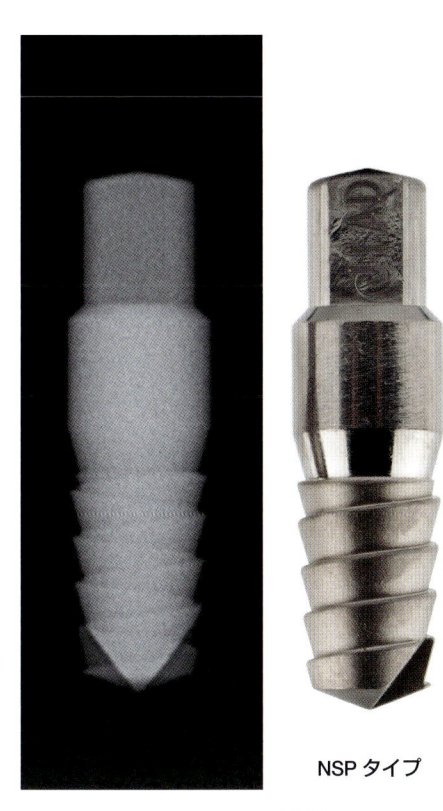

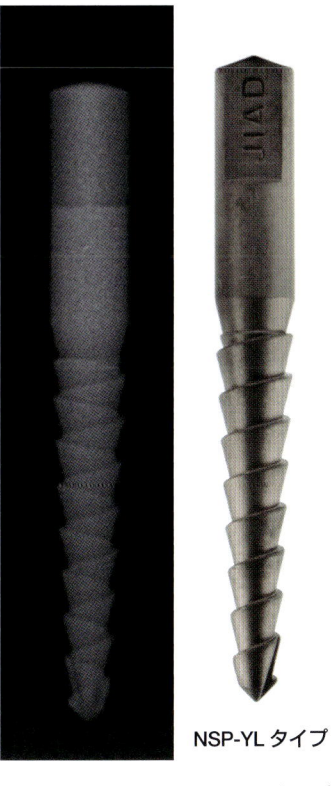

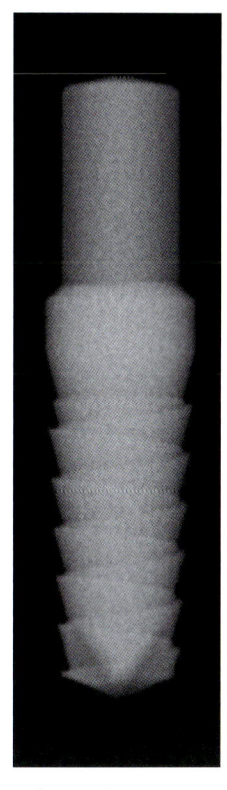

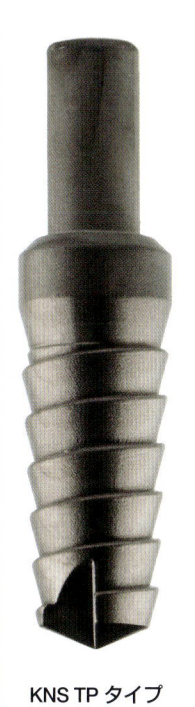

NSP タイプ　　　　NSP-YL タイプ　　　　KNS TP タイプ

● フィクスチャーの特徴

　PTB（Pure Titanium Blast）と呼ばれる純チタンブラストで表面処理された1ピースインプラントである。らせん階段のようにもみえる独特のスレッドを有している。フィクスチャー尖端底部はV字型である。

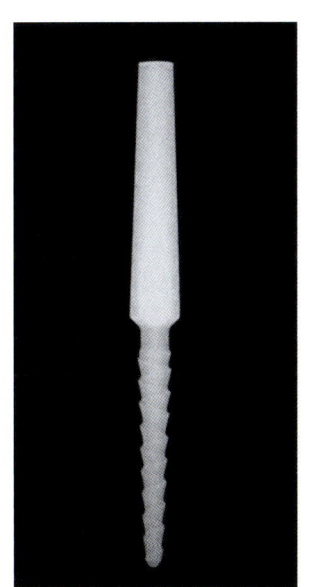

図a：オガインプラント シンクレストタイプ

● エックス線像のポイント

　径の細いタイプだとオガインプラントあるいはシェルシェブインプラントのシンクレストタイプに類似した形状を示すが、JIADインプラントはスレッド部とアバットメント部の間がテーパーになっている。また、V字型インプラント尖端底部には、さらにV字の鋭いカッティングチャンバーが付与されている。フィクスチャー内部は充実しており、スペースなどの透過像はまったくない。
　図aにオガインプラントのシンクレストタイプを掲載するので、比較してみたい。

● JIAD (KOM) インプラント

株式会社デンタルチタニウム技研
Tel. 086-256-0088
http://www.jiad-implant.jp

マイティス アローインプラント A タイプ
MYTIS ARROW IMPLANT A-TYPE

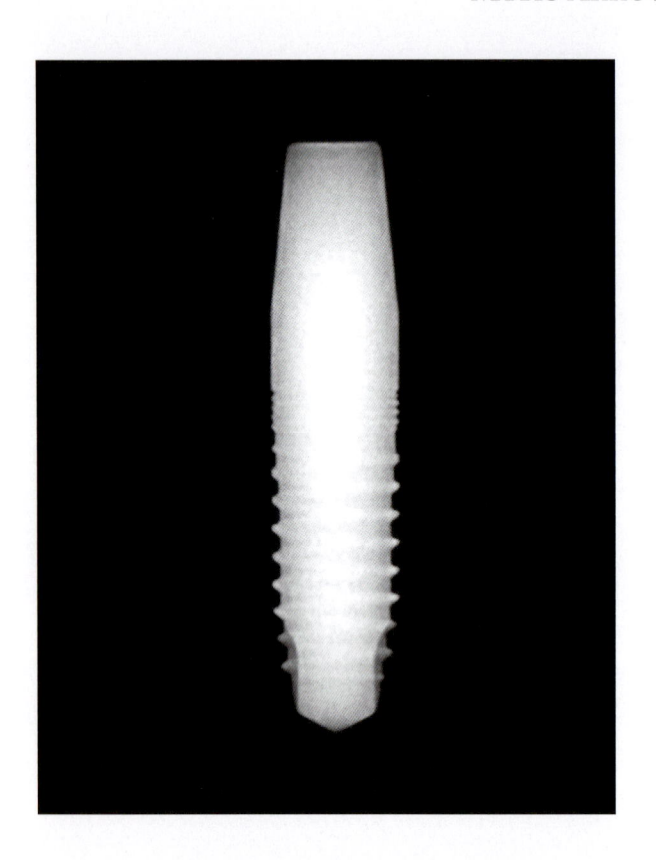

● フィクスチャーの特徴

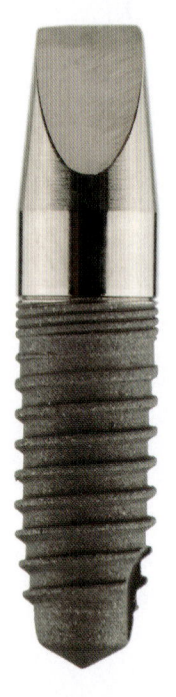

骨内埋入部は ABS 処理と呼ばれるリン酸カルシウムブラスト＋純粋水洗浄の表面性状を有している。フィクスチャー尖端部から3つ目のスレッド付近を境に尖端部が細くなり、フィクスチャー尖端底部は V 字型を呈している。

● エックス線像のポイント

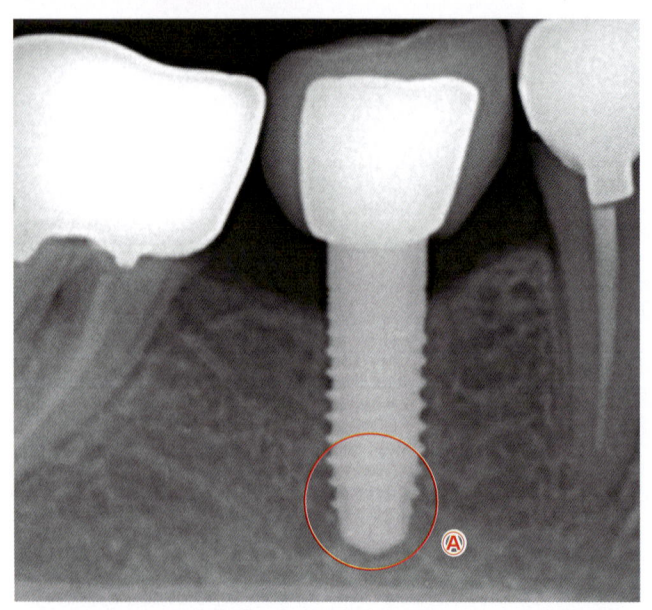

フィクスチャー尖端部から3つ目のスレッド付近を境に尖端部が細くなり、フィクスチャー尖端底部は V 字型を呈している（Ⓐ部）。フィクスチャー内部は充実しており、スペースなどの透過像はまったくない。

● マイティス アローインプラント A タイプ
株式会社 ブレーンベース
Tel. 03-3778-0745
www.brain-base.com

ミューワン HA インプラント 初期モデル
μ-ONE HA Implant Proto Type

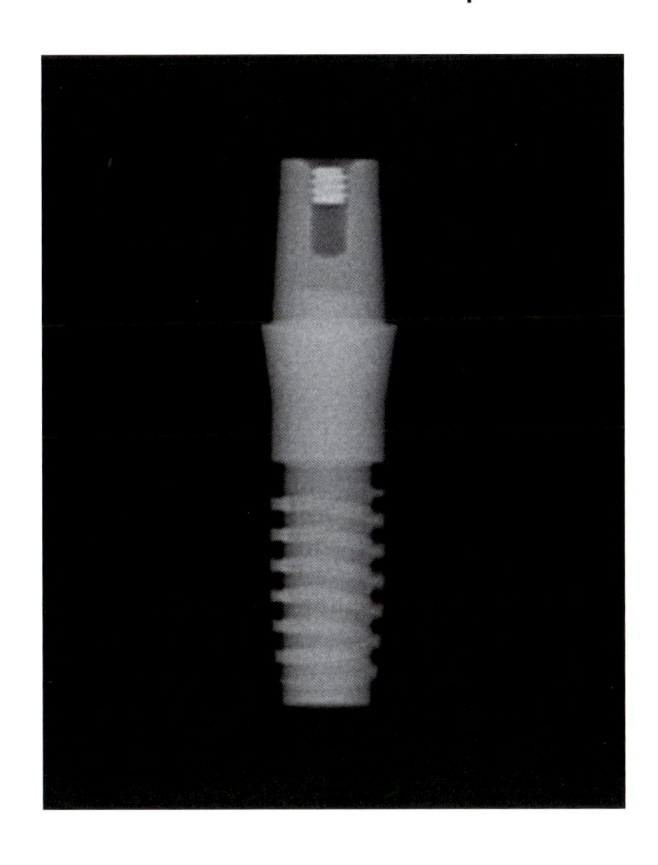

● エックス線像のポイント

パラレルウォールドタイプで比較的ピッチの狭いスクエアスレッドを有している。フィクスチャー内部は充実しており、スペースなどの透過像はまったくない。スレッドだけをみると2ピースタイプのバイオホライゾン（P92）とも類似しているので、内部が充実して透過像がないことを確認する必要がある。

● フィクスチャーの特徴

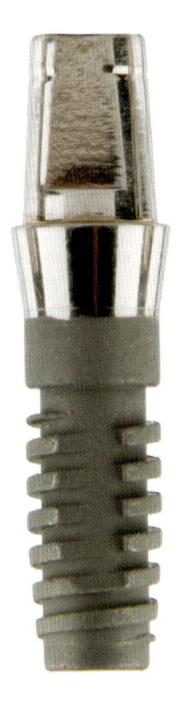

スパッタリング法によってHA（ハイドロキシアパタイト）が薄膜にコーティングされた1ピースのインプラントである。スレッドはコの字型のスクエアスレッドで、スレッド間のピッチは比較的狭い。フィクスチャー尖端底部はフラットである。

● ミューワン HA インプラント 初期モデル
山八歯材工業株式会社 インプラント事業部
Tel. 03-3295-3451
www.mu-one.com/

One-piece

ミューワン HA インプラント S タイプ
μ-one HA Implant S-type

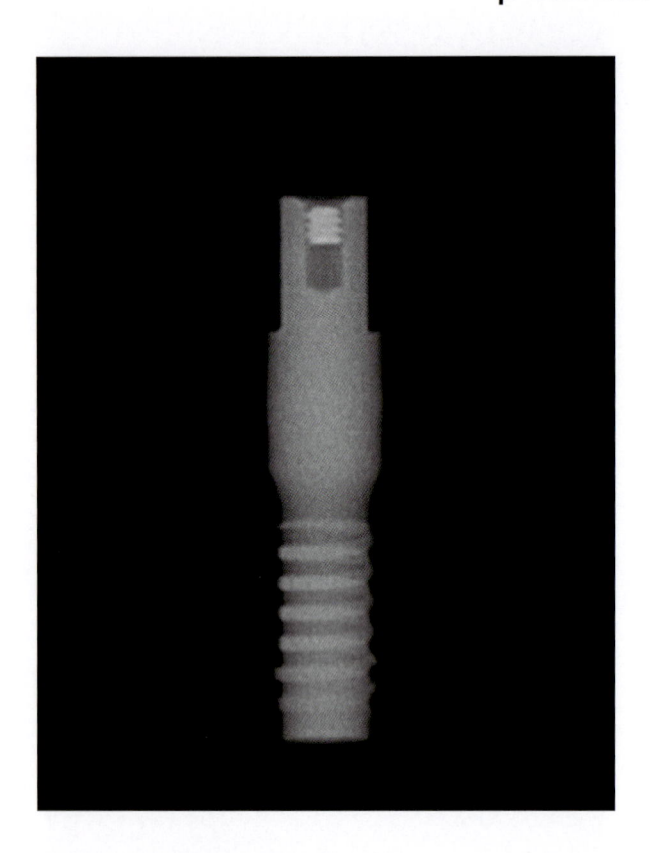

● フィクスチャーの特徴

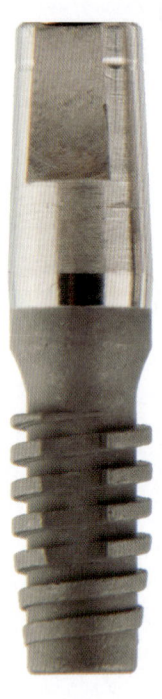

スパッタリング法によってHA（ハイドロキシアパタイト）が薄膜にコーティングされた1ピースのインプラントである。スレッドはコの字型のスクエアスレッドで、スレッド間のピッチは比較的狭い。フィクスチャー尖端底部はフラットである。

● エックス線像のポイント

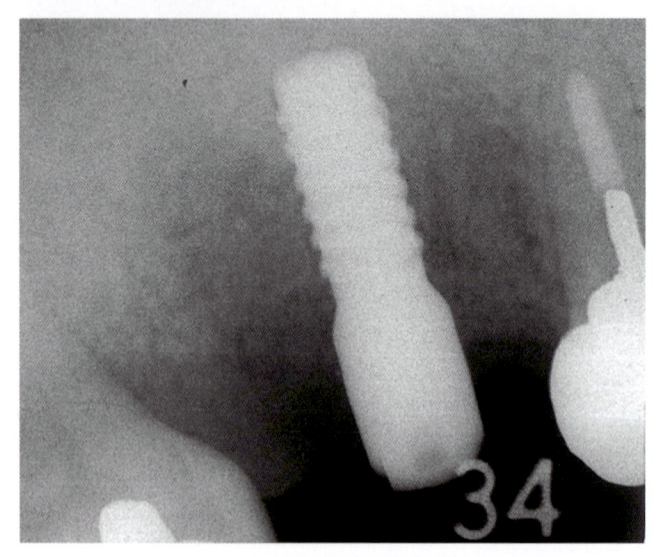

パラレルウォールドタイプで比較的ピッチの狭いスクエアスレッドを有している。フィクスチャー内部は充実しており、スペースなどの透過像はまったくない。スレッドだけをみると2ピースタイプのバイオホライゾン（P92）とも類似しているので、内部が充実して透過像がないことを確認する必要がある。

● ミューワン HA インプラント S タイプ

山八歯材工業株式会社 インプラント事業部
Tel. 03-3295-3451
www.mu-one.com/

One-piece

ミューワン HA インプラント L タイプ
µ-ONE HA IMPLANT L-TYPE

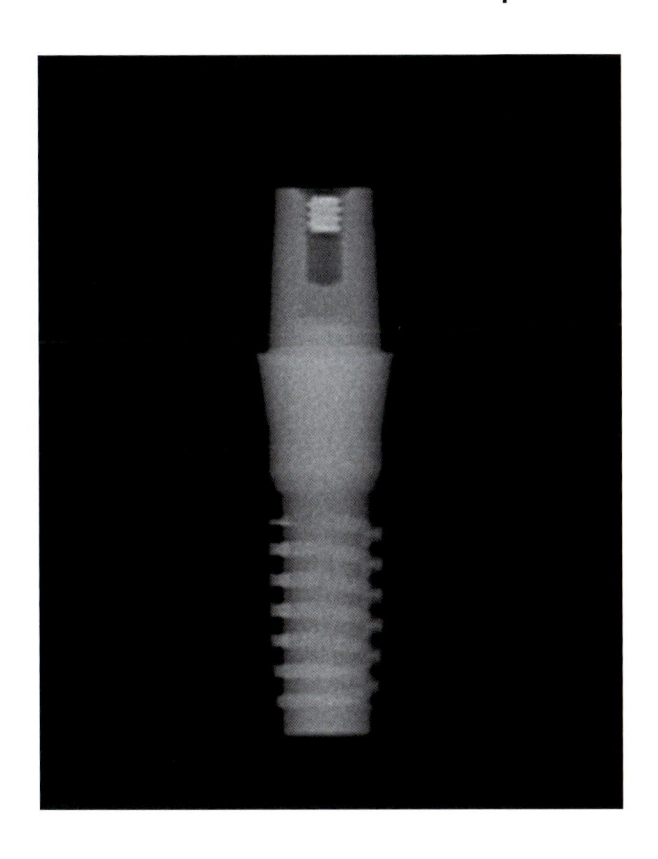

● フィクスチャーの特徴

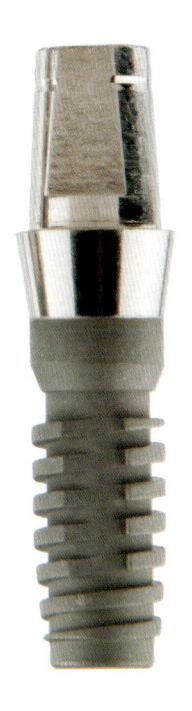

スパッタリング法によってHA（ハイドロキシアパタイト）が薄膜にコーティングされた1ピースのインプラントである。スレッドはコの字型のスクエアスレッドで、スレッド間のピッチは比較的狭い。フィクスチャー尖端底部はフラットである。

● エックス線像のポイント

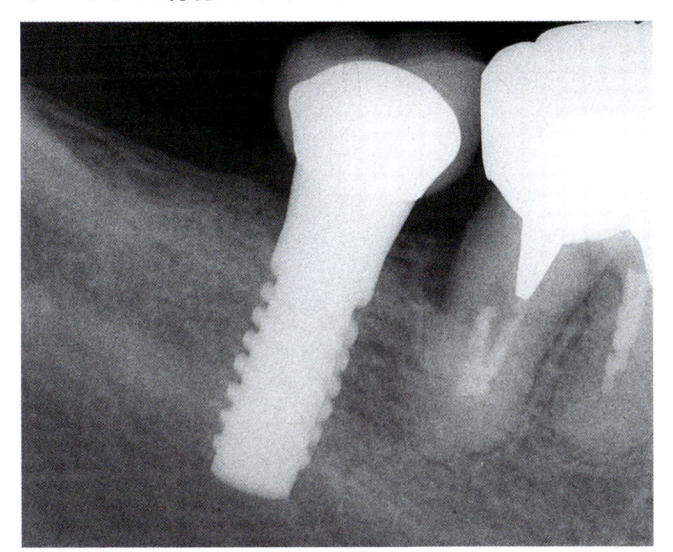

パラレルウォールドタイプで比較的ピッチの狭いスクエアスレッドを有している。フィクスチャー内部は充実しており、スペースなどの透過像はまったくない。スレッドだけをみると2ピースタイプのバイオホライゾン（P92）とも類似しているので、内部が充実して透過像がないことを確認する必要がある。

● ミューワン HA インプラント L タイプ

山八歯材工業株式会社 インプラント事業部
Tel. 03-3295-3451
www.mu-one.com/

ITIインプラント Cタイプ
ITI Implant C-type

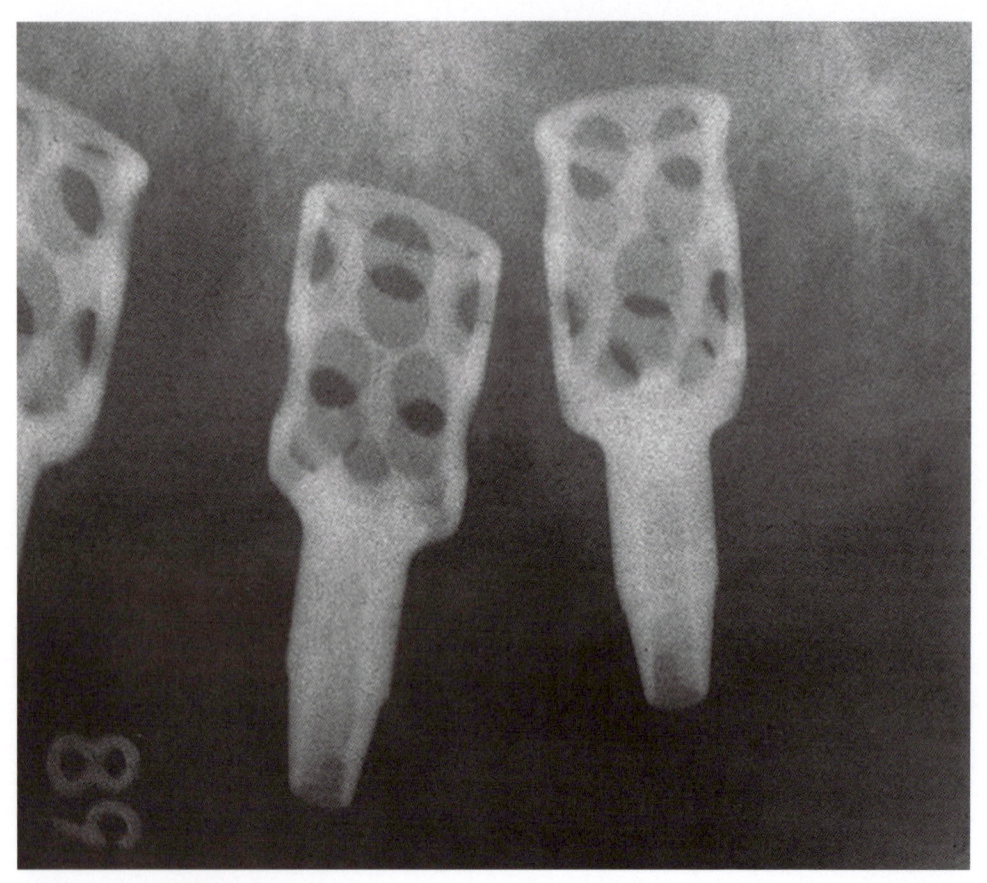

● エックス線像のポイント

円柱型の1ピースインプラント。
中空構造で、インプラント体に3列に複数の穴が開けられている。

● フィクスチャーの特徴

1974年に導入されたホローシリンダータイプ。すなわちインプラント体が中空になっている。埋入形成の際、内部の骨を残してインプラントを適合することが可能。骨縁上は研磨面、骨内埋入部はチタンプラズマコーティングされている。1980年の終わりには1回法、2回法の新世代型インプラントが登場し、完全にとってかわった。

● スクリューの形状と径

- 固定用スクリュー
  形状：＋
  径：2.0mm

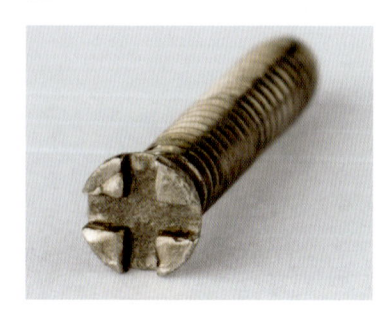

● ITIインプラントCタイプ（販売終了）
ストローマン・ジャパン株式会社
Tel. 0120-418-995
www.straumann.jp

One-piece

ITI インプラント E タイプ
ITI Implant E-type

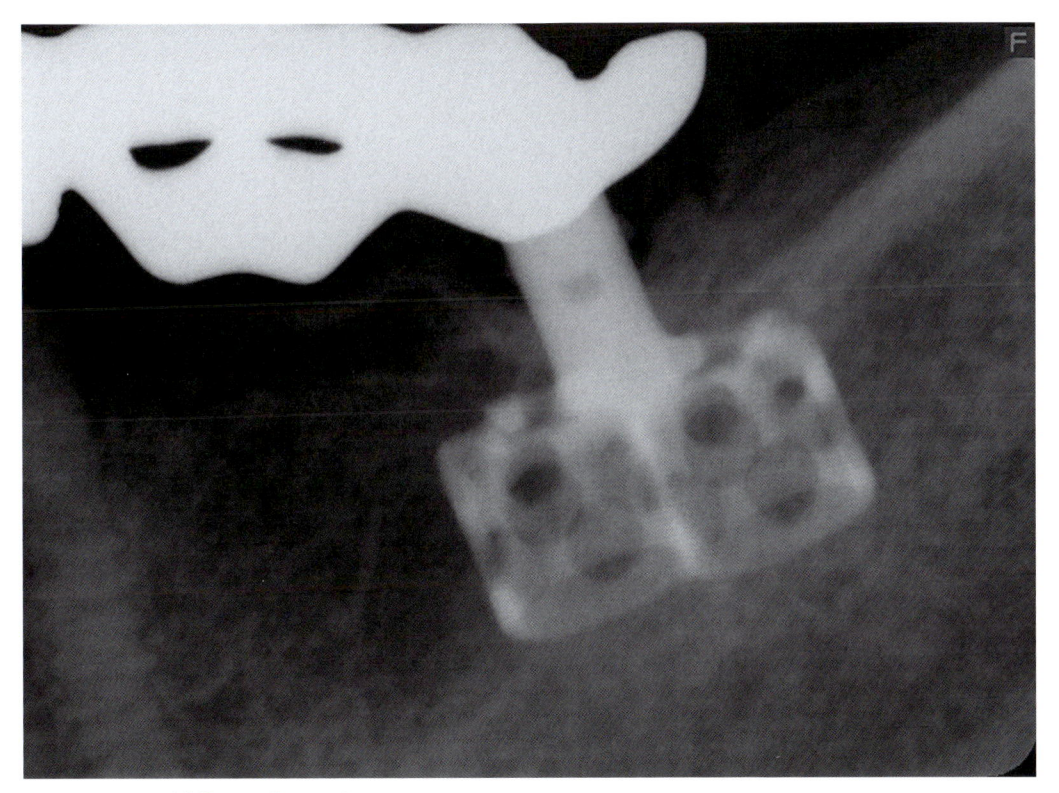

● エックス線像のポイント

円柱型の1ピースインプラント。
中空構造で、インプラント体に2段にわたり複数の穴が開けられている。

2つの中空構造体を持つ。骨縁上は研磨面、骨内埋入部はチタンプラズマコーティングされている。1980年の終わりには1回法、2回法の新世代型インプラントが登場し、完全にとってかわった。

● スクリューの形状と径

- 固定用スクリュー
  形状：+
  径：2.0mm

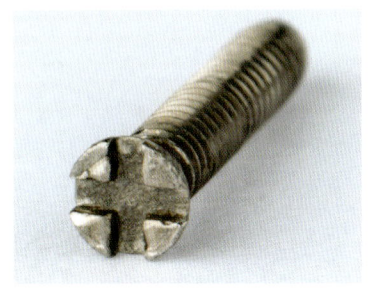

● ITI インプラント E タイプ（販売終了）

ストローマン・ジャパン株式会社
Tel. 0120-418-995
www.straumann.jp

One-piece

ITI インプラント K タイプ
ITI Implant K-type

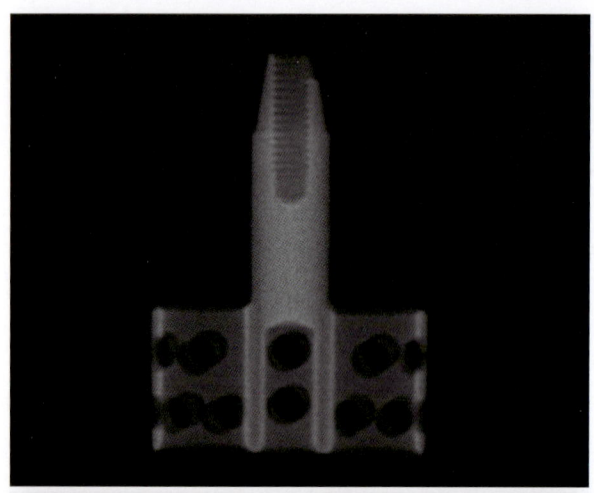

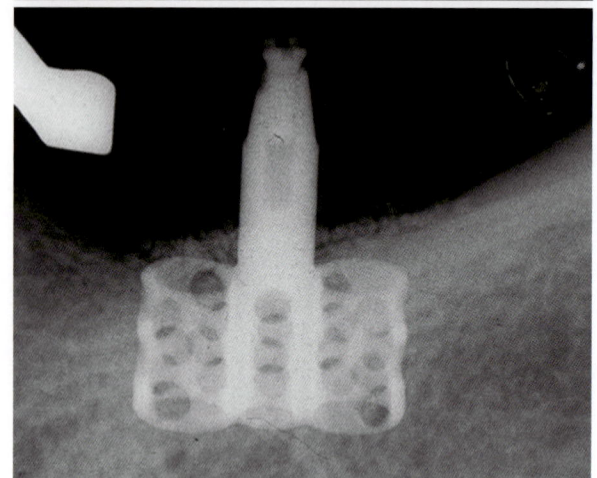

● フィクスチャーの特徴

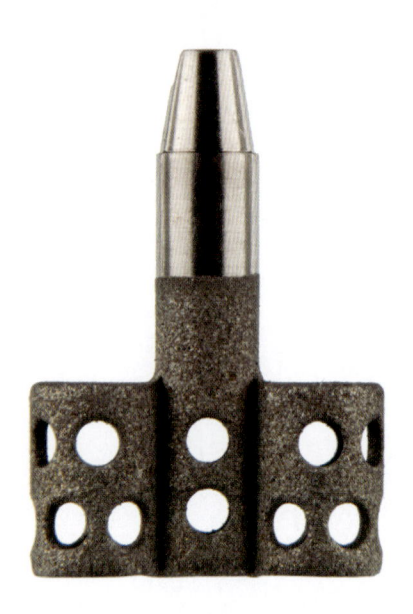

中央のポスト部と2つの中空構造体を持つ。骨縁上は研磨面、骨内埋入部はチタンプラズマコーティングされている。1980年の終わりには1回法、2回法の新世代型インプラントが登場し、完全にとってかわった。

● エックス線像のポイント

円柱型の1ピースインプラント。
中央のポスト部に縦に2つの穴が開いている。
中央ポスト部の両脇に穴の開いた、中空シリンダーから構成される。

● スクリューの形状と径

・固定用スクリュー
　形状：＋
　径：2.0mm

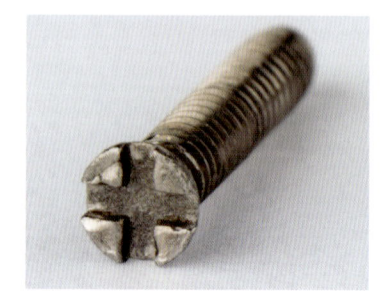

● ITI インプラント K タイプ（販売終了）
ストローマン・ジャパン株式会社
Tel. 0120-418-995
www.straumann.jp

One-piece

ITI インプラント H タイプ
ITI IMPLANT H-TYPE

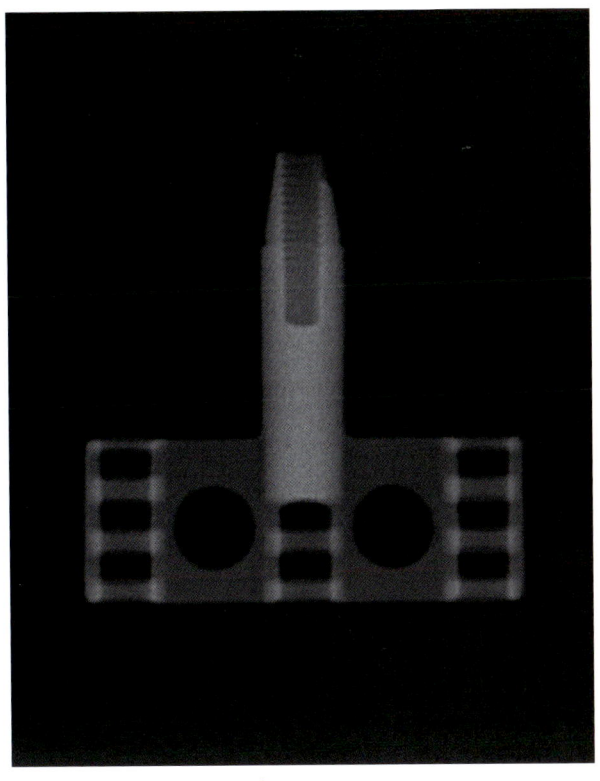

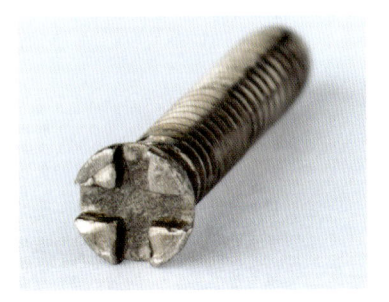

● フィクスチャーの特徴

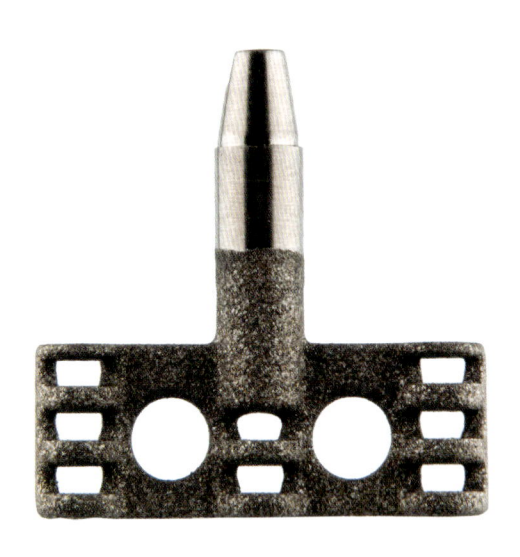

1975～1976年に導入されたが現在は販売されていない。幅の狭い顎堤に対応するために、骨内埋入部の表面積を多くしたインプラントが開発された。骨縁上は研磨面、骨内埋入部はチタンプラズマコーティングされている。1980年の終わりには1回法、2回法の新世代型インプラントが登場し、完全にとってかわった。

● エックス線像のポイント

中央部のポスト部と近遠心に穴の開いた中空シリンダー。シリンダー間には円形の穴が開いている。

● スクリューの形状と径

• 固定用スクリュー
　形状：＋
　径：2.0mm

● ITI インプラント H タイプ（販売終了）

ストローマン・ジャパン株式会社
Tel. 0120-418-995
www.straumann.jp

他医院で治療されたインプラントへの対応ガイド

One-piece

ITI インプラント F タイプ
ITI Implant F-type

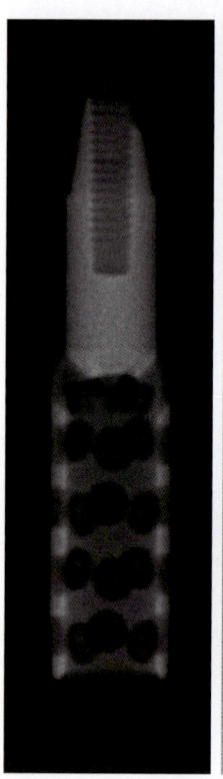

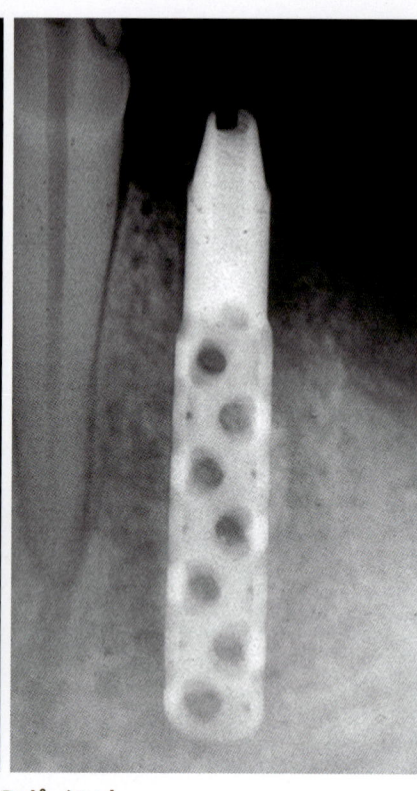

● フィクスチャーの特徴

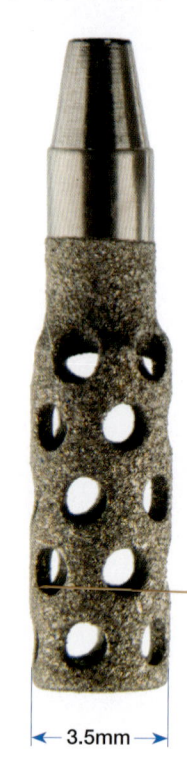

←3.5mm→

1977年に導入された中空シリンダー型インプラント。現在は販売されていない。骨縁上は研磨面、骨内埋入部はチタンプラズマコーティングされている。直径が3.5mm、長径が9、11、13、15、17mmの5種類。他は基本的にITIインプラントCタイプと同じである。

● エックス線像のポイント

円柱型の1ピースインプラント。
中空構造で、インプラント体に複数の穴が開けられている。

● スクリューの形状と径

• 固定用スクリュー
　形状：+
　径：2.0mm

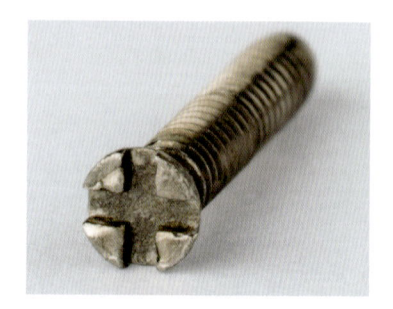

● ITI インプラント F タイプ（販売終了）

ストローマン・ジャパン株式会社
Tel. 0120-418-995
www.straumann.jp

One-piece

ITI インプラント スイススクリュー
ITI Implant Swiss-Screw

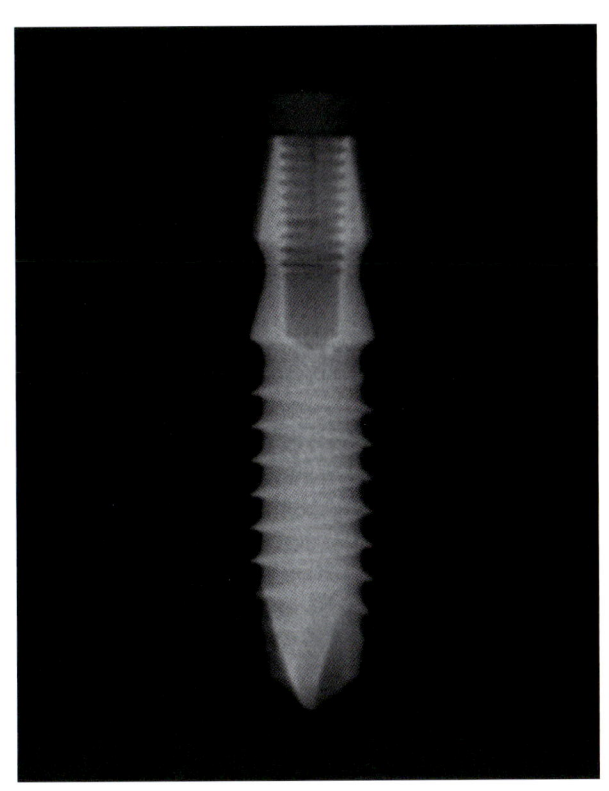

● エックス線像のポイント

根尖部は尖った形状。
粘膜貫通部の凹んだ形態に特徴がある。

● クレストモジュール

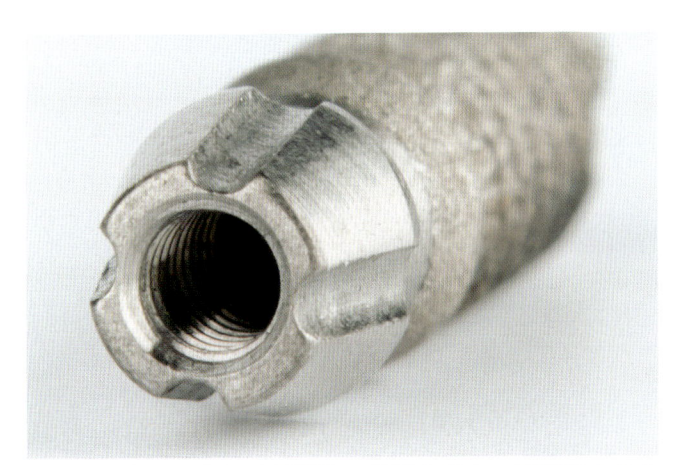

アバットメントには補綴物の維持力向上、回転防止のため4つの溝が付与されている。

● フィクスチャーの特徴

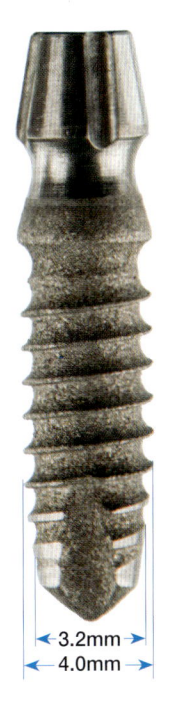

3.2mm
4.0mm

1977年に導入された充実スクリュータイプ。現在は販売されていない。骨縁上は研磨面、骨内埋入部はチタンプラズマコーティングされたネジ型インプラント。中心の直径は3.2mm、外側の直径は4.0mmである。長さは11、14、17、20mmがありそれぞれでネジ部の高さが異なる。

● スクリューの形状と径

・固定用スクリュー
　形状：+
　径：2.0mm

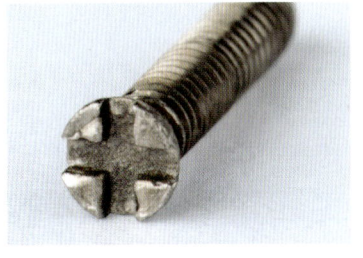

● ITI インプラント スイススクリュー（販売終了）

ストローマン・ジャパン株式会社
Tel. 0120-418-995
www.straumann.jp

229　他医院で治療されたインプラントへの対応ガイド

One-piece

オガインプラント シンクレストタイプ
OGA Implant Thincrest

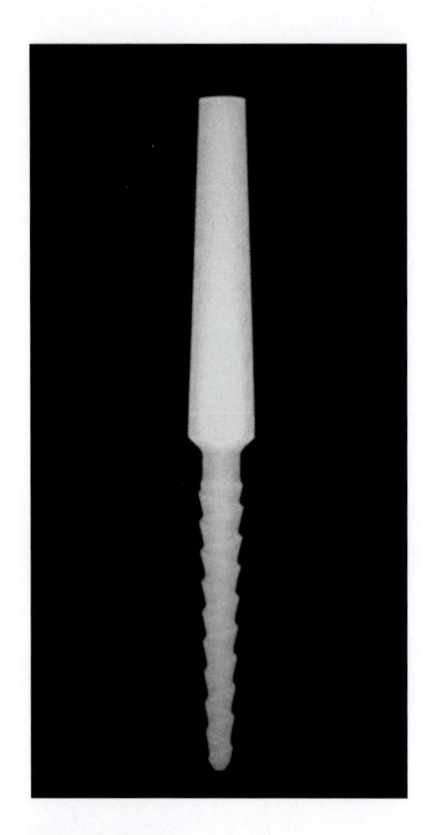

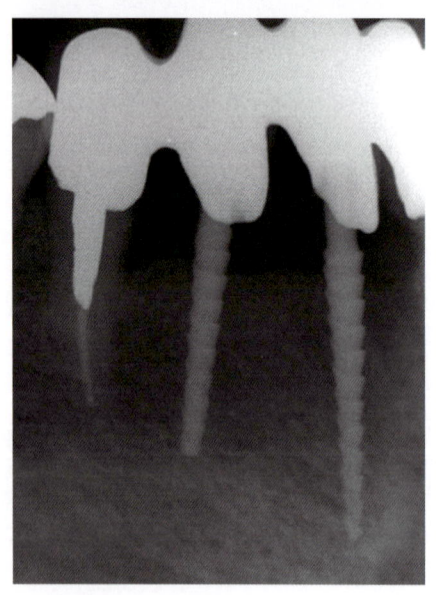

● フィクスチャーの特徴

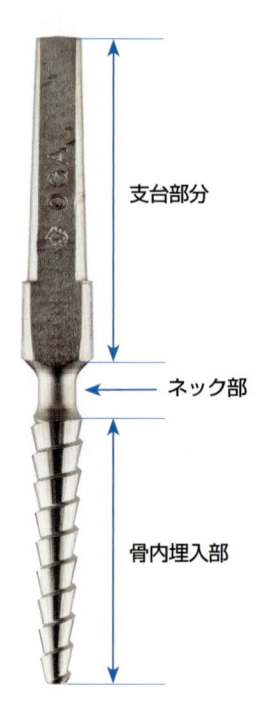

支台部分
ネック部
骨内埋入部

とても細く独特の形状を呈しているので特定は容易である。骨内埋入部の最も径の太い頸部付近でも直径は2mm程度である。同様の形状でフランス製の「シェルシェブインプラント シンクレスト」というシステムも販売されていた時期があった。

● エックス線像のポイント

径が細く独特の形状を呈しているので特定は容易である。支台部はネック部にて屈曲することができるため、上部構造製作のために支台部はインプラントの長軸と異なる方向に曲げられ、カットされているものが多い。

● オガインプラント シンクレストタイプ

株式会社 日本正則歯科治療学会
オガ・インプラント研修所
Tel. 0776-21-0204
www.oga-d.jp

One-piece

オガインプラント スパイラルタイプ
OGA Implant Spiral

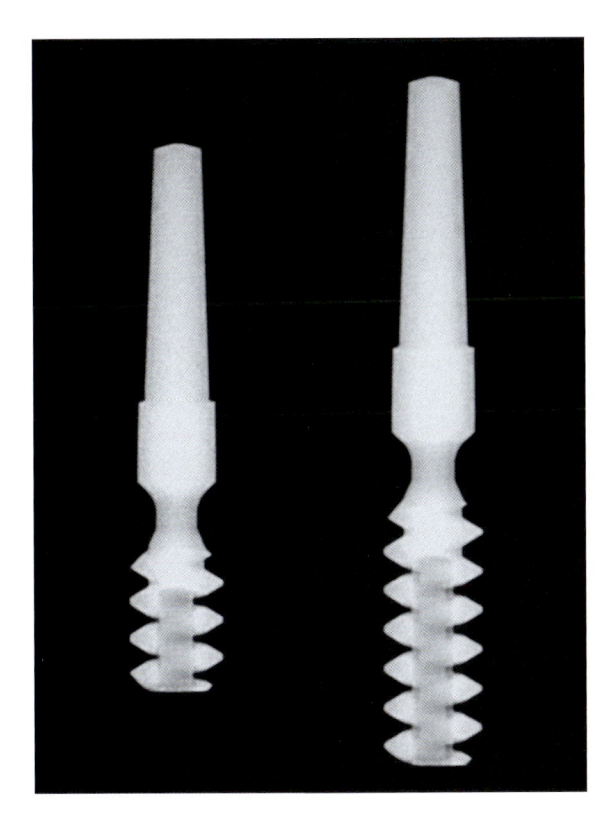

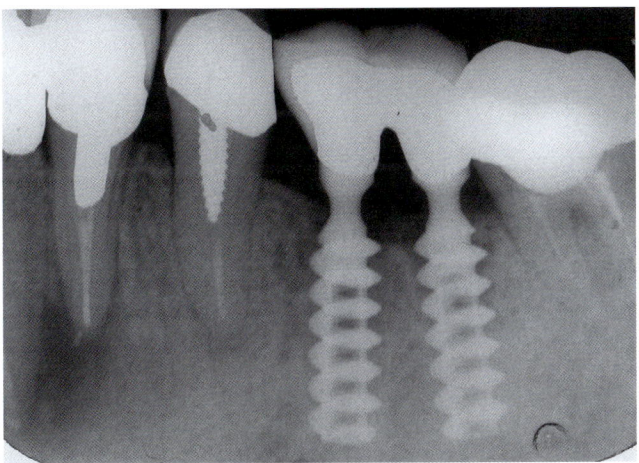

● フィクスチャーの特徴

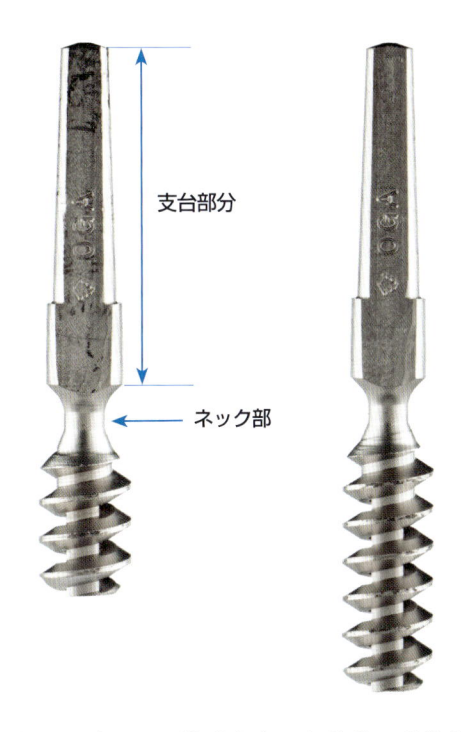

支台部分
ネック部

　大きな二重らせん構造を有した独特の形状を呈しているので特定は容易である。骨内埋入部の径は4mmである。同様の形状でフランス製の「シェルシェブインプラント スパイラル」というシステムも販売されていた時期があった。

● エックス線像のポイント

　大きなコマ型のらせん構造を有した形状を呈しているので特定は容易である。支台部はネック部にて屈曲することができるため、上部構造製作のために支台部はインプラントの長軸と異なる方向に曲げられ、カットされているものが多い。

● オガインプラント スパイラルタイプ

株式会社 日本正則歯科治療学会
オガ・インプラント研修所
Tel. 0776-21-0204
www.oga-d.jp

One-piece

バイオセラムインプラント
BIOCERAM IMPLANT

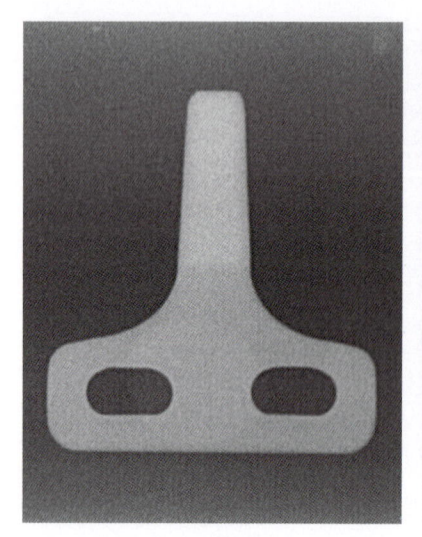

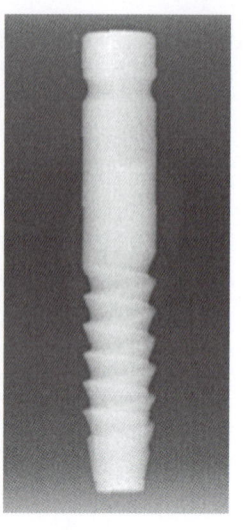

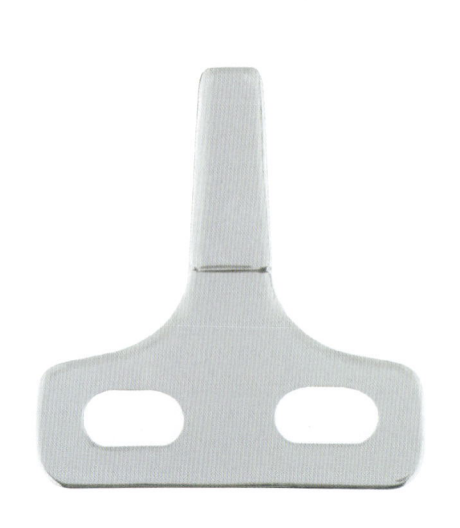

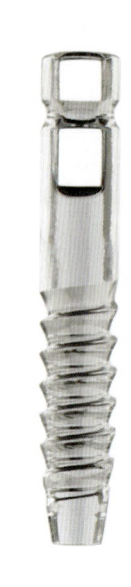

● エックス線像のポイント

　アルミナ単結晶のインプラントでエックス線透過性を示した。そのため骨内ではその存在が骨と同化したようにみえる。エックス線像でも口腔内でも特定は容易である。

● フィクスチャーの特徴

　1979年に発売された日本国産第1号のインプラントである。アルミナ単結晶のインプラントでサファイヤインプラントとも呼ばれていた。プレートタイプ（板状）とスクリュータイプ（棒状）の2種類があった。

　1987年には、棒状の単結晶サファイアの1ピースインプラントの骨内埋入部周囲を多孔質の酸化アルミニウムで被包したバイオセラム ポーラス インプラントも発売されたが、破折等の問題が生じ、短期間の発売で終了した。

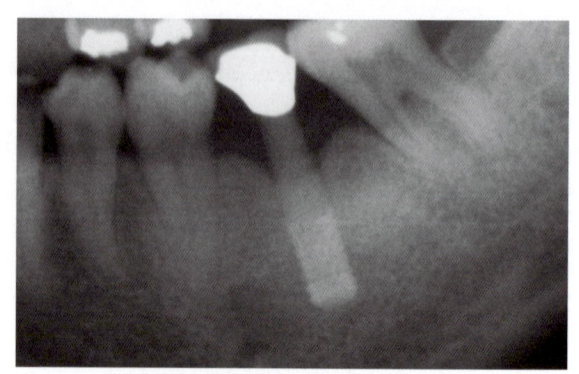

バイオセラム ポーラス インプラント

● バイオセラム インプラント

現在、国内での取扱いは行われていない。

One-piece

イムテック（MDI）インプラント
IMTEC (MDI) IMPLANT

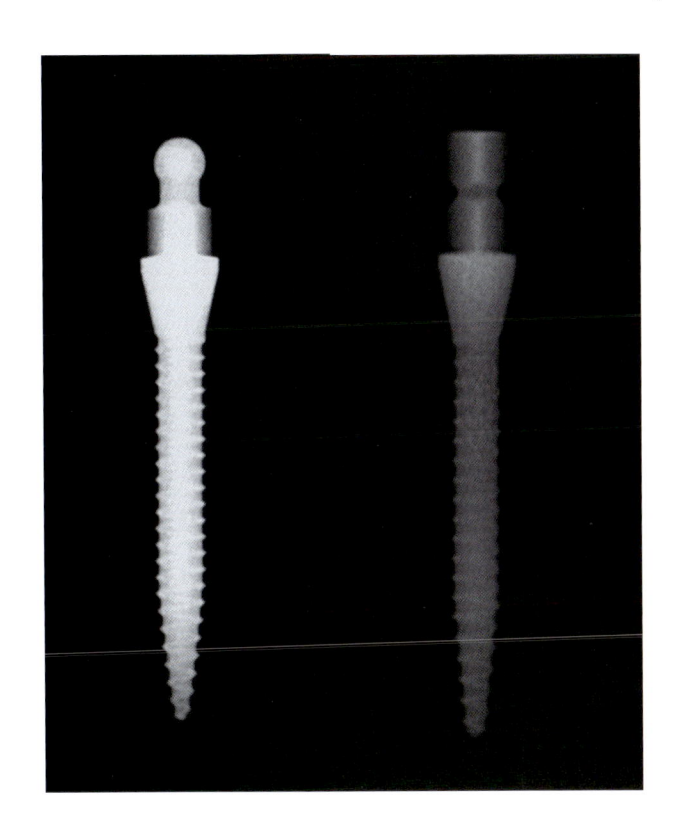

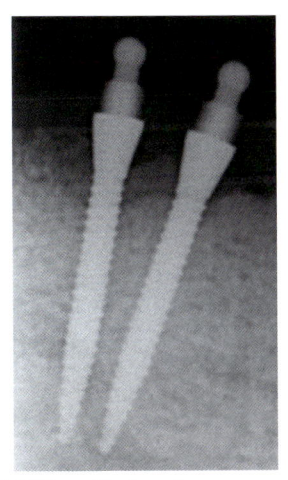

● フィクスチャーの特徴

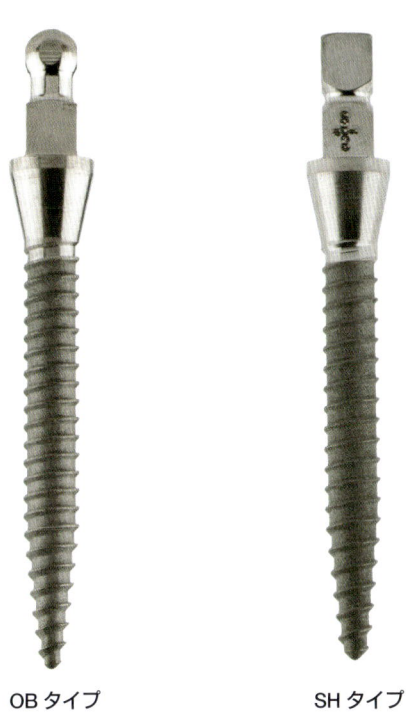

OB タイプ　　　　SH タイプ

　通常のインプラントよりも径が細くミニインプラントとも呼ばれている。爪楊枝のような独特の形状を呈しているので特定は容易である。クレストモジュールの異なる2種類がある。OBタイプは主にオーバーデンチャーなどの支持に使用される。

● エックス線像のポイント

　細く長い爪楊枝のような形状なので特定は容易である。フィクスチャー内部は充実しており、スペースなどの透過像はまったくない。SHタイプは主に下顎前歯部などの狭いスペースで使用されることが多く、クラウンブリッジタイプの上部構造が装着されているため、エックス線像でクレストモジュールを確認することは難しい。

● イムテック（MDI）インプラント

現在、国内での取扱いは行われていない。
照会先
ケイサービス
Tel. 075-645-7157
FAX:075-644-0484

■ Parallel walled　■ Tapered anatomic　■ Cylinder screw
■ Cylinder　■ Others　■ One-piece

あ

- ■ アストラテック インプラント テーパード……124
- ■ アストラテック インプラント ストレート……66
- ■ アルファタイト F タイプ……126
- ■ アルファタイト SB タイプ……132
- ■ アルファタイト SS タイプ……130
- ■ アルファタイト TF タイプ……128
- ■ アンキロス インプラントシステム……118
- ■ イムテック（MDI）インプラント……233
- ■ インテグラル……182
- ■ エンドポア インプラント インターナル……204
- ■ エンドポア インプラント エクスターナル……206
- ■ オガインプラント シンクレストタイプ……230
- ■ オガインプラント スパイラルタイプ……231
- ■ オッセオタイト XP Certain®……56
- ■ オッセオタイト XP エクスターナル……52
- ■ オッセオタイト ストレート エクスターナル……50
- ■ オッセオタイト テーパード（NT）エクスターナル……104
- ■ オッセオタイト（ナノタイト）Certain® ストレート……54
- ■ オッセオタイト（ナノタイト）テーパード Certain®……106

か

- ■ カムログ インプラント シリンダー……190
- ■ カムログ インプラント スクリューシリンダー……174
- ■ カムログ インプラント スクリューライン……78
- ■ カムログ インプラント ルートフォーム……98

さ

- ■ ザイブ インプラントシステム……120
- ■ サステイン インプラント……196
- ■ サルゴン インプラント……211
- ■ ジーシーインプラント Re ジェネシオ® ストレート……74
- ■ ジーシーインプラント Re ジェネシオ® テーパー……76
- ■ ジーシーインプラント Re セティオ® ストレート……70
- ■ ジーシーインプラント Re セティオ® テーパー……72
- ■ スイスプラス……170
- ■ スクリューベント……80
- ■ ステージ 1 インプラント……172
- ■ ステリオス シリンダー HL……192
- ■ ステリオス シリンダー Non-HL……194
- ■ ステリオス スレッド HL……90
- ■ ステリオス スレッド Non-HL……88
- ■ ストローマン® スタンダード（プラス）……152
- ■ ストローマン® スタンダード（プラス）ワイドネック……154
- ■ ストローマン® テーパードエフェクト（TE）……110
- ■ ストローマン® ナローネック……156
- ■ ストローマン® ボーンレベル……158
- ■ スプライン® シリンダー MP-1®（HA）……184
- ■ スプライン® ツイスト MP-1®（HA）……82

た

- ■ テーパード スイスプラス……122
- ■ テーパード・スクリューベント……108

な

- ■ ノーベルアクティブ……202
- ■ ノーベルスピーディー・グルービー……46
- ■ ノーベルスピーディー・リプレイス……48
- ■ ノーベルダイレクト インサイザル……216
- ■ ノーベルダイレクト グルービー……216
- ■ ノーベルダイレクト ポステリア……216
- ■ ノーベルリプレイス テーパード グルービー……102
- ■ ノーベルリプレイス・ストレート・グルービー……44

は

- ■ バイオセラムインプラント……232
- ■ バイオホライゾン インターナル……94
- ■ バイオホライゾン エクスターナル……92
- ■ バイオホライゾン テーパード……146
- ■ バイコン インプラント……210
- ■ プラトンインプラント タイプ I……166
- ■ プラトンインプラント タイプ II, タイプ III……168
- ■ プラトンインプラント タイプ IV……116
- ■ フリアリット -2 ステップシリンダー……208
- ■ フリアリット -2 ステップスクリュー……209
- ■ ブローネマルク スタンダード……32
- ■ ブローネマルク マーク II……34
- ■ ブローネマルク マーク III……36
- ■ ブローネマルク マーク III グルービー……38
- ■ ブローネマルク マーク IV……40

ま

- ■ マイティス アローインプラント A タイプ……220
- ■ マイティス アローインプラント B タイプ……134
- ■ マイティス アローインプラント C タイプ……136
- ■ マイティス アローインプラント EW タイプ……142
- ■ マイティス アローインプラント E タイプ φ3.3・3.7mm……140
- ■ マイティス アローインプラント E タイプ φ4.0・4.6mm……138
- ■ ミューワン HA インプラント L タイプ……223
- ■ ミューワン HA インプラント S タイプ……222
- ■ ミューワン HA インプラント 初期モデル……221

ら

- ■ リプレイス……144
- ■ リプレイスセレクト ストレート……42

- ■リプレイスセレクト テーパード……100
- ■レストアー インプラント……68

A
- ■AQB インプラント……218
- ■AQB インプラント・SOL システム……178

C
- ■Certain® PREVAIL® エクスパンデッドカラー……60
- ■Certain® PREVAIL® ストレートカラー……58

I
- ■IAT EXA® 1 ステージスクリュー……64
- ■IAT EXA® 2 ステージシリンダー……188
- ■IAT EXA® 2 ステージスクリュー……62
- ■IAT FITⅡ スクリュータイプ……176
- ■IAT FITⅡ プレスフィット……186
- ■IMZ インプラントシステム……198
- ■ITI インプラント C タイプ……224
- ■ITI インプラント E タイプ……225
- ■ITI インプラント F タイプ……228
- ■ITI インプラント H タイプ……227
- ■ITI インプラント K タイプ……226
- ■ITI インプラント スイススクリュー……229
- ■ITI インプラント 中空シリンダー……212
- ■ITI インプラント 中空スクリュー……213
- ■ITI ソリッドスクリューインプラント……150

J
- ■JIAD (KOM) インプラント……219

P
- ■POI EX インプラント ストレートタイプ……164
- ■POI EX インプラント テーパータイプ……114
- ■POI システム 2 ピースタイプ……160
- ■POI システム 3 ピースタイプ……162

S
- ■SPI® システム・エレメント……84
- ■SPI® システム・コンタクト……112
- ■SPI® システム・ワンタイム……86

このインプラントなに？
他医院で治療されたインプラントへの対応ガイド　ISBN978-4-263-44340-8

2011年9月1日　第1版第1刷発行
2021年11月10日　第1版第7刷発行

編集	簗瀬 武史
	村上 弘
	江黒 徹
	竹島 明道
	野村 智義
	溝口 尚
発行者	白石 泰夫
発行所	医歯薬出版株式会社

〒113-8612　東京都文京区本駒込1-7-10
TEL. (03)5395-7638(編集)・7630(販売)
FAX. (03)5395-7639(編集)・7633(販売)
https://www.ishiyaku.co.jp/
郵便振替番号　00190-5-13816

乱丁，落丁の際はお取り替えいたします　　印刷・三報社印刷／製本・皆川製本所
© Ishiyaku Publishers, Inc., 2011. Printed in Japan

本書の複製権・翻訳権・翻案権・上映権・譲渡権・貸与権・公衆送信権（送信可能化権を含む）・口述権は，医歯薬出版(株)が保有します．
本書を無断で複製する行為（コピー，スキャン，デジタルデータ化など）は，「私的使用のための複製」などの著作権法上の限られた例外を除き禁じられています．また私的使用に該当する場合であっても，請負業者等の第三者に依頼し上記の行為を行うことは違法となります．

JCOPY ＜出版者著作権管理機構　委託出版物＞
本書をコピーやスキャン等により複製される場合は，そのつど事前に出版者著作権管理機構（電話03-5244-5088，FAX 03-5244-5089，e-mail：info@jcopy.or.jp）の許諾を得てください．